Nutrição na Prática Clínica
Baseada em Evidências
ATUALIDADES E DESAFIOS

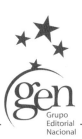

O GEN | Grupo Editorial Nacional – maior plataforma editorial brasileira no segmento científico, técnico e profissional – publica conteúdos nas áreas de ciências sociais aplicadas, exatas, humanas, jurídicas e da saúde, além de prover serviços direcionados à educação continuada e à preparação para concursos.

As editoras que integram o GEN, das mais respeitadas no mercado editorial, construíram catálogos inigualáveis, com obras decisivas para a formação acadêmica e o aperfeiçoamento de várias gerações de profissionais e estudantes, tendo se tornado sinônimo de qualidade e seriedade.

A missão do GEN e dos núcleos de conteúdo que o compõem é prover a melhor informação científica e distribuí-la de maneira flexível e conveniente, a preços justos, gerando benefícios e servindo a autores, docentes, livreiros, funcionários, colaboradores e acionistas.

Nosso comportamento ético incondicional e nossa responsabilidade social e ambiental são reforçados pela natureza educacional de nossa atividade e dão sustentabilidade ao crescimento contínuo e à rentabilidade do grupo.

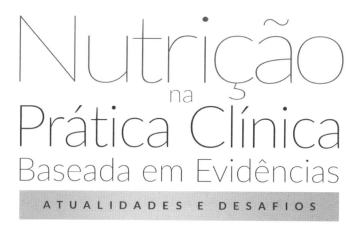

Nutrição na Prática Clínica Baseada em Evidências
ATUALIDADES E DESAFIOS

Marcus Vinicius Lucio dos Santos Quaresma

Graduado em Nutrição pelo Centro Universitário São Camilo (CUSC). Especialista em Nutrição Esportiva pela Fundação de Apoio à Pesquisa e Estudo na Área da Saúde (Fapes) e em Fisiologia do Exercício Aplicada à Clínica pela Universidade Federal de São Paulo (Unifesp). Mestre em Ciências pela Unifesp. Doutorando pelo Programa de Pós-Graduação em Nutrição em Saúde Pública da Faculdade de Saúde Pública da Universidade de São Paulo (FSP-USP). Docente da Graduação em Nutrição do CUSC e Membro Diretivo da Associação Brasileira de Nutrição Esportiva (ABNE).

Sandra Maria Chemin Seabra da Silva

Graduada em Nutrição pela Universidade de São Paulo (USP). Mestre em Ciências dos Alimentos pela USP e Doutoranda pela Universidade Federal de São Paulo (Unifesp). Docente e Coordenadora da Graduação em Nutrição do Centro Universitário São Camilo (CUSC).

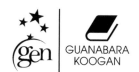

- Os autores deste livro e a editora empenharam seus melhores esforços para assegurar que as informações e os procedimentos apresentados no texto estejam em acordo com os padrões aceitos à época da publicação, e todos os dados foram atualizados pelos autores até a data do fechamento do livro. Entretanto, tendo em conta a evolução das ciências, as atualizações legislativas, as mudanças regulamentares governamentais e o constante fluxo de novas informações sobre os temas que constam do livro, recomendamos enfaticamente que os leitores consultem sempre outras fontes fidedignas, de modo a se certificarem de que as informações contidas no texto estão corretas e de que não houve alterações nas recomendações ou na legislação regulamentadora.

- **Data de fechamento do livro:** 30/08/2021.

- Os autores e a editora se empenharam para citar adequadamente e dar o devido crédito a todos os detentores de direitos autorais de qualquer material utilizado neste livro, dispondo-se a possíveis acertos posteriores caso, inadvertida e involuntariamente, a identificação de algum deles tenha sido omitida.

- **Atendimento ao cliente:** (11) 5080-0751 | faleconosco@grupogen.com.br

- Direitos exclusivos para a língua portuguesa
  Copyright © 2021 by
  EDITORA GUANABARA KOOGAN LTDA.
  Uma editora integrante do GEN | Grupo Editorial Nacional
  Travessa do Ouvidor, 11
  Rio de Janeiro – RJ – CEP 20040-040
  www.grupogen.com.br

- Reservados todos os direitos. É proibida a duplicação ou reprodução deste volume, no todo ou em parte, em quaisquer formas ou por quaisquer meios (eletrônico, mecânico, gravação, fotocópia, distribuição pela Internet ou outros), sem permissão, por escrito, da Editora Guanabara Koogan Ltda.

- Capa: Bruno Sales

- Imagens da capa: iStock (ipopba – ID: 1165055244; asiandelight – ID: 1170262672; metamorworks – ID: 1277731109).

- Editoração eletrônica: Fabricando Ideias Design Editorial

- Ficha catalográfica

CIP-BRASIL. CATALOGAÇÃO NA PUBLICAÇÃO
SINDICATO NACIONAL DOS EDITORES DE LIVROS, RJ

Q26n

Quaresma, Marcus Vinicius Lucio dos Santos

Nutrição na prática clínica baseada em evidências: atualidades e desafios / Marcus Vinicius Lucio dos Santos Quaresma, Sandra Maria Chemin Seabra da Silva. – 1. ed. – Rio de Janeiro: Guanabara Koogan, 2021.
368 p.: il.; 24 cm.

Inclui índice
ISBN 9788527737531

1. Nutrição. 2. Clínica médica. I. Silva, Sandra Maria Chemin Seabra da. II. Título.

21-72555
CDD: 613.2
CDU: 612.39

Meri Gleice Rodrigues de Souza – Bibliotecária – CRB-7/6439

Colaboradores

Adelino Sanches Ramos da Silva
Professor Livre-Docente. Coordenador do Laboratório de Fisiologia do Exercício e Metabolismo da Universidade de São Paulo (Lafem-USP).

Adriana Fanaro Oliveira
Graduada em Nutrição pelo Centro Universitário São Camilo (CUSC). Especialista em Nutrição Clínica e Esportiva pela Universidade Gama Filho (UGF), em Fitoterapia Clínica pelo Instituto de Pesquisas, Ensino e Gestão em Saúde (IPGS) e em Nutrição e Doenças Crônicas não Transmissíveis pelo Instituto Israelita de Ensino e Pesquisa Albert Einstein.

Aline de Piano Ganen
Graduada em Nutrição pelo Centro Universitário São Camilo (CUSC). Especialista em Adolescência para Equipe Multidisciplinar pela Universidade Federal de São Paulo (Unifesp). MBA em Gestão Estratégica para Instituição de Ensino Superior pelo CUSC. Mestre e Doutora em Ciências pela Unifesp. Pós-Doutora em Nutrição pela Unifesp. Docente da Graduação em Nutrição do CUSC. Coordenadora do Mestrado Profissional em Nutrição: Do Nascimento à Adolescência do CUSC.

Amália Almeida Bastos
Graduada em Nutrição pela Universidade Federal do Maranhão (UFMA). Especialista em Nutrição Clínica pelo Programa de Residência do Hospital Regional da Asa Norte da Secretaria de Saúde do Distrito Federal (HRAN-SES/DF). Mestre em Ciências pelo Programa de Pós-Graduação Interunidades em Nutrição Humana Aplicada da Universidade de São Paulo (Pronut-USP). Doutoranda em Nutrição em Saúde Pública pela Faculdade de Saúde Pública da Universidade de São Paulo (FSP-USP).

Ana Clara B. Marini
Graduada em Nutrição pela Universidade Federal de Goiás (UFG). Mestre em Nutrição e Saúde pela UFG.

Beatriz Lugli Machado de Moraes
Graduada em Nutrição pelo Centro Universitário São Camilo (CUSC), com Aprimoramento em Transtornos Alimentares pelo Programa de Transtornos Alimentares do Instituto de Psiquiatria do Hospital das Clínicas da Faculdade de Medicina da Universidade de São Paulo (Ambulim – IPq-HCFMUSP). Especialista em Nutrição Esportiva e Obesidade pela Faculdade de Medicina de Ribeirão Preto da Universidade de São Paulo (FMRP-USP). Mestranda em Ciências (Fisiologia Humana) pela USP.

Beatriz Martins Vicente
Técnica em Nutrição e Dietética. Graduada em Nutrição pela Faculdade de Saúde Pública da Universidade de São Paulo (FSP-USP). Doutoranda em Nutrição em Saúde Pública na FSP-USP.

Camila Cremonezi Japur
Graduada em Nutrição pela Faculdade de Medicina de Ribeirão Preto da Universidade de São Paulo (FMRP-USP). Mestre e Doutora em Ciências Médicas pela FMRP-USP. Docente da Divisão de Nutrição e Metabolismo do Departamento de Ciências da Saúde da FMRP-USP e do Programa de Pós-Graduação em Nutrição e Metabolismo da FMRP-USP. Coordenadora do Núcleo de Estudos, Pesquisa e Extensão em Obesidade e Comportamento Alimentar (NEPOCA/FMRP-USP).

Camila Guazzelli Marques
Graduada em Educação Física pela Universidade Metodista de São Paulo (Umesp) e em Nutrição pelo Centro Universitário São Camilo (CUSC). Especialista em Nutrição nas Doenças Crônicas não Transmissíveis pelo Instituto Israelita de Ensino e Pesquisa Albert Einstein. Doutoranda pelo Departamento de Psicobiologia da Universidade Federal de São Paulo (Unifesp) e Aprimoranda em Pesquisa Clínica pela Universidade de São Paulo (USP).

Camila Maria de Melo
Graduada em Nutrição pela Universidade de São Judas Tadeu (USJT). Mestre em Ciências dos Alimentos pela Faculdade de Ciências Farmacêuticas da Universidade de São Paulo (FCF-USP). Doutora em Ciências pela Universidade Federal de São Paulo (Unifesp). Docente do Departamento de Nutrição e do Programa de Pós-Graduação em Nutrição e Saúde da Universidade Federal de Lavras (UFLA).

Carolina Albuquerque
Graduada em Nutrição pelo Centro Universitário São Camilo (CUSC). Mestre em Nutrição: Do Nascimento à Adolescência pelo CUSC. Aprimoramento em Nutrição, Saúde Pública, Consumo e Comunicação pela Faculdade de Ciências da Nutrição e Alimentação da Universidade do Porto (FCNAUP – Portugal). Realizou o curso Desenvolvendo Cidades Saudáveis para Reverter a Obesidade e Doenças Crônicas não Transmissíveis pela Columbia University (Estados Unidos). Formação em Intuitive Eating Pro Skills Training Teleseminar, com Evelyn Tribole, e em Mindfulness-based Intuitive Eating, pelo Programa Eat for Life, com Lynn Rossy, vice-presidente do Centro de Mindful Eating (Estados Unidos).

Celma Muniz Martins
Graduada em Nutrição pelo Centro Universitário São Camilo (CUSC). Especialista em Nutrição Hospitalar com ênfase em Oncologia pela Faculdade de Medicina da Universidade de São Paulo (FMUSP). Mestre e Doutora em Ciências da Saúde pelo Departamento de Medicina – disciplina de Cardiologia – da Escola Paulista de Medicina da Universidade Federal de São Paulo (EPM-Unifesp). Nutricionista do Ambulatório de Nutrição do setor de Lípides, Aterosclerose e Biologia Vascular da disciplina de Cardiologia da Unifesp; e do Ambulatório de Oncologia do Adulto da Unifesp. Docente da Universidade do Grande ABC (Anhanguera) e da Universidade de Santo Amaro (Unisa).

Christianne Coelho Ravagnani
Graduada em Educação Física pela Universidade Estadual de Londrina (UEL) e em Nutrição pelo Centro Universitário Filadélfia (UniFil). Mestre e Doutora em Nutrição Humana Aplicada pela Universidade de São Paulo (USP). Pós-Doutora pela University of South Carolina (USC – Estados Unidos). Docente da Universidade Federal de Mato Grosso do Sul (UFMS). Coordenadora do Grupo de Pesquisa em Exercício e Nutrição na Saúde e Rendimento (Pensare).

Dennys Esper Cintra
Professor Livre-Docente. Coordenador do Laboratório de Genômica Nutricional da Universidade Estadual de Campinas (LabGen-Unicamp).

Edna Silva Costa
Graduada em Nutrição pelo Centro Universitário São Camilo (CUSC). Mestre em Ciências da Saúde com ênfase em Cardiologia e Doutoranda pela Universidade Federal de São Paulo (Unifesp). Docente da Graduação em Nutrição do CUSC.

Eduardo Rochete Ropelle
Professor Livre-Docente. Coordenador do Laboratório de Biologia Molecular do Exercício da Universidade Estadual de Campinas (LaBMEx-Unicamp).

Erick Prado de Oliveira
Graduado em Nutrição pela Universidade Metodista de Piracicaba (Unimep). Especialista em Necessidades Nutricionais do Paciente e do Desportista e em Exercício Físico, Nutrição e Medicina na Saúde e no Esporte pela Universidade Estadual Paulista "Júlio de Mesquita Filho" (Unesp). Mestre e Doutor em Patologia pela Unesp. Docente da Graduação em Nutrição e Orientador de Mestrado e Doutorado do Programa Ciências da Saúde da Universidade Federal de Uberlândia (UFU). Membro da Associação Brasileira de Nutrição Esportiva (ABNE).

Fabiane Aparecida Canaan Rezende
Nutricionista, Mestre e Doutora em Ciência da Nutrição pela Universidade Federal de Viçosa (UFV). Possui capacitação no Método de Alimentação Consciente e Intuitiva (ACI) pelo Instituto de Alimentação Consciente e Intuitiva (IACI). Instrutora de *Mindfulness* (MTi) e de *Mindful Eating* para Promoção da Saúde pela Universidade Federal de São Paulo (Unifesp).

Fernanda Patti Nakamoto
Graduada em Ciências Biológicas – Modalidade Médica – pela Universidade Federal de São Paulo (Unifesp). Especialista em Fisiologia do Exercício pelo Centro de Estudos de Fisiologia do Exercício da Unifesp. Mestre e Doutora em Ciências pela Unifesp. Docente do Centro Universitário São Camilo (CUSC).

Fernanda Rodrigues de Oliveira Penaforte
Graduada em Nutrição pela Universidade Federal de Viçosa (UFV). Mestre, Doutora e Pós-Doutora em Ciências Médicas pela Faculdade de Medicina de Ribeirão Preto da Universidade de São Paulo (FMRP-USP). Docente e Pesquisadora da Graduação em Nutrição e do Programa de Pós-Graduação em Psicologia da Universidade Federal do Triângulo Mineiro (UFTM). Instrutora de *Mindful Eating* (*Mindfulness Basead Eating Solution* – MBES).

Flavia Campos Corgosinho
Graduada em Nutrição pela Universidade Federal dos Vales do Jequitinhonha e Mucuri (UFVJM), com Aperfeiçoamento em Nutrição Aplicada à Estética pelo Instituto de Pesquisas Ensino e Gestão em Saúde (IPGS). Mestre e Doutora em Ciências pela Universidade Federal de São Paulo (Unifesp), com Doutorado Sanduíche pela Università Politecnica delle Marche (UNIVPM – Itália). Docente da Graduação em Nutrição da Universidade Federal de Goiás (UFG). Membro permanente do Programa de Pós-Graduação em Nutrição e Saúde da UFG. Pesquisadora do Grupo de Estudos em Obesidade (GEO); e da Fisiologia da Nutrição da Unifesp. Coordenadora da Nutrição Clínica do Telessaúde Goiás. Coordenadora do Grupo de Estudos em Obesidade (GEO), em Goiânia.

Flávia M. S. de Branco
Graduada em Nutrição pela Universidade Federal de Uberlândia (UFU). Mestre e Doutoranda em Ciências da Saúde pela Faculdade de Medicina da UFU. Membro do Laboratório de Nutrição, Envelhecimento e Saúde (LaNES) da UFU.

Gustavo Duarte Pimentel
Graduado em Nutrição pela Universidade Metodista de Piracicaba (Unimep), com Especialização-Aprimoramento em Cuidados Nutricionais do Paciente e do Desportista pela Universidade Estadual Paulista "Júlio de Mesquita Filho" (Unesp). Mestre em Ciências pela Universidade Federal de São Paulo (Unifesp) e Doutor pela Universidade Estadual de Campinas (Unicamp). Docente da Graduação em Nutrição da Universidade Federal de Goiás (UFG) e Orientador de Mestrado e Doutorado.

Heitor Oliveira Santos
Graduado em Nutrição, Mestre e Doutorando em Ciências da Saúde pela Universidade Federal de Uberlândia (UFU).

Helton de Sá Souza
Graduado em Educação Física pela Fundação Oswaldo Aranha/Centro Universitário de Volta Redonda (UniFOA). Especialista em Psicobiologia do Exercício, Mestre e Doutor em Ciência pela Universidade Federal de São Paulo (Unifesp). Docente do Departamento de Educação Física da Universidade Federal de Viçosa (DES-UFV). Foi responsável pelas avaliações físicas e fisiológicas do Centro de Estudos em Psicobiologia e Exercício (Cepe), prestando serviços aos Comitês Olímpico e Paralímpico Brasileiros (2009 a 2014). Pesquisador do Cepe (2009 a 2016) e do Laboratório de Erros Inatos do Metabolismo (LEIM).

João Felipe Mota
Graduado em Nutrição pela Pontifícia Universidade Católica de Campinas (PUC-Campinas). Mestre em Patologia pela Faculdade de Medicina da Universidade Estadual Paulista "Júlio de Mesquita Filho" (FM-Unesp). Doutor em Ciências pela Universidade Federal de São Paulo (Unifesp). Pós-Doutorado pela University of Alberta (Canadá). Docente da Universidade Federal de Goiás (UFG) e Bolsista de Produtividade em Pesquisa do CNPq – Nível 2.

João Motarelli
Graduado em Nutrição pelo Centro Universitário São Camilo (CUSC). Especialista em Nutrição Esportiva e em *Mindfulness* pela Universidade Federal de São Paulo (Unifesp). Fundador do Instituto Consciência Alimentar. Docente de Pós-Graduação desde 2017. Professor Assistente da formação de professores do Programa de Treinamento da Consciência Alimentar Baseado em *Mindfulness* (MB-EAT). Docente treinado de *Mindfulness* e Autocompaixão pelo Center for Mindful Self-Compassion (CMSC). Assessor Científico do Departamento de Nutrição da Sociedade de Cardiologia do Estado de São Paulo (Socesp). Membro do Núcleo de Estudos, Pesquisa e Extensão em Obesidade e Comportamento Alimentar (NEPOCA).

José Rodrigo Pauli
Professor Livre-Docente. Coordenador do Laboratório de Biologia Molecular do Exercício da Universidade Estadual de Campinas (LaBMEx-Unicamp).

Juliana Tieko Kato
Graduada em Nutrição pelo Centro Universitário São Camilo (CUSC). Especialista em Nutrição em Cardiologia pela

Sociedade de Cardiologia do Estado de São Paulo (Socesp) e em Nutrição Clínica pela Associação Brasileira de Nutrição (Asbran). Doutoranda do Setor de Lípides, Aterosclerose e Biologia Vascular – disciplina de Cardiologia – da Universidade Federal de São Paulo (Unifesp). Diretora Científica do Departamento de Nutrição da Socesp.

Leandro Pereira de Moura
Professor Doutor. Coordenador do Laboratório de Biologia Molecular do Exercício da Universidade Estadual de Campinas (LaBMEx-Unicamp).

Lívia de Souza Gonçalves
Graduada em Nutrição pelo Centro Universitário de Volta Redonda (UniFOA). Especialista em Atuação Multiprofissional em Medicina do Exercício Físico e do Esporte, com Aprimoramento profissional em Nutrição Desportiva e Preventiva pela Universidade Estadual Paulista "Júlio de Mesquita Filho" (Unesp). Mestre em Patologia pela Unesp. Doutora e Pós-Doutora pela Faculdade de Medicina da Universidade de São Paulo (FMUSP). Foi Docente do Departamento de Nutrição da Universidade Federal de Lavras (UFLA).

Luana T. Rossato
Graduada em Nutrição pela Universidade Federal de Uberlândia (UFU). Mestre e Doutora em Ciências da Saúde pela Faculdade de Medicina da UFU. Nutricionista do Núcleo Ampliado de Saúde da Família e Atenção Básica da Prefeitura Municipal de Araguari-MG. Docente do Instituto Master de Ensino Presidente Antônio Carlos (IMEPAC).

Marcela de Oliveira
Graduada em Nutrição pela Universidade Federal de Goiás (UFG). Mestre em Nutrição e Saúde pela UFG, com Mestrado Sanduíche pela Università Politecnica delle Marche (UNIVPM – Itália).

Mariana Doce Passadore
Graduada em Nutrição pelo Centro Universitário São Camilo (CUSC). Especialista em Desnutrição Energético-proteica e Recuperação Nutricional e em Fisiologia do Exercício pela Universidade Federal de São Paulo (Unifesp). Mestre em Ciências pelo Programa de Farmacologia, subárea Fisiologia, da Unifesp. Doutoranda pelo Programa de Nefrologia no Laboratório de Rim e Hormônios da Unifesp. Docente do CUSC.

Paulo Eduardo de Assis Pereira
Graduado em Educação Física pela Universidade Federal de São Paulo (Unifesp). Mestre em Ciências da Saúde pelo Programa de Pós-Graduação Interdisciplinar em Ciências da Saúde da Unifesp. Doutor pelo Programa de Pós-Graduação em Ciências do Movimento Humano e Reabilitação da Unifesp. Pesquisador do Grupo de Estudos e Pesquisas em Fisiologia do Exercício da Unifesp. Docente da Universidade Metropolitana de Santos (Unimes), da Faculdade do Litoral Sul Paulista (FALS) e da Faculdade Praia Grande (FPG).

Paulo Henrique Silva Marques de Azevedo
Graduado em Educação Física e especialista em Fisiologia do Exercício pela Universidade Federal de São Carlos (UFSCar). Mestre e Doutor em Ciências Fisiológicas pela UFSCar. Docente da Graduação em Educação Física do Departamento de Ciências do Movimento Humano da Universidade Federal de São Paulo (Unifesp). Orientador de Mestrado e Doutorado do Programa de Pós-

Graduação em Ciências do Movimento Humano e Reabilitação da Unifesp.

Rafael Chagas Miranda
Graduado em Educação Física pela Universidade Federal de São Paulo (Unifesp). Mestre e Doutor em Ciências pela Unifesp. Master em Programação Neurolinguística pela Sociedade Brasileira de Programação Neurolinguística (SBPNL). CEO da PersonalGlobal.

Ronaldo Vagner Thomatieli dos Santos
Graduado em Educação Física pela Universidade Estadual Paulista "Júlio de Mesquita Filho" (Unesp). Doutor em Fisiologia Humana pelo Instituto de Ciências Biomédicas da Universidade de São Paulo (ICB-USP), com estágio de Pós-Doutorado no Departamento de Psicobiologia da Universidade Federal de São Paulo (Unifesp). Docente da Graduação em Educação Física – modalidade Saúde – da Unifesp.

Samantha Ottani Rhein
Graduada em Nutrição pelo Centro Universitário São Camilo (CUSC). Especialista e Mestre em Nutrição na Adolescência pela Escola Paulista de Medicina da Universidade Federal de São Paulo (EPM-Unifesp). Doutora em Nutrição pela Unifesp. Pós-Doutoranda em *Mindfulness* no Centro Mente Aberta da Unifesp. Sócia fundadora da empresa S.R. Educação em Saúde.

Sandra Maria Lima Ribeiro
Graduada em Nutrição pela Faculdade de Saúde Pública da Universidade de São Paulo (FSP-USP). Mestre em Ciências dos Alimentos e Doutora em Nutrição Humana Aplicada pela USP. Livre-Docente em Nutrição e Envelhecimento. Realizou estágio de Pós-Doutorado no Human Nutrition Research Center on Aging (HNRCA) da Tufts University (Estados Unidos). Foi Docente na Divisão de Geriatria da Saint Louis University (SLU – Estados Unidos). Docente da Graduação em Nutrição e em Gerontologia da USP e dos Programas de Pós-Graduação em Nutrição Humana Aplicada e Nutrição em Saúde Pública da USP.

Sara Quaglia de Campos Giampá
Graduada em Educação Física pela Universidade Federal de São Paulo (Unifesp). Especialista em Marketing, Gestão e Prescrição de Exercício Físico pela PersonalGlobal. Mestre em Ciências pela Unifesp. Doutoranda em Ciências pelo Instituto do Coração do Hospital das Clínicas da Faculdade de Medicina da Universidade de São Paulo (InCor-HCFMUSP). Docente de cursos de Pós-Graduação, intensivos e de extensão em diversas instituições.

Valeria Arruda Machado
Graduada em Nutrição pelo Centro Universitário São Camilo (CUSC). Especialista em Nutrição Esportiva pela Fundação de Apoio à Pesquisa e Estudo na Área da Saúde (Fapes), em Nutrição em Cardiologia pela Sociedade de Cardiologia do Estado de São Paulo (Socesp) e em Nutrição Clínica pela Associação Brasileira de Nutrição (Asbran). Mestre e Doutoranda em Ciências da Saúde Aplicada à Cardiologia pela Universidade Federal de São Paulo (Unifesp). Nutricionista Coordenadora do Ambulatório de Nutrição do Setor de Lípides, Aterosclerose e Biologia Vascular da disciplina de Cardiologia da Unifesp. Diretora Executiva do Departamento de Nutrição da Socesp (2019-2021). Proprietária da clínica Nutrir Corphus.

Agradecimentos

Aos meus pais, "seu" Juarez e "dona" Erondina, e ao meu irmão, Mateus. Todos, a seu modo, me permitiram sonhar, tentar e conquistar. À Camila, minha namorada, que de forma singular e sem precedentes sempre esteve ao meu lado nos momentos mais difíceis. Aos meus amigos e colegas de profissão. Aos autores desta obra e, com muito carinho, aos meus anteriores e atuais mestres, que ao longo da minha trajetória, decerto inacabada, instruíram-me e lapidaram-me, possibilitando que um rapaz sem muitas oportunidades conquistasse grandes sonhos.

Marcus Vinicius Lucio dos Santos Quaresma

Aos colaboradores desta obra, que se prontificaram a dividir seus conhecimentos e demonstraram que o conceito de individualidade não se aplica na qualificação de um mundo melhor. Aos meus amigos e colegas de profissão, que, assim como eu, acreditam que a ciência da Nutrição é muito mais do que a relação homem-alimento, mas a mola propulsora da saúde da humanidade.

Sandra Maria Chemin Seabra da Silva

Dedicatória

À minha mãe, ao meu pai (*in memoriam*) e ao meu irmão por sempre lutarem para me oferecer, mesmo que com suas limitações, o melhor. Reitero minha dedicatória ao meu grande herói, meu pai, o "mineiro", o "juju", que faleceu em 2021, antes desta obra ficar pronta, em decorrência da COVID-19. Espero que, mesmo de longe, ele esteja olhando por mim, sorrindo e aplaudindo minhas pequenas, mas nobres e honestas, conquistas. Sem sombra de dúvidas, ele foi o meu maior "esteio" e incentivador.

"Não faças da tua vida um rascunho.
Poderás não ter tempo de passá-la a limpo."
Mario Quintana

Marcus Vinicius Lucio dos Santos Quaresma

Ao Mestre "Espanhol" e à mãe do coração Celeste, que me ensinaram a trilhar o caminho da luz, fortalecendo meu espírito com a Palavra de Deus e me concedendo forças para vencer as batalhas diárias. Ao meu esposo, Sidnei, filhos, Fernando e Ricardo, netos, Manuela, Rafael e Catharina, pelo apoio constante na minha jornada. Aos meus pais, Felício e Rosa, ambos *in memoriam*, que me deram as bases para o enfrentamento da vida e sempre me incentivaram a estudar.

Sandra Maria Chemin Seabra da Silva

Apresentação

O livro *Nutrição na Prática Clínica Baseada em Evidências: Atualidades e Desafios* nasceu de discussões e reflexões sobre o rápido e imparável avanço na ciência da Nutrição. Dia após dia, inúmeros artigos científicos são publicados, trazendo novas hipóteses e dados robustos sobre o papel da alimentação e da nutrição nas mais diversas áreas do conhecimento. Neste momento, inclusive, enquanto você, caro leitor, lê esta apresentação, novas publicações estão saindo do forno nas mais diversas revistas científicas da área, refutando ou corroborando achados já disponíveis e que estão presentes nesta obra. Assim, um dos maiores desafios na atualidade é acompanhar essa produção científica incessante, bem como filtrar e diferir informações de boa e má qualidade. Estamos expostos a incontáveis informações, que se renovam em uma velocidade sem precedentes, o que reforça e incentiva nossa tentativa de sintetizar antigos e novos temas da nutrição, reiterando, principalmente, a cautela em qualquer tipo de extrapolação. Acreditamos que a atualização e a criticidade científica são fundamentais para o crescimento da área da Nutrição. Nossa proposta é incentivar a leitura e a frequente atualização de estudantes de Nutrição e nutricionistas, possibilitando o acesso democrático a informações atuais. Esperamos que, com muita ciência, os leitores possam desfrutar da presente obra.

Marcus Vinicius Lucio dos Santos Quaresma
Sandra Maria Chemin Seabra da Silva

Prefácio

Escrever o prefácio de um livro técnico é uma grande responsabilidade: compreender a importância da publicação no contexto do momento, reconhecer a relação dos diversos autores com os temas abordados, encontrar o fio condutor que costura cada capítulo dando forma à obra e, acima de tudo, encontrar uma maneira agradável de transmitir essas informações ao leitor...

Ao mesmo tempo que a responsabilidade me assustou, trouxe-me muita alegria, pois os organizadores, Sandra Chemin e Marcus Quaresma, profissionais competentes e profícuos, são amigos com os quais tenho o privilégio de compartilhar meu cotidiano profissional em um convívio regado a bom humor e criatividade, mas também de muito respeito e aprendizado.

Declarada minha admiração por essa dupla, vamos à obra!

O cenário mundial tem demonstrado, com muita ênfase, a importância do conhecimento científico para a saúde das populações. A tecnologia fomenta o desenvolvimento científico, favorece o compartilhamento do conhecimento e a colaboração entre os diversos pesquisadores, enriquecendo ainda mais os frutos resultantes de seus estudos. Lamentavelmente, essa mesma tecnologia propicia a proliferação de informações não comprovadas travestidas de ciência, as quais se disseminam com velocidade, alcançando milhões de pessoas com o que podemos chamar de desinformação.

Esta publicação, ao contrário, traz luz a muitos temas que temos encontrado flutuando pela mídia, mas aqui embasados em estudos científicos e redigidos por profissionais reconhecidamente competentes em suas áreas de atuação: a real valorização da Nutrição baseada em evidências.

A diversidade da temática abordada nesta obra, além de sua importante contemporaneidade, é outro ponto de destaque. Contribui para a atuação prática do nutricionista, com informações claras e, acima de tudo, seguras, as quais poderão proporcionar aperfeiçoamento no desempenho de sua atividade cotidiana.

A obra é relevante para a formação de jovens nutricionistas, os quais, por imposição da atual sociedade, estão muito expostos às inverdades midiáticas. A diversidade dos temas abordados, com embasamento e valorização de estudos e pesquisas tão bem conduzidos, pode contribuir para instigar o jovem a questionar fontes não confiáveis e, quem sabe, plantar sementes para uma nova safra de pesquisadores em busca de respostas para novas questões técnicas.

O admirável Albert Einstein afirmou que o importante é não parar de questionar. A curiosidade tem sua própria razão de existir. Este livro compreende muito dessa essência, pois enxergo no fruto do trabalho desses profissionais a realização pela busca e aquisição da ciência, a qual sempre suscitará novas dúvidas e questionamentos, alimentando o moto-contínuo do desenvolvimento científico.

Parabenizo os autores de cada capítulo desta obra e convido os colegas e aspirantes a nutricionistas a adentrar à obra e a se deleitarem com seu expressivo conteúdo.

Profa. Dra. Jurucê A. G. Borovac

Graduada em Nutrição pelo Centro Universitário São Camilo (CUSC), com Especialização em Gestão de Negócios Gastronômicos pela Faculdade de Tecnologia em Hotelaria, Gastronomia e Turismo (Hotec). Doutora em Ciências pelo Programa de Pós-Graduação em Nutrição da Universidade Federal de São Paulo (Unifesp). Experiência em Docência e Coordenação de Curso de Graduação em Nutrição. Atualmente, atua como Docente e Supervisora de estágio do CUSC.

Sumário

1 Nutrição: A Ciência Além de Esculpir Corpos, 1
Marcus Vinicius Lucio dos Santos Quaresma, Sandra Maria Chemin Seabra da Silva

2 Primeiros Passos da Prática Clínica, 7
Adriana Fanaro Oliveira, Marcus Vinicius Lucio dos Santos Quaresma

3 Nutrição Baseada em Evidências: Leitura e Interpretação de Dados Científicos, 19
Marcus Vinicius Lucio dos Santos Quaresma, Fernanda Patti Nakamoto

4 Padrões Alimentares: Relação entre a Alimentação e o Binômio Saúde-Doença, 29
Amália Almeida Bastos, Beatriz Martins Vicente, Sandra Maria Lima Ribeiro

5 Insatisfação Corporal, Dietas Restritivas e Transtornos Alimentares, 41
João Motarelli, Fabiane Aparecida Canaan Rezende, Fernanda Rodrigues de Oliveira Penaforte, Camila Cremonezi Japur

6 Restrição Parcial e Total de Carboidratos e o Emagrecimento, 55
Ana Clara B. Marini, Gustavo Duarte Pimentel

7 Jejum Intermitente como Método para o Emagrecimento, 65
Heitor Oliveira Santos, Christianne Coelho Ravagnani, João Felipe Mota

8 Estratégias Alimentares e Nutricionais para o Emagrecimento, 77
Aline de Piano Ganen, Carolina Albuquerque, Marcela de Oliveira, Flavia Campos Corgosinho

9 Terapia Nutricional em Paciente Submetido a Cirurgia Bariátrica e Metabólica, 99
Samantha Ottani Rhein

10 *Mindful Eating* e Comportamento Alimentar, 117
João Motarelli, Camila Cremonezi Japur

11 Ajustes Nutricionais para Hipertrofia Muscular, 135
Flávia M. S. de Branco, Luana T. Rossato, Erick Prado de Oliveira

12 A Influência do Sono no Consumo Alimentar e na Composição Corporal, 147
Camila Maria de Melo, Sara Quaglia de Campos Giampá

13 Óleos e Gorduras: Malefícios à Saúde ou Proteção contra as Doenças Cardiovasculares?, 161
Valeria Arruda Machado, Celma Muniz Martins, Juliana Tieko Kato

14 Nutrição Vegetariana nos Diferentes Ciclos da Vida, 187
Edna Silva Costa, Mariana Doce Passadore

15 Suplementos Alimentares com Baixo Nível de Evidência Científica para Desempenho Esportivo, Emagrecimento e Hipertrofia Muscular, 201
Beatriz Lugli Machado de Moraes, Marcus Vinicius Lucio dos Santos Quaresma

16 Suplementação Alimentar no Desempenho Esportivo: Evidências Científicas, 239
Lívia de Souza Gonçalves

17 Integração das Vias Metabólicas Responsáveis pela Ressíntese de ATP, 269
Paulo Eduardo de Assis Pereira, Paulo Henrique Silva Marques de Azevedo

18 Exercício Físico, Saúde, Emagrecimento e Hipertrofia Muscular: Métodos e Estratégias para Promoção da Saúde, 273
Helton de Sá Souza, Rafael Chagas Miranda, Ronaldo Vagner Thomatieli dos Santos

19 Nutrigenômica: Sinalização Celular Mediada por Nutrientes, 283
Dennys Esper Cintra, Adelino Sanches Ramos da Silva, Eduardo Rochete Ropelle, José Rodrigo Pauli, Leandro Pereira de Moura

20 Microbioma Humano, Nutrição e Suas Interfaces na Saúde, 293
Camila Guazzelli Marques, Marcus Vinicius Lucio dos Santos Quaresma

Índice Alfabético, 339

Nutrição na Prática Clínica
Baseada em Evidências
ATUALIDADES E DESAFIOS

Nutrição: A Ciência Além de Esculpir Corpos

CAPÍTULO 1

Marcus Vinicius Lucio dos Santos Quaresma, Sandra Maria Chemin Seabra da Silva

NUTRIÇÃO: DE ONDE VIEMOS E PARA ONDE VAMOS?

Esta é uma obra provocativa, que se propõe a aumentar a percepção da atuação do nutricionista na prática clínica.

Para isso, é necessário primeiro observar os vários fatos que propiciaram a expansão do número de cursos e de nutricionistas no Brasil, entre eles a criação da Associação Brasileira de Nutricionistas (1949), o reconhecimento do curso superior de Nutrição (1962), a regulamentação da profissão (24/04/1967), a criação dos Conselhos Federais e Regionais (1978), a instituição do Programa Nacional de Alimentação e Nutrição (PRONAN, 1976) e as Diretrizes Curriculares Nacionais do Curso de Graduação em Nutrição (2001).[1,2] Atualmente, a ampliação e diversificação do mercado de trabalho, bem como o processo de organização e mobilização da categoria profissional, voltado para interesses e necessidades próprios, contribuem para essa expansão.

Diante desse cenário e da multidisciplinaridade da Ciência da Nutrição, é imprescindível estabelecer de maneira imperiosa o valor da discussão científica. Nesse sentido, este livro aborda assuntos atuais que trazem à tona discussões fundamentais sobre a nutrição baseada em evidências. O que era comum apenas na área médica felizmente ganha corpo na Nutrição, de modo que práticas mais consolidadas, respaldadas na ciência, devem ser preponderantes na atuação do nutricionista.

A preocupante relação entre nutrição e composição corporal

Ainda hoje, a atividade do nutricionista está associada pincipalmente à magreza e à massa muscular, relegando a questão da saúde a segundo plano. É comum, por exemplo, acreditar que as pessoas procuram o profissional apenas para a redução de gordura corporal, de modo que, quando alguém magro relata que irá ao nutricionista, imediatamente é questionado – afinal, você já está magro. Esse paradigma de uma atuação centrada na composição corporal deve ser mudado, esclarecendo à sociedade as inúmeras possibilidades de atuação do nutricionista.

Nesse cenário, muitos profissionais, inadequadamente, expõem resultados de pacientes nas redes sociais, haja vista que isso parece ser um atrativo para angariar novos clientes ou seguidores – uma prática antiética e anticientífica travestida de estratégia de marketing. Esse comportamento é antiético porque o Conselho Federal de Nutricionistas preconiza, em seu Código de Ética, que tais práticas são consideradas inadequadas ao profissional, especialmente quando não autorizado por escrito pelos pacientes.[3] É também anticientífica porque pressupõe que o resultado (seja qual for) de um paciente ocorrerá igualmente em todos aqueles que procurarem o profissional em questão. Sabidamente, pelas inúmeras variáveis intervenientes que afetam qualquer desfecho clínico, considerar que a mesma intervenção gerará o mesmo efeito em todos os indivíduos é, no mínimo, leviano.

Todavia, para muitas pessoas, sobretudo as que já tentaram diversas "estratégias" para obtenção do resultado desejado, esse tipo de exposição parece ser um certificado de qualidade. Assim, é necessário, também, educar a sociedade, conscientizando-a sobre a complexidade de qualquer proposta de intervenção que visa reduzir gordura corporal ou aumentar a massa muscular, enfatizando que as mudanças no decorrer do tempo são influenciadas por uma matriz de fatores genéticos, epigenéticos, psicológicos e de estilo de vida que interagem entre si e ainda sofrem ampla interferência dos ambientes físico e sociocultural.[4] Essas interações determinam, de maneira singular, as mudanças que ocorrerão na composição corporal ou em outros parâmetros de saúde ao longo do tempo.

Segura e felizmente, a procura por nutricionistas cresce dia após dia; entretanto, as práticas não baseadas em evidências científicas também. Logo, compreender e discutir esse assunto é fundamental, propiciando reflexões que transcendam pensamentos simplificados acerca da relação entre a nutrição e a máquina humana, aumentando o discernimento e a capacidade de reflexão dos pacientes.

Nesse sentido, deve ficar claro que a relação perda de peso × tempo não deve ser encarada como um preditor de qualidade do profissional, e que nem tudo o que se observa nas redes sociais é real. A discussão sobre mídias sociais, insatisfação da composição corporal e desordens alimentares ganha destaque na comunidade científica, uma vez que diversas problemáticas acerca dos componentes psicobiológicos podem ser observadas.[5] Um estudo publicado em 2020 revelou que meninas e meninos com mais contas em redes sociais são mais propensos a desordens alimentares, e o maior tempo despendido no Instagram foi associado positivamente a maiores escores de desordens alimentares.[6] Portanto, o perigo das redes sociais é iminente, e as mudanças observadas em fotos não ilustram a complexidade do processo de perda de peso.

Além de a redução do peso variar com o tempo entre os indivíduos, as mudanças que ocorrem nos componentes da composição corporal impactam diretamente no metabolismo a longo prazo. É fundamental destacar, ainda, que embora restrições energéticas mais severas favoreçam maior redução de gordura corporal, observam-se também maiores reduções da massa livre de gordura (MLG),[7] o que é preocupante, uma vez que a redução da MLG está associada ao reganho de peso.[8] Além disso, à medida que o peso diminui, mudanças metabólicas e comportamentais predispõem o reganho de peso,[9] favorecendo o ciclo de perda e ganho, o famoso "efeito sanfona". Portanto, perder peso rapidamente, com absoluta certeza, não pode ser considerado um resultado positivo.

Nos últimos anos, no entanto, a ideia de se obter um "corpo perfeito", independentemente do ônus, foi cada vez mais difundida e incentivada. Assim, há uma busca incessante pela diminuição da gordura corporal (mesmo daqueles com pequenas quantidades) e aumento da massa muscular, na tentativa de conquistar cada vez mais curtidas nas redes sociais e a falsa impressão de aceitação social. Estamos vivendo em uma sociedade que enaltece o corpo e o estereótipo magro, em detrimento de sentimentos, emoções, inteligência e saúde. Cabe destacar que esse tipo de retórica não romantiza a condição de obesidade, mas diminui, ao menos em parte, as intervenções centradas exclusivamente no peso, enaltecendo a importância de se considerar os inúmeros parâmetros atrelados à saúde. Recentemente, Rubino et al.[10] publicaram um posicionamento fomentando o fim do estigma do peso. Nesse documento, os autores destacam que o estigma das pessoas vivendo com obesidade promove distúrbios de ordem física e mental, dificultando, por exemplo, a adesão às práticas baseadas em evidências científicas capazes de favorecer um melhor gerenciamento do peso e das condições de saúde associadas.

São inúmeros os relatos de quem vai aos consultórios de nutricionistas em busca de um corpo visto em alguma rede social. Clamam pela mesma "dieta", pelo mesmo método utilizado e querem, de qualquer maneira, não importa como, ser aquilo que, muitas vezes, não serão. Assim, há diversas discussões no âmbito psicossocial, haja vista a quantidade cada vez maior de frustrados com seu próprio corpo. Muitas pessoas se olham no espelho e não enxergam o que a rede social prometeu. Isso faz aumentar, demasiadamente, a população com algum tipo de problema comportamental vinculado à alimentação.[5] Em geral, essas pessoas buscam dietas restritivas, reduzidas ou ausentes de carboidratos e gorduras, e qualquer tipo de alimento que julguem "não saudáveis". Além disso, optam por pular refeições ou por medidas compensatórias com o intuito de minimizar "erros alimentares" que acreditam ter cometido. É comum, também, a ingestão exacerbada de alimentos e suplementos proteicos, bem como o uso excessivo de suplementos alimentares, chás, substitutos parciais de refeições etc. que prometem emagrecimento em um curto período de tempo. A partir dos recentes dados publicados comparando diferentes protocolos de jejum intermitente, essa prática também se tornou frequente, apesar da não superioridade à restrição calórica contínua no que tange à perda de peso,[11-13] maximizando o ambiente de frustrações e problemáticas com a alimentação. Esse tema será abordado no Capítulo 7, *Jejum Intermitente como Método para o Emagrecimento*.

A incidência de transtornos alimentares cresce a cada ano, chamando a atenção de nutricionistas e de outros profissionais de saúde.[14] É intrigante que, independentemente dos riscos, muitos pacientes desavisados optem por protocolos nocivos à saúde, sem qualquer tipo de reflexão das mazelas futuras que talvez possam acontecer.[15]

O colunista Cleonio Dourado escreveu um texto intitulado "A linda falsa vida que muitos sentem a necessidade de mostrar". O autor escreve: "Existe um enquadramento relacionado entre as redes sociais e sua fábrica de ilusões. Parece absurdo, mas, na maioria das vezes, só postamos aquilo que queremos que os outros vejam. Postamos aquilo que queremos ser (e muitas vezes não somos). A verdade nem sempre é mostrada. Poses e mais poses, filtros e mais filtros para se chegar na foto perfeita. Quantas são as vezes que, em busca de aprovação de outras pessoas, pintamos um quadro totalmente disforme da realidade. Nem sempre é o que parece; por vezes, as pessoas estão prestes a cair em um precipício, mas querem que todos pensem o contrário. A busca doentia por *likes* transforma fulanos e fulanas em reféns de suas próprias mentiras".[16]

Dourado nos mostra como estamos "doentes" pelo que vemos em fotos; esquecemos, sem sombra de dúvida, da realidade. Logo, precisamos urgentemente trazer essa discussão à tona a fim de assegurar e respaldar, com propriedade, a atuação do nutricionista.[16]

Nesse contexto, é interessante notar como o profissional tornou-se pivô dessa estranha e perigosa relação obsessiva por algo que, de modo geral, não é alcançado por todos, tampouco de maneira fácil por quem quer que seja. Mudanças na composição corporal são complexas e estão relacionadas a inúmeros fatores. Assim, muitos nutricionistas são reféns da ideia de que servem para esculpir corpos, moldá-los como se fossem estátuas gregas. Felizmente, a ciência está cada vez mais avançada e nos mostra que o corpo é uma máquina complexa e repleta de detalhes ainda a serem desvendados. Nesse sentido, o nutricionista precisa ressignificar sua atuação de modo que consiga transcender as diversas possibilidades de ação na prática clínica.

O intuito da adequação do consumo alimentar, desse modo, vai além de simplesmente reduzir a quantidade de gordura corporal e aumentar a massa muscular. Embora esses sejam objetivos coerentes quando se tem a meta de melhorar o quadro clínico de um paciente, deve-se esclarecer que tal mudança está sendo fomentada, fundamentalmente, para melhorar a saúde.

O nutricionista como educador

O papel do nutricionista como educador deve ser estimulado nas escolas de nível técnico e universidades. Sim, os nutricionistas são, acima de tudo, educadores. A alimentação é inerente ao ser humano; portanto, saber fazer boas escolhas alimentares é imprescindível para se obter o que há de melhor dos alimentos disponíveis nos diferentes contextos sociais e culturais. Estratégias educativas desde o início da vida são necessárias para que se construa um ambiente alimentar mais favorável, além de ampliar as possibilidades alimentares e reduzir as problemáticas relacionadas à alimentação.

O saber nutricional é desenvolvido após um processo de experimentação social que, por inúmeras tentativas e erros, colabora para a criação de normas e padrões de consumo alimentar e, assim, cria-se o hábito alimentar.[17] Conhecendo-se a complexidade da criação de hábitos alimentares saudáveis, identifica-se também a dificuldade de mudá-los, principalmente pelos aspectos socioculturais já enraizados na população, sobretudo quando há limitações socioeconômicas. Esse último aspecto promove problemas graves de insegurança alimentar, dificultando o acesso a alimentos *in natura* e menos processados, reduzindo a possibilidade de mudanças necessárias para melhorar o estado de saúde dos pacientes.

Os nutricionistas que atuam na linha de frente, acessando pacientes em elevada vulnerabilidade social, conhecem as dificuldades diariamente enfrentadas. Simples sugestões de mudança no padrão alimentar acarretam, muitas vezes, a não adesão do paciente ao que lhe é proposto.

Diversos motivos podem ser elencados, tais como não compreender a importância de mudar o hábito alimentar e não conseguir suprimir práticas alimentares antigas e comuns no dia a dia, seja por conta de familiares ou de colegas/amigos. Logo, o contexto situacional é complexo e determinante para as escolhas alimentares.[18,19] Além disso, o nutricionista se depara com limitações relacionadas ao nível de escolaridade dos pacientes, que podem não compreender algumas orientações ou, ainda, questionar veementemente o valor dos alimentos prescritos.[20]

De fato, se considerarmos que muitos alimentos "da moda" são caros e de difícil acesso, tal questionamento é válido. Muitas vezes, o nutricionista esquece da empatia e das limitações sociais de cada paciente no momento de prescrever um determinado plano alimentar, indo além das suas possibilidades e diminuindo a chance de adesão. Assim, no momento de avaliação nutricional, considerar todos os elementos que influenciam as práticas alimentares é crucial para intervenções mais assertivas, aumentando a chance de melhorar, mesmo que gradualmente, a alimentação da população.

Suplementos nutricionais como trampolim para práticas alimentares não saudáveis

Por fim, mas não menos importante, caímos na problemática relacionada à suplementação nutricional. Atualmente, grande parte dos suplementos nutricionais prescritos ou sugeridos para consumo não tem adequado nível de evidências científicas para prescrição. Então, pode-se considerar que, em sua maioria, os suplementos nutricionais não agregarão melhores resultados, seja no âmbito da composição corporal, do desempenho esportivo ou da saúde. Em contraste, a indústria, frequentemente perversa, lança produtos sem qualquer mecanismo de ação coerente ou efeitos evidenciados em estudos científicos de alta qualidade metodológica. A propaganda cria um racional fantasioso, submerso em *fake news*, para incentivar a venda de produtos e práticas relacionadas à alimentação distantes da ciência da nutrição.

Discutiremos em detalhes os suplementos nutricionais com baixo nível de evidência científica, assim como as intervenções de emagrecimento que parecem ter maior efetividade segundo a literatura científica (Capítulo 15, *Suplementos Alimentares com Baixo Nível de Evidência Científica para Desempenho Esportivo, Emagrecimento e Hipertrofia Muscular*). Essa abordagem se faz necessária em decorrência da banalização das prescrições propostas nas redes sociais, em ambulatórios, consultórios etc. Isso implica diretamente menor credibilidade do profissional da nutrição, uma vez que os próprios pacientes reconhecem as incongruências de alguns profissionais, abrindo espaço, inclusive, para não profissionais da área, "blogueiros" e "influenciadores digitais" que, não sendo profissionais da área, agem de maneira antiética prescrevendo planos alimentares que, segundo a lei, é exercício exclusivo do nutricionista.

O objetivo principal desta obra é fomentar a discussão de práticas nutricionais baseadas em evidências científicas, com o intuito de colaborar e embasar a atuação do profissional e, por conseguinte, deixar claro que a Nutrição é uma ciência que merece respeito e requer estudo diário.

REFERÊNCIAS BIBLIOGRÁFICAS

1. Brasil. Lei nº 8.234, de 17 de setembro de 1991. Regulamenta a profissão de Nutricionista e determina outras providências. Diário Oficial da União. 18 set. 1991. Disponível em: <http://www.planalto.gov.br/ccivil_03/leis/1989_1994/L8234.htm>.
2. Brasil. Conselho Nacional de Educação. Câmara de Educação Superior. Diretrizes Curriculares Nacionais do Curso de Graduação em Nutrição. Brasília: CNE/CES, 7 nov. 2001. Disponível em: <http://portal.mec.gov.br/cne/arquivos/pdf/CES05.pdf>.
3. Brasil. Conselho Federal de Nutricionistas. Código de Ética dos Nutricionistas. Brasília: CFN, 2018. Disponível em: <http://www.cfn.org.br/wp-ontent/uploads/resolucoes/Res_599_2018.htm>.
4. González-Muniesa P, Mártinez-González MA, Hu FB, et al. Obesity. Nat Rev Dis Primers. 2017;3:17034.
5. Aparicio-Martinez P, Perea-Moreno AJ, Martinez-Jimenez MP, Redel-Macías MD, Pagliari C, Vaquero-Abellan M. Social media, thin-ideal, body dissatisfaction and disordered eating attitudes: an exploratory analysis. Int J Environ Res Public Health. 2019;16(21):4177.
6. Wilksch SM, O'Shea A, Ho P, Byrne S, Wade TD. The relationship between social media use and disordered eating in young adolescents. Int J Eat Disord. 2020;53:96-106.
7. Seimon RV, Wild-Taylor AL, Keating SE, et al. Effect of weight loss via severe vs moderate energy restriction on lean mass and body composition among postmenopausal women with obesity: The TEMPO Diet Randomized Clinical Trial. JAMA Netw Open. 2019;2(10):e1913733.
8. Turicchi J, O'Driscoll R, Finlayson G, et al. Associations between the proportion of fat-free mass loss during weight loss, changes in appetite, and subsequent weight change: Results from a randomized 2-stage dietary intervention trial. Am J Clin Nutr. 2020;111(3):536-44.
9. Jacquet P, Schutz Y, Montani JP, Dulloo A. How dieting might make some fatter: modeling weight cycling toward obesity from a perspective of body composition autoregulation. Int J Obes. 2020;44:1243-53.
10. Rubino F, Puhl RM, Cummings DE, et al. Joint international consensus statement for ending stigma of obesity. Nat Med. 2020;26(4):485-97.
11. Chow LS, Manoogian ENC, Alvear A et al. Time-restricted eating effects on body composition and metabolic measures in humans who are overweight: a feasibility study. Obesity (Silver Spring). 2020;28(5):860-9.
12. Jospe MR, Roy M, Brown RC, et al. Intermittent fasting, Paleolithic, or Mediterranean diets in the real world: exploratory secondary analyses of a weight-loss trial that included choice of diet and exercise. Am J Clin Nutr. 2020;111(3):503-14.
13. Lowe DA, Wu N, Rohdin-Bibby L, et al. Effects of time-restricted eating on weight loss and other metabolic parameters in women and men with overweight and obesity: The TREAT randomized clinical trial. JAMA Intern Med. 2020;180(11):1491-9.
14. Hay P. Current approach to eating disorders: a clinical update. Intern Med J. 2020;50:24-9.
15. Ward ZJ, Rodriguez P, Wright DR, Austin SB, Long MW. Estimation of eating disorders prevalence by age and associations with mortality in a simulated nationally representative US cohort. JAMA Netw Open. 2019;2(10):e1912925.
16. Dourado C. A linda falsa vida que muitos sentem a necessidade de mostrar. 2018. In: Simões F. A soma de todos os afetos [Internet]. Disponível em: <https://www.asomadetodosafetos.com/2018/02/linda-falsa-vida-que-muitos-sentem-necessidade-de-mostrar.html>.
17. Castro CM, Coimbra M. O problema alimentar no Brasil. São Paulo: Unicamp; 1985. 213 p.
18. Meule A, Vögele C. Grand challenges in eating behavior research: preventing weight gain, facilitating long-term weight maintenance. Front Psychol. 2017;8:388.
19. Willmott TJ, Pang B, Rundle-Thiele S, Badejo A. Weight management in young adults: systematic review of electronic health intervention components and outcomes. J Med Internet Res. 2019;21(2):e10265.
20. Higgs S, Thomas J. Social influences on eating. Curr Opin Behav Sci. 2016;9:1-6.

CAPÍTULO 2

Primeiros Passos da Prática Clínica

Adriana Fanaro Oliveira, Marcus Vinicius Lucio dos Santos Quaresma

INTRODUÇÃO

A atuação do nutricionista é fundamental para a saúde da sociedade, principalmente no âmbito da prevenção e do tratamento de diversas doenças relacionadas, ou não, a mudanças da composição corporal (p. ex., redução das massas muscular e óssea e aumento da massa adiposa). Isso posto, em conjunto ou isoladamente, a quantidade de energia ingerida e os nutrientes *per se* são capazes de favorecer alterações metabólicas, desencadeadoras de diversas condições que aumentam o risco de desenvolvimento de doenças, em especial doenças crônicas não transmissíveis (DCNT).[1]

Compreende-se, atualmente, que condições metabólicas desfavoráveis (p. ex., desordens glicêmicas, lipêmicas e pressóricas) e doenças podem desenvolver-se ou progredir em decorrência de hábitos alimentares inadequados.[1] O consumo exacerbado de alimentos processados e ultraprocessados, por exemplo, colabora para a gênese das DCNT.[2] Nos últimos anos, inclusive, tem ficado mais claro como o grau de processamento dos alimentos pode impactar em inúmeras condições de saúde. A exemplo, o *Guia Alimentar para a População Brasileira*[3] é considerado referência em diversos países.

Além disso, o papel da Nutrição sobre a gênese de doenças como o câncer, cuja fisiopatologia é complexa e merece atenção de inúmeros fatores, tem sido destacado nos últimos anos.[4] Por fim, mas não menos relevante, o papel da Nutrição nas doenças infecciosas permanece importante e imprescindível, uma vez que o estado e o *status* nutricional influenciam diretamente na composição e na atividade de órgãos e das células do sistema imune, essenciais para adequada resposta imunológica.[5,6] Exemplo atual é a relação entre nutrientes, composição corporal e o SARS-CoV-2, causador da COVID-19.[7] Embora as evidências nesse contexto ainda sejam recentes e nebulosas, pode-se, de forma generalista, considerar que o consumo alimentar adequado no mínimo potencializa a resposta imune.

Ademais, o nutricionista atua diretamente em áreas mais "novas", como nutrição aplicada ao exercício físico, na perspectiva de favorecer um melhor *status* nutricional para desempenho esportivo, recuperação entre sessões de treino e mudanças necessárias na composição corporal.[8]

Desse modo, é crucial considerar a importância de constante atualização, uma vez que a Nutrição, para além do ato de comer, consiste em uma ciência complexa, de ampla relação com outras áreas, e ainda pouco elucidada.

Logo, diante de um cenário em constante mudança, é preciso que o nutricionista se mantenha atualizado. Para além dos aspectos técnicos e científicos, elementos relacionados à prática clínica devem ser levados em consideração para uma adequada atuação desse profissional.

Este capítulo busca esclarecer, brevemente, elementos simples, porém necessários, à prática do nutricionista.

Ao final do curso de graduação, é comum que você se pergunte: "O que vou fazer?", "Vou enviar currículos?", "Para começar, qualquer área é boa?". Uma confusão generalizada em casa, no coração e na mente do nutricionista recém-formado que, por enquanto, só tem o diploma na mão e muito entusiasmo.

Passado esse primeiro momento de questionamentos, há diversos caminhos possíveis: (i) prestar provas para residências; (ii) cursar uma especialização; (iii) ingressar em um grupo de pesquisa para realização de Mestrado/Doutorado; (iv) trabalhar em Unidades de Alimentação em Nutrição (UAN), hospitais, ambulatórios públicos, clínicas de estética, academias, marketing em Nutrição etc.[1]

Com esse cenário de possibilidades, é importante reforçar que o melhor caminho é o que mais atenderá seus anseios profissionais, aquele em que você terá mais prazer em trilhar.

Este capítulo descreve alguns tópicos geralmente nebulosos para quem deseja trabalhar como autônomo em seu próprio consultório. Essa opção requer elementos para além da informação técnica sobre alimentação e nutrição. Ter uma atitude empreendedora é a barreira mais complexa, longa e difícil a ser ultrapassada. É necessário pensar em cada detalhe, de A a Z, e quem decide por esse caminho precisará ter uma qualidade essencial: persistência. Entender o passo a passo do negócio é fundamental para o sucesso.

PRIMEIROS PASSOS

Inscrição no Conselho

O cadastro no Conselho Regional de Nutricionistas é obrigatório para o exercício da profissão, que é privativa aos inscritos em seus respectivos conselhos.

Existem dois tipos de inscrição: provisória e definitiva. Concluído o Curso de Nutrição, você receberá uma autorização provisória de atuação por 24 meses. Depois desse período, poderá migrar para a inscrição definitiva mediante o pagamento da anuidade; caso contrário, perderá o direito de atuação profissional.

Essas informações podem ser facilmente obtidas nas páginas dos Conselhos Federal e Regional de Nutricionistas, na Internet. Assim como os conselhos, as associações brasileiras de nutricionistas historicamente colaboram para melhorar a atuação do profissional, de maneira ética, humana e com base na ciência.[9]

Profissional autônomo

É o profissional que não tem vínculo empregatício/efetivo com uma empresa. Os nutricionistas interessados em atuar apenas em consultório podem desenvolver sua própria organização e, inclusive, trabalhar de casa com montagem de cardápios, por exemplo, mantendo contato com os clientes e fechando parcerias.

É preciso ter em mente que o profissional autônomo abre mão dos benefícios garantidos aos trabalhadores regidos pela CLT, como FGTS, 13º salário, contribuições sindicais. Além disso, se achar válido, o nutricionista autônomo deve contribuir com o INSS, que tem valor menor em relação ao do vínculo empregatício.

Você está formado, tem seu registro no Conselho Regional de Nutricionistas e agora precisa cuidar de sua carreira. O próximo passo é se cadastrar como profissional autônomo/liberal na Prefeitura de sua cidade. Para isso, imprima o formulário cadastral disponível no *site* da Prefeitura, preencha seus dados e entregue no atendimento do departamento responsável de sua cidade. Esse trâmite pode ser feito por você mesmo ou pelo responsável legal (o contador) contratado. Com o registro efetivo, você deve recolher os impostos sobre serviços (ISS) e o GPS do Instituto Nacional de Seguro Social (INSS) como contribuinte individual.

Toda essa parte burocrática é necessária para dar o pontapé inicial como profissional autônomo.

Espaço para atuação

A escolha do espaço para o atendimento dos pacientes exige atenção e deve ser adequada ao tipo de atuação do nutricionista. Para quem está iniciando na profissão, há algumas opções bastante atrativas.

Parcerias com academias e profissionais de educação física, médicos, clínicas de estética ou centros de saúde geralmente são boas opções. Nesses locais, o profissional de nutrição comumente repassa um valor acordado entre as partes por hora de atendimento – uma alternativa que tem suas compensações, já que você só paga quando atende.

Outra opção é dividir uma sala em dias da semana predeterminados. Essa forma é mais onerosa que a anterior; no entanto, tem a vantagem de um aluguel mensal. Nesse caso, o agendamento das consultas fica limitado aos dias acordados entre os sócios.

A alternativa mais desejada e sonhada é a do consultório individual, onde o nutricionista tem liberdade para decorar o espaço como quiser, atender em dias e horários que preferir, além de autonomia para seus projetos.

Uma estratégia muito utilizada para alcançar esse espaço a curto prazo é iniciar com os atendimentos domiciliares (*homecare*). Nesse caso, o profissional se desloca até a casa do paciente. O valor da consulta é maior, e assim é possível economizar para investir na montagem do próprio consultório.

O próximo passo é traçar um caminho para que seu projeto saia do papel e se concretize. O mundo espera e precisa de bons nutricionistas!

Custos

Comece fazendo uma lista de todos os custos de seu negócio em uma planilha. Os custos dependerão do local escolhido para sua atuação.

É preciso contabilizar seus gastos; o levantamento de custos é essencial para determinar o valor da consulta. Por isso, você deve fazer essa planilha previamente e com muita atenção. Saber considerar os valores recebidos e os gastos ajudará a investir de maneira adequada e, principalmente, evitar investimentos arriscados.

Essa etapa é imprescindível para o bom desenvolvimento do seu negócio, e não pular degraus é a chave para o sucesso profissional.

Investimento

Chamaremos de investimento o valor que o paciente pagará pela consulta, porque o primeiro princípio para a fidelização é ele entender que existe um grande valor no trabalho do nutricionista a ponto de disponibilizar aquela quantia mensalmente.

Umas das funções do Conselho Regional de Nutricionistas é orientar os profissionais em relação ao valor da consulta; portanto, é importante informar-se sobre os valores propostos pelo conselho da sua região e praticar, no mínimo, o valor-base.

O nutricionista precisa mostrar que não "vende" apenas uma "consulta para emagrecimento ou hipertrofia muscular", mas um acompanhamento para um novo estilo de vida. É a partir desse acompanhamento que o paciente aprenderá a fazer melhores escolhas alimentares – um processo que deve ser duradouro, eficaz e sem sofrimento extremo. Isso, inclusive, ajudará o nutricionista na obtenção de novos pacientes, pois bons resultados, acima de tudo, serão seu principal marketing.

Um valioso identificador de fidelidade é a frequência de atendimentos a um paciente. Aqueles que compreendem o acompanhamento nutricional como um processo para alcançar os resultados desejados costumam ter consultas mais frequentes – um sinal de que o trabalho do nutricionista está sendo bem-feito. Além disso, é importante informar o paciente que bons resultados vão além de emagrecimento ou aumento de massa muscular. Portanto, demonstre interesse sobre outros aspectos da saúde e qualidade de vida. É possível apresentar resultados positivos que, muitas vezes, não estão sendo observados pelo próprio paciente, que está apenas focado, muitas vezes, nos desfechos estéticos.

Nicho

Identifique-se com um nicho de atendimento e escolha seu público-alvo. Algumas questões podem ajudar você nessa escolha:

- Você tem afinidade com alguma área de atuação?
- O que você gostaria de estudar por uma vida inteira?
- Qual seu propósito dentro do atendimento nutricional?

Depois de responder a essas perguntas, você estará apto a escolher um nicho de trabalho. A paixão é um grande motivador de escolhas, assim como o rendimento financeiro. Mas as finanças podem ser uma feliz consequência da escolha feita pela paixão, e viver constantemente apaixonado pela Nutrição é fundamental. É muito comum as pessoas perderem o ânimo ao longo da carreira, e talvez esse desânimo seja resultante do distanciamento daquilo de que se gosta de fazer.

CONSULTA NUTRICIONAL

A consulta nutricional é constituída, no mínimo, de seis elementos importantes (**Figura 2.1**): anamnese sociodemográfica e clínica; avaliação da composição corporal; avaliação dos parâmetros bioquímicos; avaliação do consumo alimentar; avaliação de fatores relacionados ao comportamento alimentar; e, finalmente, contextualização situacional, que influencia diretamente nas escolhas e práticas alimentares. Assim, a avaliação nutricional deve ir além da checagem de valores e conferência em uma tabela de referência. É importante transcender e considerar, para além dos aspectos clássicos, as nuances de cada paciente.

Entender os passos da consulta é essencial para criar uma estrutura de atendimento adequada às necessidades do paciente. Todas as etapas são importantes, e são um verdadeiro quebra-cabeça em que todas as perguntas formam

CAPÍTULO 2 • Primeiros Passos da Prática Clínica

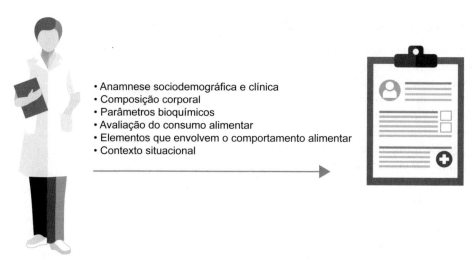

Figura 2.1 Elementos importantes da consulta nutricional.

uma única peça ao final da consulta. A linguagem deve ser sempre adaptada ao seu público-alvo, e deve acontecer de maneira natural desde o início da entrevista até a orientação final. Essa facilitação da informação contribui para que o paciente compreenda e execute o que lhe foi orientado, e é ainda um reforço em sua motivação.

A seguir, os elementos mais importantes da consulta nutricional são apresentados em detalhes. Eles não devem ser seguidos como uma regra, mas como um roteiro que pode ajudar a planejar seu atendimento.

Anamnese

A anamnese é uma entrevista que visa conhecer de maneira aprofundada a maioria dos fatores que possam comprometer o atual estado nutricional e as práticas alimentares do paciente. É, geralmente, a primeira parte da consulta nutricional e deve ser feita com cuidado e atenção. Uma anamnese completa é de extrema importância para direcionar o nutricionista na montagem da orientação nutricional.

O tipo de anamnese aplicada dependerá do público-alvo. Por isso, reconhecer o instrumento utilizado é essencial. Estude com cautela sua anamnese; considere que perguntas abertas são melhores para que o paciente conte sua história, os elementos que modificam seu cotidiano e que determinam suas práticas alimentares. Nesse momento, a escuta empática, a paciência e o interesse sobre o que está sendo dito são importantes para maximizar o vínculo profissional-paciente.

Dados pessoais

O nutricionista deve fazer uma ficha com dados relevantes do paciente, contendo nome completo, data de nascimento, e-mail, número do telefone celular e CPF para fins de recibo ou nota fiscal. Esse momento é ideal para questioná-lo sobre a melhor maneira de se comunicar com ele, uma vez que entre a consulta e os retornos é preciso estarem em contato constante para manter o paciente informado, motivado e adequadamente orientado, de modo a aumentar a adesão ao tratamento proposto.

Histórico socioeconômico e cultural

Estado civil, profissão, como se dispõem as outras atividades e os horários de todas as atividades que realiza no decorrer do dia – conhecer a rotina do paciente e seu estilo de vida é importante para um planejamento adequado e individualizado.

Nesse momento, portanto, é importante tentar compreender melhor qual é o principal objetivo do paciente e o motivo por trás dele. Isso ajudará o nutricionista a direcionar as perguntas e as orientações corretamente.

Histórico clínico e aspectos bioquímicos

O histórico clínico deve estar presente no atendimento nutricional, independentemente do público escolhido. Questionar sobre o diagnóstico de doenças atuais ou pregressas direcionará condutas mais assertivas. Além disso, é importante registrar o uso de medicamentos, tipo, dose, objetivo do fármaco. Vale lembrar que há interações entre fármacos e nutrientes e que, a depender do quadro do paciente, atentar-se a isso é indispensável.

Perguntas que envolvam a rotina do paciente, como as atividades realizadas no decorrer do dia, e aspectos que envolvam o ato de dormir, como a duração e a percepção da qualidade do sono, por exemplo, são questionamentos importantes por terem influência em diversos desfechos de saúde, metabólicos ou de composição corporal.[10] A influência do sono no consumo alimentar e na composição corporal será discutida no Capítulo 12, *A Influência do Sono no Consumo Alimentar e na Composição Corporal*.

Exames bioquímicos complementam a avaliação nutricional, e deve-se reforçar junto ao paciente a importância de realizar exames periódicos, principalmente os que têm relação com os aspectos nutricionais. Quando o paciente faz algum acompanhamento médico, pode ser interessante dialogar com o profissional responsável. A interprofissionalidade pode contribuir para aumentar a adesão à proposta nutricional e as chances de êxito do paciente.

O nutricionista está autorizado a solicitar exames laboratoriais, desde que estejam relacionados com alimentação e nutrição humanas.[11] Além disso, a Resolução 306/2003 do Conselho Federal de Nutricionistas, artigo 1º, diz: "Compete ao nutricionista a solicitação de exames laboratoriais necessários à avaliação, à prescrição e à evolução nutricional do cliente-paciente".[12]

Atividade física

O efeito do exercício físico sobre o gasto energético está amplamente elucidado pela literatura.[13] A prática de exercícios, adequada e orientada, pode promover modificações na composição corporal, como redução de gordura subcutânea e visceral e aumento de massa muscular. Para o nutricionista, é relevante identificar o tipo, a frequência, a duração e a intensidade do exercício praticado pelo paciente.[14] Essas informações podem ser inseridas na anamnese para aprimorar o rastreio clínico. Ademais, lembre-se que esses dados devem ser levantados para todos os pacientes, mesmo os não atletas, haja vista que a prática de exercícios físicos pode ser feita por pessoas de qualquer idade ou condição de saúde; portanto, fique atento!

Ter atenção ao nível de atividade física também é muito importante (Figura 2.2). Considere que o nível de atividade física (todas aquelas realizadas ao longo do dia, além do exercício físico) varia entre os pacientes. Alguns

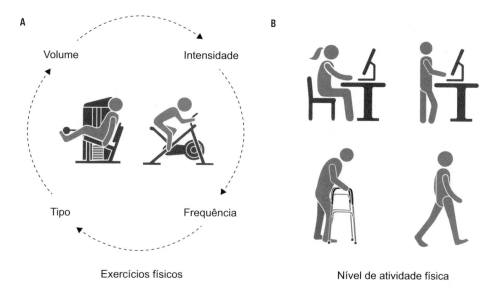

Figura 2.2 A. As variáveis volume, intensidade, frequência e tipo de exercício físico se relacionam, bem como modificam diretamente o gasto energético total. **B.** Ao longo do dia, as pessoas podem ser mais ou menos ativas, dependendo do tipo de trabalho, das condições fisiopatológicas e demais atividades realizadas.

trabalham em situação de repouso, outros, no entanto, caminham mais, são mais ativos. Considerar essas nuances ajudará na compreensão do gasto energético total.[13]

No Capítulo 18, *Exercício Físico, Saúde, Emagrecimento e Hipertrofia Muscular: Métodos e Estratégias para Promoção da Saúde,* serão discutidos detalhadamente os aspectos relacionados com o exercício físico.

Sintomas e sinais

Atenção aos sintomas e sinais apresentados pelos pacientes. Ouça com atenção seu relato e anote de maneira clara e objetiva o que ele descreve. A despeito dos sinais, avalie-o para além da composição corporal, com o intuito de obter informações valiosas para um melhor diagnóstico nutricional.

Solicite que o paciente descreva sua função intestinal (consistência, frequência, odor), produção exacerbada de gases ou outros sintomas gastrintestinais possivelmente atrelados à alimentação, bem como frequência, característica e volume urinário. Colete informações sobre o ciclo menstrual, menopausa e outras alterações fisiológicas que possam auxiliar no raciocínio clínico para o direcionamento da melhor conduta nutricional, tais como percepção de frio e calor, náuseas, dores atípicas e limitações funcionais.[15]

Escalas e instrumentos de avaliação podem ser utilizados para ampliar a possibilidade de diagnóstico nutricional. Lembre-se que os instrumentos (questionários) são validados para públicos específicos, e por isso escolha ferramentas já validadas para o público com o qual você trabalha.

Considere ter em mãos, como um guia de bolso, bons livros de avaliação nutricional.

Avaliação da composição corporal

A avaliação da composição corporal consiste na medição dos principais componentes do corpo humano e na comparação dos dados coletados as principais referências de órgãos e publicações científicas. É preciso considerar a comparação com públicos semelhantes ao seu paciente.[16]

Antropometria

O principal método utilizado pelo nutricionista para avaliação da composição corporal é a antropometria, feita com o auxílio de instrumentos como adipômetro/plicômetro, fita antropométrica, balança e estadiômetro. A antropometria é de baixo custo e pouco invasiva, considerada uma opção prática para avaliar a composição corporal.[16]

Diversos manuais de padronização já apresentaram a maneira correta de avaliação antropométrica, e todas as etapas são importantes (**Figura 2.3**): (i) escolha do protocolo de avaliação de acordo com as características do paciente; (ii) respeito aos pontos anatômicos corretos para aferição das dobras cutâneas e perímetros; (iii) checagem da equação preditiva correta para avaliar a densidade corporal e, por conseguinte, o percentual de gordura corporal; (iv) comparação adequada e cautelosa dos valores obtidos com os valores de referência.[16] Nesse cenário, é comum que os pacientes questionem a fidedignidade da antropometria; portanto, informe-os de que, quando bem-feita, a antropometria é capaz de oferecer valores precisos sobre a composição corporal. Está em suas mãos a fidedignidade da avaliação – demonstre zelo e respeito pelos procedimentos metodológicos inerentes à antropometria.

Bioimpedância elétrica

O segundo método mais comumente utilizado para a avaliação da composição corporal é a bioimpedância elétrica (BIA).[16] A BIA, no entanto, exige

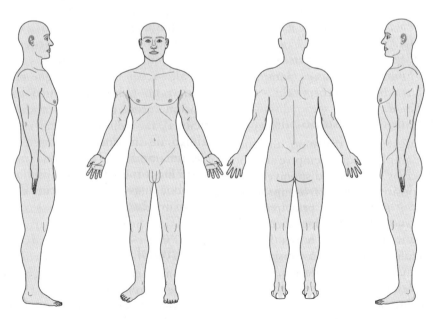

Figura 2.3 Etapas da avaliação antropométrica: (i) escolha dos protocolos de avaliação; (ii) respeito aos pontos anatômicos; (iii) utilização da equação preditiva correta; (iv) comparação entre os valores obtidos e os valores de referência.

diversos pré-requisitos para uma adequada avaliação.[17]

Considerando que a BIA quantifica os elementos da composição corporal pelo conteúdo hídrico, fatores capazes de afetar a quantidade de água corporal, inerentes ou não ao indivíduo, poderão influenciar na avaliação.[17]

Infelizmente, o esmero para avaliação por meio da BIA não é comumente visto em clínicas de nutrição e, apesar de ser um método que gera informações relevantes à prática clínica, usá-las sem os devidos cuidados metodológicos não é recomendado.[17]

Outros métodos

Os demais métodos de avaliação, principalmente os de imagem, como absorciometria bifotônica de raios X (DEXA) e ressonância magnética (RM), são de alto custo e baixo acesso, e são mais utilizados na pesquisa científica.[18-20]

Por fim, a ultrassonografia vem sendo utilizada com mais frequência por nutricionistas. Embora seja um método atual, as evidências científicas sobre sua sensibilidade são escassas. Contudo, os dados disponíveis sugerem ser um método interessante e promissor para a avaliação da composição corporal.[21]

Avaliação do consumo alimentar

A investigação do consumo alimentar deve ser ampla e requer tempo e atenção. Os diversos métodos disponíveis têm pontos positivos e negativos; apropriar-se deles é importante, principalmente considerando seu nicho de pacientes.

O recordatório de 24 horas (R24h) é o método de avaliação do consumo alimentar mais comum e prático.[22,23] Para uma adequada coleta de informações, é fundamental que o nutricionista tenha disponíveis ferramentas que auxiliem o paciente a visualizar e relatar a quantidade consumida com precisão (p. ex., fotografias e utensílios de cozinha de diversos tamanhos). Entretanto, lembre-se que o relato pontual de apenas um R24h não reflete o consumo habitual de alimentos ou possíveis carências ou excessos de nutrientes. Por isso, ter bom senso é imprescindível.[24]

O Grupo de Avaliação do Consumo Alimentar (GAC), da Universidade de São Paulo (USP), orienta que seja utilizado o *Multiple Pass Method* (MPM), desenvolvido pelo Departamento de Agricultura dos EUA em 1999 para a coleta de informações e que consiste em cinco etapas: (i) listagem rápida; (ii) listagem de alimentos comumente esquecidos; (iii) definição do horário e refeição; (iv) ciclo de detalhamento; e (v) revisão e revisão final.[25]

Outros métodos de avaliação do consumo alimentar, como um diário alimentar de 3 ou 7 dias, e o Questionário de Frequência Alimentar (QFA), também são utilizados.[26] O ideal, nesse caso, é considerar o tipo de questionário e o público a que se destina. Cada ferramenta tem bônus e ônus que devem ser considerados pelo avaliador.[27-29]

Finalmente, a combinação de métodos pode aprimorar a avaliação do consumo alimentar.[28,30] Combine ferramentas para melhorar o rastreio e a obtenção de informações, considerando que uma avaliação nutricional mais robusta lhe fornecerá mais subsídios para uma boa intervenção nutricional baseada em evidências.

Intervenção alimentar e nutricional

Diferentemente da área médica, que muitas vezes tem intervenções bastante objetivas, na Nutrição o mesmo desfecho clínico pode ser alcançado com diferentes intervenções. Embora na maioria das vezes elas sejam centradas em nutrientes, é válido considerar que o mesmo nutriente, em proporções diferentes, pode ser encontrado em diversos alimentos. Essa informação é relevante, principalmente pela "nutrientificação" da nutrição, fenômeno que se fortaleceu nos últimos anos, mitigando a amplitude de possibilidades alimentares.

Este tópico traz à tona essa reflexão, uma vez que pode passar despercebida do profissional a diferença entre alimento e nutriente. A rigor, o nutriente está contido no alimento; no entanto, a disponibilidade e o efeito do nutriente no corpo humano dependerão de inúmeros fatores inerentes ao indivíduo, à matriz alimentar, aos diferentes processos de cocção e ao processamento a que o alimento será exposto.

Esse fenômeno pautado na "nutrientificação" infelizmente fez com que a sociedade chamasse pão de carboidratos, frango de proteína e azeite de gordura. Quem nunca escutou alguém dizendo "não coma pão porque pão é carboidrato, faz mal"? Esse tipo de interpretação, apesar de aparentemente ingênua, maximiza veladamente um terrorismo alimentar sem precedentes. Desse modo, usar o alimento para fins de saúde de maneira coerente, respeitando os hábitos e as práticas alimentares individuais, nunca se fez tão necessário.

O *Guia Alimentar para a População Brasileira*[3] é, apesar das críticas, reconhecido mundialmente, pois trouxe um outro olhar às propostas de alimentação adequada e saudável. A classificação NOVA reverbera em todo mundo, e inúmeros pesquisadores verificaram que o consumo elevado de alimentos mais processados se associa positivamente a diversos desfechos negativos em saúde.[31-35]

As propostas intervencionais em Nutrição devem respeitar inicialmente a ciência. Práticas não baseadas em evidências científicas são potencialmente danosas e onerosas ao paciente.

Neste livro, temos a oportunidade de ampliar os conhecimentos sobre as práticas em nutrição baseadas em evidências no Capítulo 3, *Nutrição Baseada em Evidências: Leitura e Interpretação de Dados Científicos*. Esse olhar é fundamental à ciência da Nutrição, que, apesar do seu avanço, merece interpretações e aplicações cautelosas, seja na esfera individual ou populacional.

REFERÊNCIAS BIBLIOGRÁFICAS

1. Neuhouser ML. The importance of healthy dietary patterns in chronic disease prevention. Nutr Res. 2019;70:3-6.
2. Lane MM, Davis JA, Beattie S, et al. Ultraprocessed food and chronic noncommunicable diseases: a systematic review and meta-analysis of 43 observational studies. Obes Rev. 2021;22(3):e13146.
3. Brasil. Ministério da Saúde. Secretaria de Atenção à Saúde. Departamento de Atenção Básica. Guia alimentar para a população brasileira/Ministério da Saúde, Secretaria de Atenção à Saúde, Departamento de Atenção Básica. – 2. ed., 1. reimpr. – Brasília: Ministério da Saúde, 2014. 156 p.: il.
4. Key TJ, Bradbury KE, Perez-Cornago A, Sinha R, Tsilidis KK, Tsugane S. Diet, nutrition, and cancer risk: what do we know and what is the way forward? [published correction appears in BMJ. 2020;368:m996]. BMJ. 2020;368:m511.
5. Boynton A, Neuhouser ML, Wener MH, et al. Associations between healthy eating patterns and immune function or inflammation in overweight or obese postmenopausal women. Am J Clin Nutr. 2007;86(5):1445-55.
6. Hart MJ, Torres SJ, McNaughton SA, Milte CM. Dietary patterns and associations with biomarkers of inflammation in adults: a systematic review of observational studies. Nutr J. 2021;20:24.
7. Akhtar S, Das JK, Ismail T, Wahid M, Saeed W, Bhutta ZA. Nutritional perspectives for the prevention and mitigation of COVID-19. Nutr Rev. 2021;79(3):289-300.
8. Thomas DT, Erdman KA, Burke LM. American College of Sports Medicine Joint Position Statement. Nutri-

tion and athletic performance. Med Sci Sports Exerc. 2016;48(3):543-68.
9. Conselho Federal de Nutricionistas. 2018.https://www.cfn.org.br/wp-content/uploads/resolucoes/Res_600_2018.htm Resolução CFN nº 600, de 25 de fevereiro de 2018. Texto retificado em 23 de maio de 2018.
10. Jurado-Fasoli L, Amaro-Gahete FJ, De-La-o A, Dote-Montero M, Gutiérrez Á, Castillo MJ. Association between sleep quality and body composition in sedentary middle-aged adults. Medicina (Kaunas). 2018;54(5):91.
11. Vasconcelos FAG, Bricarello LP, Costa NMSC, Moraes BA, Akutsu RCCA. The 80-year history of the professional associations of nutritionists in Brazil: a historical-documentary analysis. Rev Nutr. 2019;32:e180160.
12. Brasil. Lei nº 8.234, de 17 de setembro de 1991. Regulamenta a profissão de Nutricionista e determina outras providências. Diário Oficial da União. 18 set. 1991. Disponível em: <http://www.planalto.gov.br/ccivil_03/leis/1989_1994/L8234.htm>.
13. Westerterp KR. Control of energy expenditure in humans. Eur J Clin Nutr. 2017;71(3):340-4.
14. Donahoo WT, Levine JA, Melanson EL. Variability in energy expenditure and its components. Curr Opin Clin Nutr Metab Care. 2004;7(6):599-605.
15. Reber E, Gomes F, Vasiloglou MF, Schuetz P, Stanga Z. Nutritional risk screening and assessment. J Clin Med. 2019;8(7):1065.
16. Guedes DP. Clinical procedures used for analysis of the body composition. Rev Bras Cineantropom Desempenho Hum. 2013;15:113-29.
17. Mulasi U, Kuchnia AJ, Cole AJ, Earthman CP. Bioimpedance at the bedside: Current applications, limitations, and opportunities. Nutr Clin Pract. 2015;30(2):180-93.
18. Rebuffel V, Dinten JM. Dual-energy X-ray imaging: benefits and limits. Insight: non-destructive testing and condition monitoring. Insight. 2007;49(10):589-94.
19. Lee SY, Gallagher D. Assessment methods in human body composition. Curr Opin Clin Nutr Metab Care. 2008;11(5):566-72.
20. Fosbøl MO, Zerahn B. Contemporary methods of body composition measurement. Clin Physiol Funct Imaging. 2015;35(2):81-97.
21. Gomes AC, Landers GJ, Binnie MJ, Goods PSR, Fulton SK, Ackland TR. Body composition assessment in athletes: comparison of a novel ultrasound technique to traditional skinfold measures and criterion DXA measure. J Sci Med Sport. 2020;23(11):1006-10.
22. Aglago EK, Landais E, Nicolas G, et al. Evaluation of the international standardized 24-h dietary recall methodology (GloboDiet) for potential application in research and surveillance within African settings. Global Health. 2017;13:35.
23. Bel-Serrat S, Knaze V, Nicolas G, et al. Adapting the standardised computer- and interview-based 24 h dietary recall method (GloboDiet) for dietary monitoring in Latin America. Public Health Nutr. 2017;20(16):2847-58.
24. Yuan C, Spiegelman D, Rimm EB, et al. Relative validity of nutrient intakes assessed by questionnaire, 24-hour recalls, and diet records as compared with urinary recovery and plasma concentration biomarkers: findings for women. Am J Epidemiol. 2018;187(5):1051-63.
25. Fisberg RM, Marchioni DML. Manual de avaliação do consumo alimentar em estudos populacionais: a experiência do inquérito de saúde em São Paulo (ISA). Faculdade de Saúde Pública da USP, 2012.
26. Selem SSC, Carvalho AM, Verly-Junior E, et al. Validity and reproducibility of a food frequency questionnaire for adults of São Paulo, Brasil. Rev Bras Epidemiol. 2014;17(4):852-9.
27. Banna JC, McCrory MA, Fialkowski MK, Boushey C. Examining plausibility of self-reported energy intake data: considerations for method selection. Front Nutr. 2017;4:45.
28. Freedman LS, Midthune D, Arab L, et al. Combining a food frequency questionnaire with 24-hour recalls to increase the precision of estimation of usual dietary intakes-evidence from the Validation Studies Pooling Project. Am J Epidemiol. 2018;187(10):2227-32.
29. Park Y, Dodd KW, Kipnis V, et al. Comparison of self-reported dietary intakes from the Automated Self-Administered 24-h recall, 4-d food records, and food-frequency questionnaires against recovery biomarkers. Am J Clin Nutr. 2018;107:80-93.
30. Lopes RVC, Teixeira JA, Marchioni DM, Villa LL, Giuliano AR, Fisberg RM. Improvement in dietary intake estimates through the combined use of different approaches. Rev Nutr. 2019;32:e180137.
31. Mendonça RD, Pimenta AM, Gea A, et al. Ultraprocessed food consumption and risk of overweight and obesity: The University of Navarra Follow-Up (SUN) cohort study. Am J Clin Nutr. 2016;104(5):1433-40.
32. Fardet A. Characterization of the degree of food processing in relation with its health potential and effects. Adv Food Nutr Res. 2018;85:79-129.
33. Schnabel L, Kesse-Guyot E, Allès B, et al. Association between ultraprocessed food consumption and risk of mortality among middle-aged adults in france. JAMA Intern Med. 2019;179(4):490-8.
34. Vandevijvere S, Jaacks LM, Monteiro CA, et al. Global trends in ultraprocessed food and drink product sales and their association with adult body mass index trajectories. Obes Rev. 2019;20(Suppl 2):10-9.
35. Srour B, Fezeu LK, Kesse-Guyot E, et al. Ultraprocessed food consumption and risk of type 2 diabetes among participants of the NutriNet-Santé Prospective Cohort. JAMA Intern Med. 2020;180(2):283-91.

CAPÍTULO 3

Nutrição Baseada em Evidências: Leitura e Interpretação de Dados Científicos

Marcus Vinicius Lucio dos Santos Quaresma, Fernanda Patti Nakamoto

INTRODUÇÃO

O conceito de medicina baseada em evidências (MBE) e de práticas baseadas em evidências (PBE) tem sido descrito desde a década de 1990, e traz como premissa o uso eficaz da literatura científica nas tomadas de decisão na prática clínica. Apesar de décadas de estudo, observam-se fervorosas discussões acerca do assunto, uma vez que há abismos que separam a evidência científica da prática clínica.

Entre as áreas de saúde, a Nutrição vem ganhando cada vez mais espaço como ferramenta de prevenção e tratamento de doenças agudas e crônicas. Contudo, apesar do crescimento dessa área, pouco se discute sobre o emprego da Nutrição de maneira cautelosa e baseada em evidências.

O presente capítulo discute o conceito de nutrição baseada em evidências (NBE) e parte do pressuposto de que as condutas nutricionais devem ter a literatura científica como principal referência para a obtenção de melhores desfechos clínicos.

NUTRIÇÃO BASEADA EM EVIDÊNCIAS

A NBE, assim como a MBE, deve ser orquestrada para integrar a experiência inerente à prática clínica e à capacidade de análise e aplicação de maneira criteriosa e racional com base em estudos científicos, e, assim, proporcionar a qualidade da assistência nutricional no âmbito de prevenção e no tratamento dietoterápico.

As PBE guardam similaridades com o aprendizado baseado em problemas (PBL, do inglês *problems based learning*), pois trata-se de uma ferramenta da metodologia ativa.[1] A aquisição de conhecimentos relacionados à epidemiologia clínica e ao desenvolvimento de raciocínio científico é incentivada para agir de maneira eficaz diante dos mais variados problemas.

Segundo Lopes,[1] as competências necessárias para a adequação de PBE são: (1) identificar os problemas mais relevantes do paciente; (2) converter os problemas em questões que conduzam a respostas necessárias; (3) pesquisar com eficiência as fontes de informação; (4) avaliar a qualidade da informação e a força da evidência, favorecendo ou negando o valor de uma determinada conduta; (5) chegar a uma conclusão correta quanto ao significado da informação; e (6) aplicar as conclusões dessa avaliação na melhoria dos cuidados prestados aos pacientes. Os passos 3 e 4 são considerados os mais complexos por professores e clínicos, uma vez que há dúvidas sobre onde buscar informações e as ferramentas para interpretá-las, competências ainda pouco exploradas no processo de ensino-aprendizagem. Além disso, estabelecer e reconhecer a qualidade da informação talvez seja um dos fatores que mais limitam as PBE.

Nessa perspectiva, encaixa-se adequadamente aqui o termo *scientific literacy*, que contempla diversos aspectos do processo de alfabetização científica. No entanto, é preciso atenção aos diferentes significados atribuídos ao termo, de modo a compreendê-lo no contexto das PBE.[2]

Sujeitos cientificamente preparados precisam desenvolver a habilidade de ler textos científicos, por isso alguns autores referem-se à competência de interpretar o conteúdo da informação, que envolve a identificação dos diferentes tipos de evidências, como as empíricas ou as fundamentadas no que está sendo proposto textualmente.

Também compete ao alfabetizado científico a capacidade de interpretar gráficos, tabelas e expressões matemáticas, além de como devem ser descritos os dados e seus significados. Apurar capacidades de leitura e de interpretação é um exercício fundamental para o desenvolvimento e a autonomia intelectual.[2]

Destacamos, ainda, que a discussão diz respeito ao processo de formação de pessoas críticas, capazes de analisar e relacionar informações, adequando-as a tomadas de decisão. Portanto, postula-se que a alfabetização científica seja vital a todos os indivíduos que atuam em atividades de pesquisa e aos que estejam voltados para a prática clínica.

Não obstante, nos últimos anos, frequentemente entram em pauta as preocupações acerca das inúmeras informações descritas em redes sociais, por sua vez consumidas por profissionais que, ao realizarem interpretações superficiais, podem perpetuar práticas inadequadas e até prejudiciais à saúde.[3,4]

BARREIRAS PARA A NUTRIÇÃO BASEADA EM EVIDÊNCIAS

Diversas barreiras são descritas para a adoção da NBE, como a dificuldade de se criar um placebo adequado às intervenções alimentares, as variadas respostas metabólicas após a ingestão de nutrientes e a dificuldade de definição e mensuração de um desfecho em saúde.[5]

Essas limitações podem ser verificadas com clareza no **Quadro 3.1**. Como pode ser observado, embora o uso incorreto de informações possa acontecer em qualquer área da saúde, na Nutrição, a complexidade é singular, uma vez que as pessoas já tiveram experiências pessoais com alimentos e nutrientes.[6]

QUADRO 3.1 Barreiras para conduzir estudos clínicos randomizados na nutrição.

Objetivo da intervenção	Barreiras específicas para ECR na nutrição
Testar um nutriente	Adicionar o nutriente à dieta habitual ou testar a deficiência do nutriente?
Testar uma intervenção alimentar	Como avaliar o consumo dos alimentos?
Avaliar o consumo dos alimentos	Combinar diferentes métodos como R24h; QFA; DA.
Avaliar os desfechos	Selecionar e analisar os resultados de acordo com o objetivo do estudo.

ECR, estudo clínico randomizado; R24h, recordatório de 24 horas; QFA, Questionário de Frequência Alimentar; DA, diário alimentar. (Adaptado de Laville et al.[5])

Testagem de nutrientes

As recomendações de nutrientes são feitas principalmente para que as necessidades nutricionais mínimas sejam alcançadas, a fim de adequar o funcionamento fisiológico do organismo e reduzir os riscos de efeitos adversos decorrentes da carência nutricional.[6] Entretanto, a determinação das necessidades nutricionais varia em diferentes populações ao redor do mundo; por isso, os documentos que as estabelecem sofrem inúmeros questionamentos pela comunidade científica. A partir das propostas para qualificar o nível de evidência disponível, sugere-se o uso de ferramentas como o GRADE (*Grading of Recommendations Assessment, Development and Evaluation*, ou Classificação dos graus de recomendação, desenvolvimento e avaliação), com o intuito de proporcionar melhores práticas em nutrição baseadas em evidências.[6]

Os estudos que se propõem a avaliar o efeito de nutrientes sobre diferentes desfechos em saúde, nas mais diversas populações, devem ser bem conduzidos e controlados para que, a partir da evidência obtida, possam-se considerar e extrapolar os achados encontrados. Diferentemente dos estudos de intervenção alimentar (que serão discutidos a seguir), os de intervenção de nutrientes isolados podem ser conduzidos de maneira convencional, comparando-se a intervenção a um grupo placebo como controle e utilizando as ferramentas de randomização e cegamento. Desse modo, é possível quantificar o nutriente inserido em uma cápsula ou sachê, seus níveis séricos após a ingestão e o efeito sobre determinada função fisiológica.[5]

Os estudos de suplementos nutricionais e recursos ergogênicos seguem esse princípio (p. ex., beta-alanina, cafeína, vitamina D etc.); contudo, apesar de parecer simples, deve-se considerar que os nutrientes podem ser apresentados em diferentes formas, atividades biológicas e níveis de biodisponibilidade. Além disso, diversas outras características individuais podem modificar o efeito do nutriente no organismo, e os pesquisadores e clínicos devem atentar a essas variáveis antes de especular sobre os achados ou prescrever o nutriente em questão.[5]

Indivíduos submetidos à suplementação de vitamina D, por exemplo, podem ter respostas benéficas distintas de acordo com seu *status* fisiológico de vitamina D antes da suplementação. Também é possível que diferentes indivíduos estejam se expondo ao sol ou exercendo atividades que, conhecidamente ou não, favoreçam resultados positivos ao desfecho esperado após semanas ou meses de suplementação de vitamina D. Nessa situação clínica, estabelecer uma relação clara de causalidade é um processo complexo, por isso os pesquisadores devem considerar potenciais variáveis intervenientes/confundidoras para conseguir isolar e compreender os efeitos dos nutrientes.

Outro elemento de ampla discussão nesse contexto é a microbiota intestinal. Acredita-se que ela modifique a taxa de absorção de nutrientes de acordo com sua característica e diversidade.[7,8] Logo, embora seja possível estabelecer, de modo transversal, a relação entre microbiota intestinal e desfechos de saúde, não se sabe ao certo como considerá-la (devido à sua plasticidade) com relação ao efeito de nutrientes isolados ou mesmo a outras intervenções alimentares sobre o desfecho de interesse.

Testagem de intervenções alimentares

A complexidade de avaliação do efeito das intervenções baseadas em alimentos consiste na dificuldade de se estabelecer adequadamente um grupo placebo para alimentos, sobretudo pela grande pluralidade de matrizes alimentares.[9] Por causa disso, não é simples o processo de cegamento de voluntários, ou seja, não se pode ter certeza de que a consciência de estar sob a intervenção de algo não tenha influência sobre resultados do estudo. No entanto, nos passos subsequentes, os responsáveis pela condução do estudo e pela análise dos dados podem ser cegados para minimizar possíveis vieses.[5] Esses conceitos serão explicados adiante, em "Tipos de vieses em ensaios clínicos".

Outro aspecto da avaliação do efeito de intervenções baseadas em alimentos diz respeito à incerteza de que o voluntário esteja ingerindo a quantidade proposta no protocolo de estudo, ou seja, tenha adesão ao protocolo de intervenção. Potenciais biomarcadores relacionados ao alimento selecionado na intervenção podem ser utilizados para garantir a comprovação da presença do nutriente no organismo.[5]

As evidências obtidas a partir de um estudo clínico randomizado (ECR) com nutrientes diferem das obtidas por meio de um estudo com fármacos. Em geral, os nutrientes agem de maneira sistêmica e sinérgica entre si, afetando múltiplas células e órgãos; além disso, nutrientes são homeostaticamente controlados no corpo humano; por isso, o *status* nutricional (quantidade do nutriente armazenado no organismo) afeta a responsividade do nutriente obtido pela alimentação.[5] Como consequência, um grupo submetido a intervenção nutricional em um ECR não pode ser comparado com um simples grupo placebo. Além disso, por conta do pequeno efeito oriundo das intervenções nutricionais e de acordo com a pergunta da pesquisa, os estudos de nutrição precisam de uma amostra relevante para que se possa observar uma diferença significativa após uma intervenção. Assim, o cálculo adequado do tamanho da amostra é indispensável.[5]

Tendo em vista que a nutrição parece ser um importante fator de risco para a gênese das doenças crônicas, que demoram anos para se desenvolver, devem ser feitas intervenções a longo prazo que possam determinar a mudança do risco. Contudo, há dificuldade de adesão às intervenções longitudinais prolongadas, por isso a interpretação de uma intervenção em nutrição depende também da compreensão dos estudos longitudinais observacionais que colaboram para evidenciar efeitos – ou a ausência deles – da exposição a um nutriente a longo prazo.[5]

Avaliação do consumo alimentar

Nos estudos de nutrição, a avaliação do consumo alimentar talvez seja o passo mais desafiador.[10] Embora diversos métodos tenham sido descritos, múltiplas variáveis podem comprometer a extração, quantificação e interpretação adequada dos dados.

É fundamental avaliar adequadamente o consumo alimentar habitual, pois as informações obtidas – energia, macronutrientes, micronutrientes, além de outros compostos – são utilizadas em associação a desfechos clínicos e para controlar o resultado de intervenções que consistam na análise de um parâmetro de saúde de acordo com a adição ou depleção de um determinado nutriente.[5]

Se o objetivo do estudo for verificar o efeito de um suplemento nutricional sobre a massa muscular, por exemplo, os pesquisadores devem ter atenção e controlar a ingestão dos principais nutrientes que afetam a massa muscular (p. ex., proteína) para que se possa concluir que o efeito observado seja, de fato, relacionado ao suplemento estudado. Logo, avaliar o consumo alimentar, seja na pesquisa ou na prática clínica, é fundamental.

Métodos mais acurados estão sendo testados, sobretudo com maior potencial tecnológico, para que se possa: (1) reduzir os ricos de viés do entrevistador e do entrevistado; (2) reduzir o tempo de avaliação; (3) coletar e codificar o dado em tempo real; (4) calcular automaticamente o consumo alimentar; e (5) usar dinamicamente computadores, *smartphones* e *tablets*.

Desfechos

Estudos em modelo animal exploram mecanismos de ação, assim como estudos de prova de conceito em humanos, cujo delineamento é específico, de acordo com o objetivo do estudo, para a compreensão do mecanismo a partir de um determinado desfecho.

Para se compreender um desfecho, é importante considerar o *status* nutricional, marcadores bioquímicos e funcionais, morbidade e mortalidade.[5] Por exemplo, embora determinada intervenção nutricional consiga aumentar o nível sanguíneo de ácidos graxos livres e a ação de enzimas envolvidas na oxidação de ácidos graxos, não se pode garantir que o desfecho seja emagrecimento. O mesmo pode ser pensado para hipertrofia muscular, a qual não pode ser garantida, ainda que uma intervenção consiga aumentar a síntese proteica muscular. Desse modo, deve-se ter cautela para não se interpretar o dado sem compreender o desfecho, e por isso é preciso entender que o caminho percorrido é fundamental para chegar ao destino.

ESTUDOS CLÍNICOS E REVISÕES SISTEMÁTICAS

Os estudos clínicos (EC) frequentemente são considerados o padrão ouro para a obtenção de uma evidência científica de elevado nível de qualidade. Destacam-se os ensaios clínicos randomizados, duplo-cegos e placebo-controlados (quando possível). Entretanto, a inferência causal desses estudos pode ser superestimada devido a falhas em seu planejamento. Inferência causal é quando se chega a uma conclusão sobre uma causa com base nas condições de ocorrência de um efeito, sendo que a resposta do efeito é analisada quando a causa é alterada.[11] Assim, há uma necessidade real de educação tanto para o delineamento de protocolos de pesquisa como da leitura para avaliar adequadamente a qualidade dos EC.

No Brasil, os cursos de graduação em Nutrição não são voltados à formação de pesquisadores, e muitas vezes não incluem a preparação científica dos estudantes. Como resultado, os profissionais encontram quantidades imensas de informações sem ter o senso crítico apropriado para avaliar e selecionar o que realmente apresenta valor científico.

É importante lembrar que os estudos não são isentos de falhas metodológicas, limitações e vieses que podem levar a questionamentos sobre os resultados. Decisões relacionadas a questões nutricionais clínicas e de saúde pública devem levar em consideração diversos fatores, como a avaliação da totalidade e da qualidade da evidência científica.

Nesse sentido, os estudos de revisão sistemática (com ou sem metanálise) trazem um processo de revisão organizacional e ferramentas de análise e síntese das evidências para avaliar a qualidade dos estudos não apenas na Nutrição como também em diversos campos da área da saúde. A revisão sistemática não força uma resposta, não substitui uma análise científica, não impõe a decisão final a ser tomada ou a política a ser seguida; ao contrário, propicia um processo transparente, rigoroso e reprodutível para a compilação e análise da totalidade de evidências relevantes,[12] embora revisões sistemáticas e metanálises conduzidas inadequadamente possam concluir incorretamente um resultado; logo, avaliar a qualidade das revisões também é fundamental.

A **Figura 3.1** ilustra uma estrutura analítica genérica para valores de referência de nutrientes que descreve as relações entre exposição (ingestão de um nutriente), marcadores de ingestão de nutrientes (medidas correlacionadas com ingestão dietética de um nutriente, como biomarcadores de ingestão, *status* nutricional ou marcadores de *status* nutricional) e resultados de interesse.

Biomarcadores de ingestão são medidas do próprio nutriente ou um metabólito da substância em amostras biológicas que foi validado para confirmar que reflete a ingestão daquele nutriente. *Status* nutricional é o estado de saúde de um indivíduo com relação aos nutrientes presentes em sua dieta, e é um termo global que inclui uma variedade de componentes específicos de avaliações nutricionais. Avaliação nutricional é uma abordagem ampla para definir *status* nutricional com base no exame físico, em medidas antropométricas e dados laboratoriais, além de histórico médico, nutricional e uso de medicamentos. Marcador de *status* nutricional é uma medida laboratorial ou um sinal físico considerado um reflexo do estado inicial de uma anormalidade (seja deficiência ou toxicidade) de ingestão de um nutriente.

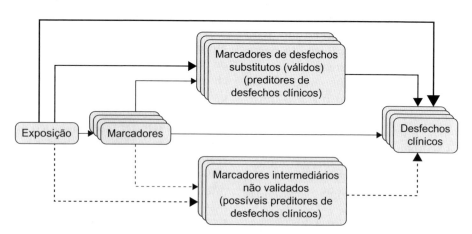

Figura 3.1 Estrutura analítica genérica aplicável à avaliação de nutrientes. A representação inclui supostas associações entre uma exposição (p. ex., a um nutriente) e marcadores de ingestão (p. ex., concentrações séricas ou tissulares do nutriente), resultados intermediários não validados, marcadores substitutos válidos e desfechos clínicos. As linhas cheias representam associações estabelecidas entre fatores. A largura da linha representa a clareza relativa de uma associação e a força da elação com desfechos clínicos. Linhas pontilhadas representam associações a marcadores substitutos para os quais não há evidência direta de associação com desfechos clínicos. (Adaptada de Russell et al.[13])

Espera-se que as alterações induzidas por uma intervenção nutricional sobre um marcador de *status* nutricional reflitam a correção da anormalidade. Marcador de desfecho substituto é uma medida laboratorial ou um sinal físico utilizado como substituto para um desfecho clínico. Além disso, as alterações induzidas por uma terapia sobre um marcador de desfecho substituto devem refletir alterações em um desfecho clínico.

O desfecho clínico, por fim, pode ser definido de duas maneiras: (1) uma medida de como o paciente (ou sujeito do estudo) se sente, funciona ou sobrevive; ou (2) uma medida clínica da incidência ou gravidade de uma doença.[13]

Uma das análises importantes feitas em uma revisão sistemática é a verificação dos possíveis riscos de viés. Ferramentas específicas são utilizadas de maneira cautelosa e rigorosa (por pares) para verificar a qualidade do estudo inserido na revisão. Desse modo, no decorrer da descrição das informações do artigo científico, por meio de uma análise qualitativa, estabelece-se quão relevante o estudo é para o desfecho de interesse.

Tipos de vieses em ensaios clínicos

Em ensaios clínicos, o viés pode ser de diferentes naturezas, como seleção, desempenho, detecção, seguimento, relato, entre outros.

O viés de seleção ocorre no momento de geração de sequência da randomização dos participantes do estudo e/ou no sigilo de sua alocação. O processo envolve a alocação aleatória dos participantes em grupo de intervenção ou grupo de controle, e requer que eles tenham a mesma chance de serem alocados em qualquer um dos grupos. Para que a randomização funcione, é necessário haver sigilo de alocação – ou seja, os investigadores e os participantes não podem saber previamente, nem devem ser capazes de prever, em qual grupo cada participante será alocado. Além disso, os investigadores devem ser incapazes de alterar a alocação de qualquer participante após a randomização.[14]

O viés de desempenho é inerente ao cegamento (também conhecido por ocultação ou mascaramento) dos diferentes participantes da pesquisa (voluntários e pesquisadores que conduzem os procedimentos e que fazem a análise de dados). O ideal é que nenhum deles saiba o grupo ao qual o participante pertence. Um estudo pode ser aberto (*open label*), em que não ocorre cegamento; unicego (*blind*), em que a equipe de investigação sabe qual foi o tipo de tratamento instituído para cada paciente ou a que grupo eles pertencem, mas os pacientes/voluntários, não; duplo-cego (*double-blind*), em que a pesquisa é conduzida sem que os investigadores (membros da equipe, pessoas que lidam com os pacientes/voluntários, pessoas que coletam os dados) e os pacientes/voluntários saibam a que grupo pertencem.[15]

O viés de detecção relaciona-se à ocultação para avaliação das variáveis. Considera-se um estudo triplo-cego (*triple-blind*) aquele em que, além da equipe de investigação e dos pacientes/voluntários, o profissional estatístico, que faz as análises, também não sabe qual é o grupo controle e o(s) grupo(s) experimental(is). Um estudo quádruplo-cego (*quadruple-blind*) é aquele no qual, além da equipe de investigação, dos pacientes/voluntários e do bioestatístico que faz as análises, o investigador que escreve a discussão sobre os resultados também não sabe os grupos aos quais os participantes pertencem.[16]

O viés de seguimento (ou viés de atrito) refere-se ao que surge de diferenças sistemáticas no modo como os pacientes/voluntários são perdidos durante o estudo (desfechos incompletos). Diferentes taxas de perdas podem alterar as características dos grupos, independentemente da exposição ou intervenção estudada. As perdas podem ser decorrentes de desistências, exclusão ou desvios no protocolo. Além disso, podem ser influenciadas pelos efeitos positivos ou adversos das exposições.[17] Em geral, uma taxa aceitável de perdas é menor ou igual a 20% dos participantes randomizados ou alocados em cada grupo. Vale ressaltar que esse é um número aproximado; taxas menores de perda devem ser esperadas em estudos de menor duração, e taxas maiores, em estudos de longa duração.[18]

O viés de relato surge quando a disseminação dos achados de uma pesquisa é influenciada pela natureza e direção dos resultados. Resultados estatisticamente significantes, isto é, "positivos", que indicam que uma intervenção funciona, são mais prováveis de serem publicados e citados. Entretanto, deve-se ressaltar a importância da contribuição de todas as evidências em revisões sistemáticas, uma vez que estudos com resultados não significantes são tão relevantes quanto estudos com resultados estatisticamente significantes.[19] Uma visão geral sobre os principais tipos de vieses de relato pode ser observada no **Quadro 3.2**.

QUADRO 3.2 Definições de alguns tipos de vieses de relato.

Viés de relato	Definição
De publicação	Publicação ou não de resultados da pesquisa, dependendo da natureza e da direção dos resultados
De tempo de publicação	Publicação rápida ou demorada dos resultados de uma pesquisa, dependendo da natureza e da direção dos resultados
De publicação múltipla (duplicada)	Publicação múltipla ou duplicada de resultados da pesquisa, dependendo da natureza e da direção dos resultados
De localização	Publicação dos resultados da pesquisa em periódicos com diferentes facilidades de acesso ou níveis de indexação em bases de dados padrão, dependendo da natureza e da direção dos resultados
De citação	Citação ou não dos resultados da pesquisa, dependendo da natureza e da direção dos resultados
De linguagem	Publicação dos resultados da pesquisa em um idioma específico, dependendo da natureza e da direção dos resultados
De relato de desfechos	Relato seletivo de alguns resultados, mas não de outros, dependendo da natureza e da direção dos resultados

Adaptado de Sterne et al.;[19] McGauran et al.;[20] Cochrane Handbook for Systematic Reviews of Interventions.[21]

Por fim, os outros tipos de vieses podem estar presentes da concepção do estudo até o momento de sua publicação, como o viés mediado por conflito de interesse, em que empresas podem patrocinar pesquisadores para que os resultados apresentados no estudo sejam apenas positivos e endossem determinada intervenção. Na Nutrição, esse tipo de conflito de interesse é bastante comum, sobretudo quando o estudo está relacionado a produtos para fins estéticos, geralmente emagrecimento e hipertrofia muscular.

Diante de tantas variáveis, percebe-se que a crítica para analisar um artigo científico é obtida lentamente, uma vez que compreender as nuances dos diferentes estudos científicos publicados não é uma tarefa simples.

ESTUDOS OBSERVACIONAIS

Estudos observacionais, principalmente os transversais e de coorte, avaliam a prevalência e/ou a incidência de condições clínicas, doenças e mortalidade. São imprescindíveis para levantar hipóteses que serão testadas nos estudos clínicos. Entretanto, deve-se ter cuidado na extrapolação dos dados obtidos em estudos epidemiológicos para a conduta clínica.

Muitos alimentos ou nutrientes estão associados a desfechos específicos, mas essa relação não é unidirecional; portanto, análises cautelosas devem ser realizadas para identificar a razão de um alimento ou nutriente ser protetor ou deletério à saúde. Além disso, é importante salientar que a exposição a alimentos danosos à saúde pode favorecer desordens metabólicas antes do desenvolvimento de doenças crônicas, por isso deve-se ter a percepção da necessidade de ingestão controlada desses alimentos. Nesse cenário, torna-se fundamental considerar a premissa que justifica a razão pela qual determinado alimento ou nutriente pode prejudicar o estado de saúde na sua carência ou em demasia.[22,23]

CONSIDERAÇÕES FINAIS

A educação para a pesquisa científica é imprescindível tanto a quem está no meio acadêmico como a quem atua na prática clínica. Por isso deve ser iniciada na graduação (fazendo parte ou não da grade curricular mínima), formando profissionais com conhecimento de evidências para proporcionar a continuidade de pesquisas e contribuir para a ampliação do conhecimento em diversas áreas da saúde.

Infelizmente, essa não é a realidade encontrada na maioria dos cursos de graduação. Ressaltamos aqui a importância de os responsáveis pelo processo de ensino-aprendizagem reverem as diferentes matrizes curriculares da graduação na área da saúde e, em especial, no curso de Nutrição, e de os profissionais com conhecimentos científicos colaborarem para melhores práticas em Nutrição baseadas em evidências.

REFERÊNCIAS BIBLIOGRÁFICAS

1. Lopes AA. Medicina Baseada em Evidências: a arte de aplicar o conhecimento científico na prática clínica. Rev Assoc Med Bras. 2000;46(3):285-8.
2. Teixeira FM. Alfabetização científica: questões para reflexão. [Scientific literacy: questions for reflection.] Ciênc Educ Bauru. 2013;19(4):795-809.
3. Pollard CM, Pulker CE, Meng X, Kerr DA, Scott JA. Who uses the internet as a source of nutrition and dietary information? An Australian population perspective. J Med Internet Res. 2015;17(8):e209.
4. Le L, Finn A. Evaluating credibility of online nutrition information: a content analysis on current nutrition-related blogs. J Acad Nutr Diet. 2016;116(9 Supl):A79.

5. Laville M, Segrestin B, Alligier M, et al. Evidence-based practice within nutrition: what are the barriers for improving the evidence and how can they be dealt with? Trials. 2017;18:425.
6. Neale EP, Tapsell LC. Perspective: the evidence-based framework in nutrition and dietetics: implementation, challenges, and future directions. Adv Nutr. 2019;10:1-8.
7. Jumpertz R, Le DS, Turnbaugh PJ, et al. Energy-balance studies reveal associations between gut microbes, caloric load, and nutrient absorption in humans. Am J Clin Nutr. 2011;94:58-65.
8. Krajmalnik-Brown R, Ilhan ZE, Kang DW, DiBaise JK. Effects of gut microbes on nutrient absorption and energy regulation. Nutr Clin Pract. 2012;27(2):201-14.
9. Thorning TK, Bertram HC, Bonjour JP, et al. Whole dairy matrix or single nutrients in assessment of health effects: current evidence and knowledge gaps. Am J Clin Nutr. 2017;105(5):1033-45.
10. Shim J-S, Oh K, Kim HC. Dietary assessment methods in epidemiologic studies. Epidemiol Health. 2014;36:e2014009.
11. Pearl J. Causal inference in statistics: an overview. Statist Surv. 2009;3:96-146.
12. Brannon PM, Taylor CL, Coates PM. Use and applications of systematic reviews in public health nutrition. Annu Rev Nutr. 2014;34:401-19.
13. Russell R, Chung M, Balk EM, et al. Opportunities and challenges in conducting systematic reviews to support the development of nutrient reference values: vitamin A as an example. Am J Clin Nutr. 2009;89(33):728-33.
14. Ferreira JC, Patino CM. Randomização: mais do que o lançamento de uma moeda. J Bras Pneumol. 2016;42(5):310.
15. Alderson P, Green S, Higgins J. Cochrane Reviewers' Handbook. The Cochrane Library. 2004;4.2.2.
16. Schulz KF, Grimes DA. Blinding in randomised trials: hiding who got what. Lancet. 2002;359(9307):696-700.
17. Nunan D, Aronson J, Bankhead C. Catalogue of bias: attrition bias. BMJ Evid Based Med. 2018;23:21-2.
18. National Collaborating Centre for Methods and Tools. Quality assessment tool for quantitative studies. 2010. Disponível em: <https://www.nccmt.ca/knowledge-repositories/search/14>.
19. Sterne JA, Egger M, Moher D. Addressing Reporting Biases. Cochrane Handbook for Systematic Reviews of Interventions: Cochrane Book Series. 2008.
20. McGauran N, Wieseler B, Kreis J, Schüler YB, Kölsch H, Kaiser T. Reporting bias in medical research – a narrative review. Trials. 2010;11:37.
21. Cochrane Handbook for Systematic Reviews of Interventions. Cochrane Handbook for Systematic Reviews of Interventions. 2019.
22. Gilmartin-Thomas JFM, Liew D, Hopper I. Observational studies and their utility for practice. Aust Prescr. 2018;41(3):82-5.
23. Johnson LL. Design of observational studies. In: Gallin J, Ognibene F. Principles and practice of clinical research. Academic Press; 2018. pp. 231-48.

CAPÍTULO 4

Padrões Alimentares: Relação entre a Alimentação e o Binômio Saúde-Doença

Amália Almeida Bastos, Beatriz Martins Vicente, Sandra Maria Lima Ribeiro

INTRODUÇÃO

A alimentação é um fator modificável relacionado à saúde. Assim, o contexto de alimentação saudável engloba diversos aspectos relacionados à proteção ou ao risco de desenvolvimento de doenças. À medida que o perfil epidemiológico das populações se modifica, a ciência da Nutrição precisa acompanhar a mudança das demandas. Por exemplo, no decorrer dos anos, o processo de transição nutricional tem demonstrado a alteração do perfil epidemiológico – de deficiências de micronutrientes e elevada mortalidade causada por doenças agudas, para obesidade e doenças crônicas associadas a ela. Na verdade, essa transição nutricional tem sido considerada um importante conceito de saúde, usado para descrever as mudanças alimentares que coincidem com mudanças econômicas, demográficas e epidemiológicas das populações. Desse modo, a chave para o entendimento da relação entre dieta e doenças associadas está, possivelmente, na observação dos padrões alimentares.

De fato, na investigação da associação entre alimentação e doenças, é muito comum surgirem questionamentos sobre a abordagem e as ferramentas utilizadas para descrever essa relação. Discute-se sua relevância ao tratar não apenas de nutrientes e dos alimentos atuando como seus meros veículos, como também de grupos e padrões alimentares inseridos no complexo processo de alimentação e no desenvolvimento de doenças crônicas.

NUTRIENTES E GRUPOS ALIMENTARES

A primeira metade do século 20 consistiu em um período de grandes contribuições para o conhecimento que se tem sobre os nutrientes. Foi uma época marcada por descobertas importantes, voltadas principalmente para o efeito isolado de micronutrientes, em especial as vitaminas, que já tinham seu papel definido no metabolismo.[1,2] Com base nesse foco, delimitado ao estudo da função de micronutrientes, as pesquisas em nutrição obtiveram o entendimento referencial de doenças causadas por deficiências nutricionais, como escorbuto, pelagra, beribéri e raquitismo, relacionadas à deficiência de vitaminas C, B_3, B_1 e D, respectivamente.[2,3]

Ao longo da história da Nutrição, compreendeu-se quão importante seria identificar e definir valores de ingestão de nutrientes. Nesse contexto, nos EUA surgiram publicações como as primeiras recomendações nutricionais, *Recommended Dietary Allowances* (RDAs) em 1941, com o intuito de proteger a população dessas doenças diante da escassez de alimentos durante a Segunda Guerra Mundial.[1,4] Posteriormente, com sua primeira versão apresentada na década de 1990 e a mais atual em 2017, o *Dietary Reference Intakes* (DRIs), desenvolvido por comitês norte-americanos e canadenses, forneceu valores de referência para avaliar a adequação de nutrientes em indivíduos aparentemente saudáveis. Essas diretrizes também foram propostas para serem utilizadas na avaliação e no planejamento de programas de assistência dietética, fortificação, rotulagem, educação nutricional e pesquisa, tanto para grupos quanto para indivíduos.[5,6]

No Brasil, com o intuito de identificar possíveis inadequações nutricionais no consumo alimentar da população, a Sociedade Brasileira de Alimentação e Nutrição (SBAN) publicou uma adaptação das recomendações nutricionais à população brasileira.[7] Todavia, a publicação não teve grande visibilidade, e as discussões sobre possíveis deficiências alimentares da população brasileira na perspectiva de políticas públicas foram fundamentalmente baseadas nas referências norte-americanas (RDAs).

Após a interrupção do *Estudo Nacional da Despesa Familiar* (ENDEF, 1975/76),[8] a Pesquisa de Orçamento Familiar (POF, 1987/88, 1995/96, 2002/03, 2008/09 e 2017/18) deu continuidade a inquéritos alimentares nacionais com base na aquisição alimentar familiar. Atualmente, seus dados também são usados para compreender a alimentação da população brasileira para além do nutriente.[9]

Dessa maneira, tanto no Brasil como em todo o mundo constata-se uma trajetória reducionista de investigações da nutrição voltada para o papel dos nutrientes e, por vezes, chegando ao alimento,[10-13] o que foi determinante para as políticas e ações em saúde pública. Sem dúvida, tais informações foram fundamentais para subsidiar intervenções como a fortificação de alimentos no Brasil (p. ex., o enriquecimento de farinhas de trigo e de milho com ferro e ácido fólico e a iodação do sal). Tais medidas se mostraram eficazes no combate a carências como a anemia e o bócio endêmico, respectivamente.[14-17] Todavia, principalmente com a transição nutricional, essa forma de investigação e de intervenção tem se mostrado cada vez mais insuficiente.

Com a descoberta de um número cada vez maior de nutrientes e de suas respectivas funções, alguns aspectos importantes no estudo da relação alimentação e saúde-doença passaram a ser considerados: (1) além do consumo em quantidades ideais, uma maior variedade de nutrientes seria necessária para manter um bom estado de saúde;[18-20] (2) nutrientes provenientes de diferentes alimentos são ingeridos de modo simultâneo, e não isoladamente – portanto, seu desempenho metabólico, ainda que conhecido, pode sofrer influência da interação com os componentes nutricionais de seu alimento fonte e demais substâncias que fazem parte da alimentação;[21-23] (3) caracterizaram-se os tipos de alimentos, compreendendo os componentes com propriedades funcionais que não são nutrientes (compostos bioativos), apontando que seu papel no metabolismo também depende da combinação de alimentos consumidos.[21,24,25]

Ao pensarmos as circunstâncias que refletem as interações, alguns exemplos podem ser mencionados. O aproveitamento do folato presente na cerveja pelo organismo, por exemplo, pode ser bem menor comparado ao efeito da mesma quantidade de folato proveniente de outra fonte alimentar. Isso acontece por causa da interação entre esse nutriente e o álcool, que leva a uma menor absorção intestinal e aumenta sua excreção pela urina.[26] Outro exemplo é a interação entre diferentes grupos de alimentos, como o consumo simultâneo de uma fruta e uma leguminosa, que se mostrou potencializadora de efeitos antioxidantes.[27]

Ao longo dos anos, o olhar sobre a nutrição partindo de um ponto de vista tradicional passou a ser entendido como insuficiente ao nos depararmos com questões de saúde mais complexas. Nesse sentido, uma revisão sistemática e uma metanálise em rede, tentando compreender o papel da suplementação de nutrientes em pessoas com doença de Alzheimer (DA), evidenciou que a suplementação isolada de antioxidantes, vitaminas do complexo B, inositol, triglicerídio de cadeia média, ômega-3, fórmulas poliméricas, polipeptídios e vitamina D não exerce efeito sobre a capacidade cognitiva e as habilidades funcionais dos pacientes.[28] O estudo concluiu que a interação entre vários nutrientes-chave pode fornecer importantes direcionamentos para o manejo da DA.

Assim, percebe-se que o conhecimento acerca dos nutrientes passou a ser traduzido em alimentos e grupos alimentares que são, de fato, consumidos pelos indivíduos, facilitando a prática das recomendações nutricionais para a população.[21,29] Quando entendidos como alimentos, torna-se possível identificar os nutrientes que são atenuadores ou os que reforçam quadros de doenças crônicas não transmissíveis (DCNT). Sob tal perspectiva, dada a relevância das DCNT para a saúde pública, abordagens nutricionais que tratam a alimentação de maneira mais ampla são ainda mais necessárias para alinhar as demandas e para que sejam mais bem compreendidas pela população.[20]

PADRÕES ALIMENTARES

Ao considerar a relevância da interação entre os componentes de uma alimentação por completo, grande atenção é depositada sobre a possibilidade de sinergismo ou antagonismo alimentar. Assim, os estudos têm focado na análise do efeito do consumo simultâneo dos diferentes componentes, identificando padrões alimentares que contribuam para a proteção ou o desenvolvimento de determinadas doenças.[30] Quanto à definição de padrão alimentar, pode ser a quantidade, proporção, variedade e frequência com que diferentes alimentos, bebidas e nutrientes são consumidos na dieta.[22]

Basicamente, os padrões alimentares podem ser determinados *a priori*, ou em hipóteses, por índices alimentares que avaliam a qualidade da dieta ou sua similaridade com determinado padrão, de acordo com o consumo de alimentos/nutrientes previamente definidos; e *a posteriori*, que por meio da aplicação de técnicas estatísticas multivariadas (p. ex., análise de componentes principais ou análise de agrupamento, também chamada de análise de *cluster*) identifica alimentos consumidos com frequência em conjunto pela população.[31,32]

O tipo de abordagem escolhida dependerá da pergunta a ser respondida. Os padrões alimentares definidos *a priori* são construídos com base em conhecimento prévio – portanto, partem de um olhar de maior interesse sobre um grupo de alimentos, testando paradigmas atuais da relação nutrição-doença. No entanto, a definição prévia dos componentes alimentares que integram um índice, geralmente composto por amplos grupos de alimentos, limita os resultados em torno desses componentes, o que impossibilita a identificação de possíveis efeitos de alimentos mais específicos.[33-35]

Já os padrões alimentares definidos *a posteriori* avaliam a dieta em sua totalidade, sem focar apenas em grupos alimentares específicos. Como desvantagens, podem determinar um padrão alimentar que não seja o mais saudável, além de poderem apresentar resultados como respostas que estão bem definidas na literatura ou que não têm conexão com o que é compreendido.[22,31,32]

Além dessas características, diferente de padrões alimentares definidos *a posteriori*, uma importante vantagem a respeito dos índices alimentares consiste na possibilidade de serem aplicados em outras populações.[31,32] No **Quadro 4.1** estão detalhadas informações de índices alimentares muito utilizados e descritos na literatura. É possível observar que não apenas um padrão alimentar, mas vários, podem refletir diferentes dietas saudáveis ou com boa qualidade, destinadas ou não a uma condição específica de saúde ou que representem culturalmente uma região ou população.[21] São exemplos o *Dietary Inflammatory Index* (DII), em que maiores valores negativos obtidos pelo índice caracterizam dieta com maior potencial anti-inflamatório,[36] e o *Mediterranean Diet Score* (MDS), elaborado com base no padrão alimentar de populações mediterrâneas,[37] atualmente conhecido por seu papel benéfico no contexto de doenças crônicas.[38,39]

QUADRO 4.1 Características dos principais índices alimentares descritos na literatura.

Índice alimentar	População original	Nutrientes/alimentos/ grupos alimentares	Método de pontuação	Escore/ interpretação
Mediterranean Diet Score (MDS)[37]	Adultos e idosos (Grécia)	9 componentes: vegetais, frutas e oleaginosas, cereais (não refinados), leguminosas, peixe, álcool (consumo moderado, especialmente de vinho), proporção MUFAs e SFAs, carne e laticínios integrais	Aplica-se 1 ponto para consumo acima da mediana (específica aos sexos) dos componentes presumidos como benéficos e 0 ao consumo abaixo da mediana. Pontuação inversa deve ser atribuída para os alimentos presumidos como prejudiciais. Apenas o consumo moderado, 10 a 50 g/dia aos homens e 5 a 25 g/dia às mulheres, recebe 1 ponto. Consumo diferente desses pontos de corte recebe 0	Pontuação pode variar de 0 a 9, com maiores valores representando maior adesão ao padrão da dieta mediterrânea, portanto melhor qualidade da dieta

(continua)

QUADRO 4.1 Características dos principais índices alimentares descritos na literatura. *(continuação)*

Índice alimentar	População original	Nutrientes/alimentos/ grupos alimentares	Método de pontuação	Escore/ interpretação
Nutrient Rich Food (NRF) *Score*[40]	População norte-americana	NRF n. 3, em que n (9) representa o número de nutrientes dos quais o consumo encorajado (proteína, fibra, vitaminas A, C, E, cálcio, ferro, magnésio e potássio) e 3 representa nutrientes fixos, em que o consumo deve ser limitado (LIM) (gordura saturada, açúcar de adição e sódio)	O cálculo se dá pela soma da ingestão diária dos nutrientes, dividido pelo valor da sua recomendação, em relação aos que devem ser limitados, subtraídos da soma da ingestão diária de nutrientes, e dividido pela recomendação de nutrientes que devem ser encorajados, multiplicado por 100	Sem especificação
Health Eating Index (HEI-2015)[41]	População norte-americana	13 componentes: consumo adequado (frutas integrais, frutas totais, grãos integrais, leite e derivados, proteínas totais, frutos do mar e proteínas vegetais, vegetais verdes-escuros e leguminosas, vegetais totais, ácidos graxos), consumo moderado (grãos refinados, sódio, açúcar de adição e gordura saturada)	Pontuação em cada componente de acordo com porções diárias por 1.000 kcal para os grupos alimentares. Pontuam-se até 5 para frutas integrais, frutas totais, vegetais totais, vegetais verdes-escuros e leguminosas, proteínas totais, frutos do mar e proteínas vegetais; e até 10 a grãos integrais, leite e derivados, ácidos graxos, grãos refinados, sódio, açúcar de adição e gordura saturada. Apenas açúcar de adição e gordura saturada são verificados pela energia total	0 a 100; maiores pontuações representam maior adesão às recomendações nutricionais, portanto melhor qualidade da dieta

(continua)

QUADRO 4.1 Características dos principais índices alimentares descritos na literatura. *(continuação)*

Índice alimentar	População original	Nutrientes/alimentos/ grupos alimentares	Método de pontuação	Escore/ interpretação
Índice de Qualidade da Dieta Revisado (IQD-R)[42]	Adolescentes e adultos. (População brasileira, São Paulo)	12 componentes: nove são grupos alimentares (frutas totais, frutas integrais, vegetais totais, vegetais verdes-escuros e alaranjados e leguminosas, cereais totais, cereais integrais, leite e derivados, carnes, ovos e leguminosas, óleos), dois são nutrientes (gordura saturada e sódio) e um é a soma das calorias provenientes da gordura sólida, álcool e açúcar de adição (Gord_AA)	Pontuação em cada componente de acordo com porções diárias por 1.000 kcal. Pontuam-se até 5 para frutas totais, frutas integrais, vegetais totais, vegetais verdes-escuros e alaranjados e leguminosas, cereais totais, cereais integrais; até 10 para leite e derivados, carnes, ovos e leguminosas, óleos, gordura saturada e sódio; e até 20 para Gord_AA. Apenas gordura saturada e Gord_AA são pela porcentagem do VET, e não porções	0 a 100; maiores pontuações representam maior adesão às recomendações nutricionais, portanto melhor qualidade da dieta
Dietary Inflammatory Index (DII)[36]	Não especificada	45 componentes alimentares: álcool, vitaminas B_{12}, B_6, A, C, D, E, tiamina, riboflavina, niacina, betacaroteno, cafeína, carboidrato, colesterol, gordura total, gordura monoinsaturada, gordura poli-insaturada, ômega-3, ômega-6, gordura saturada, gordura trans, proteína, fibras, energia, eugenol, ácido fólico, ferro, magnésio, selênio, zinco, flavan-3-ol, flavonones, flavonóis, flavones, antocianidinas, isoflavonas, alho, cebola, gengibre, pimenta, orégano, alecrim, cúrcuma, açafrão, chá-verde/preto	O cálculo se dá pela construção inicialmente de um escore-z, pela subtração da média padrão do valor de ingestão e dividindo-se pelo desvio padrão de cada um dos 45 componentes. Este é convertido a percentil centralizado, que é multiplicado por 2 e extraído 1. Esses valores são multiplicados por fatores inflamatórios de cada um dos componentes, obtendo-se então o DII dos indivíduos e da população	+7,98 (potencial mais pró-inflamatório) a −8,87 (potencial mais anti-inflamatório)

MUFAs, ácidos graxos monoinsaturados (do inglês, *monounsaturated fatty acids*); SFAs, ácidos graxos saturados (do inglês, *saturated fatty acids*); VET, valor energético total.

Outro aspecto relevante a ser considerado são as diferentes metodologias empregadas na construção dos diferentes índices. Alguns índices, como no caso do *Nutrient Rich Food Score* (NRF), consideram apenas o consumo de nutrientes específicos para avaliar a qualidade da dieta.[40] Do mesmo modo, outros podem trabalhar com alimentos, grupos de alimentos ou, ainda, incluir mais de um indicador alimentar, a exemplo do *Health Eating Index* (HEI) e o Índice de Qualidade da Dieta (IQD).[41,42]

A partir deste ponto, sem pensar na discussão sobre o que é mais recomendável, pois não se trata do objetivo deste capítulo, observamos que essas três dimensões da nutrição (nutriente, alimento e padrão alimentar) devem ser consideradas complementares quando o assunto é compreender os processos que levam ao surgimento de doenças.

CONEXÃO ENTRE NUTRIENTES, ALIMENTOS E PADRÃO ALIMENTAR E SUA RELEVÂNCIA NA CIÊNCIA DA NUTRIÇÃO

Conforme já mencionado, uma abordagem reducionista com foco na adequação de nutrientes para a população aparentemente saudável é muito discutida, inclusive por antropólogos que têm a alimentação como objeto de estudo. A atual percepção sobre utilizar apenas essa abordagem no contexto das doenças crônicas é a de que se trata de uma conduta incompleta ou inconsistente.[43] No entanto, é com base na pesquisa focada no mecanismo de ação dos nutrientes que podemos compreender o porquê da definição de padrões alimentares como saudáveis ou não.[21]

Com base nessa lógica e usando o padrão da dieta mediterrânea como exemplo, chegamos aos grupos alimentares, alimentos, nutrientes e proporção de nutrientes (como descrito no **Quadro 4.1**). Para compreender melhor as causas ancoradas aos seus benefícios, buscamos identificar os principais nutrientes e compostos que compõem o padrão alimentar (fibra dietética, ácidos graxos monoinsaturados e ômega-3, vitaminas, minerais e polifenóis),[44,45] bem como seus respectivos efeitos, como ação anti-inflamatória, antioxidante e de controle glicêmico.[46-49]

Assim como os padrões alimentares são desmembrados em alimentos e nutrientes, o contrário também se aplica em pesquisas de nutrição.[18,50] Dessa maneira, verificamos que, para melhor entender as relações nutricionais, é inviável dissociar nutrientes de alimentos – e, por sua vez, alimentos de padrões alimentares.

Na **Figura 4.1** estão descritas a contribuição e a aplicação das três dimensões, reforçando que o recomendado é percorrer cada uma delas.

Atualmente, a compilação das principais evidências científicas sobre nutriente, alimento e padrão alimentar consiste no ponto-chave ao falar de alimentação adequada pelos guias alimentares. Estes são instrumentos desenvolvidos para orientar a população por meio de diretrizes que estejam em consonância com fatores socioculturais, nutricionais, de acesso e estilo de vida, e que vão ao encontro de necessidades de saúde pública. Os guias comumente fornecem dados baseados em alimentos e grupos de alimentos, de modo a nortear escolhas alimentares da população com vistas a atingir recomendações nutricionais e prevenir o desenvolvimento das DCNT, mediante a forte relação comprovada entre doenças e padrões de alimentação.[20,21]

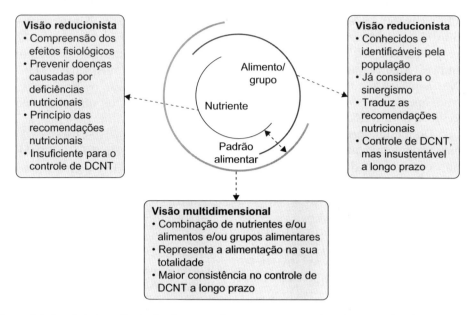

Figura 4.1 Contribuição e aplicação das dimensões alimento, nutriente e padrão alimentar. *DCNT*, doenças crônicas não transmissíveis.

De modo geral, os guias alimentares apresentam as recomendações qualitativas e/ou quantitativas baseadas em mensagens-chave a respeito do consumo de grupos e alimentos em si. Grupos de alimentos de frutas, verduras, legumes e grãos integrais têm seu consumo encorajado, enquanto açúcares, sal e gorduras devem ser limitados.[51] É sabido que os componentes alimentares presentes nesses grupos têm potencial de modular a dieta em direção a uma alimentação adequada, ou o contrário. Em vista disso, pode-se dizer que o conceito de nutrientes converge em alimentos e grupos de alimentos, quando esses precisam ser interpretados pela população, uma vez que os alimentos são identificáveis e conhecidos por ela, e assim corroboraram em maior adesão às recomendações.

Para perspectivas futuras, além da preocupação com o aspecto nutricional da alimentação no tocante à saúde, há a emergência de englobar questões ambientais intimamente relacionadas a ela. Nesse sentido, vale considerar as dietas sustentáveis, que "são aquelas com baixo impacto ambiental que contribuem para a segurança alimentar e nutricional e para a vida saudável das gerações presentes e futuras".[52] Para além disso, deve-se respeitar a biodiversidade e a cultura como questões seguras e acessíveis, nutricionalmente adequadas, considerando as três dimensões citadas anteriormente.[53] A elaboração de guias alimentares que considerem cada vez mais os aspectos ambientais pode colaborar para escolhas mais sustentáveis.[54]

A partir dessa perspectiva, alguns padrões alimentares estão relacionados ao conceito não só de alimentação saudável, mas também sustentável. O tradicional padrão da dieta mediterrânea é um exemplo, uma vez que garante diversidade alimentar, práticas culinárias, qualidade nutricional, respeita a sazonalidade e a tradição, com menor consumo de alimentos de origem animal em detrimento aos vegetais.[53,55]

Por outro lado, o padrão alimentar ocidental, sobretudo a alimentação norte-americana, pode ser um exemplo de desfavorecimento de alimentação sustentável, uma vez que preconiza o consumo de alimentos com alta densidade energética, maior uso de recursos naturais e humanos, defensivos agrícolas e degradação da biodiversidade.[53]

CONSIDERAÇÕES FINAIS

A alimentação é um fator modificável que sofre transformações paralelas aos processos epidemiológicos, econômicos e sociais das populações. Essas transformações demandam diferentes formas de se pensar as análises das dietas.

Neste capítulo, oferecemos uma reflexão sobre a importância de estudos mais longevos da nutrição, como a identificação do papel dos macro e micronutrientes e sua relação com carências alimentares. Todavia, referenciamos o argumento de que a transição nutricional trouxe mudanças que poderiam ser sucintamente descritas como transição de doenças agudas e infecciosas, ligadas a carências nutricionais, para um panorama de doenças crônicas – portanto, de origem multifatorial. No contexto, análises sobre dietas precisam buscar a multidimensionalidade, abarcando interações entre alimentos, padrões alimentares e outros fatores que insiram o problema da ingestão alimentar propriamente dita. O estudo dos padrões alimentares tem mostrado uma gama bem maior de possibilidades para realizar essas análises.

REFERÊNCIAS BIBLIOGRÁFICAS

1. Mozaffarian D, Rosenberg I, Uauy R. History of modern nutrition science-implications for current research, dietary guidelines, and food policy. BMJ. 2018;361:k2392.
2. Ridgway E, Baker P, Woods J, Lawrence M. Historical developments and paradigm shifts in public health nutrition science, guidance and policy actions: a narrative review. Nutrients. 2019;11:531.
3. Semba RD. The historical evolution of thought regarding multiple micronutrient nutrition. J Nutr. 2012;142:143S-56S.
4. Harper AE. Evolution of recommended dietary allowances-new directions? Annu Rev Nutr. 1987;7:509-37.
5. Institute of Medicine. Dietary Reference Intakes: applications in dietary assessment. Washington, DC: The National Academies Press, 2000.
6. Murphy SP, Poos MI. Dietary Reference Intakes: summary of applications in dietary assessment. Public Health Nutr. 2002;5:843-9.
7. Sociedade Brasileira de Alimentação e Nutrição. Aplicações das recomendações nutricionais adaptadas à população brasileira. São Paulo: Legis Suma; 1990.
8. Instituto Brasileiro de Geografia e Estatística. Estudo nacional da despesa familiar: dados preliminares: consumo alimentar, antropometria. Rio de Janeiro: IBGE; 1977.
9. Instituto Brasileiro de Geografia e Estatística. Pesquisa de orçamentos familiares 2017-2018: análise do consumo alimentar pessoal no Brasil. IBGE, Coordenação de Trabalho e Rendimento. Rio de Janeiro: IBGE, 2020.
10. Caulfield LE, Richard SA, Rivera JA, et al. Disease control priorities in developing countries. 2.ed. Washington (DC): The International Bank for Reconstruction and Development/The World Bank. 2006. Chapter 28.
11. Carriquiry AL. Estimation of usual intake distributions of nutrients and foods. J Nutr. 2003;133:601s-8s.
12. Marchioni DML, Verly Junior E, Galvão CCL, Mara FR. Avaliação da adequação da ingestão de nutrientes na prática clínica. Rev Nutr. 2011;24:825-32.
13. Hoeft B, Weber P, Eggersdorfer M. Micronutrients – a global perspective on intake, health benefits and economics. Int J Vitam Nutr Res. 2012;82:316-20.
14. Brasil. Ministério da Saúde. UNICEF. Cadernos de Atenção Básica: carências de micronutrientes. Ministério da Saúde, Unicef. Brasília: Ministério da Saúde, 2007.

15. Miller BDD, Welch RM. Food system strategies for preventing micronutrient malnutrition. Food Policy. 2013;42:115-28.
16. Brasil. Agência Nacional de Vigilância Sanitária. Resolução 344. Revoga a resolução – RDC n. 15, de 21 de fevereiro de 2000. Torna obrigatória a fortificação das farinhas de trigo e das farinhas de milho com ferro e ácido fólico. Diário Oficial da União, Brasília, DF, 2002.
17. Knobel M, Medeiros-Neto G. Moléstias associadas à carência crônica de iodo. Arq Bras Endocrinol Metabol. 2004;48:53-61.
18. Jacobs DR Jr., Steffen LM. Nutrients, foods, and dietary patterns as exposures in research: a framework for food synergy. Am J Clin Nutr. 2003;78 suppl:508s-13s.
19. Jacobs DR Jr., Tapsell LC. Food, not nutrients, is the fundamental unit in nutrition. Nutr Rev. 2007;65:439-50.
20. Food and Agriculture Organization of the United Nations/World Health Organization. Consultation on Preparation and Use of Food-Based Dietary Guidelines (1995: Nicosia, Cyprus) & World Health Organization. (1998). Preparation and use of food-based dietary guidelines/report of a joint FAO/WHO consultation. Disponível em: <https://apps.who.int/iris/handle/10665/42051>.
21. Tapsell LC, Neale EP, Satija A, Hu FB. Foods, nutrients, and dietary patterns: interconnections and implications for dietary guidelines. Adv Nutr. 2016;7:445-54.
22. Hu FB. Dietary pattern analysis: a new direction in nutritional epidemiology. Curr Opin Lipidol. 2002;13:3-9.
23. Jacobs DR Jr., Gross MD, Tapsell LC. Food synergy: an operational concept for understanding nutrition. Am J Clin Nutr. 2009;89:1543s-48s.
24. Bastos DHM, Rogero MM, Arêas JAG. Mecanismos de ação de compostos bioativos dos alimentos no contexto de processos inflamatórios relacionados à obesidade. Arq Bras Endocrinol Metabol. 2009;53:646-56.
25. Tucker KL. Dietary patterns, approaches, and multicultural perspective. Appl Physiol Nutr Metab. 2010;35:211-8.
26. Halsted C. Alcohol and folate interaction: clinical implication. In: Bailey LB (ed.). Folate in health and disease. New York, NY: Marcel Dekker; 1995. p. 313-28.
27. Wang S. Meckling KA, Marcone MF, Kakuda Y, Tsao R. Synergistic, additive, and antagonistic effects of food mixtures on total antioxidant capacities. J Agric Food Chem. 2011;59:960-8.
28. Muñoz Fernández SS, Ivanauskas T, Lima Ribeiro SM. Nutritional strategies in the management of Alzheimer disease: systematic review with network meta-analysis. J Am Med Dir Assoc. 2017;18:897e13-897e30.
29. Pons SC. Pontos de Partida Teórico-metodológicos para o estudo sociocultural da alimentação em um contexto de transformação. In: Canesqui AM, Garcia RWD (org.). Antropologia e nutrição: um diálogo possível [online]. Rio de Janeiro: Fiocruz; 2005. p. 101-26.
30. Chen Y, Michalak M, Agellon LB. Importance of nutrients and nutrient metabolism on human health. Yale J Biol Med. 2018;91(2):95-103.
31. Kant AK. Dietary patterns and health outcomes. J Am Diet Assoc. 2004;104:615-35.
32. Panagiotakos D. α-priori versus α-posterior methods in dietary pattern analysis: a review in nutrition epidemiology. Nutr Bull. 2008;33:311-5.
33. Gerber MJ, Scali JD, Michaud A, et al. Profiles of a healthful diet and its relationship to biomarkers in a population sample from Mediterranean southern France. J Am Diet Assoc. 2000;100:1164-71.
34. Waijers PM, Feskens EJ, Ocké MC. A critical review of predefined diet quality scores. Br J Nutr. 2007;97:219-31.
35. Nettleton JA, Schulze MB, Jiang R, Jenny NS, Burke GL, Jacobs DR Jr. A priori-defined dietary patterns and markers of cardiovascular disease risk in the Multi-Ethnic Study of Atherosclerosis (MESA). Am J Clin Nutr. 2008;88:185-94.
36. Shivappa N, Steck SE, Hurley TG, Hussey JR, Hébert JR. Designing and developing a literature-derived, population-based dietary inflammatory index. Public Health Nutr. 2014;17:1689-96.
37. Trichopoulou A, Costacou T, Bamia C, Trichopoulos D. Adherence to a Mediterranean diet and survival in a Greek population. N Engl J Med. 2003;348:2599-608.
38. Romagnolo DF, Selmin OI. Mediterranean diet and prevention of chronic diseases. Nutr Today. 2017;52:208-22.
39. Galbete C, Schwingshackl L, Schwedhelm C, Boeing H, Schulze MB. Evaluating Mediterranean diet and risk of chronic disease in cohort studies: an umbrella review of meta-analyses. Eur J Epidemiol. 2018;33:909-31.
40. Fulgoni VL 3rd, Keast DR, Drewnowski A. Development and validation of the nutrient-rich foods index: a tool to measure nutritional quality of foods. J Nutr. 2009;139:1549-54.
41. Krebs-Smith SM, Pannucci TE, Subar AF, et al. Update of the Healthy Eating Index: HEI-2015. J Acad Nutr Diet. 2018;118:1591-602.
42. Previdelli ÁN, Caesar de AS, Monfort PM, Gouvea FSR, Mara FR, Marchioni DM. Índice de Qualidade da Dieta Revisado para população brasileira. Rev Saúde Pública. 2011;45:794-8.
43. Scrinis G. Reframing malnutrition in all its forms: a critique of the tripartite classification of malnutrition. Glob Food Secur. 2020;26:100396.

44. Widmer RJ, Flammer AJ, Lerman LO, Lerman A. The Mediterranean diet, its components, and cardiovascular disease. Am J Med. 2015;128:229-38.
45. Moore K, Hughes CF, Ward M, Hoey L, McNulty H. Diet, nutrition and the ageing brain: current evidence and new directions. Proc Nutr Soc. 2018;77:152-63.
46. Yarla NS, Polito A, Peluso I. Effects of olive oil on TNF-α and IL-6 in humans: implication in obesity and frailty. Endocr Metab Immune Disord Drug Targets. 2018;18:63-74.
47. Hussain T, Tan B, Yin Y, Blachier F, Tossou MC, Rahu N. Oxidative stress and inflammation: what polyphenols can do for us? Oxid Med Cell Longev. 2016;2016:7432797.
48. Rahimi R, Nikfar S, Larijani B, Abdollahi M. A review on the role of antioxidants in the management of diabetes and its complications. Biomed Pharmacother. 2005;59:365-73.
49. Aryaeian N, Sedehi SK, Arablou T. Polyphenols and their effects on diabetes management: a review. Med J Islam Repub Iran. 2017;31:134.
50. Jacobs DR Jr, Murtaugh MA. It's more than an apple a day: an appropriately processed, plant-centered dietary pattern may be good for your health. Am J Clin Nutr. 2000;72:899-900.
51. Herforth A, Arimond M, Álvarez-Sánchez C, Coates J, Christianson K, Muehlhoff E. A global review of food-based dietary guidelines. Adv Nutr. 2019;10:590-605.
52. Food and Agriculture Organization of the United Nations. Dietary guidelines and sustainability, Roma, c2020. [Acesso em 31 ago. 2020.] Disponível em: <http://www.fao.org/nutrition/education/food-dietary-guidelines/background/sustainable-dietary-guidelines/en/>.
53. Food and Agriculture Organization of the United Nations; Bioversity International. Sustainable diets and biodiversity: directions and solutions for policy, research and action. Rome: FAO, 2012. Disponível em: <http://www.fao.org/3/i3004e/i3004e00.htm>.
54. Springmann M, Spajic L, Clark MA, Poore J, Herforth A, Webb P, Rayner M, Scarborough P. The healthiness and sustainability of national and global food based dietary guidelines: modelling study. BMJ. 2020;370:m2322.
55. Trichopoulou A, Lagiou P. Healthy traditional Mediterranean diet: an expression of culture, history, and lifestyle. Nutr Rev. 1997;55:383-9.

Insatisfação Corporal, Dietas Restritivas e Transtornos Alimentares

CAPÍTULO 5

João Motarelli, Fabiane Aparecida Canaan Rezende, Fernanda Rodrigues de Oliveira Penaforte, Camila Cremonezi Japur

INTRODUÇÃO

O padrão corporal considerado ideal na sociedade contemporânea, apesar das variações ao longo da história e nas diferentes culturas, é o de magreza nas mulheres e muscularidade nos homens.[1,2] Por consequência, o corpo gordo é constantemente rechaçado e estigmatizado.[3] O enaltecimento do corpo magro e a vilanização do corpo gordo são internalizados e tornam-se crenças pessoais que materializam-se em atitudes e comportamentos[4] e são um importante gatilho para a insatisfação corporal e o comer transtornado.[1,3,5-7]

A insatisfação corporal afeta pessoas de diferentes gêneros e idades[8-12] e, apesar de ser mais pronunciada em indivíduos com obesidade, também afeta indivíduos com peso adequado, sobretudo mulheres.[13] Uma revisão sistemática com metanálise avaliou 72 estudos com mais de 1 milhão de indivíduos e identificou que 42% deles já tentaram perder peso em algum momento da vida, com prevalência maior entre aqueles com excesso de peso (sobrepeso e obesidade) e mulheres. A principal estratégia utilizada pelos indivíduos para a perda ou manutenção de peso foi redução da ingestão calórica e aumento do gasto energético.[14]

A busca pelo corpo magro, muitas vezes disfarçada em um discurso sobre o desejo por um peso saudável, predispõe o indivíduo a alterações no comportamento alimentar, principalmente na realização de dietas restritivas.[4] Muitas vezes, porém, especialmente nos casos em que inicialmente o peso era considerado "normal", há reganho de peso maior do que o perdido.[15] Além disso, a insatisfação corporal é praticamente uma constante, pois o padrão concebido é irreal e muito distante do da maioria das pessoas.[4]

Ao se considerar o conceito de saúde, criado em 1946 e adotado até os dias atuais, segundo o qual é o "estado de completo bem-estar físico, mental e social, e não consiste apenas na ausência de doença ou de enfermidade",[16] seria pertinente afirmar que estar constantemente insatisfeito com o corpo, praticando dietas restritivas, é saudável? Ou, ao contrário, seria um perigo em relação ao bem-estar físico, mental e social, contrariando o conceito de saúde?

Uma consequência importante dos comportamentos para controle de peso corporal é o desenvolvimento de transtornos alimentares (TAs).[5] Os TAs são condições clínicas caracterizadas por perturbação persistente no comportamento alimentar que resultam em ingestão e absorção alterada de energia e nutrientes, comprometendo a saúde física e o funcionamento psicossocial do indivíduo.[2,17]

Atualmente, há seis diferentes tipos de TAs com critérios diagnósticos descritos: (1) anorexia nervosa (dos tipos restritiva e compulsão alimentar purgativa), (2) bulimia nervosa, (3) transtorno da compulsão alimentar, (4) transtorno de ruminação, (5) transtorno alimentar restritivo/evitativo e (6) pica. Para indivíduos que apresentam algumas características de TA, mas não se enquadram nos critérios dos transtornos citados, há outras duas categorias diagnósticas: (1) TA especificado e (2) TA não especificado.[17] Reunimos aqui os critérios diagnósticos de alguns TAs (anorexia nervosa, bulimia nervosa e transtorno da compulsão alimentar) propostos pelo *Manual de Diagnóstico e Estatística de Transtornos Mentais* – DSM-V (**Quadro 5.1**).

A etiologia dos TAs é multifatorial, determinada por fatores biológicos, psicológicos, psicossociais e comportamentais.[2] Dentre esses últimos, destacam-se tanto a preocupação excessiva com o peso corporal quanto os comportamentos relacionados ao controle de peso, ambos discutidos neste capítulo.

IMAGEM CORPORAL

É importante compreender a complexidade do conceito de imagem corporal antes de explorar sua relação com dietas restritivas e TA. Diante das diferentes perspectivas teóricas documentadas na literatura, a imagem corporal pode ser considerada uma construção composta por múltiplas dimensões, que incluem aspectos biológicos, psicológicos e socioculturais, as quais interagem e se modificam influenciadas por questões históricas, contextuais individuais e coletivas. O caráter multifacetado da imagem corporal torna sua conceituação e seu estudo desafiantes e bastante subjetivos.

De modo geral, pode-se dizer que imagem corporal é a representação internalizada do próprio peso, forma e aparência.[18] Segundo Paul Schilder, psiquiatra austríaco e psicanalista citado como um dos pesquisadores com as maiores contribuições no assunto, "entende-se por imagem corporal a figuração de nosso corpo formada em nossa mente; ou seja, o modo pelo qual o corpo se apresenta para nós".[19]

Nesse sentido, considerando o aspecto tridimensional da imagem corporal – corpo, mente e mundo –, sua construção inicia-se desde o nascimento e seu desenvolvimento é marcado por um dinamismo a partir da integração da cognição, afetos/sentimentos e sensações, além de comportamentos e atitudes inerentes ao indivíduo e resultantes de sua interação social.[18,19] No âmbito clínico, as crenças, percepções, emoções e atitudes de um indivíduo em relação ao próprio corpo são a base para identificar diversas doenças e distúrbios, inclusive os TAs e o transtorno dismórfico corporal.[17]

Normas sociais e culturais vigentes "ditam" os padrões desejáveis e influenciam a autopercepção da imagem corporal, a qual pode ser positiva ou negativa dependendo do nível de satisfação corporal. Estudos baseados na teoria das representações sociais têm identificado que a autopercepção corporal é construída a partir de aspectos como proporcionalidade, normalidade e perfeição, e que o padrão ideal de beleza "ditado" pela sociedade, com estereótipos associados a sucesso, felicidade, aceitação social e desempenho sexual, é capaz de estimular nas pessoas a avaliação negativa tanto do corpo quanto da aparência.[20]

QUADRO 5.1 Critérios diagnósticos de anorexia nervosa, bulimia nervosa e transtorno da compulsão alimentar segundo o DSM-V.[17]

Anorexia nervosa

Presença dos três critérios:

- Restrição na ingestão calórica (abaixo das necessidades), com consequente peso corporal significativamente baixo (em adultos, caracterizado por IMC < 18,5 kg/m^2 e em crianças e adolescentes, por um IMC para idade < percentil 5)
- Medo intenso ou comportamento persistente que interfere no ganho de peso corporal, mesmo quando este é muito baixo
- Perturbação na vivência do próprio peso ou forma corporal, influência indevida do peso ou da forma corporal na autoavaliação ou ausência persistente de reconhecimento da gravidade do baixo peso corporal.

Apresenta dois subtipos:

Restritivo: indivíduo que *não* apresenta episódios recorrentes de compulsão alimentar ou comportamentos compensatórios inapropriados (como vômito autoinduzido, uso de laxantes, diuréticos ou enemas) nos últimos 3 meses. Geralmente, a perda de peso é alcançada por meio de dieta, jejum e/ou excesso de exercícios físicos.

Compulsão alimentar purgativa: indivíduo que apresenta episódios recorrentes de compulsão alimentar purgativa nos últimos 3 meses.

Bulimia nervosa

Presença de episódios recorrentes (no mínimo 1 vez/semana, em média, durante 3 meses) de:

- Compulsão alimentar: ingestão quantitativa definitivamente maior de alimentos, no mesmo período e em circunstâncias semelhantes do que a maioria dos indivíduos, por um tempo determinado (normalmente menos de 2 h), durante o qual esse comportamento é acompanhado de falta de controle sobre a ingestão alimentar (p. ex., sentir que não consegue parar de comer ou controlar quanto come). Pode estar associada a estresse emocional
- Comportamentos compensatórios inapropriados, como vômito autoinduzido, uso indevido de laxantes, diuréticos ou outros medicamentos, jejum e/ou exercícios físicos excessivos, com o intuito de prevenir o ganho de peso.

Na bulimia nervosa, há influência indevida da forma e do peso corporais na autoavaliação do indivíduo.

Transtorno de compulsão alimentar

Recorrência de episódios de compulsão alimentar (pelo menos 1 vez/semana, em média, durante 3 meses) acompanhados de sofrimento marcante.
Esses episódios são associados a três (ou mais) dos seguintes aspectos:

- Comer mais rapidamente do que o normal
- Comer até sentir-se desconfortavelmente cheio
- Comer na ausência da sensação física de fome
- Comer sozinho por vergonha da quantidade ingerida
- Sentir-se desgostoso de si mesmo, deprimido ou muito culpado na sequência dos episódios.

Diferente da bulimia nervosa, a compulsão alimentar não está associada a comportamento compensatório inapropriado recorrente.

Dependendo de como esses aspectos são percebidos, internalizados e vivenciados, o indivíduo pode realizar julgamentos, sobre si mesmo ou outros, de inadequação, exclusão, desvalorização, medo/insegurança, raiva e/ou desconforto, reforçando a imagem corporal negativa. Essa situação pode ser ainda mais agravante quando o indivíduo teve ou tem uma trajetória de vida marcada por situações de falta de amor ou desamparo/abandono, em decorrência das quais acredita não ser amável ou capaz.[21,22] Além disso, pesquisas recentes têm apontado uma associação positiva entre a influência de imagens midiáticas e o desejo de emagrecer,[23] a auto-objetificação[24] e a insatisfação corporal.[25,26]

A teoria da objetivação tem sido utilizada para compreender e explorar a relação entre as mensagens socioculturais sobre a aparência do corpo e as preocupações com a imagem corporal.[27] A objetificação e a sexualização do corpo, tanto o feminino quanto o masculino, levam à auto-observação e ao monitoramento corporal, podendo resultar em uma preocupação excessiva com a aparência. Ela pode ser acompanhada por sentimentos de vergonha e insegurança com relação ao próprio corpo e pelo desenvolvimento de comportamentos que colocam em risco a saúde física e mental do sujeito, os quais incluem comer transtornado e TA.[28-31]

Em uma metanálise de 53 estudos transversais foi possível verificar uma relação positiva, de efeito moderado, entre auto-objetificação e aumento do risco de TA, sugerindo que elevados níveis de vigilância corporal podem associar-se a atitudes e comportamentos alimentares transtornados.[31] Outra metanálise com 41 estudos, totalizando uma amostra de 13.038 indivíduos, identificou associação forte e positiva entre checagem de peso e evitação da imagem corporal com TA e insatisfação corporal, e uma associação positiva moderada de ambos com sentimentos negativos de humor/afeto.[30] Estudo conduzido no Brasil com 1.496 adolescentes identificou que dois em cada dez adolescentes apresentavam insatisfação com sua imagem corporal. No grupo de adolescentes com excesso de peso, identificou-se que a insatisfação corporal grave estava vinculada a um padrão alimentar restritivo.[32]

As evidências científicas disponíveis sugerem que a insatisfação e a distorção da imagem corporal podem resultar na busca por mudanças negativas no padrão e comportamento alimentares, reforçando a necessidade de maior atenção na prática clínica para investigar não apenas a relação estabelecida com a comida, mas também a relação com o corpo e as emoções.[21] Além disso, é fundamental que esse olhar seja contextualizado, levando em conta a perspectiva sociocultural acerca da imagem corporal. Diferentes modelos teóricos são utilizados para descrever a causalidade e a mediação envolvidas nos desfechos negativos relacionados com a imagem corporal.

Um deles é o modelo de três fatores (*Tripartite Influence Model*), o qual indica que pais, amigos e a mídia têm importante papel no processo de internalização do corpo ideal e sua comparação social.[33] Comentários e julgamentos dirigidos ao corpo, pressões estéticas exercidas direta e indiretamente sobre as pessoas, além de informações e mensagens associadas a um padrão corporal podem influenciar na insatisfação corporal e em consequentes comportamentos de risco predisponentes para TAs.[21,34] Estudos têm evidenciado maiores níveis de insatisfação corporal entre meninas e mulheres, pessoas com excesso de peso/obesidade e atletas e sua relação com comportamentos alimentares não saudáveis e incidência de TAs.[13,30,35]

Entretanto, vale considerar a heterogeneidade dos estudos em relação à imagem corporal e ao comportamento alimentar, destacando as diferenças nas amostras e nas ferramentas para avaliação utilizadas. Um estudo que reforça a necessidade de ter cuidado nesse tipo de inferência é o de Askew et al.,[36] segundo o qual nem todas as construções de imagem corporal são criadas da mesma maneira. Em 24 meses de acompanhamento, os autores exploraram três construções de imagem corporal: (a) preocupação com peso e forma; (b) supervalorização; e (c) insatisfação, e verificaram que elas estão diferentemente relacionadas aos TAs e aos desfechos psiquiátricos. Nas análises prospectivas, a preocupação com o peso e a forma corporal foi preditiva para TA global e práticas de jejum, enquanto a supervalorização foi preditiva para compulsão alimentar.[36]

RESTRIÇÃO ALIMENTAR

A maneira como o corpo é percebido é um dos fatores determinantes na etiologia dos TAs.[37] A insatisfação com a imagem corporal é descrita como um dos fatores preponderantes na adoção de práticas alimentares restritivas. Estudos transversais e longitudinais mostraram forte associação entre a insatisfação com a imagem corporal e a prática da restrição alimentar como tentativa de controle do peso corporal.[38-41]

No Brasil, essa prática tornou-se comum e normatizada na sociedade contemporânea; as adolescentes do sexo feminino são o principal grupo acometido, que apresenta maior insatisfação com a imagem corporal e risco aumentado para o desenvolvimento de TAs.[42-45] Apesar de corriqueira e normatizada, a relação entre a restrição alimentar como tentativa de controle do peso corporal e o acometimento dos TAs parece não ser tão difundida. Há diversas teorias, tanto da psicologia quanto da biologia, que buscam esclarecimentos sobre os mecanismos dessa relação.

Os primeiros estudos que avaliaram a influência da restrição alimentar no comportamento humano foram realizados na década de 1950 em homens eutróficos. Eles foram orientados a perder 25% do seu peso ao longo de 6 meses, reduzindo a ingestão calórica em 75% em relação ao gasto energético de repouso (GER).[46] Ao longo do estudo, os participantes começaram a apresentar, além de sintomas físicos de cansaço, fadiga e apatia, alterações cognitivas, como obsessão por comida, irritabilidade e estresse. Após 6 meses de restrição alimentar, a alimentação foi reintroduzida e os indivíduos passaram a apresentar episódios de compulsão alimentar e perda de controle ao comer.[46] É válido destacar, no entanto, que a redução de 75% da ingestão energética em relação ao GER não é uma prática que encontre respaldo na literatura para o emagrecimento.

Posteriormente, na década de 1970, Peter Herman, pioneiro no estudo dos efeitos da restrição alimentar no comportamento alimentar humano, definiu o termo "dieta" como "ignorar os sinais de fome e comer menos do que normalmente se come para promover a perda ou a manutenção do peso perdido, deixando a escolha alimentar mais suscetível a outros aspectos do que a necessidade expressa pelo corpo por meio dos sinais corporais de fome".[47] Herman demonstrou que indivíduos com tendência a restringir sua alimentação, denominados comedores restritos, vinham a consumir uma quantidade maior de calorias ao comerem alimentos tidos como "proibidos" em comparação a indivíduos que não comiam de maneira restrita.

Na década de 1980, juntamente com Janet Polivy, Herman postulou outra hipótese, denominada "modelo de limites" (tradução livre de *boundary model*).[48] Para eles, comedores restritos impõem um limite como forma de controlar sua alimentação e conseguir perder peso. Esse limite consiste em regras e crenças cognitivas atribuídas a quantidades e tipos de alimentos, de modo a reduzir a ingestão alimentar abaixo da saciedade. Assim, a regulação alimentar passa a ser cognitiva, em vez de fisiológica, impondo um "pseudolimite" ao comer e levando à privação psicológica e fisiológica do indivíduo. Quando esse limite é transgredido por qualquer motivo, o indivíduo pode experimentar uma sensação de fracasso e, no lugar de interromper o comportamento excessivo, pode perder o controle, continuando a comer até ficar desconfortavelmente saciado.[48]

Já na década de 1990, Lowe traz novos elementos para a compreensão da restrição alimentar e a desregulação do comportamento alimentar com um modelo baseado em três fatores: (1) efeitos acumulados de ciclos passados de dieta e ingestão excessiva; (2) práticas atuais de dieta; ou (3) a combinação desses fatores. Segundo Lowe, o fator "1" pode desempenhar um papel importante ao tornar o indivíduo mais vulnerável a excessos futuros, uma vez que repetidas tentativas de restrição alimentar, seguidas por excessos no consumo alimentar de modo episódico, podem resultar na redução da percepção de fome e saciedade, acarretando cenário propício a futuros episódios de excessos no consumo alimentar. Diante de tentativas repetidas em restringir a alimentação de maneira malsucedida, ainda, o indivíduo pode ter a autoconfiança reduzida ao lidar com sua própria alimentação, tornando-se mais vulnerável a comer de modo exagerado e, portanto, ao transtorno da compulsão alimentar; o indivíduo que apresenta restrição alimentar é até três vezes mais suscetível ao acometimento de episódios de compulsão alimentar.[49,50]

Apesar de a relação entre restrição alimentar e acometimento da compulsão alimentar ser bem descrita, seu papel e influência no curso da anorexia e da bulimia nervosa distinguem-se da compulsão alimentar.[37] No que tange à anorexia nervosa, a restrição calórica é parte de um conjunto de comportamentos impulsionados pela necessidade de controle extremo do peso devido ao "medo de engordar", impulsionado por baixa autoestima e pela distorção da imagem corporal.[37,41]

Segundo o modelo etiológico da anorexia nervosa descrito por Fairburn et al.,[37] a restrição alimentar poder resultar no aumento da percepção de controle do corpo. Os autores pontuam que a restrição alimentar pode ser acompanhada de padrões perfeccionistas que levam os indivíduos a adotar regras alimentares extremas (a influência das regras alimentares no comportamento alimentar será discutida posteriormente). Ressaltam também a importância dos reforços advindos da restrição calórica, com o consequente aumento no senso de autocontrole e da autoestima e dos sentimentos sobre seu peso, pois influenciam a adoção desse mesmo comportamento em situações futuras e tornam a restrição alimentar altamente recompensadora, o que poderia explicar parcialmente por que o indivíduo é resistente a mudanças.[37]

Como reflexo da restrição alimentar, os pacientes experienciam o aumento da fome, que, assim como a sensação de saciedade, é fator que ameaça o senso de autocontrole do indivíduo e sua alimentação, levando a uma preocupação exacerbada com a comida e a alimentação. Com isso, o paciente tende a usar o controle da alimentação como índice de autocontrole e autoestima, e isso seria refletido por pesagem recorrente e checagem corporal.[37]

No que tange à bulimia nervosa, a restrição alimentar compõe um entre diversos comportamentos disfuncionais inerentes ao seu curso. Para Cooper et al.,[51] a despeito do desenvolvimento da bulimia nervosa, a restrição alimentar se apresenta como comportamento compensatório que pode ser decorrente de experiências negativas ou traumáticas da primeira infância (p. ex., negligência ou indiferença ou, em casos extremos, abuso sexual, físico ou emocional).[51] Percepções negativas associadas ao corpo, como baixa autoestima, parecem fomentar crenças centrais e suposições sobre a comida por causa da associação com o peso ou com a forma do corpo (p. ex., "se eu comer biscoitos, irei engordar") ou suposições atreladas à própria percepção (p. ex., "se eu como, eu sou um fracasso"). Hipóteses como essas fomentam práticas de controle extremo da alimentação. Nesse contexto, o uso da restrição calórica torna-se uma estratégia compensatória com o objetivo de conseguir a aceitação de terceiros (p. ex., "se eu perder peso, outras pessoas vão gostar mais de mim", "se eu perder peso, significa que sou bem-sucedido") ou pelo medo de não ser aceito (p. ex., "se eu ganhar peso, as pessoas não vão gostar de mim como sou").[51]

Os episódios compulsivos na bulimia nervosa não são totalmente explanados como resultado da restrição calórica, mas parecem mais associados a evitação de pensamentos negativos automáticos, crenças negativas sobre si e emoções de afeto negativo, como ansiedade.[51] Para Cooper et al.,[51] o episódio de compulsão alimentar ocorre como uma forma de distração de emoções, pensamentos e sensações negativas, e podem ser seguidas de comportamentos compensatórios (vômito, purgação, uso de medicamentos ou exercício físico).

Além daquelas descritas aqui, outras alterações, como desejo alimentar, pensamentos sobre comida e consumo alimentar podem se fazer presentes em decorrência da restrição calórica.[52,53] Acredita-se que o aumento no desejo alimentar e pensamentos mais persistentes e intrusivos sobre comida podem ser resultantes de restrição cognitiva.

A restrição cognitiva pode ocorrer por meio da tentativa de suprimir os pensamentos sobre comida e alimentos desejados como forma de controle do peso, levando a um processo denominado por Daniel Wegner ironia da supressão do pensamento, também conhecido como teoria do "urso branco".[53,54] No Brasil, existe a falácia do "elefante cor de rosa" para descrever a teoria do "urso branco", representando a ironia da supressão do pensamento. Um modo prático de testar esse efeito é tentar não pensar em um elefante cor de rosa (ou um urso branco). Certamente, você notará pensamentos mais proeminentes em um elefante cor de rosa ao tentar não pensar nele, descrevendo perfeitamente o processo irônico da supressão do pensamento.[53,54]

No que tange ao comportamento alimentar, a supressão do pensamento como estratégia para a mudança ou o controle de comportamento parece ter relação com o aumento no consumo alimentar, como sugere o estudo de Erskine et al.[53] Os autores testaram o efeito da supressão do pensamento em 116 mulheres com média de idade de 23 anos, que foram divididas nos grupos "supressão", "expressão" e "controle". O grupo "supressão" recebeu a orientação para não pensar na intenção e nas características de comer chocolate, e o grupo "expressão" foi orientado a pensar na intenção e nas características de comer chocolate; chocolates foram oferecidos após as orientações. O grupo "controle" foi orientado apenas a falar e pensar, sem qualquer orientação específica. Após a intervenção, os pesquisadores verificaram a preferência de sabor no consumo de chocolate de cada participante. Essa tarefa consistia em ofertar chocolates para que os participantes os avaliassem por meio de um questionário enquanto consumiam quantos chocolates desejassem. Com o propósito de minimizar as variáveis que poderiam influenciar o consumo, os pesquisadores ofertaram dois potes do mesmo chocolate, porém com nomes diferentes, a fim de mensurar o consumo.[53] Depois de avaliar a preferência de sabor, os pesquisadores calcularam o consumo de cada grupo subdividindo-os em comedores restritos e não restritos através de escala validada. O maior consumo ocorreu no grupo de mulheres comedoras restritas que foram orientadas a não pensar em chocolate, como mostra a **Figura 5.1**.

Além desses achados, o estudo identificou correlação positiva entre supressão do pensamento, índice de massa corporal (IMC) e comportamento alimentar, como mostra a **Figura 5.2**.

O IMC teve correlação positiva com a restrição alimentar, bem como com o consumo alimentar e a culpa. O desejo alimentar esteve mais presente nos indivíduos que suprimem o pensamento, em especial nos comedores restritos, assim como desejo e consumo tiveram correlações positivas.

Nesse contexto, o comportamento alimentar pode ser afetado de múltiplas maneiras. Pode ser em razão da restrição alimentar e das regras alimentares provenientes do mesmo processo, que podem advir não somente da restrição alimentar autoimposta, mas também do processo educativo e da formação do indivíduo.[55] Também pode ser desenvolvido por influência dos pais, da sociedade e da cultura. Em crianças de 3 a 6 anos, por exemplo, foi verificado que, quando há permissão para decidir a quantidade do alimento (sem regras sobre quanto podem comer), elas passam a comer mais frutas e vegetais. Por outro lado, regras alimentares podem levar crianças a observarem menos seus sinais físicos responsáveis pela autorregulação do comer, como fome e saciedade. Por exemplo, "raspar (limpar) o prato", ou seja, não deixar comida no prato mesmo que já tenha atingido seu nível de saciedade.[56,57]

O estudo dos efeitos das regras alimentares é comumente realizado em crianças em decorrência do menor índice de influência do tempo em seu comportamento alimentar. Rolls et al.[58] demonstraram em crianças de 3 anos de idade uma baixa percepção sobre a própria alimentação, em especial no ato

CAPÍTULO 5 • Insatisfação Corporal, Dietas Restritivas e Transtornos Alimentares

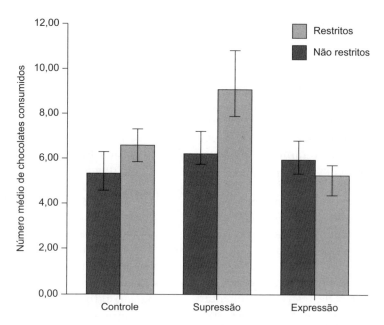

Figura 5.1 Média de chocolates consumidos por grupo (controle vs. supressão vs. expressão) e *status* de restrição (comedores restritos vs. não restritos). O consumo médio de chocolate entre indivíduos comedores restritos no grupo supressão foi significativamente maior do que nos grupos controle e expressão. (Adaptada de Erskine.[53])

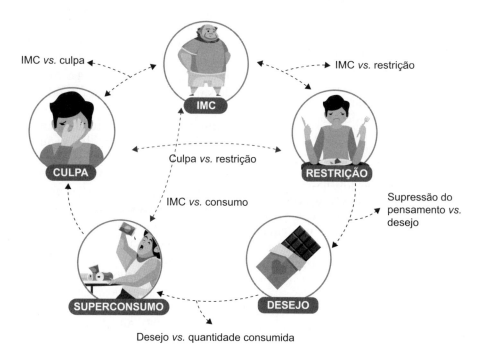

Figura 5.2 Correlações positivas entre supressão do pensamento, IMC e comportamentos alimentares. *IMC*, índice de massa corporal. (Adaptada de Erskine.[53])

de comer, ao evidenciar a tendência de não modificar o consumo alimentar independentemente da quantidade de alimento servida. Em crianças de 5 anos, o consumo tende a aumentar de acordo com o tamanho da porção. Nessa idade, a restrição alimentar pode ser um preditor para comer sem sinais de fome, e entre 7 e 9 anos é também um gatilho para o desenvolvimento do comer emocional.[59] Meninas de 5 a 7 anos que fizeram restrição alimentar têm maior probabilidade de desenvolver sobrepeso nos 5 anos seguintes, quando comparadas a meninas que tinham permissão para comer.[60]

Como foi observado, as regras alimentares frutos da restrição alimentar podem influenciar as percepções corporais de fome e saciedade.[48] A percepção corporal, também denominada consciência interoceptiva, em suma, é a percepção do indivíduo sobre suas experiências (sensações) corporais, como notar e verbalizar experiências emocionais percebidas no corpo ou as sensações de fome e saciedade.[61,62] Assim, uma baixa consciência interoceptiva está relacionada com comportamento alimentar desordenado, como na anorexia e na bulimia nervosas e na compulsão alimentar.[62-64]

No estudo de Bizeul et al.,[65] com pacientes tratados de anorexia nervosa, demonstrou-se um déficit na consciência interoceptiva, e essa consciência foi um preditor para o desenvolvimento da anorexia nos 5 a 10 anos seguintes. Portanto, indivíduos com baixa consciência interoceptiva podem apresentar dúvidas sobre as sensações corporais experienciadas.[62,66] Um indivíduo que está experimentando sensações de ansiedade, por exemplo, pode confundir esses sinais como saciedade e atender a essa sensação modificando seu comportamento alimentar; a maneira como é interpretada também influencia o comportamento alimentar. Indivíduos que não aceitavam suas experiências somáticas demonstraram maior incidência de desordens alimentares,[66] e nesses casos a restrição alimentar pode ser um modo de não aceitar a culpa e a cobrança decorrentes do processo restritivo.[62]

CONSIDERAÇÕES FINAIS

Com base nas reflexões deste capítulo, percebemos que o padrão estético atual, limitado a um corpo magro, permeia as relações entre a imagem e a insatisfação corporal, a prática de dietas e os TAs. Ademais, o fato de o corpo idealizado na contemporaneidade ser bastante discriminatório, uma vez que não abarca a imensa pluralidade de corpos que coexistem na sociedade, faz com que o fenômeno da construção da autoimagem corporal seja bem complexo. Também foi possível entender como a insatisfação corporal, a prática de dietas e os TAs estão entrelaçados. Tais reflexões deixam claro um ponto fundamental na discussão: a maneira como o corpo é atualmente visto e entendido em nossa sociedade está no cerne dessas questões.

É no corpo que se materializa a relação do sujeito com a sociedade.[67] Nesse sentido, a percepção e a sensorialidade corporais são dinâmicas, construídas e reconstruídas de acordo com as mudanças histórico-socioculturais, e não apenas vinculadas a fatores biológicos.[68] Além disso, o corpo desejável construído cultural e historicamente não reflete apenas o contexto social, mas carrega consigo as relações de poder aí contidas.[69] Nessa perspectiva, o imperativo do "cuidado" com o corpo como estratégia para se encaixar no ideal corporal incita os indivíduos a se sujeitarem a alterações sobre seu corpo e também sobre sua subjetividade. E os sujeitos podem acabar reduzidos a um corpo que não possuem, em um processo de extrema valorização da aparência.

Diante do cenário em questão, podemos afirmar ainda que, ao contrário do que se concebeu sobre o cuidar da saúde, as dietas vêm se convertendo em um agente de controle dos corpos para adequá-los ao padrão estético estabelecido. Desse modo, o corpo torna-se objeto moldável, transitando na lógica homogeneizada que refuta singularidades e a pluralidade corporal. Ao mesmo tempo, o excesso de gordura no corpo converte-se quase em uma sentença condenatória, uma marca identitária social e moral indesejável, desqualificando e estigmatizando os sujeitos pela aparência física.[67,70,71]

Outro elemento complicador diz respeito à confusão entre saúde e magreza, que atualmente são entendidos como sinônimos. Isso promove a busca pelo emagrecimento e pelo engajamento em dietas como formas equivocadas de saúde. Na realidade, o que ocorre são desdobramentos negativos da prática de dietas na saúde física e mental dos sujeitos. A discussão é vasta e faz refletir sobre como os discursos de "magreza como saúde" são capilarizados pelas questões estéticas e indicam mais a necessidade de conseguir um corpo considerado adequado para pertencer à sociedade atual do que a busca pela saúde.

Fica clara, assim, a importância de olhar e compreender o corpo (e o processo de construção da imagem corporal) para além dos aspectos biológicos, trazendo o protagonismo para os sentidos e significados que representa para cada indivíduo. Merleau-Ponty traz uma reflexão valiosa nessa perspectiva.[72] Segundo o filósofo, o corpo é um conjunto de significações vividas e, portanto, nossa maneira de ser, estar e vivenciar o mundo, antes de ser um "objeto". Dada a grande subjetividade da vivência corporal, são vários os corpos que coabitam cada corpo biológico, seja ele o "corpo próprio", o "corpo habitual" ou o "corpo atual", o que sofre mudanças[72] e aquele com o qual mais comumente se tem dificuldade de lidar justamente por ser o corpo que pode carregar transformações indesejadas, como ganho de peso, por exemplo.

Essa multiplicidade de vivências corporais indica a complexidade da questão corporal, uma vez que suas vivências, bem como a relação que cada um estabelece com seu próprio corpo, são individuais e perpassadas por valores e normativas sociais e culturais.[73] Sob esse prisma, fica claro o equívoco ao abordar esse fenômeno com caráter predominantemente subjetivo e social a partir de uma perspectiva tão pragmática, rasa e biológica como a das dietas restritivas. É oportuno lembrar que esse equívoco pode funcionar como gatilho ao desenvolvimento dos TAs.

Após compreender que o corpo não pode ser reduzido à dimensão física, uma vez que existem diversas dimensões que o perpassam e constituem simultaneamente, é imprescindível ampliar nossas reflexões e nos aprofundarmos no assunto que se alicerça à concepção de corpo ideal e de saúde na atualidade. Torna-se imprescindível, também, que os profissionais de saúde considerem questões tão complexas como a autoimagem, a insatisfação corporal e os TAs a partir de uma perspectiva mais acolhedora e gentil, reconhecendo e valorizando aspectos socioculturais tão inerentes e característicos a tais fenômenos.

Promover uma imagem corporal positiva e um olhar mais funcional e menos ornamental para o corpo, assim como trabalhar a partir das perspectivas do autocuidado e da autocompaixão podem ser estratégias mais eficazes que, ao contrário do que aparentam, não estimulam acomodação, negligência ou conformismo, e sim podem auxiliar no cuidado de forma efetiva e transformadora.

REFERÊNCIAS BIBLIOGRÁFICAS

1. Karazsia BT, Van Dulmen MHM, Wong K, Crowther JH. Thinking meta-theoretically about the role of internalization in the development of body dissatisfaction and body change behaviors. Body Image. 2013;10(4):433-41.
2. Treasure J, Duarte TA, Schmidt U. Eating disorders. Lancet. 2020;395(10227):899-911.
3. Puhl R, Suh Y. Stigma and eating and weight disorders. Curr Psychiatry Rep. 2015;17(3):1-10.
4. Rodgers RF. The role of the "Healthy Weight" discourse in body image and eating concerns: an extension of sociocultural theory. Eat Behav [Internet]. 2016;22:194-8.
5. Stice E, Gau JM, Rohde P, Shaw H. Risk factors that predict future onset of each DSM-5 eating disorder: predictive specificity in high-risk adolescent females. J Abnorm Psychol. 2017;126:38-51.
6. Slevec JH, Tiggemann M. Predictors of body dissatisfaction and disordered eating in middle-aged women. Clin Psychol Rev. 2011;31(4):515-24.
7. Fitzsimmons-Craft EE, Bardone-Cone AM, Crosby RD, Engel SG, Wonderlich SA, Bulik CM. Mediators of the relationship between thin-ideal internalization and body dissatisfaction in the natural environment. Body Image. 2016;18:113-22.
8. McCabe MP, Ricciardelli LA. Body image dissatisfaction among males across the lifespan: a review of past literature. J Psychosom Res. 2004;56(6):675-85.
9. Fiske L, Fallon EA, Blissmer B, Redding CA. Prevalence of body dissatisfaction among United States adults: review and recommendations for future research. Eat Behav. 2014;15(3):357-65.
10. Mangweth-Matzek B, Hoek HW, Pope HG. Pathological eating and body dissatisfaction in middle-aged and older women. Curr Opin Psychiatry. 2014;27(6):431-5.
11. Jones BA, Haycraft E, Murjan S, Arcelus J. Body dissatisfaction and disordered eating in trans people: a systematic review of the literature. Int Rev Psychiatry. 2016;28:81-94.
12. Jiménes-Flores P. Body-image dissatisfaction in children and adolescents: a systematic review. Nutr Hosp. 2017;34(2):479-89.
13. Weinberger NA, Kersting A, Riedel-Heller SG, Luck-Sikorski C. Body dissatisfaction in individuals with obesity compared to normal-weight individuals: a systematic review and meta-analysis. Obes Facts. 2017;9(6):424-41.
14. Santos I, Sniehotta FF, Marques MM, Carraça IV, Teixeira PJ. Prevalence of personal weight control attempts in adults: a systematic review and meta-analysis. Obes Rev. 2017;18:32-50.
15. Dulloo AG, Jacquet J, Montani JP. How dieting makes some fatter: from a perspective of human body composition autoregulation. Proc Nutr Soc. 2012;71(3):379-89.
16. World Health Organization. Constituição da Organização Mundial da Saúde. 1946.
17. American Psychiatry Association. DSM-V-TR – Manual diagnóstico e estatístico de transtornos mentais. São Paulo: Artmed, 2013. 948 p.
18. Mitchell JE, Peterson CB. Assessment of eating disorders. Guilford Press, 2012. 242 p.
19. Scatolin HG, Introdução I. A imagem do corpo: as energias construtivas da psique. Psicol Rev. 2012;21:115-20.
20. Braga PD, Molina MCB, Figueiredo TAM. Representations of the body: With the word one group of adolescents from popular classes. Cien e Saude Colet. 2010;15:87-95.
21. Carvalho PHB. Adaptação e avaliação do modelo teórico de influência dos três fatores de imagem corporal para jovens brasileiros. Universidade Federal de Juiz de Fora, 2016. 197 p.
22. Jabur SC, Saliba SC, Messina SB, Athanássios CT. Imagem corporal nos transtornos alimentares. Rev Psiquiatr Clin. 2004;31(4):164-6.
23. Sugimoto N, Nishida A, Ando S, et al. Use of social networking sites and desire for slimness among 10-year-old girls and boys: a population-based birth cohort study. Int J Eat Disord. 2020;53(2):288-95.
24. Loureiro CP. Corpo, beleza e auto-objetificação feminina. Universidade Federal do Espírito Santo, 2014. 145 p.
25. Lira AG, Ganen AP, Lodi AS, Alvarenga MDS. Uso de redes sociais, influência da mídia e insatisfação com

a imagem corporal de adolescentes brasileiras. J Bras Psiquiatr. 2017;66(3):164-71.
26. Silva AFDS, Neves LDS, Japur CC, Penaforte TR, Penaforte FR. Construção imagético-discursiva da beleza corporal em mídias sociais: repercussões na percepção sobre o corpo e o comer dos seguidores. DEMETRA Aliment Nutr Saúde. 2018;13(2):395-412.
27. Fredrickson BL, Roberts TA. Toward understanding women's lived experiences and mental health risks. Psychol Women Q. 1997;21(2):173-206.
28. Davids CM, Watson LB, Gere MP. Objectification, masculinity, and muscularity: a test of objectification theory with heterosexual men. Sex Roles. 2019;80(7-8):443-57.
29. Oehlhof MEW, Musher-Eizenman DR, Neufeld JM, Hauser JC. Self-objectification and ideal body shape forame and women. Body Image. 2009;6(4):308-10.
30. Walker DC, White EK, Srinivasan VJ. A meta-analysis of the relationships between body checking, body image avoidance, body image dissatisfaction, mood, and disordered eating. Int J Eat Disord. 2018;51(8):745-70.
31. Schaefer LM, Thompson JK. Self-objectification and disordered eating: a meta-analysis. Int J Eat Disord. 2018;51(6):483-502.
32. Ribeiro-Silva RC, Fiaccone RL, Conceição-Machado MEP, Ruiz AS, Barreto ML, Santana MLP. Body image dissatisfaction and dietary patterns according to nutritional status in adolescents. J Pediatr (RJ). 2018;94(2):155-61.
33. Kawamura G, Queiroz DO. Adaptação transcultural: tradução e validação de conteúdo para o idioma português do modelo da Tripartite Influence Scale de insatisfação corporal. Cad Saúde Pública. 2010;26(3):503-13.
34. Izydorczyk B, Khanh HTT, Lizińczyk S, Sitnik-Warchulska K, Lipowska M, Gulbicka A. Body dissatisfaction, restrictive, and bulimic behaviours among young women: a Polish-Japanese comparison. Nutrients. 2020;12(3):1-20.
35. Kong P, Harris LM. The sporting body: body image and eating disorder symptomatology among female athletes from leanness focused and non-leanness focused sports. J Psychol Interdiscip Appl. 2015;149(2):141-60.
36. Askew AJ, Peterson CB, Crow SJ, et al. Not all body image constructs are created equal: predicting eating disorder outcomes from preoccupation, dissatisfaction, and overvaluation. Int J Eat Disord. 2020;53(6):954-63.
37. Fairburn CG, Shafran R, Cooper Z. A cognitive behavioural theory of anorexia nervosa. Behav Res Ther. 1999;37:1-13.
38. Tylka TL. The relation between body dissatisfaction and eating disorder symptomatology: an analysis of moderating variables. J Couns Psychol. 2004;51(2):178-91.
39. Neumark-Sztainer D, Paxton SJ, Hannan PJ, Haines J, Story M. Does body satisfaction matter? Five-year longitudinal associations between body satisfaction and health behaviors in adolescent females and males. J Adolesc Heal. 2006;39(2):244-51.
40. Hill AJ, Oliver S, Rogers PJ. Eating in the adult world: the rise of dieting in childhood and adolescence. Br J Clin Psychol. 1992;31:95-106.
41. Motarelli JHF, Gidugli S. A relação com a comida nos dias atuais: integração do comportamento alimentar com a psicologia. In: Psicologia da saúde e clínica: conexões necessárias. São Paulo: Appris; 2019. 289 p.
42. Nunes MA, Barras FC, Anselmo Olinto MT, Carney S, Mari JDJ. Prevalence of abnormal eating behaviours and inappropriate methods of weight control in young women from Brazil: a population-based study. Eat Weight Disord. 2003;8(2):100-6.
43. Freitas FR, Moraes DEB, Warkentin S, Mais LA, Ivers JF, Taddei JAAC. Maternal restrictive feeding practices for child weight control and associated characteristics. J Pediatr. 2019;95(2):201-8.
44. Pereira AMGR. Preocupação com o peso e prática de dietas por adolescentes. Acta Port Nutr. 2016;6:14-8.
45. Souza AC, Santos Alvarenga M. Insatisfação com a imagem corporal em estudantes universitários – uma revisão integrativa. J Bras Psiquiatr. 2016;65(3):286-99.
46. Keys A, Brožek J, Henschel A, Mickelsen O, Taylor HL. The biology of human starvation. (2 v). Oxford, England: University of Minnesota Press; 1950. xxxii, 1385–xxxii, 1385 p.
47. Herman CP, Mack D. Restrained and unrestrained eating. J Pers. 1975;43(4):647-60.
48. Herman CP, Polivy J. A boundary model for the regulation of eating. Res Publ Assoc Res Nerv Ment Dis. 1984;62:141-56.
49. Goldschmidt AB, Wall M, Loth KA, Le Grange D, Neumark-Sztainer D. Which dieters are at risk for the onset of binge eating? A prospective study of adolescents and young adults. J Adolesc Heal [Internet]. 2012;51:86-92.
50. Neumark-Sztainer D, Wall M, Guo J, Story M, Haines J, Eisenberg M. Obesity, disordered eating, and eating disorders in a longitudinal study of adolescents: how do dieters fare 5 years later? J Am Diet Assoc. 2006;106(4):559-68.
51. Cooper MJ, Wells A, Todd G. A cognitive model of bulimia nervosa. Br J Clin Psychol. 2004;43:1-16.
52. Boon B, Stroebe W, Schut H, Ijntema R. Ironic processes in the eating behaviour of restrained eaters. Br J Health Psychol. 2002;7(Pt1):1-10.

53. Erskine JAK, Georgiou GJ. Effects of thought suppression on eating behaviour in restrained and non-restrained eaters. Appetite. 2010;54(3):499-503.
54. Wegner DM. When the antidote is the poison: Ironic Mental Control Processes. Psychol Sci. 1997;8(3):148-50.
55. Polivy J. Psychological consequences of food restriction. J Am Diet Assoc. 1996;96(6):589-92.
56. Kröller K, Jahnke D, Warschburger P. Are maternal weight, eating and feeding practices associated with emotional eating in childhood? Appetite. 2013;65:25-30.
57. Kroller K, Warschburger P. Associations between maternal feeding style and food intake of children with a higher risk for overweight. Appetite. 2008;51:166-72.
58. Rolls B, Engell D, Birch LL. Serving portion Size affect 5 but no 3 year old children's food intakes. J Am Diet Assoc. 2000;100(2):232-4.
59. Birch L, Jonhson S, Andresen G, Peters J, Schulte M. The variability of young children´s energy intake. N Engl J Med. 1991;324(4):232-5.
60. Fisher JO, Birch LL. Eating in the absence of hunger and overweight in girls from 5 to 7 y of age. Am J Clin Nutr. 2002;76:226-31.
61. Kentridge RW. Review: the feeling of what happens: body, emotion and the making of consciousness. Perception. 2000;29(11):1397-8.
62. Merwin RM, Zucker NL, Lacy JL, Elliott CA. Interoceptive awareness in eating disorders: distinguishing lack of clarity from non-acceptance of internal experience. Cogn Emot. 2010;24(5):892-902.
63. Klabunde M, Acheson DT, Boutelle KN, Matthews SC, Kaye WH. Eating behaviors interoceptive sensitivity deficits in women recovered from bulimia nervosa. Eat Behav. 2013;14(4):488-92.
64. Fassino S, Pierò A, Gramaglia C. Clinical, psychopathological and personality correlates of interoceptive awareness in anorexia nervosa, bulimia nervosa and obesity. Psychopathology. 2004;37(4):168-74
65. Bizeul C, Sadowsky N, Rigaud D. The prognostic value of initial EDI scores in anorexia nervosa patients: a prospective follow-up study of 5-10 years. Eating Disorder Inventory. Eur Psychiatry. 2001;16(4):232-8.
66. Merwin RM, Zucker NL, Lacy JL, Elliott CA. Interoceptive awareness in eating disorders: distinguishing lack of clarity from non-acceptance of internal experience. Cogn Emot. 2010;24(5):892-902.
67. Campos MTDA, Cecílio MS, Penaforte FR. Corpo-vitrine, ser mulher e saúde: produção de sentidos nas capas da revista Boa Forma. DEMETRA Aliment Nutr Saúde. 2016;11:611-28.
68. Foucault M. Microfísica do poder. 11. ed. Rio de Janeiro: Graal, 2009.
69. Gracia-Arnaiz M. Thou shalt not get fat: medical representations and self-images of obesity in a Mediterranean society. Health (Irvine Calif). 2013;5(7):1180-9.
70. Mattos RS, Luz MT. Sobrevivendo ao estigma da gordura: um estudo socioantropológico sobre obesidade. Physis Rev Saúde Coletiva. 2009;19(2):489-507.
71. Gracia-Arnaiz M. Comer bien, comer mal: la medicalización del comportamiento alimentario. Salud Publica Mex. 2007;49(3):236-42.
72. Merleau-Ponty M. Fenomenologia da percepção. São Paulo: Martins Fontes, 2011.
73. Araujo FM, González AD, Silva LC, Garanhani ML. Obesity: possibilities of developing and care practices. Saude e Soc. 2019;28(2):249-60.

CAPÍTULO 6

Restrição Parcial e Total de Carboidratos e o Emagrecimento

Ana Clara B. Marini, Gustavo Duarte Pimentel

INTRODUÇÃO

A restrição parcial e total de carboidratos tem sido estudada como tratamento para a obesidade e diversas doenças, como diabetes *mellitus*, doenças cardiovasculares, entre outras; mais recentemente, especula-se seu efeito para a redução da incidência e como dietoterapia para o câncer. O uso terapêutico da restrição de carboidratos foi proposto em 1920, em pacientes com epilepsia, com o intuito de reduzir as crises no sistema nervoso. Em 1960, Cahill esclareceu os efeitos da restrição de carboidratos no metabolismo, mas somente em 1970 o método popularizou-se com o objetivo de emagrecimento por meio da dieta de Atkins.[1-3]

Os carboidratos são responsáveis pelo fornecimento de energia às células que necessitam de glicose (p. ex., músculo esquelético, células do sistema imunológico e cérebro). Com sua restrição, a dieta passa a ser composta principalmente por lipídios e proteínas, que suprirão as necessidades energéticas. Nessa condição, o fígado aumenta a captação e a oxidação de ácidos graxos livres (AGLs), oriundos da quebra do triacilglicerol (TAG) no tecido adiposo. Esses AGLs são oxidados no fígado, produzindo acetil-CoA, os quais são metabolizados nas vias de cetogênese, produzindo corpos cetônicos (CC). O nome da dieta cetogênica (DC) é proveniente da elevada produção de CC.[1-3] Detalharemos a seguir esse tipo de estratégia.

CONCEITO

A DC baseia-se na redução da ingestão de carboidratos e é composta, principalmente, por lipídios e proteínas. Assim, a dieta pode, por exemplo, prover 90% das necessidades energéticas de fontes de gordura e 10% de proteínas e carboidratos. Estudos apresentaram variações nas proporções dos macronutrientes; a oferta lipídica pode variar entre 40 e 65%, e a de carboidratos, entre 4 e 25%.[2,4-6]

A DC clássica é calculada em uma proporção (em gramas) de gordura em relação à quantidade de proteínas e carboidratos; a mais comum é de 4 g de gordura para 1 g de proteína e carboidrato (conhecida mundialmente como "4:1"), podendo ser modificada para 5:1, 3:1 e 2:1. Considerando que uma dieta balanceada contempla as quantidades necessárias de vitaminas e minerais, a restrição de alimentos fontes de carboidratos provoca uma inadequação no consumo de micronutrientes e fibra alimentares, decorrente da ingestão limitada de frutas, vegetais e grãos. Assim, nutrientes (p. ex., vitaminas do complexo B, ferro e cálcio) podem ficar deficientes. Nesse caso, inclusive, sugere-se o uso de suplementos alimentares.[4,7]

Uma das formas de iniciar o estado cetogênico mais rapidamente é o jejum, e por isso seu uso é sugerido de várias maneiras; no entanto, o método mais tradicional refere-se a um período de 12 a 48 horas com fornecimento de fluidos sem carboidratos. Esse método, entretanto, causa diversas preocupações porque pode provocar efeitos como hipoglicemia, acidose, náuseas, vômitos, desidratação, anorexia e letargia.

Outra abordagem de início da dieta é por meio da evolução das proporções de gorduras, proteínas e carboidratos, começando com a razão de 1:1 e aumentando diariamente para 2:1, 3:1, até chegar a 4:1. Isso propicia uma adaptação ao aumento da quantidade de gordura na dieta;[7] porém, vale destacar que todas essas abordagens são extremamente carentes de evidências científicas. Por esse motivo, discutiremos a seguir a maneira como o organismo responde ao consumo restrito de carboidratos e, com base nisso, abordaremos as principais alterações fisiológicas e metabólicas ocasionadas.

METABOLISMO

Em sua maioria, as células do organismo, quando não estão em condição de restrição, têm a capacidade de suprir suas necessidades energéticas a partir de diferentes compostos, como glicose, ácidos graxos, aminoácidos, entre outros. Isso acontece a partir de dinâmicos e complexos processos bioquímicos e fisiológicos, contudo, alguns tecidos e células, como cérebro, hemácias, retina e mucosa intestinal utilizam quase que exclusivamente glicose como fonte de energia. O cérebro, no entanto, em estado prolongado de jejum, apresenta maquinário enzimático capaz de oxidar os CC para produção de energia.[2,8]

O corpo humano dispõe de diversas vias metabólicas para manter as concentrações de glicose no sangue (euglicemia). Após uma refeição, a glicemia aumenta e a insulina é liberada na corrente sanguínea pelo pâncreas, com a finalidade de promover a entrada da glicose nas células; à medida que o tempo passa e de acordo com o grau de sensibilidade à insulina, especialmente do músculo esquelético, a concentração de glicose no sangue reduz gradativamente, minimizando a liberação de insulina e aumentando a secreção de glucagon. Por sua vez, o glucagon, também liberado pelo pâncreas, estimula a degradação do glicogênio hepático (glicogenólise), liberando a glicose do fígado à corrente sanguínea para regular a glicemia. No entanto, a reserva de glicogênio hepático é limitada (~ 100 g) e insuficiente para manter a glicemia estável por mais de 8 horas em jejum. Assim, a redução do glicogênio aciona outras vias para a produção de glicose (gliconeogênese).[8]

A gliconeogênese suprirá as necessidades de glicose do organismo pela degradação de proteínas (utilizando especialmente os aminoácidos glutamina e alanina) e TAG (utilizando principalmente glicerol). A restrição de carboidratos na dieta e a consequente diminuição da glicose sanguínea promovem a ativação de novas vias para suprir as necessidades do corpo. Os principais órgãos envolvidos nesse processo são o fígado e os rins, responsáveis por fazer gliconeogênese por meio de aminoácidos, lactato e glicerol.[2,8]

O principal substrato para a produção de glicose são os aminoácidos, que são originados da degradação contínua de proteínas dos músculos esqueléticos. Após o fim das reservas do glicogênio hepático, a síntese de proteínas é diminuída e inicia-se sua degradação, aumentando a concentração de aminoácidos livres. Esses aminoácidos são metabolizados (transaminação e desaminação), produzindo alanina e glutamina, que serão transportados para o fígado e convertidos em glicose.

A alanina oriunda do músculo esquelético é captada pelo fígado e sofre reações bioquímicas para a produção de glicose (ciclo alanina-glicose). A glutamina pode ser utilizada para a produção de glicose e também é oxidada para a produção de ATP; nesse processo, é formada a ureia. Além disso, a glutamina também é usada no córtex renal para produzir glicose e liberar íons $NH4^+$ excretados na urina pelos rins, para o controle ácido-base. A gliconeogênese hepática e a renal estão associadas com a produção de ureia e de amônia, respectivamente. Todos os aminoácidos, com exceção da lisina e da leucina, podem originar glicose.[2,8] Como a eliminação do nitrogênio derivado dos aminoácidos utilizados para a síntese de glicose não é acompanhada de ingestão, estabelece-se um balanço nitrogenado negativo (**Figura 6.1**).[1,2]

A demanda energética reduzida durante o estado de jejum ou a ausência de glicose proveniente dos carboidratos provoca a degradação de TAG, liberando três ácidos graxos e um glicerol; esse processo é conhecido como lipólise. Os

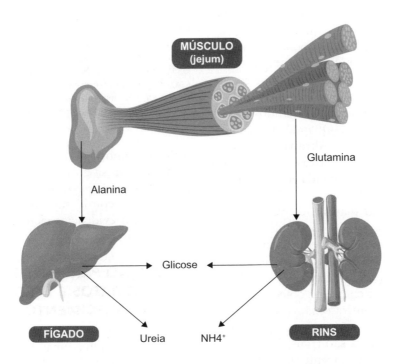

Figura 6.1 Gliconeogênese e a degradação de proteínas: durante o jejum, com o declínio das reservas de glicogênio hepático, ocorre a redução da síntese proteica e aumenta a degradação de proteínas da musculatura esquelética em aminoácidos (alanina e glutamina); esses são metabolizados no fígado e nos rins para produzir a glicose, que atuará na manutenção da glicemia. Durante o processo, há resíduos de ureia do metabolismo da alanina no fígado e $NH4^+$ nos rins, excretado pela urina.

ácidos graxos são encaminhados ao tecido alvo pela albumina e convertidos em sua forma ativada, o acil-CoA, após uma ligação com a coenzima A. Na matriz mitocondrial, o acil-CoA é oxidado pela via da β-oxidação/ciclo de Lynen a acetil-CoA, que será naturalmente encaminhado ao ciclo do ácido cítrico (Krebs) para a produção dos compostos intermediários para síntese de ATP.[2,8]

Em condição de restrição de carboidratos, a degradação intensa de ácidos graxos mobilizados do tecido adiposo leva ao acúmulo no fígado de acetil-CoA, que se condensa formando CC. O fígado passa a obter energia a partir da oxidação de ácidos graxos (β-oxidação) a acetil-CoA. Então, o acetil-CoA é transformado em acetoacetato e β-hidroxibutirato; o acetoacetato passa por descarboxilação espontânea, originando acetona. Esses três componentes são chamados, em conjunto, CC (**Figura 6.2**). Vale lembrar que não há vias de conversão de acetil-CoA para glicose.[2,8]

Os CC, então, são liberados na corrente sanguínea. Quando a produção dessas substâncias ultrapassa as necessidades extra-hepáticas, estabelece-se uma condição chamada cetose, caracterizada pela alta concentração de corpos cetônicos no plasma (cetonemia) e na urina (cetonúria). Os indivíduos que desenvolvem esse quadro apresentam odor característico de acetona no hálito; isso ocorre porque a acetona é volatilizada nos pulmões enquanto o acetoacetato e o β-hidroxibutirato são transportados pelo plasma por simporte, ou seja, as duas moléculas são transportadas com prótons para a corrente sanguínea.[1,2,8]

Pensando nas alterações metabólicas supracitadas, diversas pesquisas foram e ainda são conduzidas para avaliar o efeito da restrição de carboidratos

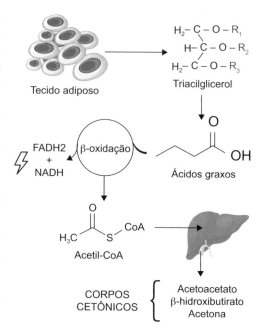

Figura 6.2 Formação de corpos cetônicos. Mobilização do tecido adiposo para degradação de triacilglicerol em três moléculas de ácidos graxos que são convertidos em sua forma ativada, o acil-CoA. Na matriz mitocondrial, o acil-CoA é oxidado pela via de β-oxidação/ciclo de Lynen, produzindo energia em uma molécula de acetil-CoA; no interior do fígado, ela se condensa e os corpos cetônicos são formados.

sobre a composição corporal, principalmente na massa gorda. Assim, discutiremos a seguir se essa intervenção tem sido ou não considerada uma conduta baseada em evidências científicas para o emagrecimento.

RESTRIÇÃO PARCIAL DE CARBOIDRATOS E EFEITOS NO EMAGRECIMENTO

Evidências têm sugerido que o emagrecimento associado a uma dieta com restrição de carboidratos pode ser atribuído a diferentes respostas hormonais, como a redução da liberação de insulina. Assim, propõe-se que menores quantidades de insulina no sangue colaborem para o aumento da lipólise e a oxidação dos ácidos graxos, maximizando o emagrecimento.[9-11]

Apesar de essa hipótese fazer sentido, a produção, a secreção e a sensibilidade à insulina são influenciadas por diferentes fatores (intrínsecos e extrínsecos); considerando esse mecanismo, a responsividade à restrição de carboidratos é heterogênea.

Essa particularidade fisiológica, no entanto, parece interferir na diminuição de massa corporal, principalmente em indivíduos que secretam grandes quantidades de insulina (hiperinsulinêmicos) após o consumo alimentar e/ou apresentam resistência à insulina. Isso posto, acredita-se que esses indivíduos possam responder positivamente à diminuição do consumo de carboidratos, apesar de as evidências não serem robustas. No entanto, em indivíduos com baixa produção ou produção normal de insulina, a restrição de carboidratos parece não promover efeitos relevantes na redução de gordura corporal.[9-11]

Em 2005, Pittas et al.[9] compararam duas diferentes intervenções com restrição energética de aproximadamente 30% e diferentes quantidades de carboidratos. Após um período de estabilidade energética de 6 semanas, os participantes foram randomizados para 24 semanas (6 meses) de dieta. O grupo alta carga glicêmica consumiu 60% de carboidrato, 20% de proteína e 20% de gordura, 15 g de fibra/1.000 kcal e carga glicêmica de 116 g/1.000 kcal, enquanto o grupo baixa carga glicêmica consumiu 40% de carboidrato, 30% de proteína e 30% de gordura, 15 g de fibra/1.000 kcal e carga glicêmica de 45 g/1.000 kcal.[9] Os autores analisaram a insulinemia antes da intervenção e 30 minutos após realizarem um teste oral de tolerância à glicose. Os níveis de insulina antes do início da intervenção foram usados como fator preditor do emagrecimento. Pode-se verificar que os indivíduos que apresentavam elevada insulinemia perderam mais peso (~ 4 kg de diferença) ao consumir a dieta de baixa carga glicêmica em comparação com a de alta carga glicêmica.[9] Os indivíduos com baixa concentração sérica de insulina, por sua vez, apresentaram maior perda de peso ao consumir uma dieta com alta carga glicêmica em relação à dieta de baixa carga glicêmica.[9]

Os mesmos resultados foram encontrados por Ebbeling em 2007,[10] quando indivíduos obesos foram submetidos a dietas de baixa carga glicêmica (40% de carboidrato e 35% de gordura) e de baixo teor de gordura (55% de carboidratos e 20% de gordura). Da mesma maneira, verificou-se que indivíduos hiperinsulinêmicos perderam mais peso ao serem submetidos à dieta de baixa carga glicêmica.[10]

Outro estudo que comparou dietas com baixa quantidade de carboidrato *versus* baixa quantidade de gordura em indivíduos com obesidade, realizado por Gardner et al.,[12] observou que não houve alteração no peso e no metabolismo da glicose, nem diferença entre padrões genotípicos.

A hiperinsulinemia após intervenção para a perda de peso pode ser importante para composições dietéticas específicas, em particular dietas que diferem na carga ou no índice glicêmico. Essa informação foi confirmada no estudo de Ebbeling, em que se observou diferença no gasto energético total entre dietas de baixa e alta porcentagem de carboidratos. O estudo foi realizado com 164 indivíduos que tinham passado por uma redução de peso de 12% em 10 semanas, e ainda assim houve maior redução de peso entre os participantes que inicialmente tinham maior secreção de insulina. A redução de carboidratos contribuiu para manter a perda de peso nesses indivíduos.[13]

Uma possível explicação para esses resultados pode ser o fato de que as dietas com alta carga glicêmica aumentam a insulinemia pós-prandial, o que favorece a maior captação de ácidos graxos, a inibição da lipólise/β-oxidação e o armazenamento de energia, reduzindo a oxidação de substratos e, assim, levando ao ganho de peso. Acredita-se, portanto, que esses fatores podem ser acentuados em indivíduos com maior concentração sérica de insulina, o que os torna mais suscetíveis ao ganho de peso quando adotam dietas de alta carga glicêmica. Desse modo, a avaliação das concentrações sanguíneas de insulina pode ajudar a promover a escolha correta da dieta para perda de peso por meio de recomendações dietéticas específicas.[9,10]

Em indivíduos com excesso de peso e com baixa sensibilidade à ação da insulina, portanto, os resultados indicam que uma dieta com baixa carga glicêmica e teor de carboidratos colabora para a perda de peso mais do que uma dieta contendo alimentos com alta carga glicêmica e normoglicídica. Todavia, destaca-se que o efeito dessas intervenções ocorreu principalmente pela mudança no tipo de carboidrato ingerido, não pela restrição de carboidratos, como sugerido pela DC.

Do mesmo modo que em indivíduos não atletas, quando a DC é associada a pessoas com alta quantidade de insulina sérica, pode-se observar maior tendência para perda de peso. Assim, podemos notar que, para redução de peso, a indicação da dieta com redução no teor de carboidrato e baixa carga glicêmica deve estar relacionada com uma avaliação individual dos pacientes, fazendo-se acompanhamentos periódicos da sensibilidade a insulina de cada um para determinar se pode ou não ser beneficiado com esse tipo de dieta.

Em resumo, nota-se que a restrição parcial de carboidratos pode provocar a perda de peso por causa da restrição calórica induzida pela dieta, e não exclusivamente pela DC.

Além disso, questiona-se o uso da DC para praticantes de exercícios físicos. Uma DC, ou com baixa quantidade de carboidratos, poderia ser usada como estratégia para melhorar o desempenho físico e a capacidade aeróbica?

Em 2017, um estudo observou que a DC em atletas corredores de elite foi capaz de aumentar a oxidação de gorduras durante o exercício intenso, porém não foi observada melhora no desempenho,[14] sugerindo que a DC pode não ser eficaz para otimizar o desempenho.

Durante exercícios extenuantes, como maratonas, ciclismo e triatlo, o carboidrato tem papel importante em múltiplos mecanismos, incluindo: (1) elevação da glicemia e captação de glicose; (2) diminuição da produção de hormônio do estresse (cortisol); e (3) redução do mRNA para citocinas inflamatórias; (4) maior suscetibilidade a infecções por antígenos oportunistas (vírus e bactérias), aumentando a chance de infecções de trato respiratório superior.[15,16] Dessa maneira, estudos têm apontado que o uso da DC reduz o desempenho físico dos atletas e pode levar ao aumento de hormônios do estresse e citocinas inflamatórias, reduzindo o desempenho durante os exercícios físicos intensos e os períodos de competições.[14] Ademais, apesar das adaptações positivas no metabolismo dos lipídios, verificam-se alterações negativas no metabolismo da glicose, podendo reduzir a tolerância aos exercícios de alta intensidade, cuja glicólise é crucial para a manutenção da síntese de ATP.[14]

RESTRIÇÃO MÁXIMA DE CARBOIDRATOS E EFEITOS NO EMAGRECIMENTO

Embora evidências sugiram que dietas de muito baixa quantidade de carboidratos estão associadas a maior perda de peso, a falta de pesquisas com acompanhamento a longo prazo limita a compreensão da sua eficácia e segurança.[6] Ao considerarmos a limitação das evidências quanto à eficácia da restrição de carboidratos, podemos levar em conta a hipótese de que a perda de peso relacionada a ela seja causada pela diminuição da ingestão de calorias por um longo tempo, possivelmente porque os alimentos que são fonte de carboidratos representam a maior parte de calorias da alimentação.[6]

Em 2017, um estudo revelou que a redução de calorias na dieta, acompanhada por maior ingestão de fibra dietética, frutas e vegetais, promoveu maior perda de peso em indivíduos que vivem com diabetes *mellitus* tipo 2, e sugeriu, ainda, maior saciedade e manutenção da perda de peso. Notou-se também que, por meio do consumo adequado de carboidratos e da redução de gordura, houve menor risco do diabetes em pessoas predispostas.[17]

Vale destacar que, no geral, indivíduos submetidos à DC não consomem adequadamente fibras dietéticas ou prebióticos. Os potenciais efeitos negativos da falta desses componentes na dieta a curto, médio e longo prazo serão discutidos no Capítulo 20, *Microbioma Humano, Nutrição e Suas Interfaces na Saúde*.

Em um estudo com homens obesos que foram acompanhados por 4 semanas, foram oferecidas diferentes dietas: uma contendo proteína (30% das calorias), uma cetogênica (4% de carboidratos) e uma dieta média em carboidratos (35% das calorias). Os resultados mostraram que a DC parece afetar a fome a curto prazo; no entanto, esses indivíduos consumiram significativamente menos energia do que o grupo da dieta média em carboidratos, o que pode ser a causa da perda de peso. Assim, não foi possível caracterizar a DC como uma dieta aconselhável para a perda de peso.[18]

Nota-se que a restrição de carboidratos promove redução no consumo de calorias. Portanto, a redução do peso corporal parece ser decorrente do menor consumo calórico, e não necessariamente da baixa ingestão de carboidratos.

Um estudo de coorte realizado por 25 anos em 15.428 adultos de quatro comunidades dos EUA mostrou que a restrição de carboidratos provoca aumento no consumo de proteínas e gorduras, e essas mudanças no consumo de macronutrientes, a longo prazo, poderiam influenciar na mortalidade dos indivíduos, dependendo das substituições dos carboidratos.[19]

Outro estudo de coorte observou que o consumo de 50 a 55% de energia proveniente de carboidratos foi associado a menor risco de mortalidade.

Além disso, o baixo (< 40%) e o alto consumo de carboidratos (> 70%) também apresentaram maior risco de mortalidade, quando comparados a uma ingestão moderada. Nesse caso, os autores do estudo sugeriram que um indivíduo com baixa ingestão de carboidratos pode ter menor expectativa de vida, reduzida em 4 anos em relação a outros com consumo normal (50 a 55%), e aquele com alto consumo de carboidratos teve a expectativa de vida reduzida em 1 ano.[19] Esse estudo observou, também, que as dietas com baixa quantidade de carboidratos podem incrementar o consumo de proteínas e gorduras animais (ricas em gordura saturada), e que esse aumento está associado a maior risco de mortalidade. Por outro lado, entre os indivíduos que ingeriram proteínas e gorduras vegetais, como nozes, manteiga de amendoim e pães integrais, houve menor associação com a mortalidade.[19]

PRINCIPAIS VANTAGENS E DESVANTAGENS DA DIETA CETOGÊNICA

A dieta com restrição de carboidratos parece apresentar algumas vantagens:

- Redução do apetite pelo maior efeito sacietogênico das proteínas
- Redução da lipogênese e aumento da lipólise
- Redução do quociente respiratório de repouso e, portanto, maior eficiência metabólica para oxidação de ácidos graxos durante o exercício físico
- Aumento dos custos metabólicos da gliconeogênese e do efeito térmico das proteínas da dieta.

Contudo, as desvantagens são maiores:

- Hálito cetogênico
- Letargia
- Cansaço
- Intolerância aos exercícios de alta intensidade
- Possível redução da massa muscular e distúrbios no metabolismo ósseo
- Irritabilidade
- Dificuldade na manutenção da dieta a longo prazo.

CONSIDERAÇÕES FINAIS

A adoção da DC para perda de peso não apresenta evidências científicas robustas que sustentem sua prescrição. Os estudos realizados até o momento mostraram algumas divergências quanto às vantagens e desvantagens. No entanto, nota-se que a redução do peso corporal com esse tipo de dieta está relacionada, sobretudo, com a menor ingestão calórica, e não necessariamente com a restrição de carboidratos.

Quanto aos pacientes que vivem com diabetes *mellitus* tipo 2 ou são resistentes à ação da insulina, estudos indicam que essa dieta pode levar a maior perda de peso em comparação com indivíduos normoglicêmicos e/ou eutróficos, embora estudos com melhor qualidade metodológica e de longo prazo sejam necessários para confirmar esses achados. Portanto, dietas com baixa carga glicêmica ou com carboidratos reduzidos podem ser sugeridas aos indivíduos com baixa sensibilidade à insulina. Para os atletas, a dieta restrita em carboidratos ou a DC parecem não apresentar benefícios, e podem prejudicar o desempenho físico.

REFERÊNCIAS BIBLIOGRÁFICAS

1. Owen OE, Morgan AP, Kemp HG, Sullivan JM, Herrera MG, Cahill Jr GF. Brain metabolism during fasting. J Clin Invest. 1967;46(10):1589-95.
2. Cahill GF. Fuel metabolism in starvation. Annu Rev Nutr. 2006;26:1-22.
3. Paoli A, Rubini A, Volek JS, Grimaldi KA. Beyond weight loss: a review of the therapeutic uses of very-low-carbohydrate (ketogenic) diets. Eur J Clin Nutr. 2013;67(8):789-96.
4. Inuzuka-Nakaharada LM. Dieta cetogênica e dieta de Atkins modificada no tratamento da epilepsia refratária em crianças e adultos. J Epilepsy Clin Neurophysiol. 2008;14:65-9.
5. Freedman MR, King J, Kennedy E. Popular diets: a scientific review. Obes Res. 2001;9(Suppl 1):1S-40S.
6. Bravata DM, Sanders L, Huang J, et al. Efficacy and safety of low-carbohydrate diets: a systematic review. J Am Med Assoc. 2003;289(14):1837-50.
7. Kossoff EH, Zupec-Kania BA, Amark PE, et al. Optimal clinical management of children receiving the ketogenic diet: recommendations of the International Ketogenic Diet Study Group. Epilepsia. 2009;50(2):304-17.
8. Marzzoco A, Torres BB. Bioquímica básica. 4. ed. Rio de Janeiro: Guanabara Koogan; 2015.
9. Pittas AG, Das SK, Hajduk CL, et al. A low-glycemic load diet facilitates greater weight loss in overweight adults with high insulina secretion but not in overweight adults with low insulina secretion in the CALERIE trial. Diabetes Care. 2005;28(12):2939-41.
10. Ebbeling CB, Leidig MM, Feldman HA, Loversky MM, Ludwig DS. Effects of a low-glycemic load vs low-fat diet in obese young adults. JAMA. 2007;297(19):2092-102.
11. Wycherley TP, Thompson CH, Buckley JD, et al. Long-term effects of weight loss with a very-low carbohydrate, low saturated fat diet on flow mediated dilatation in patients with type 2 diabetes: a randomised controlled trial. Atherosclerosis. 2016;252:28-31.
12. Gardner CD, Trepanowski JF, Gobbo LCD, et al. Effect of low-fat vs. low-carbohydrate diet on 12-month weight loss in overweight adults and the association with genotype pattern or insulina secretion: the DIETFITS randomized clinical trial. JAMA. 2018;319(7):667-79.
13. Ebbeling CB, Feldman HA, Klein GL, et al. Effects of a low carbohydrate diet on energy expenditure during weight loss maintenance: randomized trial. BMJ. 2018;363:k4583.
14. Burke LM, Ross ML, Garvican-Lewis LA, et al. Low carbohydrate, high fat diet impairs exercise economy and negates the performance benefit from intensified training in elite race walkers. J Physiol. 2017;595(9):2785-807.
15. Nieman DC. Immunonutrition support for athletes. Nutr Rev. 2008;66(6):310-20.
16. Gleeson M. Immune system adaptation in elite athletes. Curr Opin Clin Nutr Metab Care. 2006;9(6):659-65.
17. Sylvetsky AC, Edelstein SL, Walford G, et al. A high-carbohydrate, high-fiber, low-fat diet results in weight loss among adults at high risk of type 2 diabetes. J Nutr. 2017;147(11):2060-6.
18. Johnstone AM, Horgan GW, Murison SD, Bremmer DM, Lobley GE. Effects of a high protein ketogenic diet on hunger appetite and weight loss in obese men feeding ad libitum. Am J Clin Nutr. 2008;87:44-55.
19. Claggett B, Folsom AR, Steffen LM, et al. Dietary carbohydrate intake and mortality: a prospective cohort study and meta-analysis. Lancet Public Heal. 2018;3(9):e419-e28.

CAPÍTULO 7

Jejum Intermitente como Método para o Emagrecimento

Heitor Oliveira Santos, Christianne Coelho Ravagnani, João Felipe Mota

DEFINIÇÃO DE JEJUM

O termo jejum é definido como a abstinência de alimentos, voluntária ou forçada, por um tempo determinado. O ato de jejuar é popularmente integrado em diversos sistemas culturais, de crenças e religiões.[1] Em estudos com animais, o jejum é definido como ausência de ingestão alimentar por 24 horas,[2,3] enquanto em seres humanos a limitação do consumo de alimentos pode ocorrer de algumas horas a semanas – portanto, bastante variável.[1,4]

Durante séculos, o jejum periódico foi associado à prática religiosa visando à purgação da alma e do corpo. O jejum natural, ou seja, sem prescrição dietética, causa restrição calórica e/ou de alimentos consumidos rotineiramente.[1] As características do jejum diferem entre as populações, de acordo com os hábitos culturais e as condições climáticas locais.

O período do jejum religioso pode variar de 1 a 200 dias; o jejum do Ramadã, o mais popular e estudado, tem duração de aproximadamente 1 mês. Embora os muçulmanos possam comer à vontade após o pôr do sol e antes do amanhecer, a restrição energética é uma característica desse e de outros tipos de jejum.[5] Entretanto, os impactos causados na saúde ainda são controversos.[1]

Nos últimos anos, outra forma de jejum não necessariamente relacionada à prática religiosa ganhou atenção do público geral, assim como de profissionais da área da saúde e pesquisadores. Nesse caso, trata-se de um termo genérico que envolve métodos de privação de calorias por períodos variados (geralmente 12 horas ou mais), denominado jejum intermitente.[6]

O jejum intermitente pode ser proposto de diferentes maneiras, levando em consideração os hábitos de vida, as condições de saúde e as preferências dos indivíduos, conforme se segue: (1) jejum completo por dias alternados – envolve dias de jejum alternados com dias de alimentação livre (*ad libitum*); (2) regimes modificados – permitem o consumo de 20 a 25% das necessidades de energia nos dias programados de jejum; (3) regimes com restrição de tempo – permitem que o indivíduo consuma alimentos à vontade entre os períodos de jejum, porém apenas em janelas específicas de tempo; (4) jejuns religiosos – podem ser feitos de diversas maneiras, dependendo da religião.[7] O **Quadro 7.1** resume tipos de jejum intermitente adotados na prática clínica.

QUADRO 7.1 Estratégias de jejum intermitente.	
Tipo de jejum	Descrição
De 16 h	As 16 h de jejum calórico podem incluir 4 h de jejum antes de dormir e 4 h depois de acordar, além das horas de sono (em média 8 h); ou seja, se o indivíduo acorda às 7 h, o almoço deve ser depois das 11 h e o jantar, antes das 19 h
De 24 h	Consiste na abstinência calórica durante 1 dia (p. ex., no caso de uma refeição às 18 h, a próxima será às 18 h do dia seguinte)
De 36 h	Um dia e meio de jejum calórico (p. ex., no caso de jantar às 20 h, a próxima refeição será às 8 h após 1 dia completo de jejum calórico)
Dieta 5:2	Ingestão de apenas 500 a 600 kcal/dia durante 2 dias na semana; nos outros, a alimentação é "normal"

As evidências acerca dos efeitos favoráveis do jejum intermitente na saúde e longevidade são provenientes, sobretudo, dos estudos com animais;[7] desse modo, seus achados não podem ser extrapolados para os seres humanos. Uma das hipóteses para explicar seus benefícios na redução do risco de doenças baseia-se na troca da preferência do organismo em utilizar glicose por ácidos graxos e cetonas.[8]

Neste capítulo, trataremos dos efeitos do jejum intermitente sobre massa corporal, massa gorda, perfil lipídico e perfil glicêmico. Além disso, discutiremos a relação entre o jejum intermitente e o treinamento aeróbio e de força.

A ANTIGA PRÁTICA DO JEJUM PARA EMAGRECIMENTO

Estudos clássicos conduzidos entre as décadas de 1960 e 1970 analisaram pormenorizadamente o estado metabólico do organismo sob jejum prolongado (entre 2 e 11 meses),[9-11] fornecendo respaldo científico para o manejo clínico em pacientes em condições enfermas graves, como é o caso das internações associadas com período prolongado de privação alimentar.

Até 1968, aproximadamente, diversos casos de jejum prolongado foram relatados na literatura. O **Quadro 7.2** mostra a magnitude da perda de massa corporal em pacientes submetidos ao jejum prolongado. Vale ressaltar que, em alguns desses casos, a prática do jejum resultou em óbito. Um importante relato publicado no *The New England Journal of Medicine*, em 1965, mostrou uma paciente diabética que faleceu devido à acidose metabólica após 40 dias de jejum.[12]

QUADRO 7.2 Perda de massa corporal em relatos de casos durante jejum.		
Casos	Perda de massa corporal (kg)	Duração (meses)
1	12,24	11
2	7,71	11
3	10,88	11
4	13,15	10
5	18,14	10
6	8,61	9
7	12,24	5
8	17,23	2
9	12,24	2

Adaptado de Spencer.[11]

Em meados de 1970, dois estudos avaliaram os efeitos metabólicos do jejum calórico de cerca de 5 a 6 semanas em pacientes obesos. Os pacientes receberam 1.500 mℓ de água e um comprimido de multivitamínico por dia, com a finalidade de evitar o desequilíbrio hidreletrolítico. De modo interessante, esses estudos não observaram hipoglicemia grave durante as semanas de jejum, e os valores de insulina sérica não atingiram concentrações extremamente baixas.[9,10]

No estudo de Owen et al.,[10] a média da glicemia antes do jejum passou de 86 mg/dℓ para 65,4 mg/dℓ após 3 dias, e manteve-se por volta de 66 mg/dℓ até o final da intervenção. A insulina sérica antes do jejum reduziu de 37 mUI/mℓ para 20 mUI/mℓ depois de 3 dias, mantendo-se entre 13 e 17 mUI/mℓ ao final do estudo. No geral, a perda média de massa corporal em ambos os estudos foi de 20 a 21 kg.[9,10]

O jejum mais prologado de que se teve registro na literatura durou cerca de 1 ano, em uma situação na qual o paciente de 27 anos, pesando 207 kg, submeteu-se a 382 dias de jejum usando suplementação de multivitamínicos e líquidos não calóricos. Sua perda de massa corporal no período foi de 103 kg.[13]

Em contrapartida, em 1969 foi publicado no *The Lancet* um relato de caso em que o jejum de 200 dias provavelmente tenha sido o motivo do óbito de uma paciente obesa (118 kg) com apenas 20 anos de idade. Nesse caso, constatou-se grande fragmentação miofibrilar dos cardiomiócitos, processo possivelmente oriundo do intenso e duradouro catabolismo proteico, por sua vez provocado pelo jejum prolongado.[14]

Um recente relato de caso narrou um paciente obeso (IMC = 30,2 kg/m^2) de 34 anos de idade que se submeteu a 50 dias de jejum calórico ingerindo apenas bebidas não calóricas e multivitamínicos. Ele chegou a reduzir a massa corporal em 21,4 kg. O valor da glicemia no 49º dia de jejum foi 55,8 mg/dℓ, o que condiz com hipoglicemia, mas a função física analisada pelo teste de caminhada de 6 minutos foi mantida. Todavia, notou-se uma significativa flacidez na região inferior do peitoral e do abdome, assim como na parte interna das coxas, fator relacionado com a depleção de massa muscular.[15]

Vale ressaltar que os estudos apresentados não avaliaram a composição corporal dos pacientes – somente a massa corporal total. Desse modo, a magnitude da perda de massa magra e os prejuízos posteriores oriundos dessa intervenção não puderam ser mensurados. Ademais, cabe destacar que esses casos são atípicos; alguns pacientes não conseguirão seguir o jejum por algumas semanas em função de hábitos, tampouco o jejum calórico crônico de 1 ano. No entanto, essas experiências nos ajudam a compreender que condições fatais podem ocorrer em situações nas quais o jejum provoca descontrole metabólico e alta depleção muscular.

Ao considerar os valores apresentados nos estudos mencionados, parece evidente que o jejum não resulta em perdas de massa corporal de maneira considerável em relação às observadas em dietas hipocalóricas tradicionais por períodos de 1 mês ou mais, haja vista que para perder cerca de 20 kg de massa corporal é necessário jejuar por várias semanas.[9,10]

No que diz respeito ao jejum intermitente, algumas revisões atuais têm mostrado resultados similares à restrição energética contínua no tratamento de sobrepeso e obesidade.[7,16] Cabe salientar que a duração, o tipo de tratamento e as características populacionais estudadas variam consideravelmente entre os estudos; portanto, não temos como estabelecer um protocolo "ideal" de jejum intermitente que potencialize a perda de peso.[7,16,17] Os estudos apontam para perdas de massa corporal que variam de 1,3 a 9,9% em intervalos de 2 semanas a 8 meses de duração – a maioria situa-se entre 2 e 3 meses.[7,16,17] Ademais, grande parte dos estudos apontou para uma redução da massa gorda, indicando efeitos positivos do jejum intermitente sobre os lipídios corporais, os quais são discutidos em detalhe a seguir.

JEJUM INTERMITENTE, TECIDO ADIPOSO E METABOLISMO LIPÍDICO

A massa adiposa está intimamente ligada ao metabolismo lipídico.[18] O aumento do tecido adiposo pode alterar as concentrações de lipoproteína de alta densidade (HDL), lipoproteína de baixa densidade (LDL), colesterol total e triglicerídios, componentes do perfil lipídico tradicional.

Quando a ingestão de energia é abundante, os triglicerídios em excesso são armazenados no tecido adiposo; nos períodos de déficit de energia, os triglicerídios armazenados são mobilizados, em um processo chamado lipólise, e fornecidos como substrato para a produção de energia a diversas células do organismo.[19] Em teoria, apesar de o jejum ser a melhor maneira de otimizar a oxidação das gorduras, o impacto do jejum intermitente na massa gorda parece não ser tão significativo do ponto de vista clínico.

No **Quadro 7.3** são mostrados os resultados de estudos publicados entre

QUADRO 7.3 Mudanças na massa gorda após o jejum intermitente.

Estudos	Participantes	Duração (meses)	Δ de massa gorda (kg)	Método de análise
Trepanowski et al.[20]	25 homens obesos	6	↓ 4,8*	DXA
Nachvak et al.[21]	152 homens saudáveis	1	↓ 0,74*	DXA
Moro et al.[22]	17 homens treinados em exercício de força	2	↓ 1,62*	DXA
Klempel et al.[23]	17 mulheres obesas[a]	2	↓ 5,4*	DXA
Klempel et al.[23]	18 mulheres obesas[b]	2	↓ 4,2*	DXA
Kassab et al.[24]	6 mulheres eutróficas	1	↓ 3,6*	BIA
Kassab et al.[24]	18 mulheres obesas	1	↓ 0,2	BIA
Ibrahim et al.[25]	14 (9 homens e 4 mulheres) saudáveis	1	↑ 0,4	BIA
Mirzaei et al.[26]	14 homens atletas	1	↓ 1,0*	BIA
Sadiya et al.[27]	19 pacientes com síndrome metabólica (14 mulheres e 5 homens)	1	↓ 0,5	BIA
Hammouda et al.[28]	15 homens atletas	1	↓ 0,7	BIA

[a]Grupo que fez jejum intermitente e uma dieta rica em gordura. [b]Grupo que fez jejum intermitente e uma dieta pobre em gordura. ↑, aumento; ↓, redução; BIA, bioimpedância; DXA, densitometria por emissão de raios X de dupla energia. *Significância intragrupo (p < 0,05). (Adaptado de Santos & Macedo.[29])

2003 e 2018 acerca dos efeitos do jejum intermitente sobre a massa gorda de homens e mulheres.[20-28] A maioria durou 1 mês, pois envolveu o jejum do Ramadã. Trepanowski et al.[20] realizaram a intervenção de maior duração, obtendo como resultado a perda de quase 5 kg de massa gorda após 6 meses de acompanhamento.

Nachvak et al.[21] analisaram, em 2018, o maior número de participantes, e observaram que, em obesos, a redução de massa adiposa variou de 0,2 kg em 1 mês, até 5,4 kg em 2 meses. Os resultados mostraram, ainda, que o jejum intermitente proporcionou perda de massa gorda semelhante a valores atingidos com as dietas hipocalóricas tradicionais.[21]

Conforme já mencionado, a massa adiposa está intimamente ligada ao metabolismo lipídico, e muitos dos benefícios metabólicos do jejum intermitente são decorrentes das reduções na massa corporal e/ou da gordura corporal. Desse modo, a diminuição do tecido adiposo oriunda do jejum intermitente, sobretudo quando há restrição calórica, tem certo potencial na melhora do perfil lipídico.[29,30]

A **Figura 7.1** mostra o mecanismo de ação do jejum intermitente sobre o perfil lipídico e o papel central do fígado nesse processo. A expressão de PPARα e PGC-1α é aumentada no núcleo dos hepatócitos durante o estado de jejum, resultando no aumento da oxidação de ácidos graxos e produção da apolipoproteína A (apoA), a principal molécula constituinte da HDL.[31]

A atividade da proteína de transferência de éster de colesterol (CETP) é reduzida, mantendo maior concentração de colesterol na HDL e, assim, contribuindo para o transporte reverso de

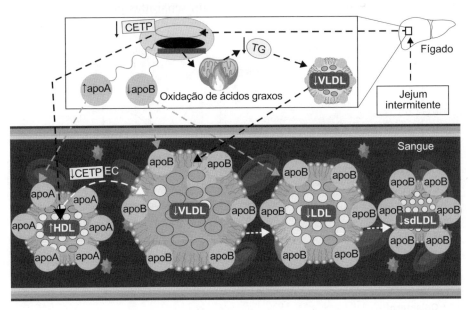

Figura 7.1 Modulação do perfil lipídico pelo jejum intermitente. *ApoA*, apolipoproteína A; *apoB*, apolipoproteína B; *CE*, éster de colesterol; *CETP*, proteína de transferência de éster de colesterol; *HDL*, lipoproteína de alta densidade; *LDL*, lipoproteína de baixa densidade; *PGC-1α*, coativador-1 alfa do receptor ativado por proliferadores de peroxissoma gama; *PPARα*, receptor ativado por proliferadores de peroxissoma alfa; *TG*, triglicerídios; *VLDL*, lipoproteína de muito baixa densidade; ↑, aumento; ↓, redução. (Adaptada de Santos & Macedo.[29])

colesterol. Ao mesmo tempo, há diminuição da produção da apolipoproteína B (apoB), a principal molécula constituinte da LDL. Por conseguinte, ocorre um aumento na concentração sérica de HDL e uma redução na de LDL.[32]

O mecanismo proposto para redução dos triglicerídios também pode ser observado na **Figura 7.1**. Primeiro, o aumento da oxidação de ácidos graxos provocado pelo jejum se reflete na diminuição dos triglicerídios hepáticos reduzindo a produção da lipoproteína de densidade muito baixa (VLDL) pela lógica da oferta e demanda, uma vez que a VLDL é a principal lipoproteína no transporte de triglicerídios.[33] Além disso, por derivarem da VLDL, os níveis de LDL e seus subtipos também diminuem após diversos processos de modulação enzimática de interação proteica e lipídica. Simultaneamente, com a diminuição dessas lipoproteínas, há redução do colesterol total e triglicerídios séricos, os quais são transportados dentro delas no sangue.[33] O mecanismo da diminuição de produção de colesterol por meio do jejum intermitente, por sua vez, pode ser visto em detalhe na **Figura 7.2**, na qual se nota a atenuação de percussores da cascata bioquímica que originam o colesterol.

Em uma metanálise a respeito dos efeitos do jejum intermitente sobre o perfil lipídico, reduções significativas foram observadas nas concentrações de colesterol total (−6,93 mg/dℓ), LDL (−6,16 mg/dℓ) e triglicerídios (−6,46 mg/dℓ) em indivíduos submetidos a jejum intermitente com restrição calórica em comparação ao grupo controle (que não sofreu intervenção dietética), enquanto nenhum efeito significativo foi observado na HDL.[30] Vale salientar que as análises desse estudo não foram separadas por condições clínicas

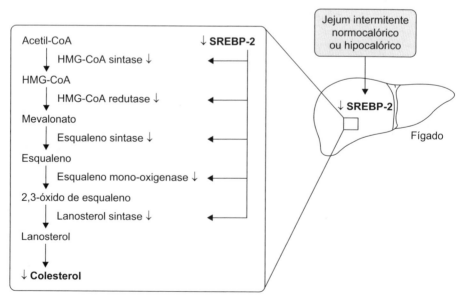

Figura 7.2 Mecanismos propostos da diminuição da produção de colesterol por meio do jejum intermitente. *HMG-CoA*, hidroximetilglutaril-CoA; *SREBP-2*, proteína de ligação do elemento regulador de esteróis-2; ↓, redução. (Adaptada de Santos & Macedo.[29])

(p. ex., problemas cardiometabólicos, sobrepeso/obesidade e doença hepática), portanto os resultados devem ser interpretados com cautela, uma vez que pacientes saudáveis podem responder ao jejum de maneira diferente comparativamente a indivíduos com alguma desordem metabólica.

A maioria dos estudos envolveu pacientes com obesidade, ao passo que a redução dos níveis de colesterol total, LDL e triglicerídios foi de aproximadamente 6 a 7 mg/dℓ, sendo, portanto, considerada clinicamente modesta e semelhante às observadas em dietas tradicionais de restrição de calorias.

JEJUM INTERMITENTE NA RESISTÊNCIA À INSULINA, DIABETES TIPOS 1 E 2

O jejum intermitente está relacionado à melhora do controle glicêmico e insulinêmico e à redução da progressão do diabetes em indivíduos obesos.[34]

Em 2018, um estudo randomizado cruzado mostrou que o jejum intermitente melhorou os níveis de insulina, sua sensibilidade e a resposta das células beta de homens pré-diabéticos em comparação ao protocolo "tradicional".[5] Os pacientes foram randomizados a realizarem protocolo de jejum intermitente de 6 horas de período alimentar e 18 horas de jejum ou, como período controle, 12 horas para alimentação e 12 horas de jejum. Os protocolos alimentares foram isocalóricos e normocalóricos e tiveram duração de 5 semanas, com 7 semanas de intervalo entre eles. Apesar da pequena amostra, o estudo teve melhor controle do que a maioria dos que analisaram o jejum intermitente, pois as refeições foram fornecidas aos participantes, que não tinham permissão para consumir outros alimentos, garantindo maior confiabilidade nos dados de ingestão energética.

Em outro estudo composto por 137 indivíduos com diabetes tipo 2, o jejum intermitente baseado na restrição calórica de 2 dias (500 a 600 kcal/dia) por semana foi similar à restrição energética contínua (1.200 a 1.500 kcal/dia) na redução dos níveis da HbA1c (−0,5% vs. −0,3%, respectivamente; p = 0,65) e de massa corporal (−5,0 kg vs. −6,8 kg; respectivamente; p = 0,25) ao longo de 12 meses de intervenção. É de suma importância ressaltar que as doses de medicamentos que podem causar hipoglicemia foram reduzidas no início do estudo em ambos os grupos.[35] Portanto, o acompanhamento médico é necessário durante protocolos de jejum intermitente, em especial quando associado a restrição calórica.[36]

Em se tratando de diabetes tipo 1, existe uma carência de estudos controlados que respaldam o uso do jejum intermitente; dado que o tratamento para essa população consiste na insulinoterapia, o jejum intermitente pode não ser seguro, favorecendo as crises de hipoglicemia devido à ação da insulina exógena e à abstinência da ingestão de carboidratos e/ou proteínas, que são substratos necessários para regular a glicemia.[36]

Isso posto, o jejum intermitente tem se mostrado tão eficaz quanto a restrição calórica contínua para a melhora do controle glicêmico em indivíduos com obesidade ou diabetes, podendo ser visto como alternativa a dietas tradicionais, uma vez que tem maior adesão entre esses indivíduos.[34] Contudo, a glicemia de pessoas que vivem com diabetes *mellitus* deve ser constantemente monitorada para reduzir riscos de hipoglicemia e outros danos à saúde.

JEJUM DURANTE EXERCÍCIOS AERÓBICOS

Realizar exercícios aeróbicos em jejum, o popular "aeróbico em jejum", tornou-se uma febre, sobretudo entre praticantes de musculação, *crossfit*, lutadores e outros que visam melhorar a estética corporal.

A *Fatmax*, zona de intensidade em que há maior oxidação de gordura,[37] situa-se entre 40 e 70% do consumo máximo de oxigênio ($VO_{2máx}$),[31] e é considerada ideal pelas pessoas que enaltecem os benefícios do exercício em jejum. Nesse sentido, Schoenfeld et al.[38] analisaram a mudança da composição corporal de mulheres saudáveis submetidas a exercício aeróbico realizado em jejum (n = 10) ou em estado alimentado (n = 10). O exercício aeróbico teve duração de 1 hora, intensidade moderada (70% da frequência cardíaca máxima) e frequência de 3 dias por semana pelo período de 1 mês. Ambos os grupos receberam dieta hipocalórica (~1.200 kcal) com composição de macronutrientes equivalente (25% de proteínas, 25% de lipídios e 50% de carboidratos). O resultado para ambos os grupos foi a redução da massa gorda de modo equivalente (~1 kg) e manutenção da massa livre de gordura.[38] Não obstante, em 2016, pesquisadores brasileiros publicaram uma metanálise sobre o impacto do exercício aeróbico em jejum em comparação ao exercício aeróbico em estado alimentado. Eles observaram o aumento de apenas 3 g na oxidação de gordura a favor do grupo jejum – ou seja, o equivalente a 27 calorias.[39]

Esses estudos, portanto, indicaram que exercício aeróbico em jejum não é mais eficaz do que sua realização em estado alimentado para a perda de massa gorda. Cabe mencionar que tanto a restrição no consumo de calorias diárias como a prática de exercício em jejum favorecem um ambiente com maior catabolismo; logo, nesses casos, um maior consumo de proteínas (1,8 g de proteína/kg/dia) é aconselhável, pois propicia a manutenção da massa livre de gordura.[38]

Outro suposto motivo para a realização de exercício físico em jejum refere-se à melhora da glicemia e da biogênese mitocondrial.[40] Como ilustrado na **Figura 7.3**, a contração muscular em jejum induzida por exercício físico aumenta a razão de adenosina monofosfato (AMP) para trifosfato de adenosina (ATP) e dinucleótido de nicotinamida e adenina oxidado (NAD^+) para dinucleótido de nicotinamida e adenina reduzido (NADH), resultando na fosforilação da adenosina monofosfato quinase (AMPK).

A AMPK estimula o coativador-1 alfa do receptor ativado por proliferadores do peroxissoma gama (PGC-1α) que, por sua vez, estimula a biogênese mitocondrial (*i. e.*, aumento do tamanho e número de mitocôndrias) e a translocação do transportador de glicose 4 (GLUT4) à membrana do miócito para captação da glicose sanguínea.[41] Essas adaptações metabólicas agudas e crônicas, porém, são provocadas pelo exercício ou pela restrição de carboidratos por si só, e não são exclusivas do jejum. Dessa maneira, exercício aeróbico e manipulação dietética voltados ao manejo da quantidade e qualidade dos carboidratos consumidos durante todo o dia parecem ser aspectos mais substanciais do que o próprio jejum no controle da glicemia.[35]

Visto que desconforto gastrintestinal (p. ex., náuseas, vômito e evacuação)

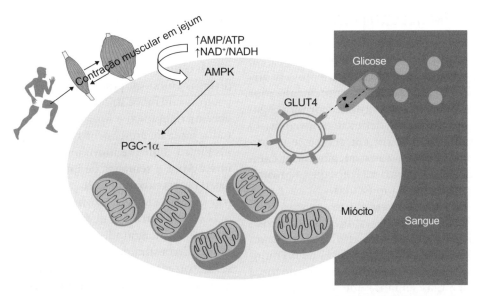

Figura 7.3 Processo resumido de biogênese mitocondrial e captação de glicose induzida pelo exercício físico em jejum. *AMP*, adenosina monofosfato; *ATP*, trifosfato de adenosina; *GLUT4*, transportador de glicose tipo 4; *NAD+*, dinucleótido de nicotinamida e adenina oxidado; *NADH*, dinucleótido de nicotinamida e adenina reduzido; *PGC-1α*, coativador-1 alfa do receptor ativado por proliferadores de peroxissoma gama.

durante o exercício é relatado por algumas pessoas que se alimentam próximo à sua realização,[42] o exercício aeróbico em jejum pode ser uma estratégia dietética, desde que proporcione maior conforto e não induza hipoglicemia. Logo, é fundamental ter especial cuidado com os indivíduos que usam hipoglicemiantes. Como no dia a dia algumas pessoas têm somente a janela inicial da manhã para a prática de exercícios físicos, a realização do jejum pré-exercício pode ser uma opção viável. Todavia, recomenda-se que o exercício não seja de alta intensidade; além disso, o consumo de pequenos lanches pode evitar o desconforto gastrintestinal.

Quando o objetivo é a melhoria do desempenho, ingerir carboidratos na noite anterior à realização do exercício físico pode ser recomendado para garantir o estoque de glicogênio nos músculos, já que o glicogênio muscular é preservado durante o sono, período em que o organismo utiliza preferivelmente o glicogênio hepático.[43]

Apesar de o jejum pré-esforço ser um método bastante popular entre os praticantes de exercícios aeróbicos, não há ensaios clínicos robustos mostrando efeitos positivos relacionados ao emagrecimento, em comparação às formas tradicionais de refeições pré-exercício.

No que tange ao desempenho aeróbico, os resultados mostrados por uma recente revisão sistemática com metanálise[6] parecem bem controversos dependendo do tipo de jejum investigado, apontando para discretos aumentos do $VO_{2máx}$ nos sujeitos sob jejum intermitente e reduções no caso do jejum religioso (Ramadã).[44] Ao considerarmos que esses dois tipos de jejum têm finalidades opostas, mais estudos devem ser realizados, com o intuito de avaliar o protocolo mais adequado para atletas.

JEJUM INTERMITENTE E TREINO DE FORÇA

Nos últimos anos, o treino de força em jejum tem ganhado mais adeptos em virtude do provável efeito potencializador na redução da gordura corporal, garantindo maior definição muscular. O grande paradoxo, entretanto, é a probabilidade de essa estratégia causar catabolismo proteico e, consequentemente, perda de massa muscular.

A fim de investigar os efeitos do jejum intermitente sobre a composição corporal, Moro et al.[22] recrutaram 34 homens com experiência de no mínimo 5 anos contínuos de treinos de força (3 a 5 dias/semana) que não faziam uso de esteroides anabolizantes para seguir o protocolo de jejum ou de fracionamento "tradicional" de refeições (controle), aliados ao treino de força com supervisão por 8 semanas. As análises por raios X de dupla energia (DXA) não indicaram diferenças de massa muscular entre os grupos. Com relação à massa gorda, entretanto, o grupo jejum intermitente apresentou redução de cerca de 1,6 kg após as 8 semanas, ao passo que o grupo controle perdeu em média 300 g. As dietas foram normocalóricas, e a proporção de carboidratos e gorduras estava de acordo com as recomendações clássicas, representando, respectivamente, 53% e 24% do valor energético total em ambos os grupos.[22]

Além disso, um diferencial que talvez tenha proporcionado manutenção de massa magra no grupo jejum intermitente foi o consumo proteico diário compatível com as recomendações atuais para hipertrofia miofibrilar,[45] correspondendo a cerca de 1,8 g/kg corporal/dia (~22% kcal/dia).[22] Além das três refeições diárias (às 13, 16 e 20 horas), os grupos receberam uma dose de proteína do soro do leite (*whey protein*) equivalente a 20 g de proteína logo após o treino.

O estudo italiano também elucida diversas questões polêmicas, como impacto no metabolismo energético, perfis glicêmico, lipídico e hormonal, e, sobretudo, fator de crescimento semelhante à insulina-1 (IGF-1) e hormônios tireoidianos.[22] Após 8 semanas de intervenção, o gasto energético analisado por calorimetria indireta em repouso não se alterou, mas as concentrações de IGF-1 foram reduzidas na magnitude de 13%. O hormônio tireoestimulante, por sua vez, não se alterou entre os pacientes, assim como a sinalização hipotalâmica-hipofisária.[22]

CONSIDERAÇÕES FINAIS

Há vários tipos de jejum intermitente, que variam de acordo com o período da janela alimentar. Entretanto, nenhum deles parece ser mais eficaz do que as dietas tradicionais que visam o emagrecimento ou o controle da glicemia e dos lipídios séricos.

Uma alternativa que tem sido estudada é a restrição calórica intermitente, que se diferencia do jejum intermitente e da restrição calórica contínua. Trata-se da restrição energética por um período (p. ex., 1 semana), sem janela alimentar, seguida de um período igual sem restrição. Em obesos, foi demonstrado que esse tipo de intervenção (por 30 semanas) promoveu maior perda de massa corporal (14,1 ± 5,6 *vs.* 9,1 ± 2,9 kg) e de massa adiposa (12,3 ± 4,8 *vs.* 8,0 ± 4,2 kg). A restrição calórica intermitente, além disso, não afetou de modo negativo a massa livre de gordura nem o gasto de energia em repouso.[46] Tais resultados são interessantes quando comparados com os obtidos pelo jejum intermitente, todavia, novos estudos são necessários.

Ainda não há evidências suficientes para determinar o plano ideal de jejum, inclusive o número de dias por semana, a duração dos intervalos, o grau necessário de restrição energética nos períodos de jejum ou fora deles, bem como os alimentos mais adequados. A prática do jejum intermitente com exercício físico é ainda mais contraditória, e novos estudos são necessários para avaliar sua eficácia e os efeitos sobre o desempenho. É importante mencionar que não é aconselhável prescrever o jejum intermitente àqueles que praticam exercícios de alta intensidade. Por fim, cabe ao nutricionista conscientizar o paciente de que não se trata de um método superior a outros métodos tradicionais, sendo que a dieta mais apropriada é a que se adapta melhor aos hábitos, preferências, rotinas e condições econômicas de quem o procura para se orientar.

REFERÊNCIAS BIBLIOGRÁFICAS

1. Persynaki A, Karras S, Pichard C. Unraveling the metabolic health benefits of fasting related to religious beliefs: a narrative review. Nutrition. 2017;35:14-20.
2. Varady KA, Hudak CS, Hellerstein MK. Modified alternate-day fasting and cardioprotection: relation to adipose tissue dynamics and dietary fat intake. Metabolism. 2009;58(6):803-11.
3. Wan R, Camandola S, Mattson MP. Intermittent fasting and dietary supplementation with 2-deoxy-D-glucose improve functional and metabolic cardiovascular risk factors in rats. FASEB J. 2003;17(9):1133-4.
4. Trepanowski JF, Bloomer RJ. The impact of religious fasting on human health. Nutr J. 2010;9:57.
5. Sutton EF, Beyl R, Early KS, Cefalu WT, Ravussin E, Peterson CM. Early time-restricted feeding improves insulin sensitivity, blood pressure, and oxidative stress even without weight loss in men with prediabetes. Cell Metab. 2018;27(6):1212-21.
6. Correia JM, Santos I, Pezarat-Correia P, Minderico C, Mendonca GV. Effects of intermittent fasting on specific exercise performance outcomes: a systematic review including meta-analysis. Nutrients. 2020;12(5):1390.
7. Patterson RE, Laughlin GA, LaCroix AZ, et al. Intermittent fasting and human metabolic health. J Acad Nutr Diet. 2015;115(8):1203-12.
8. Anton SD, Moehl K, Donahoo WT, et al. Flipping the metabolic switch: understanding and applying the health benefits of fasting. Obesity (Silver Spring). 2018;26(2):254-68.
9. Marliss EB, Aoki TT, Unger RH, Soeldner JS, Cahill GF Jr. Glucagon levels and metabolic effects in fasting man. J Clin Invest. 1970;49(12):2256-70.
10. Owen OE, Felig P, Morgan AP, Wahren J, Cahill Jr GF. Liver and kidney metabolism during prolonged starvation. J Clin Invest. 1969;48(3):574-83.
11. Spencer IO. Death during therapeutic starvation for obesity. Lancet. 1968;1(7555):1288-90.
12. Cubberley PT, Polster SA, Schulman CL. Lactic acidosis and death after the treatment of obesity by fasting. N Engl J Med. 1965;272:628-30.
13. Stewart WK, Fleming LW. Features of a successful therapeutic fast of 382 days' duration. Postgrad Med J. 1973;49(569):203-9.
14. Garnett ES, Barnard DL, Ford J, Goodbody RA, Woodehouse MA. Gross fragmentation of cardiac myofibrils after therapeutic starvation for obesity. Lancet. 1969;1(7601):914-6.
15. Elliott B, Mina M, Ferrier C. Complete and voluntary starvation of 50 days. Clin Med Insights Case Rep. 2016;9:67-70.
16. Harris L, Hamilton S, Azevedo LB, et al. Intermittent fasting interventions for treatment of overweight and obesity in adults: a systematic review and meta-analysis. JBI Database System Rev Implement Rep. 2018;16(2):507-47.
17. Stockman MC, Thomas D, Burke J, Apovian CM. Intermittent fasting: is the wait worth the weight? Curr Obes Rep. 2018;7(2):172-85.
18. Goossens GH. The metabolic phenotype in obesity: fat mass, body fat distribution, and adipose tissue function. Obes Facts. 2017;10(3):207-15.
19. Benatti FB, Lira FS, Oyama LM, Nascimento CM, Lancha AH Jr. Strategies for reducing body fat mass: effects of liposuction and exercise on cardiovascular risk factors and adiposity. Diabetes Metab Syndr Obes. 2011;4:141-54.
20. Trepanowski JF, Kroeger CM, Barnosky A, et al. Effect of alternate-day fasting on weight loss, weight maintenance, and cardioprotection among metabolically healthy obese adults: a randomized clinical trial. JAMA Intern Med. 2017;177(7):930-38.
21. Nachvak SM, Pasdar Y, Pirsaheb S, et al. Effects of Ramadan on food intake, glucose homeostasis, lipid profiles and body composition composition. Eur J Clin Nutr. 2019;73(4):594-600.

22. Moro T, Tinsley G, Bianco A, et al. Effects of eight weeks of time-restricted feeding (16/8) on basal metabolism, maximal strength, body composition, inflammation, and cardiovascular risk factors in resistance-trained males. J Transl Med. 2016;14:290.
23. Klempel MC, Kroeger CM, Varady KA. Alternate day fasting increases LDL particle size independently of dietary fat content in obese humans. Eur J Clin Nutr. 2013;67(7):783-5.
24. Kassab SE, Abdul-Ghaffar T, Nagalla DS, Sachdeva U, Nayar U. Serum leptin and insulin levels during chronic diurnal fasting. Asia Pac J Clin Nutr. 2003;12(4):483-7.
25. Ibrahim WH, Habib HM, Jarrar AH, Al Baz SA. Effect of Ramadan fasting on markers of oxidative stress and serum biochemical markers of cellular damage in healthy subjects. Ann Nutr Metab. 2008;53(3-4):175-81.
26. Mirzaei B, Rahmani-Nia F, Moghadam MG, Ziyaolhagh SJ, Rezaei A. The effect of Ramadan fasting on biochemical and performance parameters in collegiate wrestlers. Iran J Basic Med Sci. 2012;15(6):1215-20.
27. Sadiya A, Ahmed S, Siddieg HH, Babas IJ, Carlsson M. Effect of Ramadan fasting on metabolic markers, body composition, and dietary intake in Emiratis of Ajman (UAE) with metabolic syndrome. Diabetes Metab Syndr Obes. 2011;4:409-16.
28. Hammouda O, Chtourou H, Aloui A, et al. Concomitant effects of Ramadan fasting and time-of-day on apolipoprotein AI, B, Lp-a and homocysteine responses during aerobic exercise in Tunisian soccer players. PLoS One. 2013;8(11):e79873.
29. Santos HO, Macedo RCO. Impact of intermittent fasting on the lipid profile: Assessment associated with diet and weight loss. Clin Nutr ESPEN. 2018;24:14-21.
30. Meng H, Zhu L, Kord-Varkaneh H, O Santos H, Tinsley GM, Fu P. Effects of intermittent fasting and energy-restricted diets on lipid profile: a systematic review and meta-analysis. Nutrition. 2020;77:110801.
31. Mangaraj M, Nanda R, Panda S. Apolipoprotein A-I: a molecule of diverse function. Indian J Clin Biochem. 2016;31(3):253-9.
32. Santos HO, Earnest CP, Tinsley GM, Izidoro LFM, Macedo RCO. Small dense low-density lipoprotein-cholesterol (sdLDL-C): analysis, effects on cardiovascular endpoints and dietary strategies. Prog Cardiovasc Dis. 2020;63(4)503-9.
33. Feingold KR. Introduction to lipids and lipoproteins. In: Endotext. Feingold KR, Anawalt B, Boyce A, et al. (eds.). South Dartmouth (MA): MDText.com Inc., 2000.
34. Aly SM. Role of intermittent fasting on improving health and reducing diseases. Int J Health Sci (Qassim). 2014;8(3):V-VI.
35. Corley BT, Carroll RW, Hall RM, et al. Intermittent fasting in Type 2 diabetes mellitus and the risk of hypoglycaemia: a randomized controlled trial. Diabet Med. 2018;35(5):588-94.
36. Horne BD, Grajower MM, Anderson JL. Limited evidence for the health effects and safety of intermittent fasting among patients with type 2 diabetes. JAMA. 2020;324(4):341-2.
37. Croci I, Borrani F, Byrne NM, et al. Reproducibility of Fatmax and fat oxidation rates during exercise in recreationally trained males. PLoS One. 2014;9(6):e97930.
38. Schoenfeld BJ, Aragon AA, Wilborn CD, et al. Body composition changes associated with fasted versus non-fasted aerobic exercise. J Int Soc Sports Nutr. 2014;11:54.
39. Haytowitz DB, Ahuja JKC, Wu X, et al. USDA National Nutrient Database for Standard Reference. Legacy Release. 2019. Nutrient Data Laboratory, Beltsville Human Nutrition Research Center, ARS, USDA. [Acesso em 23 maio 2021]. Disponível em: <https://data.nal.usda.gov/dataset/usda-national-nutrient-database-standard-reference-legacy-release>.
40. Hood DA, Uguccioni G, Vainshtein A, D'Souza D. Mechanisms of exercise-induced mitochondrial biogenesis in skeletal muscle: implications for health and disease. Compr Physiol. 2011;1(3):1119-34.
41. Navale AM, Paranjape AN. Glucose transporters: physiological and pathological roles. Biophys Rev. 2016;8:5-9.
42. Oliveira EP, Burini RC, Jeukendrup A. Gastrointestinal complaints during exercise: prevalence, etiology, and nutritional recommendations. Sports Med. 2014;44 Suppl 1:S79-85.
43. Murray B, Rosenbloom C. Fundamentals of glycogen metabolism for coaches and athletes. Nutr Rev. 2018;76(4):243-59.
44. Burke L. Fasting and recovery from exercise. Br J Sports Med. 2010;44(7):502-8.
45. Morton RW, McGlory C, Phillips SM. Nutritional interventions to augment resistance training-induced skeletal muscle hypertrophy. Front Physiol. 2015;6:245.
46. Byrne NM, Sainsbury A, King NA, Hills AP, Wood RE. Intermittent energy restriction improves weight loss efficiency in obese men: the MATADOR study. Int J Obes. 2018;42(2):129-38.

Estratégias Alimentares e Nutricionais para o Emagrecimento

CAPÍTULO 8

Aline de Piano Ganen, Carolina Albuquerque, Marcela de Oliveira, Flavia Campos Corgosinho

INTRODUÇÃO

A obesidade é considerada, atualmente, o maior problema de saúde pública do mundo – há mais pessoas obesas do que com baixo peso. Entre 1975 e 2016, o número de indivíduos com obesidade triplicou. Dados recentes apontam para uma prevalência mundial de 1,9 bilhão de adultos com sobrepeso e 650 milhões obesos. Em 2019, estima-se que 38% dos adultos apresentavam sobrepeso e 13%, obesidade, e que 38,2 milhões de crianças até 5 anos sofriam de sobrepeso ou obesidade.[1]

A obesidade é definida pelo acúmulo excessivo de gordura corporal, que pode ocasionar hipertrofia dos adipócitos e consequente disfunção do tecido adiposo, acarretando prejuízo à saúde. São considerados indivíduos com sobrepeso aqueles que apresentam valor de índice de massa corporal (IMC) igual ou superior a 25 kg/m², e indivíduos obesos com valor de IMC igual ou superior a 30 kg/m².[1]

Sobrepeso e obesidade aumentam o risco de diversas condições patológicas, como dislipidemias, diabetes *mellitus* tipo 2 (DM2), hipertensão arterial sistêmica (HAS) e doenças cardiovasculares (DCV), as quais são comuns na síndrome metabólica (SM). Essas condições são explicadas, ao menos em parte, pelo aumento e persistência do processo inflamatório causado pelo acúmulo de triacilglicerol nos adipócitos. Além disso, pessoas que vivem com obesidade (PVOB) têm maior risco de desenvolver doenças aterogênicas e cardiovasculares em decorrência da maior expressão de proteínas procoagulantes.[2]

A obesidade decorre, principalmente, do desequilíbrio no balanço energético, promovido por maior consumo calórico aliado a menor gasto energético. Isso leva os adipócitos a captarem e armazenarem, na forma de triacilglicerol, o excesso de nutrientes ingeridos, promovendo aumento no volume das células do tecido adiposo.[3,4] Destaca-se, assim, o papel do consumo alimentar na gênese dessa condição fisiopatológica.

TRANSIÇÃO NUTRICIONAL

A transição nutricional é definida como um fenômeno no qual há inversão na distribuição dos problemas nutricionais de uma população – ou seja, uma mudança na incidência de doenças associadas à modernidade, atribuindo diferentes riscos para a população.[5]

O processo de transição nutricional no Brasil foi marcado pela mudança das causas de doenças e mortes. O país, que antes apresentava características de subdesenvolvimento econômico, social e de saúde, passou ao padrão de países com avançada economia de mercado.[6]

Nos últimos anos, tanto no Brasil quanto em diversos países da América Latina houve uma rápida transição demográfica, epidemiológica e nutricional e, com isso, a ocorrência de desnutrição em crianças e adultos decresceu rapidamente, enquanto a incidência de sobrepeso e obesidade chamou a atenção por um aumento em ritmo acelerado. Isso trouxe preocupação, uma vez que este é um agravo nutricional relacionada ao desenvolvimento de várias doenças crônicas não transmissíveis (DCNT).[5,7]

Apesar de o desenvolvimento econômico e social favorecer o acesso das pessoas a alimentos, informações, serviços, ações de saúde e outros condicionantes que interferiram positivamente no estado nutricional, consequentemente ajudando na redução da prevalência de desnutrição, no Brasil observou-se um aumento no número de pessoas com sobrepeso e obesidade, além de uma peculiaridade: o aumento na prevalência de anemia. Atualmente, esse é considerado o principal problema carencial do país, com proporções semelhantes em diferentes regiões. Tanto a obesidade quanto a anemia são problemas de natureza oposta, mas com crescimento simultâneo e colinear.[6,8]

A transição nutricional no Brasil também está relacionada a mudanças na qualidade e quantidade da dieta, ao estilo de vida, além de condições econômicas, sociais e demográficas. Um dos fatores associados a essa mudança é a rotina das pessoas, levando-as frequentemente a realizar refeições fora do lar, muitas vezes em restaurantes e lanchonetes *fast-food*. Como consequência, houve aumento no consumo de gordura saturada, açúcares, sal, refrigerantes, álcool, entre outros. Observou-se também a redução no consumo de alimentos fontes de fibras dietéticas e prebióticos (carboidratos acessíveis à microbiota intestinal), como frutas, verduras e legumes. A somatória desses fatores resulta na ingestão excessiva de calorias provenientes de macronutrientes (carboidratos, proteínas e lipídios) e na deficiência na ingestão de micronutrientes (vitaminas e minerais).[7]

Aliada a essa realidade, detectou-se a redução do nível de atividade física, bem como a ausência de exercícios físicos, na rotina de grande parte da população. Nesse sentido, os trabalhos passaram a exigir cada vez menos esforço físico e, ao mesmo tempo, as atividades de lazer, antes vinculadas a passeios em praças, parques, caminhadas e outras atividades físicas, foram substituídas por comportamentos sedentários, como assistir à televisão, jogar *video game*, passar muito tempo no computador etc. Essa rotina resulta em menor gasto energético que, associado ao elevado consumo de alimentos, promove balanço energético positivo e, consequentemente, aumento da massa corporal.[7]

A obesidade é considerada um problema grave por causa das comorbidades que podem se desenvolver em decorrência dela, além do fato de os custos com cuidados médicos serem 30% maiores para PVOB.[9]

BALANÇO ENERGÉTICO E OBESIDADE

A massa corporal é regulada por uma interação complexa entre hormônios e neuropeptídios sob o controle principal de núcleos hipotalâmicos. A ingestão alimentar e a massa corporal são controladas por sistema a curto prazo que determina o início e o término de uma refeição, e outro a longo prazo, responsável pelo estoque de gordura corporal.

Leptina e insulina são importantes para o controle da massa corporal a longo prazo, pois são responsáveis por informar a adequação das reservas energéticas ao hipotálamo. A curto prazo, a grelina estimula o apetite, enquanto a colecistocinina (CCK) e o peptídio Y (PYY) atuam como inibidores do apetite.[10]

No sistema a curto prazo, logo após uma refeição, o estômago se distende e começa a digestão dos alimentos, a estimulação do nervo vago e dos nervos espinais, e a liberação de CCK e PYY. Essas informações chegam ao núcleo do trato solitário, no tronco cerebral, e ao hipotálamo, inibindo o neuropeptídio Y (NPY) e a proteína relacionada ao agouti (AGRP), que fazem parte da via anabólica e determinam o fim da refeição.[11]

Por sua vez, a elevação da concentração de leptina e insulina, que acontece com o aumento da gordura corporal e em situações de balanço energético positivo, estimula os neurônios pró-opiomelanocortina (POMC) e transcritos regulados por cocaína e anfetamina (CART), que fazem parte da via catabólica, inibindo os neurônios NPY/AGRP no hipotálamo. O hormônio alfa-estimulante dos melanócitos (α-MSH), derivado da POMC, age sobre os receptores de melanocortina 4 (MC4R) e levam à redução da ingestão alimentar.[12]

Embora a leptina desempenhe importante papel no controle neuroendócrino do balanço energético, na obesidade são observados estados de resistência à leptina. Estudos sugerem que o período de exposição do cérebro, sobretudo o hipotálamo, a uma concentração elevada de leptina pode resultar no desenvolvimento de resistência central a essa substância.[13]

Apesar de a resistência central da leptina não ser completamente elucidada, as principais teorias relacionadas a ela são: defeitos no transporte de leptina através da barreira hematencefálica, diminuição ou alteração da sinalização nas células neurais e aumento na expressão de proteínas que bloqueiam a sinalização da leptina, como o supressor de sinalização de citocina-3 (SOCS-3), por meio de *feedback* negativo.[13,14]

Recentemente, estudos têm apontado que a inflamação hipotalâmica induzida por dieta, em especial rica em triacilglicerol saturado, é o principal fator responsável por resistência à leptina e à insulina no hipotálamo.[13,15] A **Figura 8.1** apresenta os principais mecanismos de sinalização da leptina em condições de eutrofia e obesidade.

Além de compreender os mecanismos fisiopatológicos e as alterações que ocorrem nessa complexa rede de modulação do controle neuroendócrino de fome e saciedade, evidencia-se a necessidade de elucidar a influência de outros fatores envolvidos no desenvolvimento da obesidade, representados pelo modelo multicausal da doença.

MODELO MULTICAUSAL DA OBESIDADE

A obesidade é caracterizada pelo aumento da inflamação sistêmica crônica de baixo grau (ISCBG) originada a partir de uma complexa interação entre a microbiota intestinal, o tecido adiposo, alimentação e células do sistema imune, além de diversos outros fatores que não podem ser analisados isoladamente. Sua etiologia é complexa e envolve sedentarismo, hábitos alimentares, fatores comportamentais, fisiológicos, genéticos, psicológicos e culturais e o uso de medicamentos.[16]

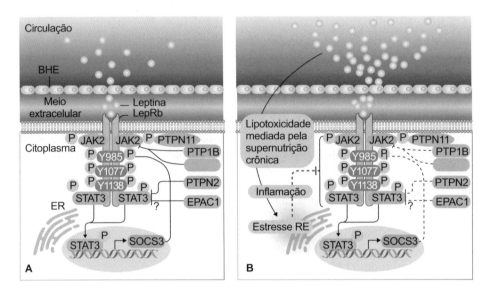

Figura 8.1 Sinalização do LepRb e mecanismos moleculares que contribuem para resistência à leptina na obesidade. **A.** Em situações de eutrofia, a leptina circulante atravessa a barreira hematencefálica (BHE) e se liga ao seu receptor (LepRb), o que induz a fosforilação da Janus Quinase 2 (JAK2) e os resíduos de tirosina múltiplos no meio intracelular. O LepRb também recebe sinais inibitórios de várias vias de *feedback* negativo, como do supressor de sinalização de citocina-3 (SOCS3), proteína tirosina fosfatase 1B (PTP1B), proteína tirosina fosfatase não receptor tipo 2 (PTPN2), proteína tirosina fosfatase ε (PTPε) e proteína de troca diretamente ativada por cAMP (EPAC1), garantindo assim que a ativação do LepRb não vá além das necessidades fisiológicas. **B.** Na obesidade, os níveis circulantes de leptina aumentam, o que está associado a uma redução no transporte da leptina através da BHE e da ativação dos sistemas de *feedback* negativo inibitório, o que leva a uma redução da sinalização do LepRb. O aumento dos ácidos graxos livres e a supernutrição crônica causam lipotoxicidade e estresse do retículo endoplasmático (RE), e desencadeiam respostas inflamatórias que podem contribuir para a perda da resposta fisiológica da leptina na obesidade. (Adaptada de Cui et al.[14])

Dentre os fatores comportamentais, destacam-se os emocionais, que frequentemente estão associados à alimentação. Sentimentos como ansiedade, angústia, preocupação, solidão, tensão, estresse, raiva e tristeza são desencadeadores da vontade de comer por meio do sistema hedônico, provocando compulsão alimentar e, consequentemente, ingestão excessiva de alimentos.[17] Uma metanálise que incluiu 17 estudos mostrou relação significativa e positiva entre a obesidade e a depressão, demonstrando que PVOB têm chance aumentada (18%) para o desenvolvimento de depressão em comparação aos indivíduos eutróficos.[18]

Além disso, o nível de atividade física está negativamente associado à obesidade e doenças associadas. Notadamente, mudanças no estilo de vida moderno têm contribuído para o comportamento sedentário, inclusive em crianças. O uso de brinquedos eletrônicos, celulares, *tablets* e jogos virtuais, assim como a presença da televisão no quarto das crianças, contribuem de maneira significativa para a redução do nível de atividade física e, por consequência, do gasto energético.[19]

O aumento do nível de atividade física e a realização regular de exercícios físicos (*endurance* e de força) colaboram para o aumento do gasto energético, a redução da massa adiposa, o aumento da massa magra, especialmente da massa muscular, e o controle do estado inflamatório. Em conjunto, esses mecanismos estão associados a menor resistência à insulina e a hiperinsulinemia, condições comuns em PVOB.[20]

Dados recentes sugerem que a prática do exercício físico aumenta a liberação de miocinas que têm relação com a melhora da resistência insulínica; é o caso do fator de crescimento de fibroblastos-21 (FGF-21), que promove nos adipócitos a captação de glicose por mecanismos intracelulares independentes de insulina, regula a lipólise, induz a secreção de adiponectina (adipocina anti-inflamatória) e aumenta a biogênese mitocondrial, maximizando a oxidação de ácidos graxos.[21]

Um estudo recente com adolescentes submetidos à terapia interdisciplinar para perda de peso mostrou que o aumento do FGF-21 pode contribuir para a preservação de massa magra e da taxa metabólica basal após o emagrecimento.[22] Outra miocina que tem sido estudada é a irisina, que atua na promoção da transdiferenciação do tecido adiposo branco para o marrom (evento conhecido como *browning*), podendo auxiliar no balanço energético negativo e na regulação metabólica.[23-25] Estudos conduzidos em modelo animal mostraram que a irisina melhora a glicemia, o perfil lipídico e diversos parâmetros metabólicos relacionados à obesidade; entretanto, os dados em humanos ainda são controversos.[26]

Devido à hipertrofia do adipócito, ocorrem mudanças intracelulares que culminam em resistência à insulina, levando à redução da lipogênese e ao aumento da lipólise. Por consequência, tem-se o aumento de ácidos graxos no sangue, os quais colaboram para a manutenção da ISCBG. Ademais, a desregulação do adipócito favorece maior expressão gênica de proteínas com ação de quimiotaxia, aumentando o infiltrado de monócitos que se diferenciam em macrófagos, elevando a secreção de citocinas pró-inflamatórias. Esse processo é considerado um fator-chave para o desenvolvimento de comorbidades, como resistência à insulina, DM2, HAS e DCV e até alguns tipos de câncer.[27-29]

Nesse cenário, o exercício físico também auxilia na prevenção da ocorrência das alterações metabólicas e doenças citadas anteriormente, pois atenua o processo inflamatório permanente associado à obesidade. Vários estudos documentaram o potencial efeito do exercício físico na supressão da via IKK/NF-κB, cuja ativação permanente favorece o desenvolvimento da resistência à insulina. Além disso, o exercício físico reduz a inflamação crônica de baixo grau, pelo aumento da oxidação de ácidos graxos, redução da expressão dos *toll-like receptors* (TLRs) e do estresse no retículo plasmático rugoso e inflamassomos. Especula-se, ainda, o papel do exercício físico, sobretudo de intensidade leve-moderada, na regulação das proteínas que mantêm a permeabilidade intestinal. É possível que o exercício físico desempenhe importante papel na redução da permeabilidade intestinal e na translocação de fragmentos bacterianos à lâmina própria do intestino e à corrente sanguínea, atenuando a ativação do sistema imune e a produção de citocinas inflamatórias.[30]

Como já mencionado, um dos fatores que levam ao desenvolvimento da obesidade é a ingestão excessiva de nutrientes, ao promover um balanço energético positivo e consequente hipertrofia das células do tecido adiposo.

Esse processo gera mudanças em todo o sistema imunometabólico, no qual as células se remodelam para se adaptar às novas necessidades.[31,32] A mudança de hábitos resultante do processo de urbanização favorece o acesso a alimentos industrializados que, na maioria das vezes, são ricos em gorduras, açúcares e sódio. Além disso, a falta de informação adequada induz a erros como o aumento no consumo de alimentos com alta densidade calórica e baixa ingestão de fibras dietéticas e prebióticos.[33,34]

Na população adolescente, a realidade não é muito diferente. Vários estudos verificaram o consumo excessivo de refrigerantes, doces e *fast-food* combinado com baixa ingestão de frutas, hortaliças e lacticínios, favorecendo o desenvolvimento do sobrepeso e da obesidade.[35,36]

As escolhas alimentares e o sedentarismo não são exclusivamente determinados por necessidades fisiológicas, mas bastante influenciados pelo contexto socioambiental dos indivíduos. Essas influências são advindas da interação entre microambiente familiar (casa, escola, local de trabalho, bairro) e macroambiente (sistema de educação, governo, indústria alimentícia, sociedade). É importante ressaltar que o microambiente é fortemente influenciando pelo macroambiente, sendo necessário, portanto, trabalhar ambas as esferas para o manejo da obesidade.[37]

Fatores ambientais como acessibilidade, disponibilidade, qualidade, publicidade e preço dos alimentos influenciam, de maneira positiva ou negativa, a capacidade das pessoas de agir em seu próprio interesse.[38] Nesse sentido, vale atentar para o fato de os fatores ambientais serem favoráveis ao consumo de alimentos ultraprocessados, dada a dificuldade de serem substituídos por alimentos frescos ou minimamente processados.[37,38]

De modo semelhante, estudos têm mostrado que as características dos bairros, como violência, segurança, qualidade estética, ambiente de caminhada, coesão social e atividades com vizinhos, estão diretamente relacionadas ao nível de atividade física e sedentarismo de seus habitantes.[39,40] Assim, são necessárias ações regulatórias governamentais na melhoria desses fatores e no incentivo à indústria e à sociedade civil para quebrar ciclos viciosos.[41]

Com relação ao papel da genética no desenvolvimento da obesidade, muito se tem evoluído após a conclusão do Projeto Genoma. Apesar de as mutações monogênicas contribuírem em menos de 5% dos casos de obesidade, no caso da contribuição genética relacionada a fatores interindividuais o percentual pode aumentar muito, de 40 a 70%.[42]

Um estudo sobre a associação genômica ampla identificou cerca de 135 variações associadas ao IMC ou à obesidade. Os fatores genéticos podem intervir na manutenção da massa e da gordura corporal, uma vez que participam no controle de vias eferentes (leptina, nutrientes, sinais nervosos, entre outros), de mecanismos centrais (neurotransmissores hipotalâmicos) e de vias aferentes (insulina, catecolaminas e sistema nervoso autônomo [SNA]). Alterações nessas vias podem interferir na termogênese e no metabolismo basal dos indivíduos,[43] e estima-se que 50 a 80% de filhos de pais obesos também desenvolvam obesidade.[44]

A **Figura 8.2** indica os principais fatores que influenciam no balanço energético positivo e, consequentemente, no desenvolvimento da obesidade. Uma vez que a etiologia da obesidade envolve inúmeros fatores que não devem ser avaliados isoladamente, o tratamento da doença requer conhecimento interdisciplinar, com uma equipe multiprofissional.

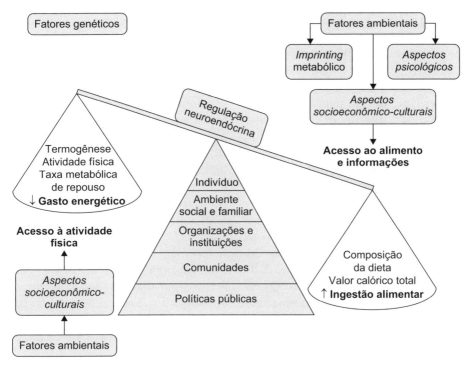

Figura 8.2 Modelo multicausal da obesidade.

ESTRATÉGIAS ALIMENTARES E NUTRICIONAIS NO EMAGRECIMENTO

Nas últimas décadas, nenhum país do mundo conseguiu reduzir as taxas de obesidade de sua população; ao mesmo tempo, observou-se excesso de informações, sobretudo na mídia, sobre dietas milagrosas que prometem eliminar os quilos extras a curto prazo. Em geral, as estratégias de tais dietas são focadas no extremo balanço energético negativo para a redução de massa corporal.[45,46]

De acordo com algumas pesquisas, no entanto, os componentes psicológicos, inclusive os afetivos e cognitivos, podem influenciar comportamentos alimentares e de controle da massa corporal não apenas em indivíduos com sobrepeso e obesidade, mas naqueles com transtornos alimentares e insatisfação com seu corpo, a qual cresce com a obesidade.[47,48] É comum encontrar na literatura da Nutrição estudos que adotam o termo "comportamento alimentar" para designar apenas a compra e o consumo alimentar; entretanto, ele envolve o "como", "com quem", "com o que", "onde", "quando" e "por que" se come, refletindo ações relacionadas ao ato de se alimentar.[49]

Na sociedade moderna, entende-se a alimentação saudável por uma visão dicotômica, vinculada apenas à ingestão de alimentos rotulados como saudáveis e à exclusão de alimentos tidos como "vilões"; desse modo, o comer tem sido racionalizado e medicalizado, com a redução do alimento estritamente ao valor nutricional, sem levar em consideração aspectos sociais, afetivos e cognitivos. Percebe-se também que o prazer em comer muitas vezes está associado à culpa, o que pode levar a ansiedade e medo diante dos alimentos, desencadeando uma situação de "terrorismo nutricional".[47,50-52] Diante desse cenário, o ato de comer, que poderia ser encarado como algo vital (de maneira natural e tranquila), passou a sofrer tantas influências e pressões que vem se tornando complicado, carregado de regras e julgamentos. O resultado são os sentimentos de culpa e fracasso em detrimento da satisfação e sensação de prazer vinculados aos alimentos. Os esforços para a manutenção de uma dieta restritiva visando ao corpo desejado não se sustentam a longo prazo, uma vez que tais dietas não levam em conta questões imprescindíveis, como sinais internos de fome, apetite, saciedade e as emoções envolvidas.[50,53]

Aspectos comportamentais vs. emagrecimento

Comportamento alimentar vs. dietas restritivas

Diversos estudos mostraram que, a longo prazo, as dietas restritivas e proibitivas levam ao aumento da massa corporal. Benedict et al. foram os primeiros a documentar o fenômeno do excesso de massa corporal após a restrição alimentar, em um estudo com recrutas voluntários da Segunda Guerra Mundial. Em sua pesquisa, observaram que, a partir de uma perspectiva de autorregulação da composição corporal, o organismo tem um efeito adaptativo que protege o corpo da privação de energia, proporcionando o reganho da massa corporal.[54] Em um estudo de Pietilainen com gêmeos idênticos, foi detectada a associação positiva entre a prática de dietas com excesso de peso e obesidade, mostrando que esse fenômeno independe de fatores genéticos.[55,56]

Nota-se, portanto, o fato de as dietas restritivas mostrarem-se ineficazes na promoção da redução da massa corporal a longo prazo, visto que não possibilitam mudanças de comportamento nem promovem saúde. Além dos aspectos fisiológicos, os psicológicos também colaboram para o fracasso do ciclo das dietas.[8,52] A alimentação está tão presente na vida do ser humano que se estima uma média de 200 pensamentos por dia a respeito de comida e alimentação. Isso leva à reflexão sobre quanto um alimento proibido na dieta pode gerar ansiedade, culpa e exagero alimentar.[52]

Conforme mostrado na **Figura 8.3**, a restrição alimentar pode levar à ansiedade e à frustração, sentimentos que amplificam o desejo do indivíduo pelo alimento proibido. O resultado obtido é o exagero e a culpa ao ter acesso a esse ou outros alimentos. Esse comportamento pode levar a ganho de peso e, consequentemente, insatisfação corporal, novamente elevando a dieta restritiva com a finalidade de perda de peso.[49,50]

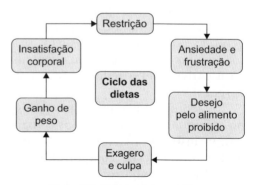

Figura 8.3 Ciclo das dietas restritivas.

Em geral, o êxito das dietas para emagrecimento é mensurado basicamente pela redução da massa corporal, o que indica uma visão reducionista, posto que essa medida, por si só, não descreve a amplitude de benefícios que podem ser destacados, para além da perda de peso.

Estratégias com visão biopsicossocial para mudanças do comportamento alimentar não englobam apenas a promoção de práticas saudáveis de alimentação e aumento de atividade física, mas também promovem autoestima, satisfação corporal e reflexão crítica sobre padrões de beleza impostos na mídia e na sociedade.[46,49] As estratégias para emagrecimento mais efetivas, portanto, não são focadas apenas na massa corporal, mas vislumbram a importância do que se come (o alimento), além das questões relacionadas ao ato de comer, ou seja, "quando", "onde", "com quem", "como" e "por que" se come.

Atualmente, é um desafio para o nutricionista posicionar-se como especialista em alimentação, e não em emagrecimento. Na contramão de muitas dietas restritivas e proibitivas encontram-se estratégias com foco na mudança de comportamento, que se revelam promissoras na melhora da relação com a alimentação, com consequente perda de peso. Isso torna-se evidente nas abordagens do comer intuitivo (*intuitive eating*) e do comer com atenção plena (*mindful eating*),[46,49,50] que serão detalhados no Capítulo 10, *Mindful Eating e Comportamento Alimentar*.

Comportamento alimentar transtornado

Comportamento alimentar transtornado é o termo traduzido do inglês *disordered eating*, que caracteriza comportamentos disfuncionais para perda ou controle de peso, como prática de exercício físico em excesso, obsessão em contar calorias dos alimentos, o hábito de pular refeições, fazer dietas restritivas, ter episódios de compulsões alimentares, ter necessidade extrema de controlar a ingestão de determinados alimentos, sentir-se culpado após o consumo de alimentos, o uso de laxantes, diuréticos e drogas anorexígenas, entre outros recursos que dissociam estética e saúde.[49,57] Com o objetivo de emagrecer ou controlar o peso, indivíduos insatisfeitos com seu corpo podem apresentar o comer transtornado, com menor intensidade e frequência do que as observadas nos transtornos alimentares.

O comer transtornado não tem diagnóstico exato, pois não se enquadra na *Diagnostic and Statistical Manual IV edition* (DSM-V) e, portanto, não é classificado como distúrbio grave; no entanto, é crescente e pode estar mascarado de atitudes positivas em relação à saúde – por exemplo, pessoas que exibem corpos magros e um estilo de vida "saudável" às custas de muito sofrimento e ansiedade frente a alimentação, com preocupação excessiva, dietas restritivas e exercício físico em exagero.[49,58]

É fundamental a identificação precoce do comportamento alimentar transtornado de um indivíduo a fim de se trabalhar a mudança de comportamento e ajudá-lo a alcançar a saúde e o bem-estar. Para auxiliar os profissionais de saúde nessa identificação, recomenda-se o uso da Escala de Atitudes Alimentares Transtornadas (EAAT).[49]

Imagem corporal e mídia

A insatisfação com a imagem corporal é um distúrbio caracterizado pela percepção negativa ao relacionar o corpo atual e o corpo considerado ideal.[59,60]

As representações de beleza transformaram-se ao longo da história de acordo com o lugar, a época e a cultura. Atualmente, a cultura do belo promovida pela mídia está intrinsecamente relacionada à felicidade, ao sucesso, à visibilidade e ao dinheiro, podendo desencadear a insatisfação com a imagem corporal e incentivar os indivíduos a recorrerem a práticas disfuncionais para a perda ou manutenção de peso a fim de fugirem da sensação de invisibilidade social.[59,60]

A excessiva exposição a esse tipo de mídia, em especial nas redes sociais, em que corpos magros e/ou musculosos são exaustivamente exibidos, leva muitas pessoas a se sentirem pressionadas a alcançar o mesmo padrão de beleza.[61,62]

A declaração de insatisfação com o corpo é uma informação importante para o planejamento de ações que visam à saúde, dado que pessoas insatisfeitas com sua imagem corporal com frequência adotam práticas alimentares inadequadas. Como já visto, essas práticas alimentares não propiciam uma relação saudável e prazerosa com o alimento e o corpo, desconsiderando as habilidades de comer de maneira intuitiva e com consciência, além de, muitas vezes, gerarem ganho de peso, baixa autoestima e transtornos alimentares.[61,62]

Comer intuitivo (intuitive eating)

O comer intuitivo, traduzido do inglês *intuitive eating*, é definido como comer em resposta à fome fisiológica, de acordo com os sinais internos de fome e saciedade, menos influenciado por sinais externos, como emoções, por exemplo. Essa abordagem foi desenvolvida pelas nutricionistas americanas Evelyn Tribole e Elyse Resch em 1995, e sua aplicabilidade foi evidenciada em mais de 90 estudos científicos publicados.[49,50,63-65]

O comer intuitivo sugere que, ao confiar nas habilidades do próprio corpo de identificar sensações físicas de fome e perceber influências das emoções, desenvolve-se uma sabedoria corporal para determinar o que, quando e quanto comer. Trata-se de um programa abrangente com atividades que ajudam a desenvolver um relacionamento saudável com a comida, estimulando profunda conexão entre mente e corpo. Além dessas habilidades, o comer intuitivo, por meio de muita prática, trabalha também a desconstrução de regras e julgamentos alimentares, aceitação corporal, autoestima, incentivo a prática de exercícios físicos e alimentação saudável, respeitando a individualidade e estimulando o prazer.

Essa abordagem não é considerada uma dieta, por isso não tem foco no emagrecimento. Todavia, após a aceitação corporal, a percepção dos sinais do corpo e a melhora da relação do indivíduo com sua alimentação provocam a perda de peso como consequência natural desse processo.[49,50] Este tema será tratado com mais detalhes no Capítulo 10, *Mindful Eating e Comportamento Alimentar*.

Os três pilares do comer intuitivo, mostrados na **Figura 8.4**, são essenciais na proposta conceitual de saúde e

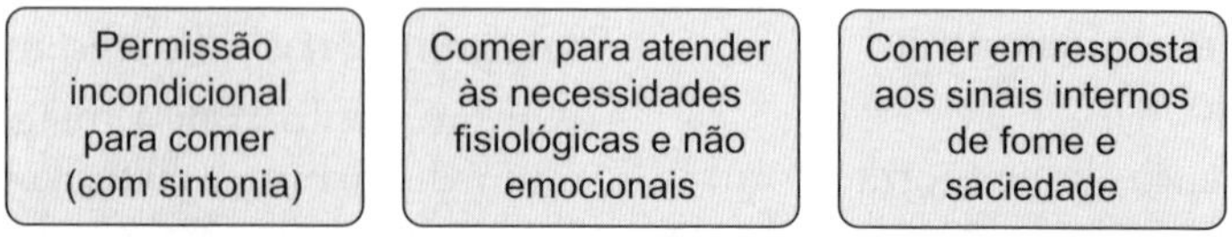

Permissão incondicional para comer (com sintonia)	Comer para atender às necessidades fisiológicas e não emocionais	Comer em resposta aos sinais internos de fome e saciedade

Figura 8.4 Pilares do comer intuitivo para a promoção de sintonia entre corpo, mente e emoções.

bem-estar que não engloba dietas restritivas e proibitivas para adotar o respeito às necessidades fisiológicas. Esses pilares abrangem dez princípios trabalhados para guiar os indivíduos a terem uma relação melhor com a alimentação, resgatando assim os sinais internos de fome e saciedade e promovendo escolhas alimentares sem culpa e com prazer.[49,50] São eles:

1. Rejeitar a mentalidade da dieta
2. Honrar a fome
3. Fazer as pazes com a comida
4. Desafiar o policial alimentar
5. Respeitar sua saciedade
6. Descobrir o fator satisfação
7. Lidar com os sentimentos sem usar comida
8. Respeitar o próprio corpo
9. Exercitar-se sentindo a diferença
10. Honrar a saúde praticando uma "nutrição gentil".

Esses princípios não precisam ser seguidos na ordem numérica, e é fundamental identificar o momento de cada indivíduo para trabalhar o princípio que faça sentido para ele.[49,50] O comer intuitivo revela-se uma abordagem promissora em substituição a intervenções com base em dietas restritivas, pois promove uma relação equilibrada e positiva em relação à alimentação e à imagem corporal e devolve o prazer em comer.

Comer com atenção plena (mindful eating)

Mindfulness é um estado de consciência decorrente da atenção ao momento que se vive, sem julgamentos. Esse estado de consciência envolve a percepção mental das experiências vivenciadas nos âmbitos emocional e físico, explorando o mundo com abertura, gentileza e curiosidade.[65]

A prática da meditação *mindfulness* foi popularizada pelos estudos de Jon Kabat-Zinn, que desenvolveu um programa focado na redução do estresse. Na literatura, alguns estudos comprovam os benefícios dessa prática em vários âmbitos da saúde, como ansiedade, aceitação corporal, redução de episódios de compulsão alimentar, além de outros sintomas relacionados a distúrbios alimentares. Embora o foco dessa abordagem não seja o emagrecimento, verificou-se a perda de peso como consequência dela.[65-69]

A proposta do *mindful eating* é semelhante à do comer intuitivo, diferenciada pela prática da meditação. Durante os programas de *mindful eating*, os autores sugerem o uso de áudios com o objetivo de guiar o exercício da meditação, aliados a materiais para leitura e práticas que promovam uma relação saudável e equilibrada entre comida, mente e corpo.[70,71]

Apesar da semelhança entre *comer intuitivo* e *mindful eating*, vale ressaltar que a metodologia do comer intuitivo tem apenas um protocolo baseado em três pilares e dez princípios que foram avaliados cientificamente por meio de uma escala. O *mindful eating*, por sua vez, não tem um protocolo específico e é encontrado em diferentes programas com diferentes tempos de duração (geralmente, de 4 a 12 semanas), práticas de meditação e exercícios.

Embora comer com atenção plena e o comer intuitivo sejam capacidades inatas do ser humano, vale salientar a importância da capacitação do profissional da área da saúde no aperfeiçoamento desse saber e dessa prática para auxiliar os indivíduos na relação com a alimentação, proporcionando mudanças no comportamento alimentar de maneira efetiva e sem danos. Além disso, ressaltamos que, de acordo com as Diretrizes da Sociedade Brasileira de Obesidade e Síndrome Metabólica, a eficácia e o benefício da meditação e atenção plena ainda são incertos; ainda não há eficácia e benefício estabelecidos para que sejam consideradas no tratamento de pacientes com sobrepeso associado a fatores de risco e de pacientes com obesidade, o que deve ser explorado em estudos futuros.[72]

DIRETRIZES DA SOCIEDADE BRASILEIRA DE OBESIDADE E SÍNDROME METABÓLICA NA PROMOÇÃO DO EMAGRECIMENTO SAUDÁVEL

Há inúmeros mitos e crenças relacionados ao emagrecimento; portanto, o profissional da saúde deve estar sempre embasado em ciência e, sobretudo, respaldado pelas diretrizes e posicionamentos das sociedades e associações que regem a temática em questão. Assim, no caso do emagrecimento, devemos levar em consideração as diretrizes e os posicionamentos da Sociedade Brasileira de Obesidade e Síndrome Metabólica, da Sociedade Brasileira de Endocrinologia e Metabologia, bem como da Sociedade Brasileira de Alimentação e Nutrição, além de órgãos internacionalmente reconhecidos.

Segundo as Diretrizes da Sociedade Brasileira de Obesidade e Síndrome Metabólica, estratégias multimodais, ou seja, que consideram aspectos quantitativos e qualitativos da dieta, serão mais efetivas e duradouras, por abordarem os diferentes componentes do modelo multicausal da obesidade, usando estratégias comprovadamente efetivas, como a intervenção nutricional não apenas dietoterápica, mas pautada em mudanças comportamentais.[72] Dentre as estratégias multimodais, a Associação Brasileira para o Estudo da Obesidade e Síndrome Metabólica (ABESO) menciona a utilização da terapia cognitivo comportamental e a adoção de técnicas de entrevista motivacional para o tratamento nutricional.

De acordo com a **Figura 8.5**, a entrevista motivacional é construída em três pilares fundamentais: a escuta reflexiva, a autonomia e a decisão compartilhada, para que o nutricionista possa guiar o paciente na identificação dos problemas que impeçam seu processo de mudança, ou seja, o emagrecimento, sua relação com a comida e, a partir daí, a busca por soluções. Durante a entrevista motivacional, nutricionista e paciente devem refletir sobre valores e crenças do paciente e/ou seus pais, organizar o discurso transmitido por eles e demonstrar sua automotivação.

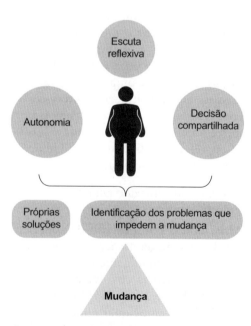

Figura 8.5 Pilares da entrevista motivacional no processo de emagrecimento.

A terapia cognitivo-comportamental (TCC) é considerada uma ferramenta importante na promoção do emagrecimento saudável, pois apresenta foco em mudanças do comportamento, e não apenas na redução de peso.[73] Além disso, utiliza-se de técnicas comportamentais para a modificação de hábitos alimentares, como a prática da automonitoramento (observação sistemática e registro dos alimentos ingeridos e das situações associadas), técnicas para controle de estímulos, treinamento em resolução de problemas, bem como prevenção de recaídas.[73,74]

Em um estudo realizado com adolescentes com excesso de peso e idade entre 11 e 19 anos foram aplicadas técnicas de terapia cognitivo-comportamental e entrevistas motivacionais para a redução de peso. Foram verificadas melhorias na composição corporal, na aptidão cardiovascular, nos hábitos alimentares e de atividade física e no funcionamento familiar e psicossocial. Essas abordagens, entretanto, têm sido subutilizadas no tratamento de sobrepeso e obesidade.[75] As Diretrizes da Sociedade Brasileira de Obesidade e Síndrome Metabólica consideram que a entrevista motivacional pode ser um adjuvante no tratamento de pacientes com sobrepeso e obesidade.[72]

PRESCRIÇÃO DIETÉTICA

Como visto anteriormente, o cérebro é responsável pela via central na regulação do comportamento alimentar, enquanto os sinais periféricos têm diferentes origens, tais como hormônios produzidos por tecido adiposo e trato gastrintestinal. Dessa maneira, a compreensão dessa complexa e sofisticada rede é primordial para o desenvolvimento de estratégias nutricionais que buscam a redução de massa corporal, de modo que não seja adotada uma visão reducionista na qual a prescrição dietética é embasada apenas em valor calórico e gasto energético. Nesse sentido, faz-se necessário, além de compreender a interação e conexões dos sinais de fome (orexígenos) e saciedade (anorexígenos), identificar também possíveis fatores e nutrientes que moldem suas ações.

Estudos atuais revelam que a redução de 5% da massa corporal pode promover efeitos benéficos ao indivíduo com obesidade, como melhora da função cardiorrespiratória e cardiovascular. Entretanto, para normalização de hormônios que atuam no controle neuroendócrino de fome e saciedade é preciso reduzir cerca de 10% ou mais de seu peso corporal.[75,76] A composição da dieta pode interferir nos sinais de fome e saciedade. Dietas isocalóricas com composições diferentes promovem efeitos diversos no metabolismo e perfil bioquímico, ou seja, têm vias metabólicas distintas. Contudo, estudos indicam que, independentemente da composição dos macronutrientes, a resposta ao emagrecimento e de reganho de peso é semelhante.[77-79]

Embora a redução de energia seja uma condição essencial para a redução de massa corporal, existem outros fatores envolvidos na escolha de uma dieta para emagrecimento. Diferenças individuais são observadas na resposta a cada dieta. Ao considerar a diferença genética na perda de massa corporal como resposta a uma dieta, é possível estabelecer dietas personalizadas, que têm mais eficácia a longo prazo. Além do genótipo, as características da microbiota intestinal contribuem para explicar as diferenças metabólicas interindividuais no consumo de macronutrientes.[80] Por isso, a escolha da dieta a ser prescrita deve ser embasada em aspectos genéticos, biológicos, comportamentais e ambientais.

Até o momento, encontramos na literatura a descrição de determinados polimorfismos e sua associação com a obesidade e respostas biológicas a diferentes dietas. Um estudo revelou que indivíduos com alelo de risco para a variante FTO rs9939609 apresentaram menor plenitude.[81] Além disso, o grupo com genótipo FTO perdeu significativamente mais peso ao receber uma dieta rica em proteínas, dependendo da dose do gene, mas esse genótipo não afetou a resposta a uma dieta pobre em proteínas.[82] As variantes rs17700633 do alelo MC4R foram relacionadas a um aumento da ingestão de gordura e energia total na dieta; os portadores desse polimorfismo, no período de 10 anos, tiveram aumento significativo do IMC quando comparados aos não portadores.[83]

De acordo com estudo de Qi et al.,[84] indivíduos com o alelo T (rs2287019) do receptor polipeptídico insulinotrópico dependente de glicose (GIPR) apresentaram maior redução de massa corporal e melhor controle glicêmico ao adotarem uma dieta *low-fat* (pobre em gorduras). Em indivíduos portadores do alelo A do gene do IRS-1 (*insulin receptor substrate 1*), as taxas de reversão da síndrome metabólica foram maiores com uma dieta rica em gordura (*high-fat*) para perda de massa corporal.[85]

A nutrigenética pode ser considerada uma importante ferramenta na seleção das recomendações dietéticas individuais, uma vez que se conheçam as diferentes respostas às intervenções alimentares, de acordo com alguns polimorfismos apresentados. Entretanto, torna-se difícil avaliar os efeitos sinérgicos entre os genes e suas interações com o meio ambiente, os quais seriam mediadores do efeito sobre a obesidade e seus fenótipos.[86] Pesquisas sobre diferentes ômicas são necessárias para identificar as interações entre os nutrientes e diferentes fenótipos associados à obesidade e ampliar o conhecimento sobre eles.[87]

Dietas pobres em carboidratos

Os carboidratos e as gorduras são considerados, frequentemente, "vilões" no emagrecimento; porém, sua restrição parcial ou total não promove benefícios adicionais na perda de peso e gordura corporal e pode gerar efeitos deletérios à saúde do indivíduo. Essa temática será discutida em detalhe no Capítulo 6, *Restrição Parcial e Total de Carboidratos e o Emagrecimento*. Os carboidratos que favorecem a rápida resposta glicêmica levam ao aumento abrupto e subsequente redução da secreção da insulina e ao aumento na liberação do glucagon e da grelina, hormônios orexígenos que estimulam a sensação de fome.

A escolha adequada de alimentos que são fontes de carboidratos com baixa e moderada resposta glicêmica, os quais promovem flutuações pequenas na glicemia e na insulinemia, pode ser uma ferramenta coadjuvante importante na redução do risco de obesidade e recuperação da massa corporal. Reforçamos também que, além do índice e da carga glicêmica dos alimentos, deve-se atentar para a combinação de diferentes alimentos durante a refeição, pois ela será responsável por alterações na resposta glicêmica. É válido destacar que o controle da resposta glicêmica e insulínica parece ser fundamental para a manutenção de um estado inflamatório mais equilibrado.

Pensando nisso, a inclusão de proteínas, gorduras, fibras e prebióticos é importante para promover melhor controle glicêmico, uma vez que esses nutrientes geram efeitos complementares no controle da fome, agindo em vias neuroendócrinas e conferindo maior saciedade. Isso foi evidenciado no estudo de Kim et al.,[88] no qual 12 indivíduos saudáveis receberam, a cada manhã, uma de seis refeições de teste, após 12 horas de jejum. Com a resposta glicêmica pósprandial de cada refeição consumida, concluiu-se que, apesar das quantidades semelhantes de carboidratos com ou sem gordura, proteínas e fibras nas refeições, os valores de índice e carga glicêmica foram menores nos indivíduos que consumiram uma refeição mista, resultando em menor resposta glicêmica pós-prandial, o que indica o efeito sinérgico entre os três macronutrientes.

Na literatura, fica claro que dietas pobres em carboidratos (< 20 g/dia) adotadas por poucos meses promovem maior redução de massa corporal; entretanto, o efeito desaparece quando essas dietas são continuadas por períodos mais longos, além de terem difícil adesão.[81,89-91] Outros estudos pontuaram que esse tipo de dieta foi capaz de promover maiores benefícios cardiovasculares, como aumento do HDL-c e redução dos triglicerídios séricos, porém sem perda de peso em relação à dieta controle.[92,93]

Dietas pobres em gorduras

O consumo de gorduras também é bem discutido em planejamento dietético para a promoção do emagrecimento, mas, apesar de favorecer a saciedade, o consumo excessivo de alimentos que são fonte de gordura trans e saturada pode ser deletério à saúde.

A lipotoxicidade pode ocorrer em diversos órgãos-alvos por efeitos diretos ativando vias infamatórias e, por efeitos indiretos, levando à alteração na microbiota intestinal associada à endotoxemia. Cani et al.[94] identificaram que uma dieta rica em gordura saturada resultou em mudança significativa na composição das populações bacterianas dominantes na microbiota intestinal, com a diminuição no número de *Bifidobacteria*, *Eubacterium*, *Clostridium costrides* e *Bacteroides*, favorecendo um aumento na proporção gram-negativa para gram-positiva. Essa mudança na composição da microbiota associou-se a um aumento expressivo de lipopolissacarídios (LPS) plasmáticos, massa gorda, ganho de peso corporal, acúmulo de triglicerídios hepáticos no fígado, resistência à insulina e diabetes *mellitus* tipo 2.[94,95] Discutiremos com maior profundidade o efeito da dieta sobre a microbiota intestinal no Capítulo 20, *Microbioma Humano, Nutrição e Suas Interfaces na Saúde*.

Em um estudo prévio desenvolvido com adolescentes no tratamento interdisciplinar para obesidade, verificou-se correlação positiva entre o consumo de carboidratos e lipídios saturados e o neuropeptídio orexígeno NPY, sugerindo uma possível ação desses componentes no estímulo da fome.[96] Quanto ao consumo adequado de gorduras mono e poli-insaturadas, destacando-se a razão ômega-6/ômega-3, ele poderia atribuir proteção cardiovascular, melhora na resistência insulínica e redução de biomarcadores inflamatórios.[97]

Em metanálise com 594 participantes em seis estudos de intervenção que duraram entre 3 e 18 meses, verificou-se que não houve diferenças significativas na manutenção da redução de massa corporal entre dietas com baixo teor de gordura que variaram de 20 a 30 g/dia, ou 20%

da energia total, comparadas a outras dietas para redução de peso.[98] Embora a literatura apresente diferentes efeitos na redução de peso e perfil bioquímico de acordo com a dieta, mostra-se aceitável que algumas combinações de macronutrientes possam indicar resultados mais positivos para redução e manutenção da massa corporal, como a redução de gordura e dietas ricas em proteínas.[78]

Dietas ricas em proteínas

Dietas ricas em proteínas são consideradas benéficas no controle da redução da massa corporal, uma vez que auxiliam na preservação da massa livre de gordura e do músculo esquelético, o que pode colaborar para a manutenção do gasto energético de repouso.

Além disso, a proteína tem propriedades termogênicas bem definidas, mediadas por processos oxidativos e vias intermediárias de metabolismo produtoras de energia.[78] No entanto, efeitos distintos também foram relatados para proteínas específicas associadas à supressão do apetite, bem como para alguns aminoácidos que apresentam ações importantes na sinalização de receptores opioides e adrenérgicos e/ou noradrenérgicos envolvidos no balanço energético.[78]

Mecanismos relacionados à saciedade induzida por proteínas foram atribuídos a receptores sensíveis aos cálcio-aminoácidos, substâncias umami que afetam os aferentes vagais gástricos, ou ao aspartame, aminoácido derivado de adoçantes que modula apetite e termogênese pós-prandial.[80] Desse modo, pode-se concluir que devem ser considerados para a elaboração de orientações e estratégias nutricionais duradouras para o emagrecimento o equilíbrio e a qualidade dos componentes da alimentação, e não sua exclusão. Para a prescrição dietética, todas as comorbidades associadas relatadas pelo paciente precisam ser ponderadas, assim como os aspectos biopsicossociais do paciente. Apenas com essas informações é possível roteirizar o atendimento nutricional, como mostrado na **Figura 8.6**. O **Quadro 8.1** apresenta recomendações nutricionais das Diretrizes da Sociedade Brasileira de Obesidade e Síndrome Metabólica.

Um déficit calórico de 500 kcal por dia produz um déficit semanal de cerca de 3.500 kcal, equivalente à energia inserida em 450 g de tecido adiposo.[8] Com esse grau de restrição calórica, pode-se estimar a taxa de perda de peso. Como regra geral, a perda de peso é calculada como se fosse linear, mas, na realidade, não é. Inicialmente mais rápida, ela diminui de maneira logarítmica à medida que se perde peso, até atingir um novo platô.[78]

QUADRO 8.1 Recomendações nutricionais das Diretrizes da Sociedade Brasileira de Obesidade e Síndrome Metabólica.[72]

Nutrientes	Ingestão recomendada
Calorias	O suficiente para atingir e manter o peso desejável
Carboidratos	50 a 55% das calorias totais
Fibras	20 a 30 g/dia
Proteínas	15% das calorias totais
Gordura total	30% das calorias totais
Ácidos graxos saturados	≤ 7% das calorias totais
Ácidos graxos monoinsaturados	Até 20% das calorias totais
Ácidos graxos poli-insaturados	> 10% das calorias totais
Colesterol	≤ 200 mg/dia

CAPÍTULO 8 • **Estratégias Alimentares e Nutricionais para o Emagrecimento**   93

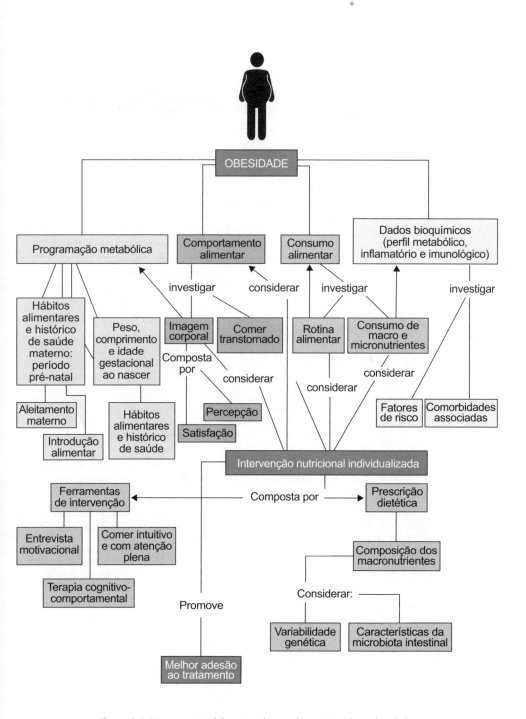

Figura 8.6 Mapa conceitual do roteiro da consulta nutricional em obesidade.

A manutenção prolongada da perda de peso pode ser influenciada, sobretudo, pela capacidade de aderir a dietas, e o suporte comportamental afeta significativamente os resultados.[77] Assim, evidenciamos no **Quadro 8.2** as recomendações clínicas para a gestão do peso no aconselhamento a longo prazo.

QUADRO 8.2 Recomendações clínicas para gestão do peso no aconselhamento a longo prazo.

Recomendações	Estratégias
Benefícios a longo prazo requerem atenção a longo prazo	Interação contínua com profissionais de saúde ou com grupos melhora significativamente a manutenção do peso e os resultados a longo prazo.
Uso de aconselhamento/estratégias específicos para a manutenção do peso	Automonitoramento frequente, refeições/lanches menores e mais frequentes ao longo do dia, aumento da atividade física, desjejum adequado, maior frequência na realização de refeições em casa (e redução de refeições em restaurantes *fast-food*), redução do tempo de tela, desenvolvimento de habilidades e estratégias que auxiliem o paciente no gerenciamento a longo prazo, antecipação de possíveis dificuldades com preparação de planos de contingência.
Treinamento na prevenção de recaídas	Antecipar e gerenciar situações de alto risco para recaídas e lapsos que possam fazer o paciente desistir. Esse aconselhamento, em geral, inclui: identificação de limiares de peso que sinalizem a necessidade de reativação de equipe de suporte ou de estratégias de contingência; desenvolvimento de planos e estratégias para gerenciar recaídas; resolução de problemas para identificar desafios; formulação de soluções e avaliação de opções; e construção de estratégias (por meio de entrevista motivacional) para atividades não alimentares e mecanismos de enfrentamento, como ter *hobbies* ou comer com atenção plena, minimizando o enfrentamento de mecanismos contraproducentes, como o comer emocional.
Reforçar a satisfação com os resultados	Observa-se maior tendência de concentração no que não foi alcançado, em vez daquilo que já se realizou. Desse modo, ressalta-se a importância da exaltação dos resultados obtidos, referentes não só ao peso corporal, mas a mudanças comportamentais, motivação e melhora dos parâmetros clínicos.
Reestruturação cognitiva	Rompimento de ciclos de pensamento negativo e desadaptativo, auxílio na adoção de novos padrões de enfrentamento.
Desenvolvimento de flexibilidade cognitiva	É necessário aprender a aceitar que expectativas rígidas e a adesão "perfeita" a objetivos comportamentais são irreais, ou seja, é necessário ser flexível e planejar estratégias para quando um plano não for exitoso, promovendo mudanças comportamentais sustentáveis.

(continua)

QUADRO 8.2 Recomendações clínicas para gestão do peso no aconselhamento a longo prazo. *(continuação)*

Recomendações	Estratégias
Apelo às motivações mais profundas dos pacientes	Torna-se necessário o apelo às motivações mais profundas do paciente, identificando-as com ele para que consiga se apropriar de suas mudanças e metas comportamentais e se envolva nelas por considerá-las profundamente significativas ou agradáveis, conseguindo sustentá-las a longo prazo.
Gerenciar expectativas: para pacientes e profissionais	Recomenda-se aconselhar o paciente sobre a fisiologia dos desafios da perda de peso a longo prazo e o grau realista que se pode esperar de intervenções comportamentais. Além disso, o profissional deve ser honesto com o paciente sobre as expectativas. Elas devem ser tangíveis e alinhadas às motivações, valores e preferências pessoais do paciente.
Escalar o tratamento conforme necessário	Para pacientes que não alcançam perda suficiente de peso ou melhorias na saúde com aconselhamento básico em contextos de cuidados primários, deve-se intensificar a terapia e realizar encaminhamentos a profissionais específicos que integram a equipe interdisciplinar.

Adaptado de Hall & Kahan.[77]

REFERÊNCIAS BIBLIOGRÁFICAS

1. WHO. Obesity and overweight; 2020. Disponível em: <https://www.who.int/news-room/fact-sheets/detail/obesity-and-overweight>.
2. Bulló M, Casas-Agustench P, Amigó-Correig P, Aranceta J, Salas-Salvadó J. Inflammation, obesity and comorbidities: the role of diet. Public Health Nutr. 2007;10(10A):1164-72.
3. Farooqi IS. EJE Prize. 2012: Obesity: from genes to behaviour. Eur J Endocrinol 2014;171(5):R191-5.
4. Item F, Konrad D. Visceral fat and metabolic inflammation: the portal theory revisited. Obes Rev. 2012;13(Suppl.2):30-9.
5. Kac G, Velasquez-Melendez G. A transição nutricional e a epidemiologia da obesidade na América Latina. Cad. Saúde Pública. 2003;19(Supl 1):S4-S5.
6. Batista Filho M, Souza AI, Miglioli TC, Santos MC. Anemia e obesidade: um paradoxo da transição nutricional brasileira. Cad. Saúde Pública. 2008;24(Supl 2):s247-57.
7. Souza EB. Transição nutricional no Brasil: análise dos principais fatores. Cadernos UNIfoa. 2010;13:49-53.
8. Batista Filho M, Rissin A. A transição nutricional no Brasil: tendências regionais e temporais. Cad Saúde Pública. 2003;19(Supl 1):S181-91.
9. Liang X, Chen X, Li J, Yan M, Yang Y. Study on body composition and its correlation with obesity: a cohort study in 5121 Chinese Han participants. Medicine. 2018;97(21):e10722.
10. Hopkins M, Blundell JE. Energy balance, body composition, sedentariness and appetite regulation: pathways to obesity. Clin Sci. 2016;130(18):1615-28.
11. Rodrigues AM, Suplicy HL, Radominski RB. Controle neuroendócrino do peso corporal: implicações na gênese da obesidade. Arq Bras Endocrinol Metab. 2003;47(4):398-409.
12. Theilade S, Christensen MB, Vilsbøll T, Knop FK. An overview of obesity mechanisms in humans: endocrine regulation of food intake, eating behaviour and common determinants of body weight. Diabetes Obes Metab. 2021;23:17-35.
13. Dragano NR, Haddad-Tovolli R, Velloso LA. Leptin, neuroinflammation and obesity. Front Horm Res. 2017;48:84-96.
14. Cui H, López M, Rahmouni K. The cellular and molecular bases of leptin and ghrelin resistance in obesity. Nat Rev Endocrinol. 2017;13(6):338-51.
15. De Git KC, Adan RA. Leptin resistance in diet-induced obesity: the role of hypothalamic inflammation. Obes Rev. 2015;16(3):207-24.
16. Karimbeiki R, Pourmasoumi M, Feizi A, et al. Higher dietary diversity score is associated with obesity: a case-control study. Public Health. 2018;157:127-34.

17. Souza JMB, Castro MM, Maia EMC, Ribeiro AN, Almondes KMM, Silva NG. Obesidade e tratamento: desafio comportamental e social. Rev Bras Ter Cogn. 2005;1:59-67.
18. De Wit L, Luppino F, van Straten A, Penninx B, Zitman F, Cuijpers P. Depression and obesity: a meta-analysis of community-based studies. Psychiatry Res. 2010;178(2):230-5.
19. Kumar S, Kelly AS. Review of childhood obesity: from epidemiology, etiology, and comorbidities to clinical assessment and treatment. Mayo Clin Proc. 2017;92(2):251-65.
20. Abbes PT, Lavrador MSF, Escrivao MAMS, Carrazedo TJAA. Sedentarismo e variáveis clínico-metabólicas associadas à obesidade em adolescentes. Rev Nutr. 2011;24(4):529-38.
21. Geng L, Liao B, Jin L, et al. Exercise alleviates obesity-induced metabolic dysfunction via enhancing FGF21 sensitivity in adipose tissues. Cell Rep 2019;26(10):2738-52.
22. Kravchychyn ACP, Campos RMDS, Ferreira YAM, et al. Higher increase degree of FGF21 post long-term interdisciplinary weight loss therapy preserves the free fat mass and rest metabolic rate in adolescents with obesity. Arch Endocrinol Metab. 2020;64(4):479-82.
23. Blizzard LeBlanc DR, Rioux BV, Pelech C, et al. Exercise-induced irisin release as a determinant of the metabolic response to exercise training in obese youth: the EXIT trial. Physiol Rep. 2017;5(23):e13539.
24. Jeremic N, Chaturvedi P, Tyagi SC. Browning of white fat: novel insight into factors, mechanisms, and therapeutics. J Cell Physiol. 2017;232(1):61-8.
25. Rodríguez A, Becerril S, Ezquerro S, Méndez-Giménez L, Frühbeck G. Crosstalk between adipokines and myokines in fat browning. Acta Physiol (Oxf). 2017;219(2):362-81.
26. Perakakis N, Triantafyllou GA, Fernández-Real JM, et al. Physiology and role of irisin in glucose homeostasis. Nat Rev Endocrinol. 2017;13(6):324-37.
27. Liang X, Chen X, Li J, Yan M, Yang Y. Study on body composition and its correlation with obesity: a cohort study in 5121 Chinese Han participants. Medicine. 2018;97(21):e10722.
28. Matulewicz N, Stefanowicz M, Nikolajuk A, Karczewska-Kupczewska M. Markers of adipogenesis, but not inflammation, in adipose tissue are independently related to insulina sensitivity. J Clin Endocrinol Metab. 2017;102(8):3040-9.
29. Pei R, DiMarco DM, Putt KK, et al. Low-fat yogurt consumption reduces biomarkers of chronic inflammation and inhibits markers of endotoxin exposure in healthy premenopausal women: a randomized controlled trial. Br J Nutr. 2017;118(12):1043-51.
30. Ringseis R, Eder K, Mooren FC, Krüger K. Metabolic signals and innate immune activation in obesity and exercise. Exerc Immunol Rev. 2015;21:58-68.

31. Hames KC, Morgan-Bathke M, Harteneck DA, et al. Very-long-chain ω-3 fatty acid supplements and adipose tissue functions: a randomized controlled trial. Am J Clin Nutr. 2017;105(6):1552-8.
32. Rombaldova M, Janovska P, Kopecky J, Kuda O. Omega-3 fatty acids promote fatty acid utilization and production of pro-resolving lipid mediators in alternatively activated adipose tissue macrophages. Biochem Biophys Res Commun. 2017;490(3):1080-5.
33. Rodríguez LA, Mundo-Rosas V, Méndez-Gómez-Humarán I, Pérez-Escamilla R, Shamah-Levy T. Dietary quality and household food insecurity among Mexican children and adolescents. Matern Child Nutr. 2017;13(4):e12372.
34. Louzada ML, Baraldi LG, Steele EM, et al. Consumption of ultraprocessed foods and obesity in Brazilian adolescents and adults. Prev Med. 2015;81:9-15.
35. Mendonça RD, Lopes AC, Pimenta AM, Gea A, Martinez-Gonzalez MA, Bes-Rastrollo M. Ultraprocessed food consumption and the incidence of hypertension in a Mediterranean cohort: The Seguimiento Universidad de Navarra Project. Am J Hypertens. 2017;30(4):358-66.
36. Hall KD, Ayuketah A, Brychta R, et al. Ultra-Processed diets cause excess calorie intake and weight gain: an inpatient randomized controlled trial of ad libitum food intake. Cell Metab. 2019;30:67-77.e3.
37. Dantas RR, da Silva GAP. O papel do ambiente obesogênico e dos estilos de vida parentais no comportamento alimentar infantil. Rev Paul Pediatr. 2019;37(3):363-71.
38. Jackson SE, Llewellyn CH, Smith L. The obesity epidemic – Nature via nurture: a narrative review of high-income countries. SAGE Open Med. 2020;8:2050312120918265.
39. Silfee VJ, Rosal MC, Sreedhara M, Lora V, Lemon SC. Neighborhood environment correlates of physical activity and sedentary behavior among Latino adults in Massachusetts. BMC Public Health. 2016;16:966.
40. Langøien LJ, Terragni L, Rugseth G, et al. Systematic mapping review of the factors influencing physical activity and sedentary behaviour in ethnic minority groups in Europe: a DEDIPAC study. Int J Behav Nutr Phys Act. 2017;14:99.
41. Roberto CA, Swinburn B, Hawkes C, et al. Patchy progress on obesity prevention: emerging examples, entrenched barriers, and new thinking. Lancet. 2015;385(9985):2400-9.
42. Goodarzi MO. Genetics of obesity: what genetic association studies have taught us about the biology of obesity and its complications. Lancet Diabetes Endocrinol. 2018;6(3):223-36.
43. Pigeyre M, Yazdi FT, Kaur Y, Meyre D. Recent progress in genetics, epigenetics and metagenomics unveils the pathophysiology of human obesity. Clin Sci. 2016;130(12):943-86.

44. Marques-Lopes I, Marti A, Moreno-Aliaga MJ, Martínez A. Aspectos genéticos da obesidade. Ver Nutr. 2004;17(3):327-38.
45. NCD Risk Factor Collaboration (NCD-RisC). Tendências no índice de massa corporal adulta em 200 países de 1975 a 2014: uma análise conjunta de 1698 estudos de medição com base na população com 19,2 milhões de participantes. Lancet. 2016;387:1377-96.
46. Galhardi AL, Ganen AP, Lodi AS, Alvarenga MS. Uso de redes sociais, influência da mídia e insatisfação com a imagem corporal de adolescentes brasileiras. J Bras Psiquiatr. 2017;66(3):164-71.
47. Ciampolini M, Leveoll-Smith D, Sifone M. Sustained self-regulation of energy intake. Loss of weight in overweight subjects: maintenance of weight in normal-weight subjects. Nutr Metab. 2010;19(4):1-12.
48. Sung J, Lee K, Song YM. Relationship of eating behavior to long-term weight change and body mass index: the Healthy Twin study. Eat Weight Disord. 2009;14(2-3):98-105.
49. Alvarenga MS, Figueiredo M, Timerman F, Antonaccio C. Nutrição comportamental. Barueri: Manole, 2015.
50. Tribole E, Resch E. Intuitive eating: a revolutionary program that works. New York: St. Martin's Griffin, 2012.
51. Fischler C. Commensality, society and culture. Soc Sci Inf. 2011;50(3):528-48.
52. Greaney ML, Leeds FD, Sabelia L, Greene GW. Using focus groups to identify factors affecting healthful weight maintenance in Latino immigrants. J Nutr Educ. Behav. 2012;44(5):448-53
53. Dâmaso A, Tock L, Ganen AP. Emagrecer com prazer: pequenas mudanças, resultados duradouros. Rio de Janeiro: Editora Rubio; 2014.
54. Curioni CC, Lourenço PM. Perda de peso a longo prazo após dieta e exercício: uma revisão sistemática. Int J Obes. 2005;29(10):1168-74.
55. Pietilainen KH, Saarni SE, Kaprio J, Rissanen A. Does dieting make you fat? A twin study. int J Obesity. 2012;36(3):456-64.
56. Dulloo Abdul G, Jacquet Jean, Montani Jean-Pierre. How dieting makes some fatter: from a perspective of human body composition autoregulation. Proc Nutr Soc. 2012;71(3):379-89.
57. Alvarenga MS, Koritar P, Pinzon V, et al. Validation of the disordered eating attitude scale for adolescents. J Bras Psiquiatr. 2016;65:36-43.
58. Fiates GMR, Salles RK. Fatores de risco para o desenvolvimento de distúrbios alimentares: um estudo em universitárias. Rev Nutr. 2001;14(Suppl):3-6.
59. Slade PD. What is body image? Behav Res Ther. 1994;32(5):497-502.
60. Sato PM, Timerman F, Fabbri AD, Scagliusi FB, Kotait MS. A imagem corporal nos transtornos alimentares: como o terapeuta nutricional pode contribuir para o tratamento. In: Alvarenga M, Scagliusi FB, Philippi ST (orgs.). Nutrição e transtornos alimentares: avaliação e tratamento. Barueri: Manole; 2011. p. 477-82.
61. Tiggemann M, Williamson S. The effects of exercise on body satisfaction and self-esteem as a function of gender and age. Sex Roles. 2000;43:119-27.
62. Tiggemann M, Slater A. NetGirls: the Internet, Facebook, and body image concern in adolescent girls. Int J Eat Disord. 2013;46(6):630-3.
63. Schaefer J, Magnuson A. A review of interventions that promote eating by internal cues. J Acad Nutr Diet. 2014;114:734e-60.
64. Van Dyke N, Drinkwater E. Relationships between intuitive eating and health indicators: literature review. Public Health Nutr. 2014;17(8):1757-66.
65. Warren JM, Smith N, Ashwell M. A structured literature review on the role of mindfulness, mindful eating and intuitive eating in changing eating behaviours: effectiveness and associated potential mechanisms. Nutr Res Rev. 2017;30(2):272-83.
66. Zinn JK. Full catastrophe living: using the wisdom of your body to face stress, pain, and illness. New York: Delta; 1990. p. 59-72.
67. Godsey J. The role of mindfulness based interventions in the treatment of obesity and eating disorders: an integrative review. Complement Ther Med. 2013;21(4):430-9.
68. Hendrickson KL, Rasmussen EB. Mindful eating reduces impulsive food choice in adolescents and adults. Health Psychol. 2017;36(3):226-35.
69. Bush HE, Rossy L, Mintz LB, Schopp L. Eat for life: a work site feasibility study of a novel mindfulness-based intuitive eating intervention. Am J Health Promot. 2014;28(6):380-8.
70. Rossy L. The mindfulness-based eating solution: proven strategies to end overeating, satisfy your hunger, and savor your life. New Harbinger; 2016.
71. Mann T, Tomiyama AJ, Westling E, Lew AM, Samuel B, Chatman J. Medicare's search for effective obesity treatment: diets are not the answer. Am Psychol. 2007;62(3):220-33.
72. Associação Brasileira para o Estudo da Obesidade e da Síndrome Metabólica. Diretrizes brasileiras de obesidade. 4. ed. São Paulo: ABESO, 2016. [Acesso em 7 dez. 2019.] Disponível em: <http://www.abeso.org.br/uploads/downloads/92/57fccc403e5da.pdf>.
73. Duchesne M, Appolinário JC, Rangé BP, Freitas S, Papelbaum M, Coutinho W. Evidências sobre a terapia cognitivo-comportamental no tratamento de obesos com transtorno da compulsão alimentar periódica. Rev Psiquiatr. 2007;29:80-92.
74. Brennan L, Walkley J, Fraser SF, Greenway K, Wilks R. Motivational interviewing and cognitive behaviour therapy in the treatment of adolescent overweight

and obesity: study design and methodology. Contemp Clin Trials. 2008;29(3):359-75.
75. Oyama LM, do Nascimento CMO, Carnier J, et al. The role of anorexigenic and orexigenic neuropeptides and peripheral signals on quartiles of weight loss in obese adolescents. Neuropeptides. 2010;44(6):467-74.
76. Kravchychyn ACP, Campos RMDS, Corgosinho FC, et al. The long-term impact of high levels of alpha-melanocyte-stimulating hormone in energy balance among obese adolescents. Ann Nutr Metab. 2018;72(4):279-86.
77. Hall KD, Kahan S. Maintenance of Lost Weight and Long-Term Management of Obesity. Med Clin North Am. 2018;102:183-97.
78. Bray GA, Siri-Tarino PW. The role of macronutrient content in the diet for weight management. Endocrinol Metab Clin North Am. 2016;45(3):581-604.
79. Freire R. Scientific evidence of diets for weight loss: different macronutrient composition, intermittent fasting, and popular diets. Nutrition. 2020;69:110549.
80. San-Cristobal R, Navas-Carretero S, Martínez-González MÁ, Ordovas JM, Martínez JA. Contribution of macronutrients to obesity: implications for precision nutrition. Nat Rev Endocrinol. 2020;16(6):305-20.
81. Melhorn SJ, Askren MK, Chung WK, et al. FTO genotype impacts food intake and corticolimbic activation. Am J Clin Nutr. 2018;107(2):145-54.
82. Zhang X, Qi Q, Zhang C, et al. FTO genotype and 2-year change in body composition and fat distribution in response to weight-loss diets: the POUNDS LOST Trial. Diabetes. 2012;61(11):3005-11.
83. Qi L, Kraft P, Hunter DJ, Hu FB. The common obesity variant near MC4R gene is associated with higher intakes of total energy and dietary fat, weight change and diabetes risk in women. Hum Mol Genet. 2008;17:3502-8.
84. Qi Q, Bray GA, Hu FB, Sacks FM, Qi L. Weight-loss diets modify glucose-dependent insulinotropic polypeptide receptor rs2287019 genotype effects on changes in body weight, fasting glucose, and insulin resistance: the Preventing Overweight Using Novel Dietary Strategies trial. Am J Clin Nutr. 2012;95(2):506-13.
85. Qi Q, Xu M, Wu H, et al. IRS1 genotype modulates metabolic syndrome reversion in response to 2-year weight-loss diet intervention: the POUNDS LOST trial. Diabetes Care. 2013;36(11):3442-7.
86. El- Sayed Moustafa JS, Froguel P. From obesity genetics to the future of personalized obesity therapy. Nat Rev Endocrinol. 2013;9:402-13.
87. Tessier F, Fontaine- Bisson B, Lefebvre JF, El-Sohemy A, Roy- Gagnon, MH. Investigating gene- gene and gene- environment interactions in the association between overnutrition and obesity- related phenotypes. Front Genet. 2019;10:151.
88. Kim JS, Nam K, Chung SJ. Effect of nutrient composition in a mixed meal on the postprandial glycemic response in healthy people: a preliminary study. Nutr Res Pract. 2019;13(2):126-33.
89. Brehm BJ, Seeley RJ, Daniels SR, D'Alessio DA. A randomized trial comparing a very low carbohydrate diet and a calorie-restricted low fat diet on body weight and cardiovascular risk factors in healthy women. J Clin Endocrinol Metab. 2003;88(4):1617-23.
90. Samaha FF, Iqbal N, Seshadri P, et al. A low-carbohydrate as compared with a low-fat diet in severe obesity. N Engl J Med. 2003;348(21):2074-81.
91. Stern L, Iqbal N, Seshadri P, et al. The effects of low-carbohydrate versus conventional weight loss diets in severely obese adults: one-year follow-up of a randomized trial. Ann Intern Med. 2004;140(10):778-85.
92. Foster GD, Wyatt HR, Hill JO, et al. Weight and metabolic outcomes after 2 years on a low-carbohydrate versus low-fat diet: a randomized trial. Ann Intern Med. 2010;153(3):147-57.
93. Layman DK, Evans EM, Erickson D, et al. A moderate-protein diet produces sustained weight loss and long-term changes in body composition and blood lipids in obese adults. J Nutr. 2009;139(3):514-21.
94. Cani PD, Neyrinck AM, Fava F, et al. Selective increases of bifidobacteria in gut microflora improve high-fat-diet-induced diabetes in mice through a mechanism associated with endotoxaemia. Diabetologia. 2007;50(11):2374-83.
95. Delzenne NM, Cani PD. Interaction between obesity and the gut microbiota: relevance in nutrition. Annu Rev Nutr. 2011;31:15-31.
96. Piano A, Mello MT, Sanches PL, et al. Long-term effects of aerobic plus resistance training on the adipokines and neuropeptides in nonalcoholic fatty liver disease obese adolescents. Eur J Gastroenterol Hepatol. 2012;24(11):1313-24.
97. Piano AD, Estadella D, Oyama LM, Ribeiro EB, Dâmaso AR, Nascimento CM. Nonalcoholic fatty liver disease (NAFLD), a manifestation of the metabolic syndrome: new perspectives on the nutritional therapy. Endocrinol Metab Synd. 2014;3:1-12.
98. Pirozzo S, Summerbell C, Cameron C, Glasziou P. Should we recommend low-fat diets for obesity? Obes Rev. 2003;4(2):83-90.

Terapia Nutricional em Paciente Submetido a Cirurgia Bariátrica e Metabólica

CAPÍTULO 9

Samantha Ottani Rhein

CENÁRIO MUNDIAL DA OBESIDADE E TRATAMENTOS

Segundo a Organização Mundial de Saúde (OMS),[1] das 56,9 milhões de mortes mundiais ocorridas em 2016, 54% estavam relacionadas a enfermidades que permanecem no topo das principais causas de morte nos últimos 15 anos – doença coronariana isquêmica, câncer, acidente vascular encefálico, entre outras. Se analisarmos a história natural dessas doenças com critério devido, certamente identificaremos a obesidade como um dos prováveis fatores etiológicos. Portanto, o excesso de peso não é apenas um fator limitante na qualidade de vida, mas um agente de grande impacto nas taxas de mortalidade de qualquer nação.

A obesidade é caracterizada como um acúmulo anormal de gordura corporal que excede 30% da massa corporal total, podendo trazer prejuízos à saúde. De fato, dados epidemiológicos ilustram essa realidade, uma vez que, no ano de 2016, mais de 1,9 bilhão de adultos com mais de 18 anos estavam acima do peso, dos quais 650 milhões eram classificados como obesos (índice de massa corporal [IMC] $\geq$ 30 kg/m^2). No mesmo ano, 13% da população mundial (11% homens e 15% mulheres) vivia com obesidade, e a prevalência de obesidade triplicou entre 1975 e 2016.[1] Na faixa etária pediátrica, a situação não é diferente: em 2016, estimou-se que 41 milhões de crianças com menos de 5 anos de idade estavam com excesso de peso ou obesas, e esses números aumentaram 50% nos últimos 16 anos.

A informação de maior relevância é a de que a obesidade é uma condição passível de ser prevenida e que seus fatores etiológicos são, em maior parte, decorrentes do crônico balanço energético positivo. De modo global, verifica-se aumento na ingestão de alimentos com elevada densidade energética e redução do nível de atividade física. Portanto, práticas alimentares associadas à restrição do consumo energético total, como reduzir o consumo de gorduras (especialmente saturada) e de açúcares totais e aumentar o consumo de vegetais, frutas, grãos integrais e oleaginosas, associado à prática regular de exercícios físicos, pode colaborar para redução da incidência e prevalência das desordens associadas à obesidade.[1]

Mudanças na alimentação e no padrão de atividade física, suportadas por políticas públicas atuantes em nível primário, incentivo à agricultura local e orgânica, planejamento no transporte e áreas urbanas, reestruturação do marketing de alimentos e da educação certamente trariam resultados ambientais e sociais de grande benefício ao panorama mundial. Maior conscientização quanto às escolhas alimentares e promoção de maior controle da fome emocional e da qualidade de vida seriam condutas complementares de enorme eficácia no manejo da obesidade.

Assim, o cuidado destinado às pessoas que vivem com obesidade (PVOB) deve ser multiprofissional, contemplando nutricionista, psicólogo, profissional de educação física e médico especialista em obesidade, de modo a auxiliar a compreensão do indivíduo e a garantir a promoção de mudanças na alimentação e nos hábitos de vida diários. As intervenções recomendadas devem ser compostas por:[2]

- **Mudanças na dieta e na consciência alimentar**
  - Reduzir o consumo energético e estimular escolhas alimentares saudáveis para a perda de peso de maneira segura, garantindo a consolidação e a manutenção dessa nova rotina
  - Evitar dietas muito restritivas e irreais, uma vez que não consolidam hábitos e não possibilitam a manutenção de boas condutas
  - Participar de um programa de perda de massa corporal com fase de manutenção, para que a perda de peso seja bem-sucedida
- **Exercícios e atividade física**
  - Aumentar o nível de atividade física e praticar exercícios físicos com regularidade são partes essenciais para o tratamento da obesidade; portanto, o exercício físico (*endurance* e de força) regular, prescrito por um profissional de educação física habilitado, é a maneira mais eficaz de aumentar o gasto energético, reduzir gordura corporal, aumentar a massa muscular e maximizar a funcionalidade e a aptidão física
  - Fazer mudanças simples ao longo do dia, como realizar atividades cotidianas mais ativas (caminhada, subir escadas, preferir o transporte público ao carro), pode ser altamente benéfico
- **Mudança comportamental**
  - Mudar o estilo de vida, recriando hábitos que minimizem fatores de estresse, ansiedade, insônia e impulso alimentar. Esse processo pode ser favorecido por grupos de suporte. A terapia cognitivo-comportamental (TCC) pode ser uma estratégia positiva na assistência às PVOB e àqueles em pós-operatório da cirurgia bariátrica, uma vez que trata de aspectos educacionais e promove reflexão de conflitos que envolvem os alimentos, identifica e auxilia no tratamento de distúrbios de comportamento e potencializa resultados benéficos após a intervenção cirúrgica, além de aumentar a adesão do paciente ao tratamento
- **Terapia medicamentosa**
  - Em algumas situações, a prescrição de medicamentos é indicada para a promoção da perda de peso. Nessas condições, é necessário acompanhamento constante para uma análise criteriosa dos possíveis efeitos adversos e dos resultados (custo × benefícios).

Quando estratégias conservadoras, como dieta, mudança comportamental, exercícios e medicamentos, não produzem o efeito esperado na redução da massa corporal, a cirurgia bariátrica torna-se uma alternativa viável para adultos e adolescentes, desde que estejam de acordo com os critérios de inclusão. Nesses casos, os benefícios da cirurgia incluem a melhora de fatores de risco associados às doenças crônicas não transmissíveis (DCNT), como hipertensão arterial sistêmica (HAS), diabetes *mellitus* (DM), dislipidemia (DLP) e síndrome da apneia obstrutiva do sono (SAOS), além de aumento na expectativa e qualidade de vida.[3]

É importante ressaltar que a cirurgia bariátrica mostra-se mais efetiva no tratamento de pacientes que vivem com obesidade mórbida (PVOM), promovendo efeitos benéficos na manutenção da massa corporal e na atenuação das desordens associadas.

O número de cirurgias bariátricas no mundo aumentou de 146 mil para 340 mil entre os anos de 2003 e 2011; as técnicas denominadas Y *de Roux* e *Sleeve* são as mais realizadas (75%).[4]

De acordo com a Sociedade Brasileira de Cirurgia Bariátrica e Metabólica (SBCBM),[5] nas últimas décadas a técnica de gastroplastia em Y *de Roux* melhorou o perfil metabólico e hormonal de PVOB. Esse efeito positivo é atribuído, ao menos em parte, pela melhor sinalização neuroendócrina responsável pelo controle da fome e da saciedade, mitigação parcial ou até completa de desordens prévias, como resistência à insulina, hipercolesterolemia, hiperuricemia e HAS, compondo ou não a síndrome metabólica (SM); por esse motivo, atualmente a nomenclatura do procedimento cirúrgico foi redefinida para cirurgia bariátrica e metabólica (CBM).

No caso de pessoas que vivem com diabetes *mellitus* (PVDM), o controle metabólico deve ser um fator de atenção no preparo do procedimento cirúrgico. Assim, níveis de hemoglobina glicada (HbA1c) entre 6,5 e 7%, de glicemia de jejum < 110 mg/dℓ e de glicose 2 horas pós-carga < 140 mg/dℓ devem ser estabelecidos como alvo terapêutico. Em PVDM de longa duração, cujo controle glicêmico é mais desafiador, níveis de HbA1c menores que 8% são considerados aceitáveis. Quando bem indicados, esses pacientes devem ser submetidos à CBM em busca dos benefícios posteriores, que foram brevemente descritos em um estudo longitudinal com amostra composta por adultos. Dentro de um período de observação de até 10 anos, eles tiveram melhora significativa de variáveis metabólicas, incluindo glicemia, insulinemia e indicadores de qualidade de vida.[6]

O efeito antidiabético da CBM provavelmente provém da maior eficácia na secreção do hormônio glucagon semelhante ao peptídio-1 (GLP-1), uma incretina secretada por células enteroendócrinas do íleo em resposta à presença de nutrientes (carboidratos, proteínas e lipídios) no lúmen do intestino delgado. Como consequência, observa-se a secreção adicional de 50 a 70% da insulina, resultando em melhor controle glicêmico e na indução de remissão prolongada do DM tipo 2.

Embora promissor, mais estudos precisam ser desenvolvidos com a finalidade de esclarecer, em detalhes, os mecanismos inerentes à CBM, bem como de compreender prováveis mecanismos adjacentes associados ao procedimento.[7]

São considerados critérios de indicação para a CBM em adultos, segundo a SBCBM:[5]

- **Critérios aplicáveis ao IMC**
    - IMC > 40 kg/m², independentemente da presença de comorbidades

- IMC entre 35 e 40 kg/m² na presença de comorbidades
- IMC entre 30 e 35 kg/m² na presença de comorbidades obrigatoriamente com a classificação "grave" por um médico especialista
- **Idade**
  - Abaixo de 16 anos: quando a indicação é unânime e o paciente tenha sido avaliado por dois cirurgiões bariátricos titulares da SBCBM e pela equipe multiprofissional, exceto em caso de síndrome genética
  - Entre 16 e 18 anos: sempre que houver indicação e consenso entre a família ou o responsável pelo paciente e a equipe multiprofissional
  - Entre 18 e 65 anos: sem restrições quanto à idade
  - Acima de 65 anos: é necessário avaliar risco cirúrgico, presença de comorbidades, expectativa de vida e benefícios do emagrecimento
- **Tempo de obesidade**
  - O paciente deve apresentar IMC estável por 2 anos, comorbidades em faixa de risco e ter se submetido a tratamentos convencionais sérios previamente. Outro aspecto a considerar é a ocorrência de reganho de peso.

A "discussão do momento" é entender como aumentar a adesão dos pacientes ao seguimento no período pós-operatório. Muitos pacientes afirmam que não têm tempo para se cuidar e realizar ações para melhorar suas condições de saúde e estilo de vida. Uma das maneiras de mudar esse cenário é esclarecer ao paciente sobre as implicações do tratamento e a necessidade do acompanhamento integrado de uma equipe no pré- e no pós-operatório.[8]

TÉCNICAS CIRÚRGICAS E ESPECIFICIDADES DA OBESIDADE

O acompanhamento nutricional e seus registros continuam sendo um componente vital no processo de perda de massa após cirurgias. Esse monitoramento é determinante para identificar o risco de deficiências nutricionais e promover a evolução segura para o padrão alimentar, no que diz respeito a quantidades e consistência, após a CBM.

Nesse contexto, o profissional nutricionista pode assistir o indivíduo preparando-o, com a equipe, para uma transição satisfatória e com qualidade de vida; isso inclui maior consciência alimentar na fase pré-cirúrgica, emagrecimento, e moderação e atenção durante a recuperação pós-operatória, sempre auxiliando o paciente no conhecimento de seus limites e necessidades.

Segundo a Sociedade Americana de Cirurgia Bariátrica e Metabólica,[9] a terapia nutricional deve incorporar quatro etapas no processo de cuidado ao paciente:

- Assistência nutricional
- Diagnóstico nutricional
- Intervenção nutricional
- Evolução e monitoramento.

Uma avaliação nutricional criteriosa no período pré-cirúrgico, com análise de indicadores clínicos, nutricionais e bioquímicos, é fundamental para o diagnóstico prévio do paciente e a individualização da conduta, minimizando assim carências futuras. Os componentes necessários para uma avaliação nutricional completa podem ser observados no **Quadro 9.1**.[8]

QUADRO 9.1 Componentes da avaliação nutricional em pacientes que vivem com obesidade e supostos candidatos à cirurgia bariátrica e metabólica.

Recomendados	Sugeridos	Outras considerações
– Dados pessoais (idade, gênero, etnia, atividade profissional e nível de estresse profissional) – Dados antropométricos e de composição corporal (massa corporal, estatura, IMC, dobras cutâneas e circunferências corporais, massa magra e massa gorda (valores relativos e absolutos)) – Massa corporal habitual e desejada – Antecedentes relacionados a ganho de massa e emagrecimento (com orientação ou não, permanência e reganho anterior) – Histórico clínico (tratamentos, cirurgias, medicamentos de uso recente ou crônico) – Comorbidades atuais associadas à obesidade – Suplementações de uso recente ou crônico – Alergias ou intolerâncias alimentares – Exames complementares – Histórico psicológico – Histórico de distúrbios alimentares e tratamentos – Consumo de álcool e drogas ou tabagismo	– Eventos vividos que possam ter causado mudança no peso, principalmente ganho – Presença ou risco de compulsão alimentar ou qualquer outro transtorno alimentar e de comportamento	– Perspectivas pessoais relacionadas à perda de massa corporal após a cirurgia

IMC, índice de massa corporal.

Para que o acompanhamento e o monitoramento nutricional aconteçam de modo a favorecer a recuperação no pós-operatório, é essencial que o profissional conheça os princípios e características de cada técnica cirúrgica. De maneira geral, os procedimentos cirúrgicos podem ser classificados em restritivos, disabsortivos ou mistos, sendo esses últimos uma combinação das duas técnicas com base no mecanismo da perda de massa e controle metabólico.

Em geral, as técnicas restritivas induzem a perda de massa similar à de dietas hipocalóricas bem-sucedidas, mas têm melhor manutenção da perda de massa corporal por 2 anos; por sua vez, as cirurgias com componente disabsortivo promovem uma redução mais intensa da massa corporal e favorecem a desnutrição proteica, acompanhada da deficiência de cálcio e ferro.[8]

Os procedimentos cirúrgicos restritivos são: gastroplastia vertical bandada (cirurgia de Mason), banda gástrica ajustável e gastrectomia vertical, em sua maioria por videolaparoscopia. As cirurgias disabsortivas são a derivação jejuno-ileal e suas variantes. Por fim, os procedimentos mistos são: gastroplastia com reconstrução em *Y de Roux*, derivação biliopancreática com gastrectomia horizontal ou cirurgia de Scopinaro e derivação biliopancreática com gastrectomia vertical.[8,9] No Brasil, são aprovadas as técnicas explicadas a seguir.[2,5,8,9]

Bypass gástrico ou gastroplastia em Y de Roux

Considerada o padrão ouro, essa técnica tem se mostrado segura, com redução de complicações cirúrgicas e cardiopulmonares, menor tempo de internação hospitalar, retorno precoce às atividades diárias, entre outros.

A técnica é caracterizada pela confecção de uma pequena bolsa na parte superior do estômago; então, o intestino delgado é cortado a uma curta distância, abaixo do estômago principal, e conectado à nova bolsa (**Figura 9.1**).[5] Os alimentos e líquidos fluem diretamente da bolsa para o desvio intestinal (*bypass*), ignorando a maior parte do estômago.

Embora promova grande característica disabsortiva, essa técnica resulta em alteração na produção hormonal direta, que implica no efeito da perda de peso e resolução de comorbidades.

Banda gástrica ajustável

Nessa técnica, um anel de silicone inflável e ajustável é instalado ao redor do estômago, tornando possível controlar o volume e o esvaziamento do órgão (**Figura 9.2**).[5] A banda impede que a abertura se expanda e geralmente é projetada para permanecer no lugar de modo permanente; não altera o funcionamento hormonal e metabólico do indivíduo.

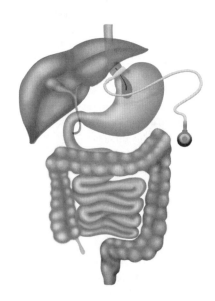

Figura 9.2 Banda gástrica ajustável.

Gastrectomia vertical ou cirurgia de *sleeve*

Nesse procedimento, remove-se parte do estômago de forma a criar um reservatório menor para a alimentação. É uma cirurgia com característica restritiva, sendo que o estômago é transformado em um tubo com capacidade entre 80 e 100 mℓ (**Figura 9.3**).[5]

Quando o procedimento é consolidado e há perda de peso satisfatória, também apresenta resultados favoráveis

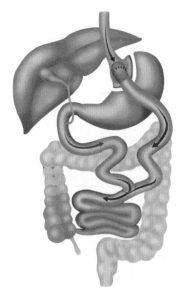

Figura 9.1 *Bypass* gástrico ou gastroplastia em *Y de Roux*.

CAPÍTULO 9 • Terapia Nutricional em Paciente Submetido a Cirurgia Bariátrica e Metabólica

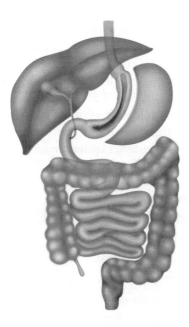

Figura 9.3 Gastrectomia vertical ou cirurgia de *sleeve*.

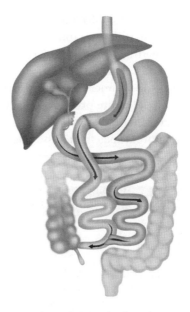

Figura 9.4 *Duodenal switch.*

para doenças associadas à obesidade, como hipertriacilgliceridemia, hipertensão arterial sistêmica.

Duodenal switch

Nesse procedimento, o cirurgião remove grande parte do estômago (60%), mantendo sua anatomia e fisiologia. A técnica associa a gastrectomia vertical com o desvio intestinal (**Figura 9.4**),[5] e é associada a maior incidência de complicações posteriores, por vezes ocasionando morbidade ao indivíduo.

O acompanhamento nutricional pós-operatório tem objetivos bem específicos, e sua atuação principal é sobre a desnutrição proteica em seus principais fatores etiológicos:[10]

- Problemas mecânicos com a operação, sobretudo quando ocorre uma estenose do trato digestivo alto
- Má absorção de nutrientes, com consequente derivação biliopancreática (Scopinaro e *duodenal switch*) quando não é bem acompanhada no seguimento tardio
- Paciente pouco cooperativo que não adere ao tratamento nutricional e à suplementação de vitaminas e minerais
- Falta de adequação comportamental em relação ao perfil psíquico e reeducação alimentar, que são pontos fundamentais para bons resultados a longo prazo.

TERAPIA NUTRICIONAL

As deficiências de minerais e vitaminas mais frequentemente relatadas em pacientes bariátricos estão relacionadas ao ferro, vitamina B12 e folato devido a limitações de ingestão, associadas ou não a menor absorção; as vitaminas lipossolúveis (A, D, E e K) também merecem atenção no estabelecimento de conduta dietética.[3,9,10] Essas carências são mais comuns nas técnicas disabsortivas, como processo secundário ao *bypass* do trato gastrintestinal, e nas técnicas restritivas, quando resultam da redução na ingestão alimentar, seja por restrição da capacidade gástrica ou uma provável intolerância a alguns alimentos, principalmente proteicos e lácteos.

A terapia nutricional é essencial e deve seguir etapas bem estabelecidas, que incluem a evolução gradativa no volume e consistência dos alimentos. O **Quadro 9.2** orienta sobre essas etapas, bem como sua duração; deve-se ressaltar que o tempo de evolução é individual e os valores descritos são sugestões e devem ser evoluídos conforme a tolerância e a recuperação do paciente.[8]

QUADRO 9.2 Evolução da dieta pós-operatória.

Dieta/ Consistência	Duração e objetivos	Orientações
Dieta líquida clara	Fase de adaptação: deve ser realizada por 7 dias após o procedimento Seu objetivo é promover repouso gástrico e adaptação aos pequenos volumes e à hidratação	Ingerir de 20 a 30 mℓ a cada 10 min Isenta de açúcares Valor calórico mínimo em torno de 300 calorias Temperatura ambiente Sem resíduos (coar os líquidos com tecido ou peneira fina) Alimentos recomendados: água, água de coco, chá, gelatina sem açúcar, sucos naturais e caldo de carne caseiro, todos peneirados Ingestão de suplementos proteicos líquidos (proteína do soro do leite [*whey protein*] isolado ou hidrolisado ou caseinato)
Dieta líquida	Deve ser realizada por 2 a 4 semanas Seus objetivos são suprir as necessidades proteicas do paciente e melhorar a ingestão de fluidos Observar intolerância à lactose, manifestada por náuseas, vômitos e diarreia	Ingerir 50 mℓ por refeição, evoluindo para 80 mℓ de acordo com a tolerância Isenta de açúcares Priorizar alimentos que promovam menor resposta glicêmica Alimentos recomendados: leite desnatado, iogurte líquido com redução de gordura e isenção de açúcares, bebidas à base de arroz, aveia e soja, sucos de fruta naturais, caldos de carne ou aves e legumes ralos e coados, com adição de suplementos proteicos líquidos

(continua)

QUADRO 9.2 Evolução da dieta pós-operatória. *(continuação)*

Dieta/Consistência	Duração e objetivos	Orientações
Dieta pastosa	Tempo médio de duração de 14 a 30 dias Nessa fase, prepara-se o paciente para receber alimentos mais consistentes O paciente deve ser orientado a iniciar as refeições pelos alimentos predominantemente ricos em proteínas Recomendação proteica de 1 a 1,5 g/kg de massa corporal ideal Trabalhar a importância da mastigação exaustiva para que, na próxima evolução, o paciente já esteja preparado	Evoluir o volume conforme a aceitação do paciente, começando com 2 colheres de sopa Alimentos recomendados: purês, batidos de leite com frutas, ovos mexidos moles, queijos macios, frutas raspadas, batidas ou amassadas e legumes cozidos no vapor e amassados
Dieta branda	O objetivo é trabalhar de forma mais efetiva a mastigação e a escolha alimentar Priorizar alimentos fonte de cálcio, ferro, zinco e vitaminas do complexo B	Volume conforme a aceitação e o bem-estar do paciente Duração de 15 dias Os alimentos devem ser amassados e homogeneizados
Dieta geral	O objetivo é promover a redução de massa corporal contínua, associada ao ganho de massa muscular (estímulo ao exercício físico)	A alimentação deve respeitar as limitações individuais e priorizar a variedade e biodisponibilidade dos nutrientes

Durante toda a intervenção, independentemente da consistência recomendada, alguns cuidados devem ser tomados:

- Evoluir o planejamento dietético, bem como seu volume, de acordo com a aceitação e o bem-estar do paciente, que deve ser sempre informado sobre os objetivos e possíveis intercorrências
- Restringir a ingestão de líquidos calóricos (em dissacarídios ou monossacarídios de rápida digestão e absorção), como sucos com açúcar, *milk-shakes* e refrigerantes, incentivando escolhas que favoreçam melhor resposta glicêmica
- Evoluir a estrutura alimentar de modo que, ao final do processo de introdução alimentar, estabeleça-se uma rotina com ao menos três refeições principais diárias, somadas a um ou dois lanches intermediários ao longo do dia
- Evitar a ingestão de líquidos com os alimentos sólidos
- Restringir a ingestão de alimentos e bebidas ricos em agentes quelantes e que comprometam a biodisponibilidade dos nutrientes, como café, chocolate, chá-preto, chá-mate, chá-verde e bebidas alcoólicas
- Promover ações multiprofissionais para ampliar o controle e a consciência da fome emocional.

Conhecer os sítios de absorção predominantes de cada nutriente é um fator importante para avaliar sua capacidade de absorção e biodisponibilidade de acordo com a técnica utilizada. O **Quadro 9.3** ajuda a direcionar a conduta nutricional.[3]

A desnutrição proteica é um dos problemas mais frequentes após a cirurgia. Caracteriza-se pelo quadro de hipoalbuminemia (albumina < 3,5 g/dℓ), muitas vezes associado a anemia por deficiência de ferro, edema, astenia e alopecia, e representa uma complicação metabólica bastante grave. Sua patogênese é multifatorial, porém, nesses casos, está comumente associada à má absorção causada pelo desvio do segmento intestinal, ou pelo consumo insuficiente de alimentos-fonte, conforme já mencionado.

Depois da cirurgia, em até 2 anos, 13% dos pacientes que se submeteram à técnica de *bypass* desenvolverão hipoalbuminemia; em alguns casos mais graves, há indicação de nutrição parenteral para reposição nutricional.[11] O Quadro 9.4 traz considerações sobre os nutrientes fundamentais na cirurgia bariátrica e metabólica.

O aconselhamento nutricional deve abordar o problema da falta de ingestão proteica, situação que surge nos primeiros meses pós-operatórios e pode se prolongar por até 7 anos após a cirurgia. A recomendação de proteína varia de 60 g/dia até 2,1 g/kg de massa corporal por dia, sendo que o peso-meta é a referência para o cálculo; o uso de proteína líquida na forma de suplementos alimentares (p. ex., *whey protein*), de acordo com o consumo proteico diário, pode facilitar a ingestão proteica adequada no primeiro período após a cirurgia.

QUADRO 9.3 Sítios de absorção dos nutrientes comumente comprometidos nas técnicas cirúrgicas.

Sítio de absorção	Nutrientes
Estômago	Cobre, iodo
Duodeno	Ferro, zinco, cobre, selênio, vitaminas A, E e K, tiamina, riboflavina, folato, niacina, biotina e cálcio
Jejuno	Zinco, selênio, ferro, cálcio, cromo, manganês, vitaminas A, C, D, E e K, tiamina, riboflavina, piridoxina, folato, niacina e pantotenato
Íleo	Vitaminas C, D, K e B_{12} e folato

QUADRO 9.4 Considerações acerca de nutrientes fundamentais na cirurgia bariátrica e metabólica.[3]

Nutriente	Considerações
Ferro	Técnicas mistas promovem risco para o desenvolvimento de deficiência de ferro no primeiro ano pós-cirúrgico, na proporção de 6 a 33% A deficiência de ferritina aumenta de 16 para 44% nos 4 anos após a cirurgia e decresce para 25% até o 5º ano A adesão relacionada à ingestão de suplemento de ferro atinge o percentual de 90% até o 5º mês e apenas 55% até o 12º mês pós-cirúrgico

(continua)

CAPÍTULO 9 • Terapia Nutricional em Paciente Submetido a Cirurgia Bariátrica e Metabólica

QUADRO 9.4 Considerações acerca de nutrientes fundamentais na cirurgia bariátrica e metabólica.[3] *(continuação)*

Nutriente	Considerações
Vitamina B_{12}	Recomenda-se suplementação de dose mínima de 350 mg/dia VO ou parenteral. Doses superiores, entre 1.000 e 2.000 mg, também demonstram ótima resposta hematológica e neurológica, porém em condições específicas A via intranasal pode ser considerada para a administração Se houver suspeita de crescimento bacteriano, deve-se iniciar antibioticoterapia e observar os níveis de vitamina B_{12} em decorrência de uma elevação via síntese bacteriana no intestino
Folato	Indivíduos submetidos ao *bypass* gástrico em uso de 800 mg/dia de ácido fólico mantêm níveis normais desse nutriente quando comparados aos que não fazem uso de suplementação O folato é absorvido no segmento proximal do intestino, e, após a cirurgia, a absorção ocorre de maneira mais efetiva ao longo do intestino delgado por mecanismos de adaptação Os sintomas de deficiência incluem anemia megaloblástica, trombocitopenia, leucopenia, glossite e elevado nível de homocisteína, com consequente elevação do risco cardiovascular Mulheres que planejam engravidar após a cirurgia devem, obrigatoriamente, ter atenção especial com esse nutriente por estar envolvido na prevenção de defeitos no tubo neural, necessitando de suplementação profilática; em situação de baixa adesão à suplementação, a criança pode nascer com mielomeningocele. A dose sugerida para o pré-natal é de 1 mg/dia
Vitamina B_1	A deficiência de tiamina é relatada em pacientes que cursam com vômito persistente, ingestão alimentar inadequada e rápido emagrecimento Astenia e associações podem manifestar-se pela absorção insuficiente na porção duodenal
Vitamina D	A baixa concentração de 25-OH vitamina D está associada ao metabolismo ósseo inadequado e à osteoporose, bem como a alterações musculoesqueléticas Recentemente, foi demonstrado que a hipovitaminose D está associada a alguns estágios de fibrose hepática em PVOM A 25-OH vitamina D é ativada e processada por meio da luz solar e apresenta relação com a atividade física. PVOM normalmente têm estilo de vida sedentário, com pouca exposição à luz solar, além de consumirem menores quantidades de alimentos fontes de vitamina D A vitamina D é direcionada pela gordura corporal, e sua biodisponibilidade pode ser reduzida no pós-cirúrgico Deficiência de vitamina D e cálcio está mais presente em pacientes submetidos à técnica *Y de Roux*
Vitamina A	Diversos fatores contribuem para o risco de deficiência de vitamina A em pacientes submetidos a cirurgia bariátrica, incluindo estresse oxidativo, má absorção de lipídios, ingestão insuficiente de lipídios e alimentos fonte de vitamina A, além da provável presença de doença hepática não alcoólica Em pacientes com *bypass* gástrico, a recomendação é de 5.000 UI diários de retinol na forma de acetato, porém não se encontra unanimidade de resposta na literatura científica

Sinais e sintomas que podem ocorrer são pele ressecada, formigamento das extremidades (braço/mãos e pernas/pés) e, algumas vezes, déficit de memória.

Com o objetivo de prevenir ou tratar uma possível carência de nutrientes, o **Quadro 9.5** descreve as doses recomendadas para esse público.

QUADRO 9.5 Valores recomendados à prevenção ou em tratamento de deficiências nutricionais.[12]

Vitaminas e minerais	Rotina de suplementação para prevenção	Rotina de suplementação para tratamento da deficiência
Citrato de cálcio	600 mg/dia Quando *duodenal switch*, adotar 1.200 mg/dia	
Vitamina D	3.000 UI diárias como ergocalciferol ou colecalciferol	50.000 UI na forma de ergocalciferol ou colecalciferol, 1 vez/semana, por 8 semanas Manter a terapia utilizando 1.500 a 2.000 UI diárias até a normalização das concentrações
Ferro	45 a 60 mg/dia de ferro elementar	150 a 200 mg/dia de ferro elementar
Vitamina B_{12}	Em geral, recomenda-se 250 a 350 µg/dia ou 1.000 µg por semana via sublingual 1.000 µg intramuscular ou 3.000 µg a cada 6 meses após Y de Roux ou banda gástrica	1.000 a 2.000 µg/dia sublingual Quando a terapia oral não for capaz de recuperar a deficiência, a administração deve ser intramuscular ou subcutânea
Tiamina (vitamina B_1)	Manter o valor recomendado pela DRI e atenção à fase de perda de peso; se vômitos forem frequentes, a suplementação é indicada (100 mg/dia; 7 a 14 dias)	500 mg/dia de tiamina por 3 a 5 dias 250 mg/dia durante 3 a 5 dias ou até os sintomas desaparecerem
Ácido fólico	400 µg/dia inseridos conjuntamente com multivitamínicos	1.000 µg/dia
Zinco	8 a 15 mg/dia, não excedendo a relação de 15:1 com o cobre	60 mg, 2 vezes/dia
Cobre	2 mg/dia	Quando grave, 2 a 4 mg/dia durante 6 dias
Vitamina C	Manter o valor recomendado pela DRI	100 mg de vitamina C, 3 vezes/dia, ou 500 mg/dia durante 1 mês

DRI, Dietary Reference Intakes.

Além de todos os cuidados já mencionados, deve-se considerar a aplicação de outras condutas, descritas no **Quadro 9.6**.

É necessário monitorar a velocidade de perda de peso, assim como os demais componentes de risco aos quais o paciente fica exposto. Cada técnica possui uma capacidade diferente de induzir o emagrecimento, e a observação sobre a adequação desse elemento precisa fazer parte dos critérios de monitoramento da equipe, como mostrado no **Quadro 9.7**.[2]

Outras variáveis de monitoramento devem ser observadas durante as consultas para realizar ajustes na conduta dietoterápica:[12]

- **Desidratação**: a dificuldade em ingerir líquidos é uma preocupação presente principalmente nas cirurgias com componente restritivo. Deve-se orientar a ingestão de, no mínimo, 1,5 ℓ de líquidos fracionados ao longo do dia, de preferência água e infusões e, na escolha de sucos, preferir naturais, sem adição de açúcares ou adoçantes. Torna-se necessária a reposição de eletrólitos no caso de febre, vômito, diarreia, gestação, doença renal e jejum prolongado
- **Síndrome de *dumping***: evitar alimentos e refeições capazes de promover rápida resposta glicêmica e associar alimentos ricos em proteína, gordura e fibras capazes de lentificar a motilidade gástrica e a velocidade de absorção de carboidratos, além de intercalar o consumo de alimentos líquidos e sólidos a cada 30 minutos
- **Diarreia e/ou flatulência**: condutas alimentares e nutricionais baseiam-se na redução do consumo de

QUADRO 9.6 Considerações acerca de intervenção nutricional em pacientes submetidos a cirurgia bariátrica.[8, 9]

Recomendações	Sugestões
Esclarecer o paciente sobre a importância da responsabilidade pessoal e dos cuidados com o estilo de vida (alimentação saudável e prática regular de exercícios físicos) Técnicas para o paciente monitorar e realizar um diário e o controle alimentar Sensibilizar o paciente com relação à mastigação	Orientar sobre os objetivos e resultados realistas da cirurgia Conversar sobre as complicações mais comuns de cada técnica e como preveni-las Prevenir a desidratação incentivando o consumo de água e bebidas hipocalóricas (infusões e água aromatizada) Esclarecer sobre a chance de ocorrência de náuseas e vômitos Prevenir desnutrição proteica e anorexia Informar sobre os efeitos da cetose e como revertê-la Trabalhar o retorno da sensação de fome, evitando o reganho de peso Indicar as manifestações na ocorrência de obstrução gástrica por alimentos Esclarecer sobre a síndrome de *dumping* e seu fator etiológico Orientar sobre como prevenir constipação intestinal, diarreia ou esteatorreia Ensinar a lidar com a flatulência e, em alguns casos, o odor desagradável das fezes

QUADRO 9.7 Aspectos positivos e preocupações nutricionais em percentual.

Variáveis	BGA	GV	GYR	DS
Perda de peso	47,5 (40,7 a 54,2)	53	61,6 (56,7 a 66,5)	70,1 (66,3 a 75,9)
Remissão do diabetes	56,7	80,9	80,3	95,1
Melhora do perfil lipídico	56,7	75	80,3	95,1
Melhora de pressão arterial	48 a 63	78 a 93,8	65 a 90,7	> 68
Índice de mortalidade pós-operatória (30 dias)	0,01 a 0,11	0,19	0,09 a 0,64	0,0 a 2,7
Complicações específicas do procedimento	Erosão de banda, deslizamento, dilatação de bolsa e esôfago, obstrução gástrica			
Preocupações nutricionais	Deficiência de ferro e anemia, deficiência de vitamina B_{12} e folato	Deficiência moderada de vitamina B_{12}, folato, cálcio, zinco, vitamina D, cobre e ferro	Deficiência moderada de vitamina B_1, B_{12}, folato, vitamina D, cálcio, ferro, zinco e cobre	Deficiência grave de proteína, ferro, vitamina B_{12}, folato, cálcio, gordura, vitaminas, cobre e zinco

BGA, banda gástrica ajustável; GV, gastrectomia vertical; GYR, gastroplastia em Y de Roux; DS, duodenal switch.

alimentos com maior potencial de fermentação (p. ex., alimentos muito fibrosos, feijão, ovos, repolho e lácteos ricos em lactose), além de incentivo à mastigação e ajuste de hidratação
- **Vômito**: consumir pequenas porções de alimentos mastigando exaustivamente; não consumir ao mesmo tempo alimentos sólidos e líquidos; realizar intervalos de 2 a 4 horas entre as refeições; monitorar hidratação e balanço eletrolítico, administrando suplementação de tiamina (se necessário).

Depois do período pós-operatório, é recomendado realizar um seguimento com a equipe médica, composta por cirurgião, nutricionista, psicólogo, endocrinologista e assistente social, realizando encontros individuais e em grupo, além do apoio permanente da família. Recomenda-se que a primeira consulta pós-operatória seja na 1ª ou 2ª semana após o procedimento, seguida por visitas com periodicidade trimestral durante o primeiro ano. As consultas nutricionais posteriores devem acontecer ao menos uma vez por ano.[12]

Os objetivos desses encontros devem ser pautados na adequação da dieta (energia, macro e micronutrientes), no tamanho das porções, no controle e possível identificação de distúrbios alimentares, na prevenção de impulsos alimentares e carências nutricionais por meio de suplementos na forma de multivitamínicos ou nutrientes isolados, bem como na abordagem sobre como lidar com sintomas comuns, por exemplo, náuseas, intolerâncias alimentares, flatulência, diarreia, constipação intestinal, entre outros.

Exames bioquímicos, incluindo análise de hemograma (eritrograma, leucograma e plaquetograma), eletrólitos (sódio, potássio), perfil lipídico (colesterol total e frações, apolipoproteínas e triacilglicerol), metabolismo de carboidratos (glicemia de jejum, hemoglobina glicada, curva glicêmica, se necessário), função hepática (gamaglutamil transferase, aminotransferases [AST e ALT], bilirrubinas total direta e indireta) e função renal (ureia, creatinina e *clearance* de creatinina).

Para complementar a identificação da condição do paciente, e a verificar o estado nutricional, alguns outros exames podem ser solicitados, como eletroforese de proteínas, ferritina sérica, ferro sérico, capacidade total de ligação do ferro, apotransferrina, ceruloplasmina, vitamina B_{12}, transcobalaminas, homocisteína, cálcio iônico e vitamina D).

A periodicidade dos exames deve ser a cada 3 meses, durante o primeiro ano após a cirurgia, semestralmente no segundo ano e, depois desse período, anualmente.[12]

CONSIDERAÇÕES FINAIS

A recuperação pós-operatória está diretamente relacionada à preservação e manutenção fisiológica dos órgãos afetados, redução de dor e facilidade em iniciar a alimentação oral, com o objetivo de reduzir o estresse cirúrgico imediato.

A adoção de procedimentos para a melhor recuperação relaciona-se diretamente com a menor morbidade, a melhor recuperação e a redução na permanência intra-hospitalar.

Dentre várias recomendações,[13] destacam-se as voltadas ao campo da alimentação e nutrição, como:

- Informações e visitas pré-operatórias com o objetivo de reduzir a ansiedade e melhorar a adesão às orientações pós-operatórias
- Interrupção do consumo de álcool e do tabagismo. O fumo deve ser interrompido 4 semanas antes da cirurgia; o álcool, sobretudo em casos nos quais o paciente tem histórico de abuso, deve ser interrompido até 2 anos antes do procedimento
- Emagrecimento pré-operatório. É uma condição fundamental e, no caso de paciente que faz tratamentos com hipoglicemiantes, deve-se monitorar a ocorrência de hipoglicemias. Recomenda-se a prática de dietas de baixa caloria (1.000 a 1.200 kcal/dia) ou de muito baixa caloria (aproximadamente 800 kcal/dia) por um período de 2 a 4 semanas para reduzir de 16 a 20% do volume hepático, além da perda de peso
- Jejum pré-operatório: deve-se ofertar fluidos até 2 horas e alimentação sólida até 6 horas antes da anestesia, devido ao risco de aspiração durante o procedimento
- Ingestão de carboidratos: a ingestão de bebidas iso-osmolares de 2 a 3 horas antes da indução anestésica atenua o desenvolvimento pós-operatório de resistência à insulina e melhora o balanço nitrogenado e a preservação da integridade de massa corporal, principalmente muscular.

A conscientização e a mudança de hábitos por meio da educação alimentar certamente são os melhores caminhos para a manutenção dos resultados obtidos pela cirurgia. O uso de instrumentos educativos visuais é favorável, uma vez que facilita a assimilação das informações. A pirâmide mostrada na **Figura 9.5** pode ser utilizada como instrumento de referência e apoio na intervenção nutricional.[14]

Uma dieta individualizada, portanto, quando bem orientada, é a maneira mais eficaz de manter os nutrientes em níveis desejáveis. No entanto, em pacientes submetidos à cirurgia bariátrica, a restrição do tamanho do estômago, o desvio intestinal e algumas intolerâncias alimentares justificam o uso de suplementação nutricional com polivitamínicos e poliminerais com dosagem diária adequada, para garantir esse aporte.

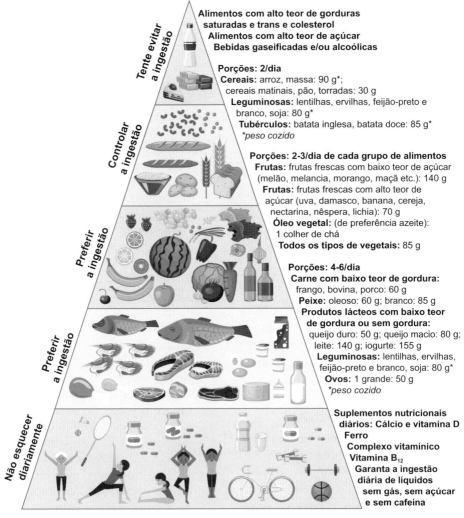

Figura 9.5 Pirâmide alimentar adaptada para pacientes bariátricos.

A reposição de nutrientes deve ser realizada nos primeiros meses do período pós-cirúrgico, na maioria dos casos, por suplementos na forma de pastilhas ou em pó devido à restrição inicial a comprimidos e cápsulas, permitidos apenas 60 a 90 dias depois da cirurgia. (pode-se, porém, diluir o comprimido em líquidos).

Esse suplemento deve suprir 100% das necessidades diárias ou, no mínimo, 60%, com a finalidade de prevenir deficiências nutricionais. O acompanhamento de rotina com uma equipe multiprofissional permite avaliar a necessidade de suplementação específica de algum nutriente isolado.

Durante todo o processo, o paciente deve manter-se motivado, e os profissionais que o acompanham compreendendo seu estilo de vida, serão capazes de auxiliá-lo com a promoção adequada de novas atividades, necessidades e percepções.[4]

REFERÊNCIAS BIBLIOGRÁFICAS

1. Organização Mundial de Saúde. Obesity and Overweight. Disponível em: <http://www.who.int/newsroom/fact-sheets/detail/obesity-and overweight>.
2. Kissler HJ, Settmacher U. Bariatric surgery for obesity. Semin Nephrol. 2013;33:75-89.
3. Padmini S, Boylan M, Sriram K. Micronutrient deficiencies after bariatric surgery. Nutrition. 2010;26:1031-7.
4. Busetto L, Dicker D, Azran C, et al. Obesity management task force of the European Association for the Study of Obesity released "Practical recommendations for the post-bariatric surgery medical management". Obes Surg. 2018;28(7):2117-21.
5. Sociedade Brasileira de Cirurgia Bariátrica e Metabólica. Cirurgia bariátrica e metabólica. Disponível em: <https://www.sbcbm.org.br/a-cirurgia-bariatrica>.
6. Sjostrom J, Lindroos AK, Peltonen M, Torgerson J, Bouchard C, Carlssom B. Lifestyle, diabetes and cardiovascular risk factor 10 years after bariatric surgery. N Engl J Med. 2004;351:2683-93.
7. Palha AM, Pereira SS, Costa MM, et al. Differential GIP/GLP-1 intestinal cell distribution in diabetics yields distinctive rearrangements depending on Roux-en-Y biliopancreatic limb length. J Cell Biochem. 2018;119(9):7506-7514.
8. Segal A, Franques ARM. Atuação multidisciplinar na cirurgia bariátrica: a visão da COESAS – SBCBM. São Paulo: Ed Miró; 2012.
9. Parrott J, Frank L, Rabena R, Craggs-Dino L, Isom KA, Greiman L. American society for metabolic and bariatric surgery integrated health nutritional guidelines for the surgical weight loss patient 2016 update: micronutrients. Surg Obes Relat Dis. 2017;13(5):727-41.
10. Bloomberg RD, Fleishman A, Nalle JE, Herron DM, Kini S. Nutritional deficiencies following bariatric surgery: what have we learned? Obesity Surgery. 2005;15:145-54.
11. Krzizek EC, Brix JM, Herz TC, Kopp HP, Schernthaner GH, Ludvik B. Prevalence of micronutrient deficiency in patients with morbid obesity before bariatric surgery. Obes Surg. 2018;28:643-8.
12. Dagan SS, Goldenshluger A, Globus I, et al. Nutritional recommendations for adult bariatric surgery patients: clinical practice. American Society for Nutrition. Adv Nutr. 2017;8:382-94.
13. Thorell A, MacCornick D, Awad S, et al. Guidelines for perioperative care in bariatric surgery: enhanced recovery after surgery (ERAS) society recommendations. World J Surg. 2016;40:2065-83.
14. Moizé VL, Pi-Sunyer X, Mochari H, Vidal J. Nutritional pyramid for post-gastric bypass patients. Obes Surg. 2010;20:1133-41.

Mindful Eating e Comportamento Alimentar

João Motarelli, Camila Cremonezi Japur

CAPÍTULO 10

INTRODUÇÃO

O século XIX foi um grande marco para a evolução dos aspectos biológicos relacionados à saúde e à doença do ser humano, como a teoria dos germes de Pasteur, e a genética, que, no século XXI, introduziu a biotecnologia e o sequenciamento do genoma humano. Apesar de diversos avanços no contexto biológico, entretanto, é notável o menor interesse em aspectos também importantes, como os psicossociais e culturais.[1]

Considerar apenas a ótica biológica é atitude descrita como visão cartesiana e mecanicista, proposta pelos pensadores Galileu, Newton e Descartes, que concordavam em definir saúde como ausência de doença. O olhar cartesiano para a saúde humana é tido como um processo de causa e efeito, e as complexas dimensões relacionadas ao estado de saúde do indivíduo, como os aspectos sociais, psicológicos e comportamentais, não são levados em conta.[1,2]

A profissão de nutricionista e seu discurso sofrem grande influência do modelo cartesiano e mecanicista, que surgiu da divisão social do trabalho médico, cujo objetivo é o paciente enfermo e a atuação no processo de cura dentro de hospitais.[1] Nesse contexto, o nutricionista age reproduzindo o discurso e a postura normativa médica, sem considerar os aspectos sociais e culturais inerentes ao indivíduo.

Tanto para Serra como para Oliveira, o discurso normativo é o discurso de poder associado ao saber científico, por sua vez caracterizando-se por um saber cético, que ignora outros tipos de saberes.[1,3] Serra afirma, ainda, que o discurso normativo tem como pretensão a busca pela verdade,[3] entendida por Foucault como desejo de poder.[4] Pela ótica da relação de poder de Foucault, o profissional de nutrição herda a imagem socialmente construída do médico, além da ideia de que seu saber é superior ao do paciente. Assim, espera-se do paciente o papel de submissão, criando uma relação de dependência entre paciente, profissional e tratamento.[1]

Esse tipo de relação é visto por Foucault como uma relação de força, para além de uma relação de poder.[4] De um lado, há uma pressão social para que o paciente reduza o peso, e, por outro, o desejo e o prazer associados ao comer. Quando o paciente não se adapta ao discurso normativo imposto, como a dieta ou restrição alimentar, é tido como preguiçoso, descuidado, desmotivado e incapaz por não corresponder à exigência do nutricionista.[1]

A visão do paciente descuidado caracteriza-se como um estigma, em especial dirigido a pacientes obesos, um dos quadros clínicos mais prevalentes na população mundial. Apesar do conhecimento sobre a complexidade dessa condição, a duração dos atendimentos clínicos em pacientes com obesidade pode ser menor do que a de indivíduos não obesos.[5] Esse estigma está relacionado a um julgamento sobre o que é diferente, fora dos padrões sociais, como o indivíduo com obesidade. A visão do próprio obeso sobre si mesmo, por essa ótica, passa a ser de alguém desqualificado, sem qualquer valor social, podendo gerar sentimentos de vergonha, indignidade e culpa pela própria obesidade ou pela forma de se alimentar, acarretando em uma série de sentimentos que influenciam seu comportamento alimentar.[5,6]

Uma pesquisa realizada com 344 nutricionistas filiados ao Conselho Regional de Nutricionistas da terceira região (CRN3) indicou que as principais etiologias para obesidade foram inatividade física, alterações emocionais e de humor, vício ou dependência de comida, comer mais do que o necessário, comer alimentos inadequados e baixa autoestima. Os autores chamaram a atenção para o fato de que tais fatores foram citados de modo mais prevalente do que alterações metabólico-hormonais, situação financeira e social e a prática recorrente de dietas. Salientaram, ainda, que tais crenças sobre a etiologia da obesidade podem influenciar a responsabilização da pessoa por sua condição, apontando para a necessidade de olhar a relação do indivíduo ante o alimento e seus aspectos socioculturais, sem se ater exclusivamente aos biológicos.[7]

Para Oliveira, o modelo idealizado de "indivíduo normal" surge a partir de medidas antropométricas predeterminadas e afeta não somente a maneira como ele é visto, mas também sua representatividade profissional.[1] No estudo de Diversi[5] com 49 nutricionistas, publicado em 2014, demonstrou-se que os profissionais tendiam a realizar uma avaliação pior de pessoas acima do peso, quando comparado às eutróficas. A visão do profissional sobre o paciente pode influenciar a maneira como o paciente observa o próprio corpo, uma vez que o nutricionista se apresenta como quem tem mais conhecimentos e entende melhor o corpo do indivíduo do que ele mesmo.

Assim, o obeso torna-se coadjuvante em seu próprio tratamento, tendo suas falas e conhecimento desconsiderados. Seu corpo é desapropriado e o tratamento é imposto como uma prescrição medicamentosa, uma dieta que deve ser rigidamente seguida.[1] Esse tratamento, entretanto, deixa de ser um instrumento eficaz e passa a funcionar como controle e avaliação da disciplina do indivíduo, podendo impactar negativamente em seu comportamento alimentar e nas alterações cognitivas e emocionais, levando ao desenvolvimento de transtornos alimentares e do comer desordenado.[1,2,8] Nesse cenário, outras abordagens são estudadas para modificar o comportamento alimentar, tratar desordens alimentares influenciadas pelo processo restritivo e resgatar o relacionamento saudável com a alimentação e a comida. Uma delas é o *mindful eating*, detalhado a seguir.[9-13]

MINDFUL EATING: DEFINIÇÃO E PRINCÍPIOS

Mindful eating (em tradução literal para o português, comer com atenção plena, ou comer consciente) pode ser caracterizado como ter consciência do momento enquanto se come, prestando atenção aos efeitos do alimento nos sentidos e notando as sensações físicas e emocionais em resposta ao ato de comer.

Os princípios do *mindful eating* são bem consistentes na literatura científica, embora o conceito não conte com uma definição universal.[14,15] De acordo com o centro americano The Center for Mindful Eating (TCME), os princípios de comer com atenção plena são:[16]

- Permitir a si mesmo tornar-se consciente das oportunidades positivas e carinhosas disponíveis por meio da seleção e preparação dos alimentos, respeitando a própria sabedoria interior
- Usar todos os sentidos na escolha do que comer, para que seja gratificante para você e nutritivo para o corpo
- Reconhecer respostas aos alimentos (gostos, desgostos ou neutras), sem julgamento
- Tornar-se consciente da fome e da saciedade para guiar as decisões de começar e parar de comer.

As práticas de *mindful eating* têm uma visão integrativa e holística do ser humano e dialogam com outras abordagens de enfoque comportamental que complementam os conceitos propostos, como "saúde em qualquer tamanho" (*health at every size* – HAES), proposta por Linda Bacon e Lucy Aphramor.[2] HAES é um movimento transdisciplinar que, assim como o *mindful eating*, não tem foco no controle de peso para a promoção da saúde. Seu ponto central é oferecer suporte à mudança de comportamento relacionado com os cuidados à saúde para pessoas de todos os tamanhos, sem que o peso seja uma medida avaliativa ou parâmetro de saúde. A perda de peso pode ou não ocorrer como resultado desse processo.[2,14]

O controle do peso é algo muito específico de comedores que realizam dietas de restrição como forma de controle. O *mindful eating*, por sua vez, propõe a abordagem da não dieta, uma vez que sua intenção é permanecer no momento vivido, promovendo aceitação e curiosidade sem julgamento a respeito da experiência do indivíduo. A mudança de peso não tem impacto sobre essas características, nem aprimora essa prática.[10,17]

O TCME concebe o peso do indivíduo como uma representação imprecisa de sua saúde ou bem-estar e não endossa o uso do *mindful eating* como estratégia de promoção de tamanho ou formato específicos, uma vez que abordagens normativas sobre o peso podem promover a moralização do alimento e o estigma do tamanho corporal, não reconhecendo a natureza complexa e multifatorial atrelada a saúde, bem-estar e ao próprio peso.

Assim, o TCME indica que tanto praticantes quanto professores de *mindful eating* devem desencorajar suposições sobre saúde física, bem-estar emocional ou comportamentos alimentares de um indivíduo com base no tamanho ou na forma do seu corpo e encorajar a promoção do *mindful eating* como prática de inclusão de todos os corpos.[18]

O controle do corpo com relação a desvios do comportamento alimentar pode ocorrer por diversos motivos, e a restrição alimentar é corriqueiramente utilizada com essa finalidade.[19] O *mindful eating*, por sua vez, sustenta a teoria de que comer de forma saudável é comer com prazer e atendendo às necessidades nutricionais do corpo. E o estado de consciência desenvolvido por meio da atenção plena torna possível a percepção dos ambientes externo (fatores ambientais) e interno (percepções físicas, psicológicas), encontrando respostas favoráveis à saúde do corpo em relação aos alimentos.

Um modo de desenvolver a consciência desses fatores internos e externos é o uso das práticas de *mindfulness* como regulação da atenção e direcionamento do foco atencional.[20] A percepção das sensações corporais serve como suporte que auxilia nas escolhas alimentares, promovendo bem-estar.[17,20] As práticas de *mindfulness* não substituem as de *mindful eating* e vice-versa, mas mostram-se complementares. É importante dizer que, apesar de distintas, elas tratam os mesmos conceitos, e a compreensão de *mindfulness* se faz de extrema relevância para a compreensão de *mindful eating*.

O *mindfulness* tem origem em tradições religiosas orientais, principalmente o budismo, mas é uma prática sem qualquer reminiscência religiosa ou cultural, contando com uma sólida base científica.[21] Sua tradução é "atenção plena" ou "consciência plena", e não é meditação, mas um estado da mente em diferentes níveis de intensidade que pode ser identificado como *traço mindfulness* (do termo *trait* ou *disposicional*), uma característica inata ao indivíduo para estar atento ao momento em que vive cotidianamente, ou *estado mindfulness* (do termo *state*), ao qual se treina chegar durante as práticas formais de *mindfulness* e pode ser praticado informalmente para ser adotado em diversos aspectos da vida – atenção plena ao caminhar ou ao tomar banho, inclusive ao se alimentar (atenção plena ao comer).[14,21]

Há definições diferentes de *mindfulness* na literatura científica, porém nota-se entre elas os seguintes aspectos em comum: capacidade de estar atento ao momento presente, intencionalidade (de forma consciente) e aceitação (com curiosidade, abertura, gentileza e sem julgamento).[21,22]

Uma das definições mais utilizadas é referida por Jon Kabat-Zinn, considerado um dos principais nomes da literatura científica, que define o conceito como "a consciência que surge com a atenção proposital no momento presente, sem julgamento". Kabat-Zinn, pai do *mindfulness*, desenvolveu o primeiro programa de redução de estresse baseado em *mindfulness*, da sigla em inglês MBSR (*mindfulness-based stress reduction*).[21,23] Por meio desse programa, surgiram as MBIs (*mindfulness based interventions*) – em tradução literal, intervenções baseadas em *mindfulness* (IBM) –, cuja eficácia tem sido comprovada nos diversos âmbitos de saúde, tais como estresse (MBSR), depressão (terapia cognitiva baseada em *mindfulness* – MBCT), prevenção de recaída e abuso de drogas (MBRP), obesidade, diabetes e transtorno da compulsão alimentar (consciência alimentar baseada em *mindfulness* – MB-EAT), além de outros transtornos alimentares, como anorexia, comer transtornado e comer emocional.[10,14,15]

MINDFULNESS NO COMPORTAMENTO ALIMENTAR

No final da década de 1990, Kristeller, em colaboração com Hallet, realizaram o primeiro estudo piloto sobre a aplicabilidade das IBMs no comportamento alimentar. Eles buscaram entender a eficácia das IBMs em mulheres com obesidade e TCA, e observaram uma redução na frequência semanal de compulsão alimentar de 4 para 1,5 episódios.[15] O estudo consistiu em uma intervenção em grupo com práticas de *mindfulness* e *mindful eating* por 6 semanas. Posteriormente, Kristeller e Wolever estudaram 150 participantes, com média de 46 anos de idade e IMC de 40 kg/m², em um programa de 12 sessões, das quais nove sessões eram semanais seguidas de três sessões mensais.[24] O tempo de duração dessas sessões foi, em média, de 1 hora e meia, com exceção das sessões 1 e 6, com duração de 2 horas. O esboço do programa é mostrado no **Quadro 10.1**.

QUADRO 10.1 Esboço das sessões e práticas em casa.[24]

Esboço da sessão	Prática em casa
Sessão 1: introdução ao modelo de autorregulação; prática das uvas-passas; introdução à meditação *mindfulness* com prática em grupo	Sessões 1 a 3: meditação por 20 min seguindo as instruções da gravação em áudio
Sessão 2: meditação breve (nessa e nas demais sessões); exercício de *mindful eating* com queijo e biscoito; conceitos de *mindful eating* e escaneamento corporal	Sessões 4 e 5: meditação seguindo áudio com instruções mínimas Fazer uma refeição ao dia com atenção plena (para todas as sessões, aumentando o número dessas refeições por dia)
Sessão 3: gatilhos da compulsão, meditação com os gatilhos; exercício de *mindful eating* com alimentos doces e ricos em gorduras (p. ex., *brownie*)	Minimeditação antes de comer
Sessão 4: fome física *versus* fome emocional; meditação da fome; prática da escolha com atenção plena (*cookies vs. chips*); prática do toque de autocura	Comer quando fisicamente faminto
Sessão 5: satisfação do sabor; prática da satisfação do sabor; yoga sentado	Sentir prazer e satisfação ao comer
Sessão 6: saciedade; meditação da saciedade, refeição em comunidade	Sessão 6: prática guiada de *mindful eating* Parar de comer quando moderadamente cheio; comer em um bufê
Sessão 7: perdão; prática do perdão	Sessão 7: escolher entre prática guiada de *mindful eating* e *mindfulness* Fazer todas as refeições com atenção plena
Sessão 8: sabedoria interior, meditação da sabedoria; meditação caminhando	Sessão 8 a 9: práticas gerais de *mindfulness* e *mindful eating* ou prática autoguiada Comer todas as refeições com a atenção plena
Sessão 9: manter a mudança e prevenir o relapso; refeição em comunidade (celebração)	
Sessão de reforço: prática de meditação; revisão de progresso; outras formas de manejo do peso	

Os participantes foram aleatoriamente distribuídos em três grupos diferentes. O grupo MB-EAT recebeu as práticas de *mindful eating* e o grupo psicoeducacional/cognitivo-comportamental PECB recebeu terapia cognitivo-comportamental, padrão para o tratamento da compulsão alimentar, enquanto no grupo lista de espera os participantes não receberam qualquer tipo de intervenção durante o estudo.

As pesquisadoras demonstraram, após 1 mês de intervenção, que 80% dos participantes do grupo MB-EAT já não atendiam mais aos critérios para compulsão alimentar, e 25% deles reduziram para zero o número de compulsões alimentares.[24] Os resultados também se mostraram eficazes 4 meses após a intervenção, quando 95% do grupo MB-EAT deixou de atender aos critérios diagnósticos para compulsão alimentar. Os autores realizaram, ainda, análises com os indivíduos que relataram compulsão alimentar durante a intervenção, a fim de avaliar o tamanho da porção consumida nos momentos de compulsão alimentar, representadas na **Figura 10.1**.

No momento "Pré", os grupos apresentavam compulsões alimentares (74 a 87%) em porções médias e grandes, e 4 meses após a intervenção (F/UP), os participantes do grupo lista de espera ainda relatavam 85% das compulsões em porções médias e pequenas, enquanto os do grupo PECB, 59% em médias, e o grupo MB-EAT, com melhores resultados, com 60% dos participantes com compulsão por porções menores.[24]

Além dos benefícios do MB-EAT na compulsão alimentar, a questão da espiritualidade foi posteriormente investigada por Kristeller e Jordan em 117 indivíduos com obesidade moderada a mórbida (25,6% apresentavam diagnóstico de TCA). Os participantes do

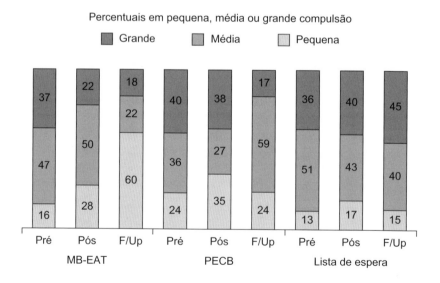

Figura 10.1 Porção consumida na compulsão alimentar nos diferentes grupos e tempos de estudo. *MB-EAT*, consciência alimentar baseada em *mindfulness*; *PECB*, psicoeducacional/cognitivo-comportamental. (Adaptada de Kristeller e Wollever.[24])

estudo foram aleatoriamente randomizados nos grupos intervenção (MB-EAT) ou lista de espera (sem qualquer intervenção) a fim de compreender se o programa MB-EAT poderia influenciar aspectos da espiritualidade, avaliados em uma escala de bem-estar espiritual, e se o aumento desse fator estaria relacionado ao equilíbrio emocional e à melhora na desordem alimentar.[25]

Os autores observaram que, após as 12 semanas desse programa, houve um aumento nos níveis de *mindfulness*, avaliados por escala psicométrica no grupo intervenção, levando a melhor autorregulação ao se alimentarem e à redução dos níveis de depressão, ambos os efeitos mediados pelo aumento no bem-estar espiritual.

Os autores argumentam que os elementos principais do programa MB-EAT levam a um envolvimento espiritual significativo, que desempenha papel importante na capacidade das pessoas de melhorar e manter a autorregulação geral.[25] Além dos benefícios do programa MB-EAT observados na compulsão alimentar e na espiritualidade, ele mostrou-se eficaz também no manejo do diabetes *mellitus* tipo 2 em adultos com obesidade.[26]

Posteriormente, em outro estudo que avaliou indivíduos que viviam com obesidade, observou-se a redução da glicemia de jejum e a redução no consumo de alimentos doces no grupo que foi submetido às práticas de *mindfulness*.[27] No que tange ao público adolescente, Barnes e Kristeller demonstraram a aplicação do programa MB-EAT no aumento da prática de exercícios aeróbicos moderados e intensos (30 min/dia) e na adoção de hábitos alimentares que favoreçam alimentos com pouca gordura saturada em uma amostra de adolescentes com sobrepeso ou obesidade.[28] Esse estudo indicou a viabilidade de realizar o programa MB-EAT-A em um ambiente de ensino médio e a boa aceitação dos alunos.

Outros dois estudos investigaram o uso das práticas do MB-EAT em indivíduos após cirurgia bariátrica. Chacko et al.,[29] usando elementos do MB-EAT em um estudo clínico piloto randomizado, observaram a redução do comer emocional ao longo do 6º mês de estudo. Susan Wnuk et al.[30] também observaram redução de sintomas depressivos após a aplicação do programa MB-EAT, e no 4º mês de acompanhamento, notou-se melhora na regulação emocional.

Na literatura científica, o programa conduzido por Hanna Bush et al.[10] avaliou uma nova abordagem voltada para o comer desordenado usando o *mindfulness-based eating solution* – MBES (solução alimentar baseada em *mindfulness*), apelidado de *eat for life*. Nesse programa, os pesquisadores aliaram as práticas de *mindfulness* e *mindful eating* ao comer intuitivo, concebido pelas autoras Evelyn Tribole e Elyse Resch, com o objetivo de compreender esse tipo de intervenção, que poderia reduzir os comportamentos alimentares problemáticos e aumentar a apreciação corporal. A amostra contou com 124 mulheres, com média de idade de 45 anos, alocadas de maneira não randomizada (o que aumenta o risco de viés) nos grupos controle (lista de espera n = 71) ou intervenção (n = 53). O grupo intervenção realizou o programa no ambiente de trabalho *eat for life* ao longo de dez encontros semanais de 1 hora e meia, em média. O esboço desse programa pode ser observado no **Quadro 10.2**.

QUADRO 10.2 Intervenção *eat for life* de 10 semanas.

Semana	Tema	Exercício de *mindfulness*	Tópico do comer intuitivo
1	"Básico" do *mindful eating*	Meditação da respiração, meditação para comer	"Pistas" internas *versus* "pistas" externas
2	Conversa com o corpo: o que seu corpo está lhe dizendo e o que você está dizendo a ele?	Escaneamento corporal, bondade amorosa com o corpo e meditação para comer	Ouvir as "pistas" da fome
3	Equilibrando três sabedorias alimentares: 1. Sem comidas proibidas 2. Comer a quantidade "certa" 3. Conhecer e respeitar seus gatilhos alimentares	Meditação da respiração, meditação para comer e escaneamento corporal	Permitir escolhas alimentares
4	Pensamentos sobre a comida: saiba o que são e como ouvi-los	Meditação da respiração, meditação para comer, escaneamento corporal e bondade amorosa ao corpo	Crenças e distorções cognitivas comuns
5	Do que você realmente (mesmo) tem fome?	Meditação da respiração, meditação para comer, escaneamento corporal e bondade amorosa ao corpo	Estratégias para enfrentamento das emoções
6	Dar suporte à saciedade e à satisfação	Yoga com atenção plena, meditação para comer	Diferentes efeitos da comida no corpo
7	Tornar-se fisicamente ativo: é prazeroso e bom para você	Yoga com atenção plena, meditação para comer	Movimento intuitivo
8	Tornar-se um comedor consciente	Meditação da respiração, meditação para comer, escaneamento corporal, bondade amorosa com o corpo e yoga com atenção plena	Saborear a comida
9	Respeitar e apreciar o seu corpo para a vida	Meditação da respiração, meditação para comer, escaneamento corporal, bondade amorosa com o corpo e yoga com atenção plena	Apreciar o corpo
10	Comer para a vida: continuar no caminho do *mindful eating*	Sua prática de *mindfulness* favorita	Apreciar a saúde

Adaptado de Bush et al.[10]

Depois de 10 semanas, observou-se melhora na apreciação corporal, nos níveis de *mindfulness* e no comer intuitivo no grupo intervenção. O número de mulheres diagnosticadas com comer desordenado passou de 17 para 6, e as que apresentavam sintomas de comer desordenado, de 18 para 8. As que não apresentavam sintomas subiram de 18 para 39. Efeitos significativos, após 10 semanas, também foram observados no desenvolvimento das atitudes presentes em *mindfulness*, como conscientização, não julgamento e não reatividade. Outras habilidades relacionadas com o comer e sua autorregulação também obtiveram ganhos significativos, como a permissão incondicional para comer e comer como resposta a sinais físicos e internos da fome.[10]

Apesar dos achados, os autores desse trabalho destacam a necessidade de estudos a longo prazo para que se verifique a eficácia em médio e longo prazo.[31] Além disso, como conduzido estritamente em mulheres no local de trabalho, é necessário cautela na reprodução desses achados, uma vez que o sexo e a idade dos participantes podem influenciar nas características avaliadas, como a apreciação corporal e o comer desordenado.[32]

A despeito dos transtornos alimentares, o curso e a etiologia de anorexia nervosa, bulimia nervosa e TCA mostram-se distintos, trazendo particularidades que precisam ser cuidadosamente investigadas antes da reprodução do programa nos demais quadros de transtorno alimentar psiquiátrico.[33] Cabe ressaltar, ainda, que a metodologia empregada nesse estudo é quase experimental. Segundo Campbell, esse tipo de pesquisa não contempla dois pontos relevantes, como a aleatoriedade na seleção dos grupos (amostra) e o controle completo das variáveis do estudo, o que aumenta o risco de viés e reduz a confiabilidade dos resultados.[34] E, para White e Sabarwal, conclusões com base em achados de um estudo quase experimental têm menor poder do que as suscitadas por um ensaio clínico randomizado.[35]

Além dos programas MB-EAT e MBES, outro que se popularizou é o ME-CL (*mindful eating conscious living*), criado por Jan Chozen Bays, médica pediatra e atualmente Mestre Zen, e Char Wilkings, psicoterapeuta. Esse programa apresenta nove sessões, apresentadas no **Quadro 10.3**.

O ME-CL se mostra um programa estruturado e embasado cientificamente com enfoque no auxílio de indivíduos que possuem um relacionamento difícil com a comida e no restabelecimento de uma relação saudável com a alimentação e o corpo.[36] A abordagem não tem foco no peso ou em dietas, e sim no uso dos sentidos ao comer, cultivando a consciência, a compaixão e a bondade amorosa.[37] Vale ressaltar que esse programa, apesar de criado com embasamento científico, ainda não apresenta estudos publicados na literatura com a avaliação da sua eficácia.

Além dos três programas mencionados, a literatura científica traz heterogeneidade nos estudos que investigam os efeitos do *mindful eating* no comportamento alimentar com relação ao tipo de programa aplicado, a população estudada e sua condição clínica, tempo de intervenção, experiência prévia dos instrutores, questionários usados, dentre outros fatores, tornando difícil a extrapolação dos achados com *mindful eating*.

Mesmo diante dessa heterogeneidade, os estudos realizados propõem que a aplicação do *mindful eating* proporciona resultados efetivos no comportamento

QUADRO 10.3 Esboço do programa ME-CL.

Sessão	Tema da sessão	Práticas de *mindfulness/mindful eating*
1	O que é *mindfulness*? Por que e como aplicar ao comer	Meditação de transição com consciência plena das nove fomes
2	Desacelerar/pausar e a relação com a fome	Comer distraidamente e com consciência plena e meditação caminhando
3	Saciedade e satisfação	Meditação da transição com consciência, escaneamento corporal com gratidão e movimento com consciência plena
4	Identificar padrões em torno da comida	Meditação da transição com consciência
5	Emoções e consciência do corpo	Meditação do escaneamento corporal
6	Comida e humor	Meditação de transição com consciência plena, prática comida e humor
7	Desejo	Alongamento com consciência plena e meditação do toque compassivo
8	Trabalhar a fome do coração	Meditação de transição com consciência plena, movimento com consciência plena
Sessão retiro	Retiro (entre as sessões 6 e 7)	

Adaptado de Bays.[36]

alimentar, como redução da desinibição ao comer, regulação do apetite com destaque para a capacidade de utilizar a fome e a saciedade como sinais para começar e parar de comer (interocepção), entre outros.[8,23] O estudo de revisão sistemática da literatura científica de Katterman et al.,[38] por exemplo, observou, em três de cinco trabalhos analisados, redução nos níveis do comer emocional evidenciados por questionários validados, tendo como intervenção as práticas de *mindfulness*, e não de *mindful eating*. Mais recentemente, na revisão da literatura de Warren, publicada em 2017, na avaliação do papel desempenhado por *mindfulness*, *mindful eating* e comer intuitivo na mudança do comportamento alimentar, observou-se redução do comer emocional após intervenção com *mindfulness* ou *mindful eating* em participantes com sobrepeso e obesidade em sete dos dez estudos incluídos.[14] Um importante achado descrito pelos autores foi a prática de *mindfulness* utilizada pelo estudo, que corrobora outros achados recentes, demonstrando que a prática pode auxiliar na reorganização de processos relacionados à compulsão e, assim, aumentar a apreciação e a satisfação com pequenas quantidades de alimentos e interromper gatilhos que desencadeariam ciclos compulsivos, como o ambiente e a exposição ao alimento.[14,24]

Dentre as teorias que tratam dos efeitos de *mindfulness* e *mindful eating* no comer emocional, Warren concebe que *mindfulness* pode funcionar como um treino para os indivíduos desenvolverem a habilidade de lidar com seus pensamentos, emoções e sensações mais difíceis, evitando a busca pela comida como forma de autorregulação emocional.[14]

Margarita Sala et al.,[39] em uma metanálise, avaliaram os moderadores da relação de *mindfulness* com transtornos alimentares, identificando que *mindfulness* foi negativamente associado com psicopatologia dos transtornos alimentares. Essa associação negativa se mostrou mais forte para o transtorno da compulsão alimentar, comer emocional e insatisfação corporal. Dentre os componentes do *mindfulness* que foram analisados, agir com consciência e não julgamentos foram os mais influenciadores na moderação.[39] Outro mecanismo identificado é a tolerância ao sofrimento, a qual é parte de um construto multidimensional caracterizado por estratégias modulares flexíveis, controle comportamental, consciência emocional e tolerância ao sofrimento.[40]

A consciência *mindfulness* que engloba pensamentos, emoções e sensações difíceis fomenta a tolerância ao sofrimento,[20] a qual poderia auxiliar os indivíduos a não reagirem de modo automático a situações, sentimentos e emoções como gatilhos para o comer e auxiliar na tomada de decisões alimentares, evitando o consumo alimentar como maneira de aliviar o sofrimento.[24] Não responder automaticamente ao sofrimento, o que poderia levar ao consumo alimentar como resposta a sinais não físicos da fome, pode ser conseguido com o auxílio do *mindfulness*, com o qual os indivíduos podem se engajar no processo de se alimentar com base nos sinais físicos de fome e saciedade.[24]

No referente à percepção das sensações corporais, *mindfulness* e *mindful eating* fomentam a interocepção, ou seja, a capacidade de conexão com o estado interno do indivíduo; por exemplo, a conexão com os sinais internos de fome e saciedade.[24,41,42] Além disso, o *mindful eating* promove o consumo alimentar em um ritmo mais lento, podendo reduzir a ingestão energética e favorecer maior saciedade com menor quantidade de comida.[14,41] Contudo, Grider et al.[42] verificaram em uma revisão sistemática que os efeitos do *mindful eating* ou *intuitive eating* sobre o consumo alimentar ainda são inconsistentes.[42] A maioria dos estudos inseridos na revisão tem uma amostra pequena, composta principalmente por mulheres que vivem com sobrepeso e obesidade; portanto, não se pode generalizar os dados para outras populações. Finalmente, os autores apontam para o elevado risco de viés dos artigos inseridos, uma vez que apresentam importantes limitações metodológicas.

Estudos de imagem por ressonância magnética funcional (fMRI) têm facilitado o processo de compreensão desses efeitos, em especial do *mindfulness*, na mudança do comportamento,[43] com destaque para a interocepção. Farb, utilizando a fMRI, observou modificações na insula, região cerebral associada ao córtex cerebral que implica na consciência de si próprio e está diretamente relacionada com a interocepção, após a prática de *mindfulness*.[44]

MINDFUL EATING E PERDA DE PESO

Ao observarmos os mecanismos do *mindful eating*, verifica-se uma grande oportunidade de trabalho com o manejo do peso dos indivíduos por meio das práticas de *mindfulness* e *mindful eating*. No entanto, é importante compreender a maneira como o *mindful eating* trata a perda de peso. Como foi visto neste capítulo, *mindful eating* não é uma abordagem normativa do peso, mas um processo inclusivo do peso em um contexto mais abrangente.[18] Por esse prisma, o objetivo é a abordagem inclusiva do peso e da forma, tamanho ou composição corporal, uma vez que todo indivíduo merece cuidado, respeito e Nutrição adequada. Como o TCME considera peso uma representação imprecisa da saúde ou do bem-estar, o *mindful eating* apoia a autonomia do indivíduo em torno das decisões alimentares, incentivando-o a se conectar à própria sabedoria interior para saber o que, quando e quanto comer.[17]

No referente à obesidade, sabe-se que o ganho de peso pode ser fruto da apresentação de comportamentos desordenados. Apesar de nem todo indivíduo com obesidade apresentar um quadro desordenado, obesos apresentam TCA e comer noturno de modo mais prevalente do que aqueles que não o são.[37] Nesses comportamentos, a desregulação emocional ocorre não apenas no TCA e no comer noturno, mas também no aumento do consumo de alimentos calóricos com o comer excessivo. Isso pode acontecer com o indivíduo que enfrentou emoções dolorosas, passando a comer de maneira automatizada, independentemente da fome física, como forma de alívio ou para evitar tais emoções.[20]

Ressaltamos que esse comportamento pode ocorrer de modo consciente ou inconsciente, e com repetição, pode ocasionar ganho de peso. A falta de percepção de emoções e sensações corporais denotam alterações na capacidade interoceptiva do indivíduo, as quais são inerentes aos transtornos alimentares e obesidade. A restrição alimentar grave é um importante fator nessa desregulação, uma vez que, de forma a atender às regras alimentares para promover perda de peso, o indivíduo pode perder a capacidade de reconhecer, aceitar e responder aos sinais internos de fome, saciedade e satisfação.[37]

Diante disso, estudos sugerem relação entre indivíduos com obesidade e o comer externo (tendência em resposta a cheiro, visão, gosto), e essa relação também é observada no reganho de peso.[37] Esses dados são consistentes com a revisão sistemática com metanálise de Carrière et al.,[45] que demonstraram que as IBM podem ser efetivas em reduzir comportamentos relacionados à obesidade.

Todavia, vale destacar que diversas discussões são feitas acerca da desregulação do controle homeostático de fome e saciedade de pessoas que vivem com obesidade. Incontáveis estudos publicados nas últimas décadas revelaram que alterações neuroimunoendócrinas inerentes à obesidade modificam a regulação de moléculas orexígenas (indutoras da fome) e anorexígenas (indutoras da saciedade). Portanto, novos e mais robustos estudos são necessários para compreender o efeito do *mindful eating* nessas condições.[42]

A **Figura 10.2** apresenta os mecanismos de intervenção de *mindfulness* e *mindful eating* nos comportamentos relacionados à obesidade.

No estudo de Carrière et al., foi observado um efeito pequeno na perda de peso. Para os autores, isso se deve à gama de intervenções (heterogeneidade) dos estudos, uma vez que nem todos

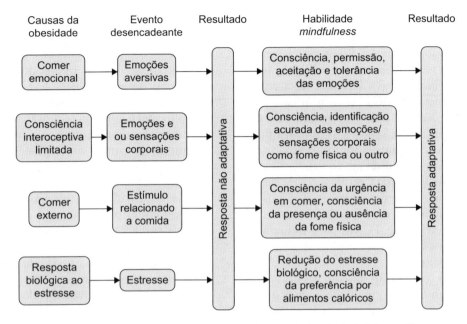

Figura 10.2 Mecanismos de mudança do *mindful eating*. (Adaptada de Sockalingam.[37])

o avaliados nessa revisão tinham como objetivo a promoção da perda de peso.[45] Esses achados são consistentes, uma vez que resultados similares foram observados na revisão sistemática de Katterman et al.,[38] bem como na revisão sistemática com metanálise de Ruffault et al.[46]

Segundo Carrière, a perda de peso observada em alguns estudos foi positivamente moderada por mudanças nos comportamentos alimentares, refutando a ideia de que ela ocorre diante das mudanças descritas na **Figura 10.2**. Por fim, Artiles et al.[47] compararam as intervenções de *mindful eating* e comer intuitivo com programas convencionais baseados em dieta e constatou que promovem a perda de peso de modo similar. A perda de peso média observada após a análise dos dados foi de 0,348 kg. E, apesar de se mostrar como resultado estatisticamente significativo, é importante questionar que a quantidade de peso perdida não tem significância clínica.

BOAS PRÁTICAS PARA PROFESSORES/INSTRUTORES DE *MINDFUL EATING*

O uso das técnicas de m*indfulness* e *mindful eating* vem crescendo exponencialmente. Assim, o TCME adaptou as diretrizes de *mindfulness* do centro denominado Uk Network, situado no Reino Unido, com a intenção de estabelecer pontos centrais que incidem em uma formação profissional ética e coerente com a proposta do *mindful eating*.[48,49] A tradução desse posicionamento é apresentada a seguir:

- Ter diploma profissional em cuidados de saúde mental ou física, educação ou assistência social, ou formação em ecologia, biologia ou ciência de tecnologia de alimentos, com adesão à estrutura ética e às diretrizes de melhores práticas apropriadas à formação profissional e ao contexto de trabalho do professor

- Ter participado de um programa com base na atenção plena, como redução do estresse baseado na atenção plena (MBSR), terapia cognitiva baseada na atenção plena (MBCT) e/ou prática a longo prazo sob a orientação de um professor sênior em uma tradição contemplativa (mínimo de 3 anos)
- Ter concluído um treinamento profissional para professores de *mindful eating*, com duração de 5 dias ou mais, em conformidade com as diretrizes do TCME para treinamentos de professores para alimentação consciente
- A conclusão de um treinamento *on-line* é equivalente apenas quando o participante tem formação profissional em outros programas baseados em *mindfulness*, como o MBSR, MBCT ou outros cursos de treinamento de professores (IBM), ou prática de meditação a longo prazo sob a orientação de um professor de meditação experiente antes do início do curso
- Como parte do treinamento do professor, ele deve ser orientado por um instrutor sênior de *mindful eating* por no mínimo de dez sessões privadas quando oferecer o respectivo programa de *mindful eating*
- Ter conhecimento e experiência nas populações específicas às quais o programa de *mindful eating* será entregue (pessoas com comportamento alimentar desordenado, como comer demais, compulsão alimentar, alimentação extremamente restritiva, anorexia, bulimia e ortorexia), incluindo experiência de ensino, terapia ou outros cuidados com esses grupos e/ou indivíduos
- Comprometer-se com a prática pessoal de *mindfulness* diariamente, de maneira formal e informal, e participação em ao menos um retiro de meditação em silêncio. Recomendam-se retiros anuais de meditação de *mindfulness* para que um professor de *mindful eating* mantenha e aprofunde a prática
- Comprometer-se com o desenvolvimento contínuo como professor realizando treinamento adicional, mantendo-se atualizado com pesquisas baseadas em evidências e tendo contato regular com outros profissionais que compartilham os mesmos valores
- Ter supervisão/mentoria de um mentor experiente em *mindful eating* durante o ensino de um programa. Um mentor de alimentação consciente ou um mentor nomeado pelo treinador pode realizar o treinamento profissional de professores de *mindful eating*.

Além das diretrizes de boas práticas para professores de *mindful eating*, também é possível encontrar outras a respeito de formador de professores e treinamento de professores em *mindful eating*.

INQUÉRITO, OU *INQUIRY*, E O *MINDFUL EATING*

Deve-se ressaltar que, com relação a *mindfulness* e *mindful eating*, a presença de experiências práticas e vivenciais são grandes chamarizes para a sua prática. O ponto de relevância é que o efeito dessas práticas no comportamento alimentar é decorrente do hábito e da exploração específica da experiência do participante pelo instrutor, com a realização do *inquiry* (termo em inglês, que significa inquérito ou partilha).[49] A partilha é um momento em que o participante pode relatar o que notou durante a prática (pensamentos, sensações e percepções). Perguntas centrais são feitas para explorar a experiência do participante, como: "O que percebeu em sua experiência? Como se relacionou com isso? Isso é algo habitual para você?". Por meio delas, a experiência do participante é explorada de maneira a proporcionar um contato compreensivo com sua experiência e aplicar o conceito, seja de *mindfulness* ou de *mindful eating*, à experiência relatada.

Para Crane et al.,[50] a partilha, ou *inquiry*, pode ser considerada igualmente ou mais importante do que a prática em si, uma vez que é por seu intermédio que serão realizados os ganhos de consciência da experiência.[50,51] Nesse sentido, ressalta-se que nenhum conhecimento teórico é capaz de suprir o conhecimento prático necessário para guiar as práticas e o *inquiry*, destacando a importância da prática pessoal e do treinamento profissional para criar conhecimento, expertise, empatia e habilidade com o processo.[50,51]

CONSIDERAÇÕES FINAIS

Encorajamos os profissionais a aprofundarem seu conhecimento do histórico e da trajetória de sua própria profissão e a adquirirem a habilidade necessária para distinguir, em suas ações para promoção da alimentação adequada, o uso de uma abordagem com enfoque comportamental em vez de discursos normativos que possam ser provenientes de sua formação (especialmente os nutricionistas).

Mindfulness e *mindful eating* têm sido apontados como abordagens promissoras por englobarem uma série de conceitos auxiliadores na melhora do comportamento alimentar, podendo ainda ser usados para o resgate do relacionamento saudável e mais consciente com o comer e a comida em indivíduos com transtornos alimentares e comer transtornado.

Profissionais da saúde, portanto, ao se engajarem nas práticas de *mindfulness* e, em especial, de *mindful eating*, uma vez que são aplicáveis ao comportamento alimentar, devem ter conhecimento e clareza sobre os conceitos, diretrizes, guia de boas práticas e posicionamento para realizar o uso seguro e coerente dessas práticas a fim de promover saúde a seus participantes. Ainda, compreender as limitações dessas abordagens é crucial, pautando-se sempre pelas evidências científicas mais atuais e robustas disponíveis.

Salientamos ainda a importância, além do conhecimento sobre o *mindful eating*, de se conhecer os efeitos cognitivos, físicos e comportamentais da restrição alimentar, bem como do conhecimento de temáticas complementares, tais como o comer intuitivo e o HAES, e sobre a população específica que receberá tais práticas para que sejam coerentes e seguras.

REFERÊNCIAS BIBLIOGRÁFICAS

1. Oliveira NDO, Barreto JD, Mello OA, Freitas MCS, Fontes GAV. Percepção dos obesos sobre o discurso do nutricionista. In: Freitas MCS, Fontes GAV, Oliveira JAN (eds.). Escritas e narrativas sobre alimentação e cultura. Salvador: EDUFBA; 2008. 422 p.
2. Bacon L, Aphramor L. Weight Science: Evaluating the evidence for a paradigm shift. Nutr J. 2011;10:9.
3. Serra GMA. Saúde e nutrição na adolescência: o discurso sobre dietas na revista Capricho. Fundação Oswaldo Cruz; 2001. 137 p.
4. Foucault M, Ordre L, France D. A Ordem do discurso. Paris, 1971.
5. Diversi TM, Hughes R, Burke KJ. The prevalence and practice impact of weight bias amongst Australian dietitians. Obes Sci Pract. 2016;2(4):456-65.

6. Ulian MD, Aburad L, Oliveira MSS, et al. Effects of health at every size® interventions on health-related outcomes of people with overweight and obesity: a systematic review. Obes Rev. 2018;19(12):1659-66.
7. Hellbardt M, Riedel-heller SG, Sikorski C. Dietitians' attitudes towards obese patients. Ernahrungs Umschau. 2014;61(5):78-81.
8. Polivy J. Psychological Consequences of food restriction. J Am Diet Assoc. 1996;96(6):589-92.
9. O'Reilly GA, Cook L, Spruijt-Metz D, Black DS. Mindfulness-based interventions for obesity-related eating behaviours: a literature review. Obes Rev. 2014;15(6):453-61.
10. Bush HE, Rossy L, Mintz LB, Schopp L. Eat for life: a work site feasibility study of a novel mindfulness-based intuitive eating intervention. Am J Heal Promot. 2014;28(6):380-8.
11. Kidwell B, Hasford J, Hardesty D, et al. Emotional ability training and mindful eating. J Mark Res. 2015;52:105-19.
12. Dunn C, Haubenreiser M, Johnson M, et al. Mindfulness approaches and weight loss, weight maintenance, and weight regain. Curr Obes Rep. 2018;7:37-49.
13. Anderson LM, Reilly EE, Schaumberg K, Dmochowski S, Anderson DA, Anderson LM. Contributions of mindful eating, intuitive eating, and restraint to BMI, disordered eating, and meal consumption in college students. Eat Weight Disord. 2016;21:83-90.
14. Warren JM, Smith N, Ashwell M. A structured literature review on the role of mindfulness, mindful eating and intuitive eating in changing eating behaviours: effectiveness and associated potential mechanisms. Nutr Res Rev. 2017;30(2):272-83.
15. Kristeller JL, Hallett CB. An exploratory study of a meditation-based intervention for binge eating disorder. J Health Psychol. 1999;4(3):357-63.
16. The Center for Mindful Eating. The principles of mindful eating. [Acesso em 17 fev. 2019]. Disponível em: <https://www.thecenterformindfuleating.org/Principles-Mindful-Eating>.
17. The Center for Mindful Eating. Healthy Eating Position Statement of The Center for Mindful Eating. [Acesso em 17 fev. 2019]. Disponível em: <https://www.thecenterformindfuleating.org/Position-Statements>.
18. The Center for Mindful Eating. Position on Mindful Eating & Weight Concerns. [Acesso em 17 fev. 2019]. Disponível em: <https://www.thecenterformindfuleating.org/Position-Statements>.
19. Fairburn CG, Cooper Z, Shafran R. Cognitive behaviour therapy for eating disorders: a "transdiagnostic" theory and treatment. Behav Res Ther. 2003;41(5):509-28.
20. Kristeller JL, Wolever RQ. Mindfulness-based eating awareness training for treating binge eating disorder: the conceptual foundation. Eat Disord. 2011;19:49-61.
21. Ausiás Cebolla, Javier Campayo MD. Mindfulness e Ciência, da tradição à modernidade. São Paulo: Palas Athenas; 2016.
22. Laura G. Kiken, Eric L. Garland, Karen Bluth, Olafur S. Palsson, Susan A. Gaylord. From a state to a trait: Trajectories of state mindfulness in meditation during intervention predict changes in trait mindfulness. Pers Indiv Differ. 2015;81:41-6.
23. Brown KW, Ryan RM. The benefits of being present: mindfulness and its role in psychological well-being. J Pers Soc Psychol. 2003;84(4):822-48.
24. Kristeller J, Wolever RQ. Mindfulness-based eating awareness training (MB-EAT) for binge eating: a randomized clinical trial. Eat Disord. 2011;19:49-61.
25. Kristeller JL, Jordan KD. Mindful eating: connecting with the wise self, the spiritual self. Front Psychol. 2018;9:1-11.
26. Miller CK, Kristeller JL, Headings A, Nagaraja H. Comparison of a mindful eating intervention to a diabetes self-management intervention among adults with type 2 diabetes. Heal Educ Behav. 2014;41(2):145-54.
27. Mason AE, Epel ES, Kristeller J, et al. Effects of a mindfulness-based intervention on mindful eating, sweets consumption, and fasting glucose levels in obese adults: data from the SHINE randomized controlled trial. J Behav Med. 2016;39(2):201-13.
28. Barnes VA, Kristeller JL. Impact of mindfulness-based eating awareness on diet and exercise habits in adolescents. Int J Complement Altern Med. 2016;3(2):70.
29. Chacko SA, Yeh GY, Davis RB, Wee CC. A mindfulness-based intervention to control weight after bariatric surgery: preliminary results from a randomized controlled pilot trial. Complement Ther Med. 2016;28(12):13-21.
30. Wnuk SM, Du CT, Van Exan J, et al. Mindfulness-based eating and awareness training for post-bariatric surgery patients: a feasibility pilot study. Mindfulness (NY). 2018;9(3):949-60.
31. Bush HE, Rossy L, Mintz LB, Schopp L. Eat for life: a work site feasibility study of a novel mindfulness-based intuitive eating intervention. Am J Heal Promot. 2014;28(6):380-8.
32. Striegel-Moore RH, Rosselli F, Perrin N, et al. Gender difference in the prevalence of eating disorder symptoms. Int J Eat Disord. 2009;42(5):471-4.
33. Dunne J. Mindfulness in anorexia nervosa: an integrated review of the literature. J Am Psychiatr Nurses Assoc. 2018;24(2):109-17.
34. Campbell DT. From description to experimentation: interpreting trends as quasi-experiments. In: Problems in measuring change. University of Wisconsin Press; 1963.

35. White H, Sabarwal S. Quasi-experimental design and methods: Methodological Briefs – Impact Evaluation No. 8, Methodological Briefs no. 8, 2014.
36. Bays JC. Mindful eating: a guide to rediscovering a healthy and joyful relationship with food. Revised Ed. Shambhala Publications; 2017.
37. Sockalingam S, Hawa R (eds.). Psychiatric care in severe obesity: an interdisciplinary guide to integrated care. Springer; 2017. p. 357.
38. Katterman SN, Kleinman BM, Hood MM, Nackers LM, Corsica JA. Mindfulness meditation as an intervention for binge eating, emotional eating, and weight loss: a systematic review. Eat Behav. 2014;15(2):197-204.
39. Sala M, Shankar Ram S, Vanzhula IA, Levinson CA. Mindfulness and eating disorder psychopathology: a meta-analysis. Int J Eat Disord. 2020;53(6):834-51.
40. Fisher NR, Mead BR, Lattimore P, Malinowski P. Dispositional mindfulness and reward motivated eating: the role of emotion regulation and mental habit. Appetite. 2017;118:41-8.
41. Lofgren IE. Mindful Eating: an emerging approach for healthy weight. Am J Lifestyle Med. 2015;9(3):212-6.
42. Grider HS, Douglas SM, Raynor HA. The Influence of mindful eating and/or intuitive eating approaches on dietary intake: a systematic review. J Acad Nutr Diet. 2021;121(4):709-27.
43. Kragel EA, Sweitzer MM, Davis JM. The effect of brief mindfulness training on brain reactivity to food cues during nicotine withdrawal: a pilot functional imaging study. Mindfulness (N.Y.). 2019;10(11):2272-6.
44. Farb NAS, Anderson AK, Mayberg H, Bean J, McKeon D, Segal ZV. Minding one's emotions: mindfulness training alters the neural expression of sadness. Emotion. 2010;10:25-33.
45. Carrière K, Khoury B, Günak MM, Knäuper B. Mindfulness-based interventions for weight loss: a systematic review and meta-analysis. Obes Rev. 2018;19(2):164-77.
46. Ruffault A, Carette C, Lurbe K, et al. Randomized controlled trial of a 12-month computerized mindfulness-based intervention for obese patients with binge eating disorder: the MindOb study protocol. Contemp Clin Trials. 2016;49:126-33.
47. Fuentes Artiles R, Staub K, Aldakak L, Eppenberger P, Rühli F, Bender N. Mindful eating and common diet programs lower body weight similarly: systematic review and meta-analysis. Obes Rev. 2019;20(11):1619-27.
48. Crane RS, Kuyken W, Hastings RP, Rothwell N, Williams JMG. Training teachers to deliver mindfulness-based interventions: learning from the UK experience. Mindfulness (NY). 2010;1(2):74-86.
49. The Center for Mindful Eating. Good practice guidelines for mindful eating teachers. [Acesso em 6 ago. 2020]. Disponível em: <https://www.thecenterformindfuleating.org/Good-Practice-Guidelines#Teachers>.
50. Crane RS, Brewer J, Feldman C, et al. What defines mindfulness-based programs? The warp and the weft. Psychol Med. 2017;47(6):990-9.
51. Crane RS, Eames C, Kuyken W, et al. Development and validation of the mindfulness-based interventions – teaching assessment criteria (MBI:TAC). Assessment. 2013;20(6):681-8.

CAPÍTULO 11

Ajustes Nutricionais para Hipertrofia Muscular

Flávia M. S. de Branco, Luana T. Rossato, Erick Prado de Oliveira

INTRODUÇÃO

Para a manutenção das funções vitais e o desenvolvimento das atividades cotidianas, é necessário que a ingestão de macronutrientes seja adequada. Com relação a exercícios físicos, em especial o treinamento de força, as recomendações de macronutrientes são ainda mais específicas, já que tanto a síntese proteica muscular (SPM) como o ganho de massa muscular são afetados pela ingestão de nutrientes. Assim, o objetivo deste capítulo é apresentar as atuais recomendações dietéticas de carboidratos, proteínas e lipídios para indivíduos que buscam hipertrofia muscular.

CARBOIDRATO

O carboidrato é o principal macronutriente responsável pelo fornecimento energético para o organismo. Além disso, sabe-se que suas reservas corporais são relativamente limitadas, podendo ser agudamente manipuladas tanto pela ingestão diária de alimentos como por uma única sessão de treino.

Durante o treinamento de força, o carboidrato, principalmente na forma de glicogênio muscular, é um dos principais substratos energéticos utilizados para a ressíntese de adenosina trifosfato (ATP), por isso seu consumo é indispensável para o bom desempenho durante a realização do exercício. Esse parece ser o principal efeito desse macronutriente no ganho de massa muscular, pois a ingestão adequada de carboidratos durante o dia faz com que o indivíduo realize o exercício de força com quantidades ótimas de glicogênio muscular e, consequentemente, o treinamento de força é realizado de maneira adequada, induzindo ao ganho de massa muscular.

Em teoria, seria possível acreditar que o carboidrato influencie no ganho de massa muscular de maneira direta, pois quando é ingerido, há aumento de insulina, um hormônio anabólico, o que poderia induzir o aumento de SPM ou a redução do catabolismo muscular. Entretanto, quando são ingeridas quantidades adequadas de proteína, o consumo adicional de carboidrato em uma refeição não promove aumento da SPM.[1]

Além disso, mesmo após infusão de insulina, não há aumento da SPM em uma refeição com ingestão adequada de proteína.[2] Desse modo, a literatura tem demonstrado que o consumo de carboidrato e o aumento de insulina não parecem ter efeito direto na síntese de novas proteínas quando o consumo proteico está adequado.

De acordo com as recomendações propostas pelo American College of Sports Medicine (ACSM) em 2016, a ingestão diária de carboidratos deve variar entre 3 e 7 g/kg/dia para indivíduos praticantes de exercício de força.[3]

No que diz respeito ao consumo total de carboidratos, ele pode ser distribuído ao longo do dia de modo que haja maior consumo antes do treino, aumentando a disponibilidade para a realização do exercício físico, ou que o consumo seja maior no pós-treino, objetivando maior reposição dos estoques de glicogênio. Entretanto, como um treino de força, em geral, consome aproximadamente metade do estoque de glicogênio, o consumo de carboidratos nas 24 horas após o exercício é suficiente para repô-lo até o próximo treino.

Assim, a distribuição desse macronutriente nas refeições deve ser guiada pelas preferências ou necessidades individuais. O indivíduo que realizou um exercício de força no período da noite e realizará seu próximo treino no outro dia pela manhã, por exemplo, deve ter maior preocupação com relação ao consumo de carboidrato no pré e pós-treino, uma vez que terá de repor o glicogênio em apenas algumas horas entre os treinos.

A ingestão de carboidratos durante o período de exercícios deve ser realizada apenas se sua duração for superior a 60 a 90 minutos.[3] Nesse sentido, como um exercício de força adequado dura cerca de 45 minutos, o consumo de carboidratos durante a musculação não é necessário, pois o glicogênio muscular não parece ser limitante para o desempenho. No **Quadro 11.1** estão descritos os principais fatores relacionados à ingestão de carboidratos e ao exercício físico de força.

PROTEÍNA

O nutriente mais importante para a hipertrofia muscular é a proteína. Isso se

QUADRO 11.1 O carboidrato para a hipertrofia.

O carboidrato não parece ter ação direta na hipertrofia muscular, mas sua redução pode diminuir o rendimento no treino, impactando negativamente na progressão de cargas

O consumo de carboidratos não tem relevância na SPM sempre que houver consumo adequado de proteína; portanto, práticas agudas de ingestão de carboidratos imediatamente após o exercício de força para hipertrofia muscular não encontram respaldo científico

A ingestão de carboidratos não é necessária durante o treino para hipertrofia muscular com duração de menos de 1 h

A recomendação de ingestão é de 3 a 5 e 5 a 7 g/kg/dia para indivíduos que realizam exercícios com intensidades baixa e moderada, respectivamente. Logo, é fundamental compreender a demanda energética imposta pelas diferentes sessões de treino de força, a fim de melhor ajustar a ingestão de carboidratos ao longo do dia

SPM, síntese proteica muscular.

deve ao fato de que a proteína é o principal macronutriente envolvido na SPM, e sua ingestão ou a falta são fatores capazes de alterar o *turnover* proteico (equilíbrio entre síntese e degradação). A ingestão de proteína para incremento da massa muscular esquelética depende de alguns fatores, como quantidade, qualidade, momento em que é consumida e fracionamento.

Quantidade

Segundo as *Dietary Reference Intakes* (DRIs), que determinam as quantidades de nutrientes necessárias para um indivíduo adulto e saudável durante 1 dia de alimentação, a ingestão de proteína deve ser de 0,8 g/kg de peso.[4] Essa recomendação, entretanto, é mais aplicada a indivíduos sedentários. Para aqueles cujo objetivo é a hipertrofia muscular, essa quantidade parece ser insuficiente. A recomendação ideal de ingestão de proteína para ganho de massa muscular é de 1,2 a 2,2 g/kg/dia,[5-7] dependendo do nível de treinamento do indivíduo.

Além disso, sugere-se, em condições de balanço energético negativo, um consumo proteico superior a 2,0 g/kg/dia (~2,5 g/kg/dia), a fim de prevenir a perda de massa muscular[8-11] ou promover a hipertrofia muscular,[12] embora essa conclusão ainda seja limitada pelo baixo número de estudos.

Qualidade

Para potencializar a SPM promovida pelo exercício de força, além da quantidade, recomenda-se a ingestão de quantidade suficiente de proteína de alto valor biológico. A qualidade da proteína depende de sua digestibilidade e da composição de aminoácidos essenciais.[13] Nesse sentido, proteínas com alto teor de leucina parecem ser mais interessantes, uma vez que esse aminoácido tem potencial anabólico e é o principal estimulador da via de SPM (**Figura 11.1**).[14]

Para estímulo máximo da SPM, a proteína ingerida a cada refeição deve conter de 2 a 3 g do aminoácido leucina. Assim, as proteínas de origem vegetal, em geral, apresentam qualidade inferior quando comparadas às de origem animal, como carnes, ovos e produtos lácteos.[15] Entretanto, isso não é uma regra, uma vez que a soja induz SPM maior do que a caseína.[16] É interessante destacar que estudos recentes verificaram que, apesar de as proteínas de melhor qualidade estimularem em maior magnitude a SPM em comparação às proteínas de menor qualidade, os estudos a longo prazo que avaliaram a massa magra não identificaram diferenças entre os tipos de proteínas.[17]

No **Quadro 11.2** estão listados alimentos com as quantidades em que seria possível encontrar a dose ótima de leucina por refeição.

QUADRO 11.2 Fontes proteicas, porções e quantidade de proteínas para a ingestão de 3 g de leucina.[18]

Alimento	Quantidade de proteína ingerida contendo 3 g de leucina (g)	Porção (g)
Origem animal		
Carne	35	164
Leite	28	876
Ovo	36	5 unidades
Whey protein	23	27
Origem vegetal		
Soja	38	104
Arroz	37	500
Feijão-preto	36	167
Milho	25	264
Batata	58	2.891

Adaptado de Van Vliet et al.[18]

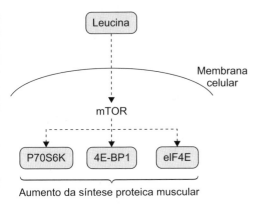

Figura 11.1 Via de síntese proteica muscular simplificada.

Distribuição do consumo

Recentemente, destaca-se a importância de avaliar a ingestão de proteína em cada refeição, em vez de considerar apenas a ingestão de proteína total por dia. A hipótese para essa conduta é de que uma distribuição uniforme do consumo proteico ao longo do dia poderia estimular mais efetivamente a SPM, atingindo a dose ótima para várias vezes ao dia, o que repercutiria na hipertrofia muscular a longo prazo.

Em um clássico estudo de 2015, Moore et al.[19] compararam a SPM pós-prandial e observaram que, por refeição, 0,24 a 0,30 g e 0,4 g de proteína por quilo de peso para jovens e idosos, respectivamente, seriam suficientes para estimular a máxima SPM. De acordo com Paddon-Jones e Leidy,[20] o consumo de refeições contendo cerca de 30 a 40 g de proteína de alta qualidade seria suficiente para aumentar a SPM e, por consequência, a massa muscular. Recentemente, Macnaughton et al.[21] publicaram um estudo em que avaliaram a SPM após a ingestão de 20 ou 40 g de proteína do soro do leite (*whey protein*) por homens jovens que realizaram um treino com exercícios de força para membros inferiores e superiores. Os pesquisadores observaram que a ingestão de 40 g de proteína estimulou em maior magnitude a SPM após um treino para o corpo todo quando comparada à de 20 g. No entanto, esse foi o primeiro estudo a encontrar que aos jovens seria necessária uma dose superior. Uma das possíveis explicações seria o fato de que, nesse estudo, o protocolo de exercício de força foi realizado de "corpo inteiro", recrutando diversos grupamentos musculares, enquanto em outros estudos foi realizado exercício de força apenas em membros inferiores.[21-23] Assim, especula-se que, quando diversos grupamentos musculares são recrutados durante o exercício de força, é necessário ingerir quantidades superiores a 20 g após o exercício.[21] Entretanto, é importante ressaltar que são necessários mais estudos com testagens da dose de proteína de acordo com o número de grupamentos musculares exercitados antes de a informação se tornar uma conduta na prática clínica. Salientamos que grande parte das análises feitas utiliza o *whey protein*, por isso, ainda não se sabe se uma refeição mista exigiria uma dose proteica diferente da de uma proteína isolada, mas sugere-se que, por conter doses menores de leucina, sejam ingeridos aproximadamente 5 a 10 g de proteína por refeição além da recomendação citada anteriormente.

Apesar de estudos agudos terem mostrado aumento de SPM com a ingestão de proteínas ao longo do dia, essa conduta ainda permanece sem consenso, uma vez que ensaios clínicos de longa duração mostraram resultados discrepantes desses achados.[24,25] Um ensaio clínico com duração de 16 semanas realizado com adultos em dieta de restrição calórica avaliou dois grupos com a mesma ingestão total de proteína, mas um padrão de distribuição diferente. Um grupo consumiu 30 g de proteína no café da manhã, almoço e jantar, e outro consumiu 10 g no café da manhã, 20 g no almoço e 60 g no jantar. Como resultado principal, não se encontrou diferença entre os grupos na manutenção de massa muscular,[24] colocando em dúvida a conduta de fracionar a proteína em várias refeições, já que nem sempre a SPM se correlaciona com o ganho de massa muscular.[26] Entretanto, é importante ressaltar que o efeito da distribuição do consumo de proteína no ganho de massa muscular a longo prazo ainda é desconhecido.

Assim, com o conhecimento de que distribuir a proteína ao longo do dia de maneira semelhante é uma situação difícil de ser alcançada na prática, e que várias pesquisas têm mostrado um padrão desigual de ingestão de proteínas em diversas populações,[27-29] a principal preocupação para ajuste do consumo proteico na hipertrofia muscular deve ser primeiro regular o total e, se possível, distribuir doses adequadas de proteína em três a cinco refeições.

Momento do consumo (*timing*)

Outro fator que poderia ser importante para o ganho de massa muscular é o momento em que a proteína é consumida. Estudos agudos têm mostrado aumento na SPM quando a proteína é ingerida logo após o treino.[30,31] Esse fenômeno pode ser explicado pela teoria da "janela de oportunidade anabólica",[32] um período curto próximo ao exercício de força, com duração de 45 minutos a 1 hora, em que a SPM está aumentada.[33]

Apesar de haver evidências sobre a existência da janela de oportunidade anabólica, e de o consumo de proteína após o exercício ser uma conduta muito aceita na prática clínica, esse efeito no ganho de massa muscular a longo prazo ainda não está totalmente elucidado, com resultados na literatura ainda muito controversos. Uma das grandes limitações dos estudos que testam a suplementação de proteína após o exercício é o fato de eles não igualarem a quantidade de proteína total entre os grupos,[34-41] ou seja, aqueles que consomem a proteína logo após ou próximo ao exercício de força ingerem quantidades superiores de proteína durante o dia.

Dentre os estudos que igualaram a proteína entre os grupos avaliados, encontrou-se perda[42] ou manutenção[43,44] da massa muscular. Portanto, é improvável que o *timing* tenha influência adicional no ganho de massa muscular, já que o exercício de força não foi efetivo. Está estabelecido que o exercício de força é a principal intervenção para estimular os ganhos de massa muscular e força,[29,45] e a suplementação sem exercício não promove esses benefícios.[46]

Em um estudo randomizado e controlado com homens treinados,[47] os grupos com o mesmo consumo total de proteína foram suplementados com uma mistura de *whey protein*, carboidrato e creatina, um deles antes e após o treino de força, e o outro em horários distantes do exercício (manhã e noite). Foi possível observar maior aumento de massa magra e força nas pessoas que ingeriram proteína em um momento próximo ao treino; entretanto, por meio de biopsia intramuscular, encontrou-se que esse grupo tinha maior quantidade de creatina incorporada no músculo, e por isso é difícil atribuir os resultados positivos ao *timing* de proteína, já que esses efeitos estão mais relacionados com a creatina.

Em uma metanálise, Schoenfeld et al.[48] avaliaram o efeito do consumo de proteína após o exercício no ganho de massa magra. Os autores concluíram que o consumo proteico após o exercício de força potencializou o ganho de massa magra. Entretanto, como a maioria dos estudos considerados comparou o consumo de proteína após o exercício com um grupo placebo que ingeria carboidrato, também houve aumento em relação ao consumo total de proteína, o que não permite concluir se o que induziu o maior ganho de massa magra foi o momento (após exercício) ou o maior consumo proteico total por dia. Percebendo essa limitação, os autores realizaram uma segunda análise ajustada pelo consumo proteico total e notaram que não houve efeito significativo do consumo de proteína após o exercício para potencializar a hipertrofia muscular. Com isso, concluíram que o consumo total de proteína parece ser mais importante do que o momento para promover a hipertrofia muscular. É importante ressaltar que apenas será possível conhecer a importância do consumo de proteína após o exercício na hipertrofia muscular quando novos estudos que comparem grupos consumindo a mesma quantidade de proteína total por dia forem realizados.

Assim, com a metodologia correta, recente estudo[49] avaliou por 8 semanas o efeito do momento do consumo proteico no ganho de massa magra e força em mulheres na pós-menopausa. Observou-se que o consumo de 30 g de proteína imediatamente após o treino não ofereceu ganhos adicionais de massa magra, força e capacidade funcional em relação ao grupo que consumiu a mesma quantidade em um momento distante do exercício de força. Nesse estudo, controlou-se o consumo proteico total e por refeição, o que possibilitou confirmar o efeito do momento de maneira isolada. Assim, o consumo de proteína imediatamente após o treinamento não foi capaz de trazer benefícios adicionais àqueles promovidos pelo exercício de força; e, apesar de o momento em que a proteína é ingerida não parecer uma estratégia importante para mulheres mais velhas, esse resultado ainda precisa ser confirmado em outras populações, como pessoas com alto nível de treinamento físico.

Também há evidências de que o consumo de proteína antes de dormir seria benéfico para o ganho de massa muscular. Essa hipótese pode ser explicada pela redução do balanço proteico negativo durante a noite e um possível ritmo circadiano favorável à SPM nesse período. Em um estudo agudo, homens jovens foram suplementados com 40 g de caseína ou 40 g de placebo antes de dormir, verificando-se maior SPM no grupo que consumiu proteína durante a noite.[50] Por sua vez, um estudo randomizado controlado com duração de 12 semanas suplementou diariamente, antes de dormir, um grupo com 27,5 g de caseína e outro com água sabor baunilha (placebo), observando-se maior aumento na área de secção transversa do músculo quadríceps no grupo suplementado com proteína pré-sono.[51] Os estudos com consumo de proteína antes de dormir, entretanto, apresentam falhas metodológicas, como não igualar a ingestão de proteína diária entre os grupos. Assim, os resultados favoráveis da ingestão de proteína antes de dormir na massa muscular podem ser atribuídos mais ao consumo maior durante o dia do que ao momento da ingestão.

Conclui-se, assim, que ainda faltam dados na literatura que suportem a ingestão de proteína próxima ao treino e antes de dormir como realmente significativa para o ganho de massa muscular. Até o momento, a adequação do consumo proteico total parece ser mais importante para a promoção da hipertrofia do que o momento em que a proteína é ingerida (**Figura 11.2**).

CAPÍTULO 11 • Ajustes Nutricionais para Hipertrofia Muscular

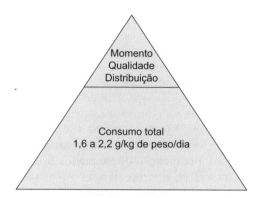

Figura 11.2 Pirâmide que ilustra a ordem de prioridade na prescrição do consumo proteico diário para hipertrofia muscular. A adequação do consumo proteico total deve ser prioridade no plano alimentar, enquanto momento, qualidade, distribuição e dose por refeição parecem ter contribuição modesta ou nenhuma no ganho de massa magra.

LIPÍDIO

Os lipídios são biomoléculas compostas por carbono, oxigênio e hidrogênio. Apresentam funções essenciais ao organismo, como fornecimento energético, isolamento térmico, composição da membrana plasmática das células e auxiliam na formação de uma série de hormônios, contribuindo para o desempenho adequado das funções corporais. No que diz respeito à associação entre a ingestão de lipídios e a realização de exercícios de força, sabe-se que esse macronutriente tem importante papel de ajuste calórico diário.

Segundo as recomendações propostas pelo ACSM,[3] o consumo de lipídios por indivíduos atletas deve estar em consonância com as diretrizes de saúde pública.

A ingestão inferior a 15 a 20% do valor calórico total (VCT) proveniente de gorduras não é recomendada, pois pode estar associada à redução na absorção das vitaminas lipossolúveis e resultar na menor disponibilidade de ácidos graxos essenciais, como o ácido graxo ômega-3 (ω-3).[52] Além disso, recomenda-se um consumo inferior a 10% do VCT de gordura saturada (**Figura 11.3**).[53]

O consumo de dietas hiperlipídicas, em geral, não é recomendado, pois reduz a disponibilidade de carboidratos, o que pode interferir no desempenho da realização do treino de força. Recentemente, pesquisas têm destacado que os ácidos graxos poli-insaturados ω-3 poderiam exercer efeito positivo sobre SPM, hipertrofia e função muscular tanto de indivíduos jovens como de idosos.

Ômega-3

Existem três formas dietéticas principais de ω-3: o ácido alfalinolênico (ALA; 18:3n-3), o ácido eicosapentaenoico (EPA; 20:5n-3) e o ácido docosahexaenoico (DHA; 22:6n-3).

As principais fontes alimentares de ω-3 incluem nozes, linhaça, chia e peixes, além de seus respectivos óleos. Importantes consensos internacionais recomendam o consumo de duas porções de peixe gordo por semana, representando aproximadamente 500 mg de EPA e DHA juntos.[54] No entanto, ainda não há consenso no que diz respeito ao consumo de ω-3 para efeitos ergogênicos no exercício de força.

Os mecanismos de ação do ω-3 no aumento da SPM e melhora da função muscular ainda não são completamente elucidados. Porém, já se sabe que esse tipo de ácido graxo é incorporado à membrana celular, causando

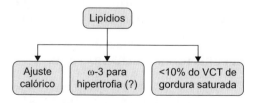

Figura 11.3 Recomendação dietética de lipídios para a hipertrofia muscular. *VCT*, valor calórico total.

alteração na composição do perfil lipídico[55] e, consequentemente, na fluidez. Mais fluida, a membrana parece ser mais sensível à captação de aminoácidos presentes no plasma.[56,57] Esse mecanismo também tem relação com a melhora da função muscular, e pode ocorrer maior produção do neurotransmissor acetilcolina, cuja função torna a transmissão sináptica mais rápida na junção neuromuscular.[58]

Uma revisão narrativa recente discorre acerca da evidência científica para a suplementação de ω-3 na promoção de aumento da massa muscular e da função física.[59] Alguns estudos observacionais mostram associações positivas entre o consumo de ω-3 e massa muscular.[60,61] No entanto, quando fatores de confusão são adicionados aos ajustes estatísticos, a associação perde a significância. Em relação à função física, um único estudo indica que há associação entre a concentração plasmática de ALA (importante marcador do consumo de ALA) e maior força na extensão da perna em indivíduos idosos;[61] mas o consumo de EPA e DHA não parece estar associado com a função muscular de idosos.[59]

Sobre a relação entre suplementação de ω-3 e a SPM, os resultados são controversos. Em jovens, os poucos estudos realizados apontam para um possível efeito do ω-3 no aumento da SPM em indivíduos cuja ingestão de proteína foi inferior à considerada ideal para uma refeição.[59,62] Ensaios clínicos que realizaram a suplementação de ω-3 em indivíduos sedentários mostram que as evidências são mistas;[12,63-66] alguns estudos mostram efeitos benéficos, enquanto outros não observaram diferença em relação ao grupo placebo.[59] Isso pode ser atribuído à ausência de controles adequados de dieta e exercício físico, variáveis que influenciam majoritariamente a composição corporal dos indivíduos. Mesmo quando a suplementação foi realizada concomitantemente com a realização de exercícios físicos, essa estratégia parece não ser interessante para a hipertrofia muscular.[59,67-69]

No que diz respeito à função muscular, estudos apontam para melhoras discretas no tempo de caminhada, capacidade funcional, força de preensão manual e 1-repetição máxima em idosos sedentários.[59,70,71] Entretanto, naqueles que realizam exercício físico, os resultados são controversos,[59] apontando tanto para nenhum efeito[69] como para melhora na qualidade muscular (apenas em mulheres idosas).[72]

Deve-se destacar que ainda há poucos estudos disponíveis, e que alguns apresentam limitações importantes, como ausência de controle dietético ou do nível de atividade física. Além disso, cabe ressaltar que os estudos disponíveis têm metodologias de avaliação da composição corporal variadas e que adotam diferentes doses de ω-3, tempos de intervenção e placebos.[59]

Diante desse panorama, a evidência acerca do uso de ω-3 com o objetivo de ganho de massa muscular e de força é limitada (**Figura 11.3**). Mais estudos são necessários antes de a suplementação de ω-3 ser utilizada para esses objetivos na prática clínica.[59]

REFERÊNCIAS BIBLIOGRÁFICAS

1. Koopman R, Beelen M, Stellingwerff T, et al. Coingestion of carbohydrate with protein does not further augment postexercise muscle protein synthesis. Am J Physiol Endocrinol Metab. 2007;293(3):E833-42.

2. Groen BB, Horstman AM, Hamer HM, et al. Increasing insulina availability does not augment postprandial muscle protein synthesis rates in healthy young and older men. J Clin Endocrinol Metab. 2016;101(11):3978-88.

3. Thomas DT, Erdman KA, Burke LM. American College of Sports Medicine Joint Position Statement. Nutrition and athletic performance. Med Sci Sports Exerc. 2016;48(3):543-68.
4. Medicine, I.o. Dietary Reference Intakes for energy, carbohydrate, fiber, fat, fatty acids, cholesterol, protein, and amino acids (macronutrients). Washington, DC: The National Academies Press, 2005. p. 1357.
5. Thomas DT, Erdman KA, Burke LM. Position of the Academy of Nutrition and Dietetics, Dietitians of Canada, and the American College of Sports Medicine: Nutrition and Athletic Performance. J Acad Nutr Diet. 2016;116(3):501-28.
6. American Dietetic Association; Dietitians of Canada; American College of Sports Medicine, et al. American College of Sports Medicine position stand. Nutrition and athletic performance. Med Sci Sports Exerc. 2009;41(3):709-31.
7. Phillips SM. Dietary protein requirements and adaptive advantages in athletes. Br J Nutr. 2012;108(Suppl 2):S158-67.
8. Murphy CH, Churchward-Venne TA, Mitchell CJ, et al. Hypoenergetic diet-induced reductions in myofibrillar protein synthesis are restored with resistance training and balanced daily protein ingestion in older men. Am J Physiol Endocrinol Metab. 2015;308(9):E734-43.
9. Hector AJ, Marcotte GR, Churchward-Venne TA, et al. Whey protein supplementation preserves postprandial myofibrillar protein synthesis during short-term energy restriction in overweight and obese adults. J Nutr. 2015;145(2):246-52.
10. Phillips SM, Zemel MB. Effect of protein, dairy components and energy balance in optimizing body composition. Nestle Nutr Inst. 2011;69:97-113.
11. Mettler S, Mitchell N, KD Tipton. Increased protein intake reduces lean body mass loss during weight loss in athletes. Med Sci Sports Exerc. 2010;42(2):326-37.
12. Longland TM, Oikawa SY, Mitchell CJ, et al. Higher compared with lower dietary protein during an energy deficit combined with intense exercise promotes greater lean mass gain and fat mass loss: a randomized trial. Am J Clin Nutr. 2016;103(3):738-46.
13. Dietary protein quality evaluation in human nutrition. Report of an FAQ Expert Consultation. FAO Food Nutr Pap. 2013;92:1-66.
14. Dreyer HC, Drummond MJ, Pennings B, et al. Leucine-enriched essential amino acid and carbohydrate ingestion following resistance exercise enhances mTOR signaling and protein synthesis in human muscle. Am J Physiol Endocrinol Metab. 2008;294(2):E392-400.
15. Breen L, Phillips SM. Nutrient interaction for optimal protein anabolism in resistance exercise. Curr Opin Clin Nutr Metab Care. 2012;15(3):226-32.
16. Tang JE, Phillips SM. Maximizing muscle protein anabolism: the role of protein quality. Curr Opin Clin Nutr Metab Care. 2009;12:66-71.
17. Morgan PT, Harris DO, Marshall RN, et al. Protein source and quality for skeletal muscle anabolism in young and older adults: a systematic review and meta-analysis. J Nutr. 2021;151(7):1901-20.
18. Van Vliet S, Burd NA Van Loon LJ. The skeletal muscle anabolic response to plant- *versus* animal-based protein consumption. J Nutr. 2015;145(9):1981-91.
19. Moore DR, Churchward-Venne TA, Witard O, et al. Protein ingestion to stimulate myofibrillar protein synthesis requires greater relative protein intakes in healthy older *versus* younger men. J Gerontol A Biol Sci Med Sci. 2015;70:57-62.
20. Paddon-Jones D, Leidy H. Dietary protein and muscle in older persons. Curr Opin Clin Nutr Metab Care. 2014;17:5-11.
21. Macnaughton LS, Wardle SL, Witard OC, et al. The response of muscle protein synthesis following whole-body resistance exercise is greater following 40 g than 20 g of ingested whey protein. Physiol Rep. 2016;4(15):e12893.
22. Moore DR, Robinson MJ, Fry JL, et al. Ingested protein dose response of muscle and albumina protein synthesis after resistance exercise in young men. Am J Clin Nutr. 2009;89:161-8.
23. Witard OC, Jackman SR, Breen L, et al. Myofibrillar muscle protein synthesis rates subsequent to a meal in response to increasing doses of whey protein at rest and after resistance exercise. Am J Clin Nutr. 2014;99:86-95.
24. Hudson JL, Kim JE, Paddon-Jones D, et al. Within-day protein distribution does not influence body composition responses during weight loss in resistance-training adults who are overweight. Am J Clin Nutr. 2017;106(5):1190-6.
25. Tieland M, Beelen J, Laan ACM, et al. An even distribution of protein intake daily promotes protein adequacy but does not influence nutritional status in institutionalized elderly. J Am Med Dir Assoc. 2018;19:33-9.
26. Mitchell CJ, Churchward-Venne TA, Parise G, et al. Acute post-exercise myofibrillar protein synthesis is not correlated with resistance training-induced muscle hypertrophy in young men. PLoS One. 2014;9(2):e89431.
27. Tieland M, Borgonjen-Van den Berg KJ, van Loon LJ, et al. Dietary protein intake in community-dwelling, frail, and institutionalized elderly people: scope for improvement. Eur J Nutr. 2012;51(2):173-9.
28. Valenzuela RE, Ponce JA, Morales-Figueroa GG, et al. Insufficient amounts and inadequate distribution of dietary protein intake in apparently healthy older adults in a developing country: implications for dietary strategies to prevent sarcopenia. Clin Interv Aging. 2013;8:1143-8.

29. Rossato LT, Nahas PC, de Branco FMS, et al. Higher protein intake does not improve lean mass gain when compared with rda recommendation in postmenopausal women following resistance exercise protocol: a randomized clinical trial. Nutrients. 2017;9(9):1007.
30. Biolo G, Tipton KD, Klein S, et al. An abundant supply of amino acids enhances the metabolic effect of exercise on muscle protein. Am J Physiol. 1997;273(1 Pt1):E122-9.
31. Tipton KD, Ferrando AA, Phillips SM, et al. Postexercise net protein synthesis in human muscle from orally administered amino acids. Am J Physiol. 1999;276(4 Pt1):E628-34.
32. Van Loon LJ. Is there a need for protein ingestion during exercise? Sports Med. 2014;44(Suppl 1):S105-11.
33. Moore DR, Tang JE, Burd NA, et al. Differential stimulation of myofibrillar and sarcoplasmic protein synthesis with protein ingestion at rest and after resistance exercise. J Physiol. 2009;587(Pt4):897-904.
34. Andersen LL, Tufekovic G, Zebis MK, et al. The effect of resistance training combined with timed ingestion of protein on muscle fiber size and muscle strength. Metabolism. 2005;54(2):151-6.
35. Bird SP, Tarpenning KM, Marino FE. Independent and combined effects of liquid carbohydrate/essential amino acid ingestion on hormonal and muscular adaptations following resistance training in untrained men. Eur J Appl Physiol. 2006;97(2):225-38.
36. Candow DG, Burke NC, Smith-Palmer T, et al. Effect of whey and soy protein supplementation combined with resistance training in young adults. Int J Sport Nutr Exerc Metab. 2006;16(3):233-44.
37. Willoughby DS, Stout JR, Wilborn CD. Effects of resistance training and protein plus amino acid supplementation on muscle anabolism, mass, and strength. Amino Acids. 2007;32(4):467-77.
38. Hulmi JJ, Kovanen V, Selänne H, et al. Acute and long-term effects of resistance exercise with or without protein ingestion on muscle hypertrophy and gene expression. Amino Acids. 2009;37(2):297-308.
39. Josse AR, Tang JE, Tarnopolsky MA, et al. Body composition and strength changes in women with milk and resistance exercise. Med Sci Sports Exerc. 2010;42(6):1122-30.
40. Walker TB, Smith J, Herrera M, et al. The influence of 8 weeks of whey-protein and leucine supplementation on physical and cognitive performance. Int J Sport Nutr Exerc Metab. 2010;20(5):409-17.
41. Antonio J, Sanders MS, Ehler LA, et al. Effects of exercise training and amino-acid supplementation on body composition and physical performance in untrained women. Nutrition. 2000;16(11 a 12):1043-6.
42. Wycherley TP, Noakes M, Clifton PM, et al. Timing of protein ingestion relative to resistance exercise training does not influence body composition, energy expenditure, glycaemic control or cardiometabolic risk factors in a hypocaloric, high protein diet in patients with type 2 diabetes. Diabetes Obes Metab. 2010;12(12):1097-105.
43. Schoenfeld BJ, Aragon A, Wilborn C, et al. Pre- versus post-exercise protein intake has similar effects on muscular adaptations. PeerJ. 2017;5:e2825.
44. Hoffman JR, Ratamess NA, Tranchina CP, et al. Effect of protein-supplement timing on strength, power, and body-composition changes in resistance-trained men. Int J Sport Nutr Exerc Metab. 2009;19(2):172-85.
45. Morton RW, Murphy KT, McKellar SR, et al. A systematic review, meta-analysis and meta-regression of the effect of protein supplementation on resistance training-induced gains in muscle mass and strength in healthy adults. Br J Sports Med. 2018;52(6):376-84.
46. Tieland M, Franssen R, Dullemeijer C, et al. The impact of dietary protein or amino acid supplementation on muscle mass and strength in elderly people: individual participant data and meta-analysis of RCTs. J Nutr Health Aging. 2017;21(9):994-1001.
47. Cribb PJ, Hayes A. Effects of supplement timing and resistance exercise on skeletal muscle hypertrophy. Med Sci Sports Exerc. 2006;38(11):1918-25.
48. Schoenfeld BJ, Aragon AA Krieger JW. The effect of protein timing on muscle strength and hypertrophy: a meta-analysis. J Int Soc Sports Nutr. 2013;10:53.
49. De Branco FMS, Carneiro MAS, Rossato LT, et al. Protein timing has no effect on lean mass, strength and functional capacity gains induced by resistance exercise in postmenopausal women: a randomized clinical trial. Clin Nutr. 2020;39:57-66.
50. Res PT, Groen B, Pennings B, et al. Protein ingestion before sleep improves postexercise overnight recovery. Med Sci Sports Exerc. 2012;44(8):1560-9.
51. Snijders T, Res PT, Smeets JS, et al. Protein ingestion before sleep increases muscle mass and strength gains during prolonged resistance-type exercise training in healthy young men. J Nutr. 2015;45(6):1178-84.
52. FaNB Io M Dietary Reference intakes for energy, carbohydrate, fiber, fat, fatty acids, cholesterol, protein and amino acids. National Academies Press: Washington, D.C. 2005.
53. Agriculture U.S.D.o.H.a.H.S.a.U.S.D.o., Dietary Guidelines for Americans. 2015-2020.
54. Kris-Etherton PM, Innis S, Ammerican Dietetic Association, Dietitians of Canada. Position of the American Dietetic Association and Dietitians of Canada: dietary fatty acids. J Am Diet Assoc. 2007;107(9):1599-611.
55. Da Boit M, Sibson R, Sivasubramaniam S, et al. Sex differences in the effect of fish-oil supplementation on the adaptive response to resistance exercise training in older people: a randomized controlled trial. Am J Clin Nutr. 2017;105:151-8.

56. McGlory C, Wardle SL, Macnaughton LS, et al. Fish oil supplementation suppresses resistance exercise and feeding-induced increases in anabolic signaling without affecting myofibrillar protein synthesis in young men. Physiol Rep. 2016;4(6):e12715.
57. Tachtsis B, Camera D, Lacham-Kaplan O. Potential roles of n-3 PUFAs during skeletal muscle growth and regeneration. Nutrients. 2018;10(3):309.
58. Patten GS, Abeywardena MY, McMurchie EJ, et al. Dietary fish oil increases acetylcholine- and eicosanoid-induced contractility of isolated rat ileum. J Nutr. 2002;132(9):2506-13.
59. Rossato LT, Schoenfeld BJ, de Oliveira EP. Is there sufficient evidence to supplement omega-3 fatty acids to increase muscle mass and strength in young and older adults? Clinical Nutrition. 2020;39:23-32.
60. Robinson SM, Jameson KA, Batelaan SF, et al. Diet and its relationship with grip strength in community-dwelling older men and women: the Hertfordshire cohort study. J Am Geriatr Soc. 2008;56:84-90.
61. Reinders I, Song X, Visser M, et al. Plasma phospholipid PUFAs are associated with greater muscle and knee extension strength but not with changes in muscle parameters in older adults. J Nutr. 2015;45:105-12.
62. Smith GI, Atherton P, Reeds DN, et al. Omega-3 polyunsaturated fatty acids augment the muscle protein anabolic response to hyperinsulinaemia-hyperaminoacidaemia in healthy young and middle-aged men and women. Clin Sci (Lond). 2011;121(6):267-78.
63. Harden CJ, Dible VA, Russell JM, et al. Long-chain polyunsaturated fatty acid supplementation had no effect on body weight but reduced energy intake in overweight and obese women. Nutr Res. 2014;34:17-24.
64. Krzyminska-Siemaszko R, Czepulis N, Lewandowicz M, et al. The Effect of a 12-week omega-3 supplementation on body composition, muscle strength and physical performance in elderly individuals with decreased muscle mass. Int J Environ Res Public Health. 2015;12(9):10558-74.
65. Tardivo AP, Nahas-Neto J, Orsatti CL, et al. Effects of omega-3 on metabolic markers in postmenopausal women with metabolic syndrome. Climacteric. 2015;18(2):290-8.
66. Sneddon AA, Tsofliou F, Fyfe CL, et al. Effect of a conjugated linoleic acid and omega-3 fatty acid mixture on body composition and adiponectin. Obesity (Silver Spring). 2008;16(5):1019-24.
67. Hill AM, Buckley JD, Murphy KJ, et al. Combining fish-oil supplements with regular aerobic exercise improves body composition and cardiovascular disease risk factors. Am J Clin Nutr. 2007;85(5):1267-74.
68. Hayward S, Wilborn CD, Taylor LW, et al. Effects of a high protein and omega-3-enriched diet with or without creatine supplementation on markers of soreness and inflammation during 5 consecutive days of high volume resistance exercise in females. J Sports Sci Med. 2016;15(4):704-14.
69. Cornish SM, Chilibeck PD. Alpha-linolenic acid supplementation and resistance training in older adults. Appl Physiol Nutr Metab. 2009;34:49-59.
70. Hutchins-Wiese HL, Kleppinger A, Annis K, et al. The impact of supplemental n-3 long chain polyunsaturated fatty acids and dietary antioxidants on physical performance in postmenopausal women. J Nutr Health Aging. 2013;17:76-80.
71. Logan SL, Spriet LL. Omega-3 Fatty acid supplementation for 12 weeks increases resting and exercise metabolic rate in healthy community-dwelling older females. PLoS One. 2015;10(12):e0144828.
72. Da Boit M, Sibson R, Meakin JR, et al. Sex differences in the response to resistance exercise training in older people. Physiol Rep. 2016;4(12):e12834.

A Influência do Sono no Consumo Alimentar e na Composição Corporal

CAPÍTULO 12

Camila Maria de Melo, Sara Quaglia de Campos Giampá

INTRODUÇÃO

O ser humano passa aproximadamente um terço de sua vida dormindo. No entanto, por diversas razões, sobretudo pelas exigências e oportunidades da sociedade moderna, a saúde do sono vem sendo negligenciada. A redução da qualidade e do tempo do sono está associada a aumento da ingestão alimentar, má qualidade da dieta e ganho de peso corporal. Nesse sentido, o sono requer um olhar cuidadoso do nutricionista e deve ser considerado na adoção de um estilo de vida saudável, que tradicionalmente tem se concentrado apenas em dieta e exercício físico.

IMPORTÂNCIA FISIOLÓGICA DO SONO

O sono e, em especial, os efeitos da falta de sono ganharam muito destaque nas últimas décadas. Há pouco mais de meio século acreditava-se que o sono era um estado passivo ou inativo de nossas vidas. Atualmente, sabe-se que o cérebro se mantém ativo durante esse período e que o sono exerce grande importância no desempenho físico e mental diários.[1]

Sono é definido por um estado fisiológico de consciência alterada, que ocorre de maneira cíclica, com inibição da atividade sensitiva e de movimentos musculares voluntários.[2,3] Ele exerce função restauradora essencial e tem um papel importante na manutenção física, cognitiva e metabólica do organismo.[1,4]

Sua arquitetura é descrita utilizando-se critérios obtidos com base no eletroencefalograma e no eletromiograma. O sono é distribuído em duas fases: sono REM (*rapid eye movement*) e sono NREM (não REM). Segundo a American Association of Sleep Medicine, o sono NREM distribui-se em três estágios bem definidos, que em geral ocorrem em sequência e com flutuações ao longo da noite: N1 (sonolência), N2 (sono "leve") e N3 (sono de ondas lentas), cada qual com um nível da profundidade.[5,6] Depois do sono NREM, passa-se à segunda fase, o sono REM, caracterizado por movimento rápido dos olhos, atonia muscular, respiração irregular e alta demanda metabólica cerebral, além de ser o período em que ocorre a maior parte dos sonhos vívidos.[7] Em uma noite de sono completa e saudável, observa-se em torno de quatro a cinco ciclos de 90 minutos de duração de sono NREM e REM. A fase NREM é mais prevalente no início da noite, enquanto a fase REM ocorre mais do meio para o final da noite de sono.[4]

A duração do sono é bastante variável entre os indivíduos, apesar de persistir a crença de que todos necessitam de 8 horas de sono por noite. Há pessoas que precisam de menos horas (dormidores curtos), enquanto outras podem precisar de mais tempo de sono para se sentirem dispostas (dormidores longos). Quantidade e qualidade adequadas de sono são essenciais para a qualidade de vida e a manutenção da saúde. Indivíduos que dormem bem apresentam melhor função cognitiva e humor e menos sonolência e cansaço ao longo do dia, e, por consequência, maior rendimento na vida pessoal e profissional.

SONO E CONSUMO ALIMENTAR

Nas últimas décadas ocorreram diversas transformações no modo de viver e nas condições de saúde da população. O processo de transição epidemiológica é caracterizado pela diminuição na incidência de doenças infecciosas, parasitárias e desnutrição, acompanhada pelo aumento da incidência e prevalência de doenças crônicas não transmissíveis (DCNT), como obesidade, doenças cardiovasculares e câncer.[8] Esse processo tem relação direta com o modo de vida e a alimentação.

No Brasil, o excesso de peso atinge cerca de metade da população adulta, independentemente do sexo. Dados da Pesquisa do Orçamento Familiar revelam que 12,5% dos homens e 16,9% das mulheres são obesos. Da década de 1970 para os dias atuais, o excesso de peso quase triplicou entre os homens, partindo de 18,5% em 1974 para 50,1% em 2008-9.[9] O modo como a população se alimenta também sofreu alterações. O consumo de alimentos industrializados e processados substituiu o de alimentos in natura. As refeições passaram a ser feitas mais fora de casa, e já não se tem mais controle sobre o preparo dos alimentos, o que propicia um aumento da ingestão de alimentos ricos em gordura, açúcar, sal e calorias.[10]

Em paralelo ao avanço da incidência e da prevalência da obesidade, outro fenômeno observado atualmente é a piora na qualidade e quantidade de sono da população. Nas últimas décadas houve um declínio no número de indivíduos que completam a quantidade recomendada de sono diário, entre 7 e 9 horas por noite; grande parte da população dorme menos de 6 horas por noite.[11] Matricciani et al.[12] encontraram uma redução média de 75 minutos na duração do sono na população infantil entre 1905 e 2008, e estudos epidemiológicos mostraram associação entre curta duração do sono, excesso de peso e alterações metabólicas em todas as faixas etárias.[13] Em estudo feito por meio de aplicativos de celular, pesquisadores verificaram que os brasileiros relatam ter noites de sono mais curtas em relação a indivíduos de outros países do mundo.[14]

Entre os diversos fatores causais do excesso de peso, a qualidade do sono surge como uma das possíveis influências do consumo alimentar e, por consequência, do balanço energético.[15-18] Uma das funções do sono é a restauração de energia, e por isso é fácil perceber sua relação direta com o consumo alimentar, apesar de ainda serem necessários estudos sobre o tema.

É importante ressaltar que o consumo alimentar é um ato que, biologicamente, está relacionado à homeostase energética, ou seja, à manutenção do peso corporal para a preservação da vida. Contudo, esse não é o único motivo para comermos – fatores emocionais, cognitivos e ambientais também são importantes nessa relação.[19] Assim, entender os mecanismos associados ao sono e ao consumo alimentar passam pelo entendimento de diversos fatores influenciadores do consumo e comportamento alimentares. Os mecanismos que explicam, ao menos em parte, a relação entre o padrão de sono e o consumo alimentar estão descritos na **Figura 12.1**.

Em geral, os estudos na área concentram-se nos efeitos da restrição ou privação de sono sobre o balanço energético corporal e a secreção hormonal relacionada à regulação de fome, apetite e gasto de energia. A seguir, serão descritas as evidências científicas que comprovam essa relação.

RESTRIÇÃO DE SONO E SUA RELAÇÃO COM A FOME, O APETITE E O CONSUMO ALIMENTAR

As sensações de fome e apetite e a ingestão alimentar são reguladas por diversos sinais que, em resposta à alimentação ou à privação alimentar, interagem com os neurônios do núcleo arqueado do hipotálamo, organizados em dois grupos específicos: os neurônios orexígenos, que secretam os neurotransmissores neuropeptídio Y e a proteína relacionada ao gene agouti (AgRP), e os neurônios anorexígenos, que secretam o transcrito regulado por cocaína e anfetamina (CART) e hormônio alfa-estimulante dos melanócitos (α-MSH), derivado do pré e pró-opiomelanocortina (POMC).[20] Essas proteínas, por sua vez, controlam a ingestão alimentar e o gasto energético do organismo, que podem sofrer influência de diversos fatores além da alimentação, como estado nutricional, composição corporal e prática de exercício físico.

Atualmente, sabemos que o sono ou a falta dele também podem promover alterações nesses sinais, resultando em desequilíbrio no balanço energético corporal, com maior consumo de alimentos e menor gasto energético (**Figura 12.2**). Em geral, os efeitos de privação ou restrição de sono em humanos são avaliados por diversos protocolos experimentais com o auxílio de escalas visuais de fome e saciedade.

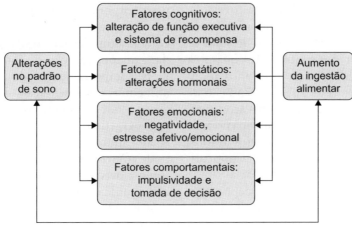

Figura 12.1 Mecanismos relacionados a alterações do padrão de sono e consumo alimentar. (Adaptada de Lundahl.[19])

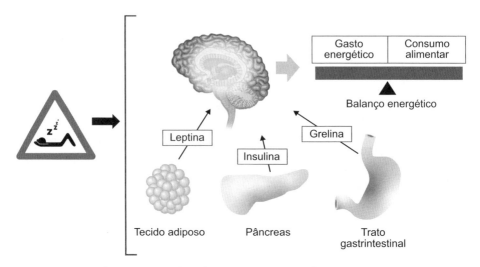

Figura 12.2 Regulação da ingestão energética e influência do sono.

Perturbações no sono, como restrição e privação, podem alterar a regulação homeostática e aumentar o consumo alimentar a fim de compensar o déficit energético resultante de um maior período de vigília com consequente aumento de gasto energético.[19]

Estudos mostraram que há aumento na sensação de fome e apetite, no total de calorias consumidas e no tamanho das porções de alimentos consumidas após períodos de restrição e privação de sono.[19,21-23] Indivíduos após uma noite de privação total de sono tiveram resultados controversos quanto a fome e saciedade. Alguns estudos apontaram aumento de 50% na sensação de fome após uma noite de privação total de sono em comparação com uma noite de sono normal,[24] enquanto outros autores não encontraram diferenças significativas nessas sensações.[25]

Há um maior número de estudos com restrição de algumas horas de sono por noite. Spiegel et al.[26] observaram aumento em torno de 20 a 25% nas sensações de fome e apetite após 2 dias de 4 horas de sono por noite, em comparação com uma noite de sono de 9 horas. St-Onge et al.[27] detectaram menor sensação de saciedade em períodos de restrição de sono em homens adultos, mas esse dado não foi observado no sexo feminino.

Outros estudos mostraram também que, além da quantidade, a qualidade do sono pode interferir no consumo alimentar, resultando em ganho de peso corporal. Uma pior qualidade do sono, ou seja, um sono superficial ou com muitos despertares, está associada a maior sensação de fome, além de mais comportamentos de descontrole alimentar e alimentação emocional,[28] e isso tende a resultar em maior consumo energético. A fragmentação do sono (maior número de despertares) também pode contribuir com maior sensação de fome e desejo por alimentos, em especial à tarde ou à noite.[29]

Chaput et al.[30] sugerem que a interação entre o comportamento alimentar e a qualidade do sono é um importante determinador no ganho de peso.

Indivíduos classificados como dormidores curtos e que apresentam maior desinibição no consumo alimentar, ou seja, não restringem ou selecionam alimentos para controle do peso corporal, apresentam maior risco de desenvolver obesidade. É importante destacar que o aumento nas sensações de fome e saciedade ou no desejo por alimentos nem sempre se concretiza em maior consumo alimentar. Diferenças metodológicas nos estudos podem contribuir para esses achados diferentes e, apesar das observações de aumento na fome e no apetite, poucos estudos avaliaram o consumo alimentar associado a essas sensações.

Brondel et al.[31] observaram aumento de 22,5% no consumo alimentar após uma noite de restrição de sono de 4 horas comparada a uma noite de 8 horas de sono, o que equivale a 559 kcal. Além disso, o percentual de lipídios consumidos também foi maior. Em outro estudo com indivíduos de peso normal, encontrou-se aumento de 12% no consumo de alimentos, equivalente a 296 kcal, após quatro noites de restrição de sono.[27] Em suma, os estudos mostraram aumento no consumo alimentar após períodos de restrição de sono, que variaram de acordo com os métodos do estudo e população. A magnitude desse aumento parece variar entre 300 e 550 kcal/dia.[28]

Além do aumento do consumo alimentar em si, as alterações no padrão de sono também parecem influenciar a escolha de alimentos, com maior preferência por alimentos mais calóricos e ricos em lipídios e carboidratos. Schmid et al.[32] encontraram aumento não significativo de 2,5% (equivalente a 100 kcal) no consumo alimentar, e maior consumo de lipídios após um período de restrição de sono. Nedeltcheva et al.,[33] por sua vez, observaram maior consumo de lanches e alimentos similares após um período de 14 dias de 5,5 horas, em vez de 8,5 horas de sono, em homens com sobrepeso e obesidade. Esse estudo revelou que os indivíduos com sono comprometido têm preferência por lanches ricos em carboidratos, especialmente no período noturno. Deve-se destacar que, nesse estudo, havia disponibilidade de comida 24 horas por dia para os participantes, que estavam em número reduzido, o que pode ter enviesado os resultados obtidos.

Mais recentemente, Cerolini et al.[34] observaram, em uma amostra de indivíduos com compulsão alimentar, que a restrição de sono resultou em consumo diminuído de fibras dietéticas, acompanhado do aumento do consumo de lanches e petiscos ao longo do dia. Assim, pode-se dizer que a restrição de sono afeta não apenas as sensações de fome e saciedade, mas também a qualidade dos alimentos consumidos; portanto, alimentos com maior palatabilidade, geralmente ricos em gordura e açúcar, são mais consumidos. Os mecanismos de escolha de alimentos podem estar relacionados a maior ativação de sistemas de recompensa cerebral em períodos de débito de sono, resultando, assim, em maior suscetibilidade ao consumo de alimentos de elevada densidade energética.[19] Fato é que os mecanismos de recompensa geralmente promovem aumento do consumo de alimentos que trazem sensação de conforto e prazer, podendo atenuar o estresse percebido.[19]

RESTRIÇÃO DE SONO E OS HORMÔNIOS LEPTINA E GRELINA

Os mecanismos relacionados às alterações no consumo alimentar em situações de restrição ou privação de sono ainda não são totalmente compreendidos, porém as alterações no sono normal resultam em um estado hormonal favorável ao consumo alimentar excessivo e às alterações na homeostase energética. Nesse sentido, poucos estudos foram realizados, e são, em geral, centrados na concentração dos hormônios grelina e leptina.

A leptina é uma adipocina secretada pelo tecido adiposo capaz de interagir com neurônios do centro da fome e saciedade no hipotálamo, reduzindo o apetite. A grelina, por sua vez, é secretada pelo estômago, resultando em aumento do apetite.[35] Esses dois hormônios parecem ser os mais importantes na regulação da fome e do apetite em situações de restrição de sono, representando mais de 70% na variação da sensação de fome sob tal condição.[19,36] Estudos anteriores mostraram decréscimo nos níveis de leptina e aumento nas concentrações de grelina em indivíduos com menor ciclo de sono.[28] Hayes et al.[37] observaram que cada hora a menos de sono aumenta em 6% as concentrações de leptina. Porém, assim como nos achados sobre consumo alimentar e apetite, muitos resultados são controversos acerca do tema.

Em um dos primeiros estudos na área, verificou-se que uma restrição de 4 horas de sono por noite durante 2 dias resultou em diminuição de 18% nas concentrações de leptina e aumento de 28% nas concentrações de grelina, comparadas a uma noite de 10 horas de sono.[26] Esses achados foram posteriormente confirmados em outro estudo do mesmo grupo de pesquisa.[36] Outros estudos também mostraram grande variação de resultados, alguns com elevação de leptina, porém sem efeitos sobre a concentração de grelina;[21] contudo, parece mais comum notar a redução nas concentrações de leptina após períodos de restrição de sono.[28] Há trabalhos, porém, que não observaram alterações na secreção de leptina em resposta a períodos de restrição ou privação de sono.[28]

Markwald et al.[11] avaliaram 16 indivíduos adultos e encontraram aumento de 5% no gasto energético após 5 dias de restrição de sono, o qual foi acompanhado de ampliação além do necessário no consumo alimentar para a manutenção do balanço energético e consequente ganho de peso corporal. Eles ocorreram mesmo sem alterações nos hormônios relacionados a fome e saciedade, como leptina, grelina e peptídio YY, e com relatos de sensação de fome.

Os resultados desses estudos podem ser influenciados por diferentes situações de balanço energético, o que torna difícil a comparação entre eles. Em geral, os que encontraram redução ou nenhuma alteração na leptina foram realizados em homens, enquanto os que encontram aumento na leptina foram realizados em mulheres ou em ambos os sexos.[28] Os efeitos da restrição de sono em relação à grelina também são controversos; alguns estudos detectaram aumento, e outros, redução em sua concentração.[28]

MECANISMOS COGNITIVOS E EMOCIONAIS

Como já vimos, é importante lembrar que o consumo e o comportamento alimentares são influenciados por diversos fatores. A restrição de sono causa importantes prejuízos na função cognitiva, como a executiva, e pode resultar em aumento no consumo alimentar e preferência por alimentos menos saudáveis e com maior densidade calórica.[19]

Esses achados demonstraram a importância das funções cognitivas na organização de uma alimentação saudável. Na prática clínica, pode-se dizer que um indivíduo sonolento e fatigado apresenta menor controle sobre suas escolhas alimentares e tende a apresentar pior qualidade na alimentação.[19]

Os sistemas cerebrais de recompensa também podem se alterar em situações de restrição de sono, ampliando a sensação de prazer e recompensa em resposta à alimentação, resultando em maior consumo de alimentos e seleção de grupos alimentares específicos, com aumento da motivação para comer comidas mais palatáveis.[19]

O sono tem a capacidade de restaurar a habilidade do sistema límbico do organismo de responder de maneira adequada às emoções; assim, a restrição de sono pode alterar a maneira como respondemos a determinadas emoções, uma vez que o comportamento alimentar de um indivíduo está fortemente relacionado a questões emocionais. Além disso, o ato de comer pode resultar em alterações significativas de humor, levando a emoções positivas como calma, satisfação e felicidade.[38] Nesse sentido, um indivíduo com pior qualidade de sono pode buscar na comida um modo de melhorar seu estado de humor. Estudos mostraram que estados emocionais negativos estão relacionados com maior consumo alimentar.[19]

A restrição de sono pode, ainda, influenciar alterações comportamentais como impulsividade, as quais, por sua vez, levam à maior suscetibilidade ao aumento no consumo alimentar e a dificuldades no controle do apetite em situações nas quais o consumo excessivo de alimentos é proposto.[19] Importante destacar o impacto da restrição de sono na impulsividade e, por consequência, no consumo alimentar, tanto de adultos como de crianças, nas quais é ainda mais expressivo.[19]

Todos esses fatores, sejam biológicos, homeostáticos, emocionais ou comportamentais, agem independentemente e interagem entre si no controle do consumo alimentar. E todos estão sob influência da falta de sono.

Não podemos deixar de considerar que as condições ambientais e sociais impostas na atualidade favorecem tanto a restrição de sono (horário de trabalho estendido, elevado tempo de deslocamento nas grandes cidades, excesso de atividades diárias etc.) quanto o consumo exagerado de alimentos e pior qualidade da alimentação.

SONO E GASTO ENERGÉTICO

O débito de sono, além de promover o aumento no consumo alimentar, também pode alterar o outro lado da balança energética, isto é, o gasto energético corporal. O gasto energético diário ou total (GET) é distribuído em diferentes componentes: taxa metabólica basal (TMB), gasto energético do sono, efeito térmico da alimentação (ETA) e gasto energético associado a atividades físicas e exercícios físicos.[39]

Os estudos sobre esse aspecto do balanço energético são bastante complexos, uma vez que existem diferentes métodos para avaliar cada um dos componentes do gasto energético, e a falta de sono pode exercer influência sobre eles, o que dificulta o entendimento das relações. Apenas dois estudos avaliaram os efeitos da privação total de sono por uma noite sobre o gasto energético. Benedict et al.[40] observaram redução de 5% da TMB e do ETA, enquanto Jung et al.[41] notaram aumento de 7% no GET durante a privação de sono e de 32% no gasto energético do período noturno. Ambos os achados sugerem que passar uma noite acordado significa aumento no gasto energético para a manutenção da vigília, podendo haver redução nos componentes do gasto energético após períodos de privação de sono.

Com relação à restrição de sono, há bastante controvérsia. Dois estudos com o método padrão ouro para avaliação do GET – água duplamente marcada – não encontraram diferenças significativas no GET entre situações de restrição de sono e de sono normal.[27,33] No entanto, os estudos de Buxton et al.[42,43] não observaram diferenças na TMB em resposta à restrição de sono. Calvin et al.[44] também não encontraram diferenças no gasto energético avaliado por acelerômetros em períodos de restrição de sono.

Muitos estudos são necessários para elucidar os efeitos da falta de sono sobre os componentes do gasto energético corporal. É possível que a restrição de sono, por aumentar a sensação de fadiga, leve a uma diminuição no tempo despendido em atividades físicas, resultando em mais tempo realizando atividades sedentárias ao longo do dia e menor gasto energético total.[45]

Nesse sentido, estudos sugerem que o tempo em inatividade ou em atividades sedentárias aumenta após uma noite ou períodos de restrição de sono.[32,46] Booth et al.[47] demonstraram que os indivíduos que dormiram menos de 6 horas por noite apresentaram redução de 27% nas atividades físicas diárias em comparação a indivíduos com 6 horas ou mais de sono. Além disso, despenderam menos tempo por dia em atividades físicas mais intensas (menos de 43 min/dia) e mais tempo em atividades sedentárias (mais de 69 min/dia).

SONO E COMPOSIÇÃO CORPORAL

A composição corporal sofre alterações desfavoráveis e inevitáveis ao longo da vida por causa de interações entre fatores endógenos, ambientais e de estilo de vida.[48] Perturbações no sono relacionadas a duração e/ou qualidade parecem ser endêmicas na agitada sociedade moderna.[49]

A curta duração de sono, embora considerada inofensiva por muitos, vem sendo associada a um alto índice de massa corporal (IMC).[50] Em adultos, sugere-se que a redução de 1 hora de sono por dia associa-se a um aumento de 0,35 kg/m² no IMC.[15]

Estudos também mostraram que a curta duração do sono está relacionada ao aumento da adiposidade abdominal em adultos e crianças,[30,51,52] e o risco de obesidade em crianças que relataram dormir de 8 a 10 horas por noite foi aproximadamente 4 vezes maior do que nas que relataram usufruir de 12 a 13 horas de sono.[53]

Medidas clínicas objetivas como peso, altura e duração autorreferida de sono foram coletadas de 289 crianças em idade escolar que participaram de um estudo transversal. O sono insuficiente, caracterizado por duração inferior a 10 horas por dia, foi observado em 33% das crianças avaliadas, as quais eram significativamente mais propensas a estar acima do peso ou à obesidade quando comparadas às que dormiam mais de 10 horas por dia.[54]

Uma coorte prospectiva com amostra de 14.800 participantes revelou que a exposição cumulativa ao sono de curta duração por toda a adolescência e início da vida adulta exibe uma associação dose-resposta com a obesidade. Especificamente, os entrevistados que relataram encurtamento no tempo de sono ao longo do estudo (de 1994 a 2009) apresentaram cerca de 1,5 vez mais chance de terem a circunferência da cintura aumentada e serem obesos.[55]

Ruan et al.,[56] em metanálise de estudos prospectivos de coorte, forneceram evidências reforçando a hipótese de que a duração de sono em crianças e adolescentes estaria inversamente associada ao risco de sobrepeso e obesidade de maneira dose-resposta, independentemente da região em que o estudo foi conduzido, idade de referência ou tempo de seguimento. Essas descobertas fortalecem a ideia de intervenções clínicas, de saúde pública e políticas que visam garantir um sono adequado durante a infância e adolescência,[55] o qual já é considerado uma recomendação para prevenir a obesidade.

Entre os adultos, o cenário é semelhante. Indivíduos que relatam dormir menos de 7 horas por noite apresentam maior IMC e prevalência de obesidade em comparação aos indivíduos que dormem entre 7 e 8 horas por noite.[16,57]

Os mecanismos biológicos que medeiam a relação de curta duração de sono e obesidade ainda não estão totalmente esclarecidos, mas nota-se um crescente corpo de evidências com base nessas explicações, como: (1) exposição prolongada a um ambiente obesogênico, (2) desregulação dos hormônios reguladores do apetite (menos leptina, mais grelina), (3) alteração da termorregulação e (4) diminuição da atividade física.[16,58]

Aliado a essas hipóteses, é válido ressaltar o papel estressor do débito de sono sobre o organismo humano, o qual reage ativando sistemas de resposta ao estresse, como o sistema nervoso autônomo e os eixos neuroendócrinos, com destaque para o eixo hipotálamo-pituitária-adrenal (HPA).[59] A hiperatividade do eixo HPA, induzida por estresse, resulta em concentrações aumentadas de cortisol, um importante hormônio catabólico.

Sabe-se que o tecido adiposo visceral possui mais receptores para glicocorticoides do que o tecido adiposo subcutâneo.[60] Nesse sentido, sugere-se que o aumento da depuração de cortisol pelo tecido adiposo visceral seja uma das potenciais vias regulatórias de aumento da adiposidade abdominal em resposta à exposição ao estresse crônico, no caso, a curta duração de sono.[30]

A potencialização na secreção de cortisol em decorrência da condição de débito de sono é acompanhada pela redução na concentração de hormônios anabólicos, como a testosterona. Em estudo conduzido por Leproult e Van Cauter, observou-se que a redução do tempo de sono de 8 para 5 horas por noite durante 1 semana desencadeou uma redução de 10 a 15% dos níveis diurnos de testosterona em uma amostra de homens jovens saudáveis.[61]

Estudos envolvendo modelos animais verificaram que a privação de sono por 24 a 96 horas promove, em ratos, uma alteração hormonal semelhante à encontrada em humanos, com redução significativa nos níveis de testosterona e aumento dos níveis de corticosterona.[62-64] Nos ratos, esse padrão hormonal influencia o equilíbrio entre síntese e degradação proteica, resultando em atrofia muscular.[63,64] No entanto, quando os animais têm a possibilidade de dormir após o período de privação de sono por 96 horas, a perda de massa muscular é parcialmente restaurada e os níveis hormonais retornam aos valores basais.[63]

A fim de minimizar o quadro catabólico instalado pela condição de privação de sono por 96 horas, Mônico-Neto et al.[64] demonstraram que o treinamento resistido de alta intensidade realizado previamente atuava como protetor da atrofia muscular em ratos, uma vez que se via atenuado o sinal catabólico comum a essa condição.

Quanto a indivíduos idosos, sabe-se que apresentam mudanças na composição corporal, como redução da massa muscular e aumento da massa de gordura, em detrimento ao processo de envelhecimento.[65] Esse período da vida também é reconhecido por alterações no padrão de sono. Aumento da vigília, da frequência de despertares, bem como a presença de distúrbios do sono (como apneia do sono, insônia e síndrome das pernas inquietas) são comuns a essa população.[66,67] Assim como nas demais fases da vida, estudos também apresentam associações entre duração ou qualidade do sono e risco de obesidade em idosos.[68,69] Kim et al.[70] observaram relação entre padrões inadequados de sono-vigília e aumento da massa de gordura, bem como redução da massa magra, em mulheres idosas avaliadas pelo método de densitometria por dupla emissão de raios X (DEXA). Esses resultados também foram observados em idosos de 87 a 89 anos de ambos os sexos.[68]

A duração do sono é um dos componentes da qualidade do sono, incluindo nesse processo a latência do sono, o número de despertares e a "profundidade" subjetiva.[71]

Sweatt et al.[72] revelaram que a má qualidade do sono, avaliada pelos escores do instrumento Índice de Qualidade do Sono de Pittsburgh (PSQI), está relacionada a aumento do tecido adiposo visceral, mas não da gordura corporal total, em indivíduos adultos. Ademais, verificou-se ainda um aumento nos níveis de leptina em indivíduos com má qualidade do sono em relação àqueles com qualidade adequada do sono, mesmo sem diferença na gordura corporal total; isso sugere um possível quadro de resistência a leptina, comum em indivíduos obesos.

Estudos tanto de cunho básico como epidemiológicos têm vinculado a curta duração e a má qualidade do sono ao risco de obesidade, contudo, mecanismos subjacentes permanecem incertos. Nesse sentido, intervenções que visam melhorar a qualidade do sono e seus componentes podem contribuir para a redução de doenças relacionadas à obesidade.

CONSIDERAÇÕES FINAIS

O sono, embora seja a atividade mais sedentária que praticamos, exerce importante controle sobre o apetite e o balanço energético, logo, sobre a composição corporal, podendo ser considerado uma atividade saciante.[73] Esse aparente paradoxo pode ser explicado pelas alterações no padrão de sono e uma de suas grandes consequências, o sono insuficiente (curta duração e/ou má qualidade do sono). Uma vez que o sono se incube de funções fundamentais, a falta dele desencadeia alterações sistêmicas significativas, as quais podem impactar de maneira negativa a saúde como um todo.

REFERÊNCIAS BIBLIOGRÁFICAS

1. Magalhães F, Mataruna J. Sono. In: Jansen JM, Lopes AJ, Jansen U, et al. (orgs.). Medicina da noite: da cronobiologia à prática clínica [online]. Rio de Janeiro: Editora FIOCRUZ; 2007. p. 103-20.
2. Fernandes RMF. O sono normal. Medicina, Ribeirão Preto. 2006;39(2):157-68.
3. Nedeltcheva AV, Scheer FA. Metabolic effects of sleep disruption, links to obesity and diabetes. Curr Opin Endocrinol Diabetes Obes. 2014; 21(4):293-8.
4. Tufik S. Medicina e biologia do sono. Barueri, SP: Manole; 2008. XXII, 483 p.

5. Iber C, Ancoli-Israel S, Chesson Jr AL, Quan SF, for the American Academy of Sleep Medicine. The AASM manual for the scoring of sleep and associated events: rules, terminology, and technical specifications. Westchester: American Academy of Sleep Medicine; 2007.
6. Silber MH, Ancoli-Israel S, Bonnet MH, et al. The visual scoring of sleep in adults. J Clin Sleep Med. 2007;3(2):121-31.
7. Siegel JM. REM sleep: a biological and psychological paradox. Sleep Med Rev. 2011;15:139-42.
8. Duarte EC, Barreto SM. Transição demográfica e epidemiológica: a epidemiologia e serviços de saúde revisita e atualiza o tema. Epidemiol Serv Saúde. 2012;21(4):529-32.
9. Brasil. Ministério da Saúde. Pesquisa de Orçamentos Familiares: 2008-2009. Antropometria e estado nutricional de crianças, adolescentes e adultos no Brasil. Brasília: Ministério da Saúde; 2010. p. 130.
10. Brasil. Ministério da Saúde. Secretaria de Atenção à Saúde. Departamento de Atenção Básica. Guia alimentar para a população brasileira/Ministério da Saúde, Secretaria de Atenção à Saúde, Departamento de Atenção Básica. 2. ed. Brasília: Ministério da Saúde; 2014.
11. Markwald RR, Melanson EL, Smith MR, et al. Impact of insufficient sleep on total daily energy expenditure, food intake, and weight gain. Proc Natl Acad Sci USA. 2013;110(14):5695-700.
12. Matricciani L, Olds T, Petkov J. Search of lost sleep: secular trends in the sleep time of school-aged children and adolescents. Sleep Med Rev. 2012;16:203-11.
13. Capers PL, Fobian AD, Kaiser KA, Borah R, Allison DB. A systematic review and meta-analysis of randomized controlled trials of the impact of sleep duration on adiposity and components of energy balance. Obes Rev. 2015;16(9):771-82.
14. Walch OJ, Cochran A, Forger DB. A global quantification of "normal" sleep schedules using smartphone data. Sci Adv. 2016;2(5):e1501705.
15. Cappuccio FP, Taggart FM, Kandala NB, et al. Meta-analysis of short sleep duration and obesity in children and adults. Sleep. 2008;31:619-26.
16. Patel SR, Hu FB. Short sleep duration and weight gain: a systematic review. Obesity (Silver Spring). 2008;16:643-53.
17. Knutson KL, Van Cauter E. Associations between sleep loss and increased risk of obesity and diabetes. Ann N Y Acad Sci. 2008;1129:287-304.
18. Wright KP. Too little sleep: a risk factor for obesity. Obesity Management. 2006;140-5.
19. Lundahl A, Nelson TD. Sleep and food intake: a multisystem review of mechanisms in children and adults. J Health Psychol. 2015;20(6):794-805.
20. Ribeiro SM, dos Santos ZA, da Silva RJ, Louzada E, Donato J Jr, Tirapegui J. Leptin: aspects on energetic balance, physical exercise and athletic amenorhea. Arq Bras Endocrinol Metabol. 2007;51:11-24.
21. Bosy-Westphal A, Hinrichs S, Jauch-Chara K, et al. Influence of partial sleep deprivation on energy balance and insulina sensitivity in healthy women. Obesity Facts. 2008;1(5):266-73.
22. Brondel L, Romer MA, Nougues PM, et al. Acute partial sleep deprivation increases food intake in healthy men. Am J Clin Nutr. 2010;91(6):1550-9.
23. Hogenkamp PS, Nilsson E, Nilsson VC, et al. Acute sleep deprivation increases portion size and affects food choice in young men. Psychoneuroendocrinology. 2013;38(9):1668-74.
24. Schmid SM, Hallschmid M, Jauch-Chara K, Born J, Schultes B. A single night of sleep deprivation increases ghrelin levels and feelings of hunger in normal weight healthy men. J Sleep Res. 2008;17:331-4.
25. Pejovic S, Vgontzas AN, Basta M, et al. Leptin and hunger levels in young healthy adults after one night of sleep loss. J Sleep Res. 2010;19:552-8.
26. Spiegel K, Tasali E, Penev P, Van Cauter E. Brief communication: sleep curtailment in healthy young men is associated with decreased leptin levels, elevated ghrelin levels, and increased hunger and appetite. Ann Intern Med. 2004;141:846-50.
27. St-Onge M-P, Roberts A, Chen J, Kelleman M, O'Keeffe M, Jones P. Short sleep duration increases energy intakes but does not change expenditure expenditure in normal weight individuals. Am J Clin Nutr. 2011;94:410-6.
28. St-Onge MP. The role of sleep duration in the regulation of energy balance: effects on energy intakes and expenditure. J Clin Sleep Med. 2013;15(9):73-80.
29. Gonnissen HK, Hursel R, Rutters F, Martens EA, Westerterp-Plantenga MS. Effects of sleep fragmentation on appetite and related hormone concentrations over 24 h in healthy men. Br J Nutr. 2013;109(4):748-56.
30. Chaput JP, Despres JP, Bouchard C, Tremblay A. The association between short sleep duration and weight gain is dependent on disinhibited eating behavior in adults. Sleep. 2011;34:1291-7.
31. Brondel L, Romer MA, Nougues PM, Touyarou P, Davenne D. Acute partial sleep deprivation increases food intake in healthy men. Am J Clin Nutr. 2010;91:1550-9.
32. Schmid SM, Hallschmid M, Jauch-Chara K, et al. Short-term sleep loss decreases physical activity under free-living conditions but does not increase food intake under time-deprived laboratory conditions in healthy men. Am J Clin Nutr. 2009;90:1476-82.
33. Nedeltcheva AV, Kilkus JM, Imperial J, et al. Sleep curtailment is accompanied by increased intake of calories from snacks. Am J Clin Nutr. 2009;89:126-33.
34. Cerolini S, Rodgers RF, Lombardo C. Partial sleep deprivation and food intake in participants reporting binge eating symptoms and emotional eating:

preliminary results of a quasi-experimental study. Eat Weight Disord. 2018;23(5):561-70.
35. Halpern ZSC, Rodrigues MDB, da Costa RF Determinantes fisiológicos do controle do peso e apetite. Rev Psiq Clin. 2007;31(4):150-3.
36. Spiegel K, Leproult R, L'Hermite-Baleriaux M, et al. Leptin levels are dependent on sleep duration: relationships with sympathovagal balance, carbohydrate regulation, cortisol, and thyrotropin. J Clin Endocrinol Metab. 2004;89:5762-71.
37. Hayes AL, Xu F, Babineau D, Patel SR. Sleep duration and circulating adipokine levels. Sleep. 2011;34:147-52.
38. Gibson EL. Emotional influences on food choice: sensory, physiological and psychological pathways. Physiol Behav. 2006;89:53-61.
39. Melo CM, Tirapegui J, Ribeiro SM. Human energetic expenditure: concepts, assessment methods and relationship to obesity. Arq Bras Endocrinol Metabol. 2008;52(3):452-64.
40. Benedict C, Hallschmid M, Lassen A, et al. Acute sleep deprivation reduces energy expenditure in healthy men. Am J Clin Nutr. 2011;93(6):1229-36.
41. Jung CM, Melanson EL, Frydendall EJ, Perreault L, Eckel RH, Wright KP. Energy expenditure during sleep, sleep deprivation and sleep following sleep deprivation in adult humans. J Physiol. 2011;589:235-44.
42. Buxton OM, Pavlova M, Reid EW, Wang W, Simonson DC, Adler GK. Sleep restriction for 1 week reduces insulina sensitivity in healthy men. Diabetes. 2010;59:2126-33.
43. Buxton OM, Cain SW, O'Connor SP, et al. Adverse metabolic consequences in humans of prolonged sleep restriction combined with circadian disruption. Sci Transl Med. 2012;4:129ra43.
44. Calvin AD, Carter RE, Adachi T, et al. Effects of experimental sleep restriction on caloric intake and activity energy expenditure. Chest. 2013;144:79-86.
45. Penev PD. Update on energy homeostasis and insufficient sleep. J Clin Endocrinol Metab. 2012;97(6):1792-801.
46. Roehrs T, Turner L, Roth T. Effects of sleep loss on waking actigraphy. Sleep. 2000;23:793-7.
47. Booth JN, Bromley LE, Darukhanavala AP, Whitmore HR, Imperial JG, Penev PD. Reduced physical activity in adults at risk for type 2 diabetes who curtail their sleep. Obesity (Silver Spring). 2012;20(2):278-84.
48. Piovezan RD, Hirotsu C, Moizinho R, et al. Associations between sleep conditions and body composition states: results of the EPISONO study. J Cachexia Sarcopenia Muscle. 2019;10(5):962-73.
49. Van Cauter E, Spiegel K, Tasali E, Leproult R. Metabolic consequences of sleep and sleep loss. Sleep Med. 2008;9(Suppl 1):S23-8.
50. St-Onge MP, Perumean-Chaney S, Desmond R, et al. Gender differences in the association between sleep duration and body composition: the cardia study. Int J Endocrinol. 2010;2010:726071
51. Chaput JP, Tremblay A. Does short sleep duration favor abdominal adiposity in children? Int J Pediatr Obes. 2007;2(3):188-91.
52. Hairston KG, Bryer-Ash M, Norris JM, Haffner S, Bowden DW, Wagenknecht LE. Sleep duration and five-year abdominal fat accumulation in a minority cohort: the IRAS family study. Sleep. 2010;33:289-95.
53. Chaput JP, Brunet M, Tremblay A. Relationship between short sleeping hours and childhood overweight/obesity: results from the "Quebec en Forme" Project. Int J Obes. 2006;30:1080-5.
54. Morrissey B, Malakellis M, Whelan J, et al. Sleep duration and risk of obesity among a sample of Victorian school children. BMC Public Health. 2016;9:16:245.
55. Krueger PM, Reither EN, Peppard PE, Burger AE, Hale L. Cumulative exposure to short sleep and body mass outcomes: a prospective study. J Sleep Res. 2015;24(6):629-38.
56. Ruan H, Xun P, Cai W, He K, Tang Q. Habitual sleep duration and risk of childhood obesity: systematic review and dose-response meta-analysis of prospective cohort studies. Sci Rep. 2015;5:16160.
57. Cedernaes J, Schioth HB, Benedict C. Determinants of shortened, disrupted, and mistimed sleep and associated metabolic health consequences in healthy humans. Diabetes. 2015;64:1073-80
58. St-Onge MP. Sleep-obesity relation: underlying mechanisms and consequences for treatment. Obes Rev. 2017;18(Suppl 1):34-39.
59. Balbo M, Leproult R, Van Cauter E. Impact of sleep and its disturbances on hypothalamo-pituitary-adrenal axis activity. Int J Endocrinol. 2010;2010:759234.
60. Drapeau V, Therrien F, Richard D, et al. Is visceral obesity a physiological adaptation to stress? Panminerva Med. 2003;45(3):189-95.
61. Leproult R, Van Cauter E. Effect of 1 week of sleep restriction on testosterone levels in young healthy men. JAMA. 2011;305(21):2173-214.
62. Andersen ML, Martins PJ, D'Almeida V, Bignotto M, Tufik S. Endocrinological and catecholaminergic alterations during sleep deprivation and recovery in male rats. J Sleep. 2005;14:83-90.
63. Dáttilo M, Antunes HK, Medeiros A, et al. Paradoxical sleep deprivation induces muscle atrophy. Muscle Nerve. 2012;45(3):431-33.
64. Mônico-Neto M, Antunes HK, Lee KS, et al. Resistance training minimizes catabolic effects induced by sleep deprivation in rats. Appl Physiol Nutr Metab. 2015;40(11):1143-50.
65. Hughes VA, Frontera WR, Roubenoff R, Evans WJ, Singh MA. Longitudinal changes in body composition in older men and women: role of body weight change and physical activity. Am J Clin Nutr. 2002;76:473-81.

66. Dijk DJ, Duffy JF, Czeisler CA. Age-related increase in awakenings: impaired consolidation of nonREM sleep at all circadian phases. Sleep. 2001;24:565-77.
67. Ancoli-Israel S. Sleep and its disorders in ageing populations. Sleep Med. 2009;10(Suppl. 1):7-11.
68. Anderson KN, Catt M, Collerton J, et al. Assessment of sleep and circadian rhythm disorders in the very old: the Newcastle 85 + Cohort Study. Age Ageing. 2014;43:57-63.
69. Gildner T E, Liebert MA, Kowal P, et al. Sleep duration, sleep quality, and obesity risk among older adults from six middle-income countries: findings from the study on global ageing and adult health (SAGE). Am J Hum Biol. 2014;26:803-12.
70. Kim M, Sasai H, Kojima N, et al. Objectively measured night-to-night sleep variations are associated with body composition in very elderly women. J Sleep Res. 2015;24(6):639-47.
71. Buysse DJ, Reynolds 3rd CF, Monk TH, Berman SR, Kupfer DJ. The Pittsburgh Sleep Quality Index: a new instrument for psychiatric practice and research. Psychiatry Res. 1989;28:193-213.
72. Sweatt SK, Gower BA, Chieh AY, et al. Sleep quality is differentially related to adiposity in adults. Psychoneuroendocrinology. 2018;98:46-51.
73. Chaput JP, Klingenberg L, Sjödin A. Do all sedentary activities lead to weight gain: sleep does not. Curr Opin Clin Nutr Metab Care. 2010;13(6):601-7.

Óleos e Gorduras: Malefícios à Saúde ou Proteção contra as Doenças Cardiovasculares?

CAPÍTULO 13

Valeria Arruda Machado, Celma Muniz Martins, Juliana Tieko Kato

INTRODUÇÃO

Neste capítulo são categorizados os principais tipos de gordura, além de suas funções e influência na etiologia das doenças cardiovasculares, considerando as evidências científicas mais atuais. Apesar de serem exaustivamente estudadas, alguns tipos de gordura ainda não têm recomendação diária adequada, e não se sabe com clareza como podem impactar na morbidade e mortalidade a curto, médio e longo prazo. Os principais óleos utilizados na alimentação brasileira são descritos neste capítulo, conforme suas características físicas e químicas, bem como de acordo com a maneira como agem sobre o organismo, considerando seus potenciais efeitos benéficos ou maléficos à saúde, principalmente cardiovascular.

Doenças cardiovasculares (DCV) é o termo geral que designa um grupo de doenças que inclui as doenças cerebrovascular, coronariana e arterial periférica, o tromboembolismo venoso e as doenças reumáticas. No âmbito global, estão entre as principais causas de mortalidade, responsáveis por 31% dos óbitos por ano. Isso equivale a cerca de 17,7 milhões de pessoas, sendo o acidente vascular encefálico (AVE) e a doença coronariana as principais doenças causadoras de mortes por DCV.[1,2] O *Seven Countries Study*, estudo de 16 coortes realizado em sete países, acompanhou mais de 12 mil indivíduos por um período de 10 anos, iniciado em 1956, e publicado em 1978. É o primeiro estudo a demonstrar uma ligação clara entre o consumo de gorduras, sobretudo a saturada, e os riscos de eventos cardiovasculares, estabelecendo parâmetros dietéticos utilizados por décadas.[3-5]

Por conta do impacto das DCV sobre a mortalidade, um estudo populacional de coorte brasileiro, o *Estudo Longitudinal de Saúde do Adulto* (ELSA-Brasil), vem sendo desenvolvido, com o objetivo de contribuir com mais informações sobre o desenvolvimento e a progressão de doenças crônicas clínicas e subclínicas no Brasil, particularmente DCV e diabetes *mellitus* tipo 2, com mais de 15 mil participantes servidores públicos de instituições brasileiras. Achados iniciais do ELSA-BRASIL mostraram que 63,1% dos participantes estão acima do peso, 61,5% têm hipercolesterolemia, 35,8%, hipertensão arterial sistêmica (HAS) e 20,3%, intolerância à glicose.[6]

Há evidências de que aproximadamente 75% das DCV prematuras, isto é, que se manifestam antes dos 70 anos de idade, poderiam ser prevenidas por meio de controle dos fatores de risco modificáveis, como alimentação não saudável, obesidade, inatividade física, tabagismo e alcoolismo. Entre eles, os fatores dietéticos merecem atenção especial, uma vez que contribuem para aproximadamente 42,3% das mortes por DCV.[2] Desde 1961, por exemplo, a American Heart Association (AHA) recomenda a redução de lipídios saturados na dieta para diminuir o risco de DCV; porém, estudos recentes colocaram em dúvida essa recomendação.[7]

CLASSIFICAÇÃO DOS LIPÍDIOS

Os lipídios são representados principalmente pelos ácidos graxos livres (AGL), triglicerídios (TG), fosfolipídios (FL), colesterol livre (CL) (não esterificado) e colesterol esterificado (CE). Apesar de o colesterol ser classificado, do ponto de vista da químico, como um álcool, é altamente solúvel em gorduras, sobretudo na sua forma esterificada. Além disso, ele atua como precursor de hormônios esteroides, ácidos biliares e vitamina D.[8]

Enquanto os FL formam a estrutura básica das membranas celulares, os TG são formados a partir de três ácidos graxos ligados a uma molécula de glicerol e constituem uma das formas de armazenamento energético mais importantes no organismo, sendo depositados, em especial, nos tecidos adiposo e muscular.[8]

LIPOPROTEÍNAS

As lipoproteínas viabilizam a solubilização e o carregamento dos lipídios na circulação linfática; normalmente são hidrofóbicas no meio aquoso plasmático e compõem-se de lipídios e proteínas, sendo chamadas de apolipoproteínas (Apo). Existem quatro grandes classes de lipoproteínas, que se dividem em dois grupos: ricas em TG e ricas em colesterol (**Quadro 13.1**).[8,9]

- Ricas em TG: maiores e menos densas, representadas pelos quilomícrons, de origem intestinal, e pelas lipoproteínas de densidade muito baixa (VLDL, do inglês *very low density lipoprotein*), de origem hepática
- Ricas em colesterol: menores e mais densas, representadas por lipoproteínas de baixa densidade (LDL, do inglês *low density lipoprotein*) e lipoproteínas de alta densidade (HDL, do inglês *high density lipoprotein*).

Existe ainda uma classe lipoproteínas de densidade intermediária (IDL, do inglês *intermediary density lipoprotein*) e a lipoproteína (a) – Lp(a), que resulta da ligação covalente de uma partícula de LDL à Apo(a). A função fisiológica da Lp(a) é pouco conhecida; no entanto, em pesquisa básica e estudos epidemiológicos, essa lipoproteína tem sido associada à formação e progressão da placa aterosclerótica.[9]

QUADRO 13.1 Classificação laboratorial das dislipidemias segundo a Atualização da Diretriz Brasileira de Dislipidemias e Prevenção da Aterosclerose – 2017.[9]

- Hipercolesterolemia isolada: aumento isolado do LDL-c (LDL ≥ 160 mg/ℓ)

- Hipertrigliceridemia isolada: aumento isolado dos TG (TG ≥ 150 mg/dℓ ou ≥ 175 mg/dℓ, se a amostra for obtida sem jejum)

- Hiperlipidemia mista: aumento do LDL-c (LDL-c ≥ 160 mg/dℓ) e dos TG (TG ≥ 150 mg/dℓ ou ≥ 175 mg/dℓ, se a amostra for obtida sem jejum). Se TG ≥ 400 mg/dℓ, o cálculo do LDL-c pela fórmula de Friedewald é inadequado, devendo-se considerar a hiperlipidemia mista quando o não HDL-c ≥ 190 mg/dℓ

- HDL-c baixo: redução do HDL-c (homens < 40 mg/dℓ e mulheres < 50 mg/dℓ) isolada ou em associação ao aumento de LDL-c ou de TG

LDL-c, colesterol da lipoproteína de baixa densidade; TG, triglicerídios; HDL-c, colesterol da lipoproteína de alta densidade.

CLASSIFICAÇÃO DOS ÁCIDOS GRAXOS

Ácidos graxos saturados

Os lipídios saturados, provenientes da dieta e produzidos pelo corpo, são essenciais para funções fisiológicas.[10] Eles se dividem essencialmente em dois grupos, de cadeia média (triglicerídios de cadeia média [TCM]) e de cadeia longa (TCL), e não contêm dupla ligação em seus átomos de carbono. Os TCM são absorvidos em sua forma não esterificada; seu transporte é realizado por meio da ligação com a albumina na veia porta do fígado, onde são rapidamente encaminhados para o fígado e metabolizados. Por esse motivo, os TCM tendem a não modificar as lipoproteínas plasmáticas, ao contrário dos TCL, que são esterificados na mucosa intestinal, constituindo os TG dos quilomícrons. Todavia, algumas evidências sugerem que o ácido graxo láurico (12:0), apesar de classificado como cadeia média, pode comportar-se como um lipídio de cadeia longa, sendo, portanto, incorporado aos quilomícrons.

No colesterol da LDL (LDL-c), as cadeias carbônicas dos lipídios saturados são retilíneas e acomodam-se compactamente, deixando espaço disponível para o transporte de colesterol dentro da lipoproteína.[11] Estudos anteriores mostraram que a elevada ingestão de lipídios saturados aumenta os níveis de LDL-c e, por conseguinte, eventos coronarianos.[2] Postula-se, ainda, que seu potencial efeito aterogênico é atribuído à redução na expressão do gene do receptor da LDL, dificultando seu retorno ao fígado e, consequentemente, aumentando a concentração da lipoproteína na circulação.[5]

Estudos com populações que consomem baixo teor de gordura saturada, como países do Leste Asiático e do Mediterrâneo, mostraram que as taxas de DCV são mais reduzidas. Desse modo, com base em estudos observacionais, clínicos e mecanísticos, reduzir o consumo de lipídios saturados parece promover efeitos positivos sobre parâmetros lipídicos e de DCV.[12] Uma revisão sistemática mostrou que, ao reduzir os lipídios saturados da alimentação, há uma redução de 21% de eventos cardiovasculares em comparação com indivíduos do grupo-controle (0,79; 95% intervalo de confiança [IC] 0,66 a 0,93).[13]

Segundo a Organização Mundial da Saúde (OMS), o consumo de lipídios saturados deve ser de, no máximo, 10% do valor calórico total (VCT) para indivíduos saudáveis. Já para aqueles com risco cardiovascular aumentado, a *Atualização da Diretriz Brasileira de Dislipidemias e Prevenção da Aterosclerose* – 2017 recomenda um consumo menor que 7%, chegando a menos de 5% para os que apresentam valor de TG elevado (200-499 mg/dℓ) e muito elevado (> 500 mg/dℓ).[9] No Brasil, dados da *Pesquisa de Orçamentos Familiares* (POF 2008-2009), que analisa o consumo alimentar, mostraram que 82% da população do país consome gordura saturada acima dos 7% propostos. Recentemente, a POF de 2017-2018 mostrou que, em 10 anos, o consumo de gordura saturada diminuiu entre homens e mulheres de todos os grupos de idade; no entanto, ainda se mantém acima de 9%. Essa redução é atribuída, principalmente, à diminuição do consumo de carne bovina no período.[14]

Diante desse cenário, vários estudos buscaram verificar se a diminuição desses lipídios na dieta seria capaz de reduzir o risco de eventos cardiovasculares. Uma metanálise publicada em 2015 mostrou que a redução do risco foi de 17% (0,83; 95% IC 0,72 a 0,96). Uma das principais dúvidas em relação à diminuição no consumo de lipídios saturados diz respeito ao efeito, a longo prazo, de sua substituição por outros nutrientes, em especial carboidratos refinados e outros lipídios insaturados. O mesmo estudo observou que a redução de eventos cardiovasculares aconteceu quando se trocava gordura saturada por poli-insaturada, mas não se verificou efeito quando era substituída por carboidrato ou proteína.[15] Desse modo, deve-se ter cautela no processo de orientação para redução de gordura saturada, sendo fundamental deixar claro o nutriente substituinte; logo, o manejo dietético e as orientações para uma alimentação saudável não devem ser focados na redução de um único nutriente.[15]

A AHA revisou estudos prospectivos, observacionais e ensaios clínicos randomizados que concluíram que a substituição, na dieta, de lipídios saturados por poli-insaturados ou monoinsaturados diminui o risco de DCV. Enquanto substituir por carboidratos refinados não modifica o risco. Evidências de estudos prospectivos observacionais indicam que os alimentos fontes de carboidratos ricos em fibras dietéticas, principalmente acessíveis à microbiota intestinal, podem reduzir o risco de mortalidade por DCV ao substituírem os lipídios saturados.[12]

Deve-se avaliar também o tipo de lipídios saturados consumidos. Estudos clínicos mostraram que, na comparação entre os diferentes lipídios saturados, o láurico (C12:0), encontrado no óleo de coco, é o que mais aumenta o LDL-c, seguido do mirístico (C14:0), encontrado em leites e derivados, e do palmítico (C16:0), presente sobretudo nas gorduras de origem animal e no óleo de palma. Já o esteárico (C18:0), presente na gordura do cacau, pode provocar pequena redução no LDL-c.[10] Apesar de a ingestão de lipídios saturados interferir no LDL-c, o aumento na ingestão desse tipo de gordura pode não alterar o colesterol total (CT) circulante para a relação com HDL-c, mas pode ter efeitos diferentes de acordo com o tipo de LDL-c.[16] Por enquanto, as evidências mais recentes sugerem cautela em relação ao consumo de gordura saturada, de modo que os padrões alimentares mais protetores para DCV estimulam o controle da ingestão desse lipídio.

Ácidos graxos monoinsaturados

Comparativamente aos lipídios poli-insaturados, há menos estudos sobre o efeito de lipídios monoinsaturados no que tange ao risco cardiovascular. As poucas evidências disponíveis sugerem que os lipídios monoinsaturados são capazes de melhorar o perfil lipídico, os fatores da inflamação e os fatores de risco típicos da DCV, mas não fica clara sua relação com a mortalidade por DCV.[17,18] A *Atualização da Diretriz Brasileira de Dislipidemias e Prevenção da Aterosclerose – 2017* recomenda um consumo de 15% do VCT à população e aos indivíduos com risco cardiovascular aumentado e de 10 a 20% àqueles com hipertrigliceridemia.[9]

Os lipídios monoinsaturados podem ter diferentes configurações estruturais n-11 (C20:1 n-11 e C22:1 n-11), que são provenientes somente da dieta, e n-9 (C20:1 n-9 e C22:1 n-9) que, além da dieta, pode ser formado pela síntese *de novo*, pela ação de elongação no ácido oleico (C18:1 n-9); o azeite de oliva é seu principal representante.[19] Essa é uma possível razão da inconsistência dos achados sobre lipídios monoinsaturados e DCV, devido à divergência dos componentes dietéticos, já que nenhum grande estudo analisou associações entre lipídios monoinsaturados (de diferentes origens) e mortalidade.[20]

Além disso, os alimentos de origem animal, com maior quantidade de lipídios monoinsaturados, também contêm grandes quantidades de lipídios saturados, o que pode ser um fator de confusão nas análises realizadas.[21] Um estudo observacional recente investigou a associação entre a ingestão de lipídios monoinsaturados de fonte animal (carne vermelha e produtos lácteos com alto teor de gordura) e vegetal (óleos vegetais e oleaginosas) e desfechos cardiovasculares. Os resultados mostraram que os de fonte vegetal estão relacionados com menor risco de doença arterial coronariana (DAC), sugerindo que as fontes alimentares de lipídios monoinsaturados podem desempenhar um papel significativo.[21]

Ácidos graxos poli-insaturados

Os lipídios poli-insaturados são caracterizados pela presença de pelo menos duas duplas ligações, sendo classificadas de acordo com a posição e distância dessa dupla ligação da extremidade do grupo metil da molécula de ácido graxo. Para as gorduras ômega-6 (ω-6), a primeira insaturação encontra-se no sexto carbono, enumerado a partir do grupo metil terminal, enquanto para as gorduras ômega-3 (ω-3) a primeira instauração encontra-se no terceiro carbono.[22]

Os lipídios insaturados ω-6 e ω-3 são essenciais para o organismo, derivados de ácido linoleico (AL; 18:2 n-6) e ácido alfa-linolênico (ALA; 18:3 n-3), respectivamente. Por sua vez, o elongamento e a dessaturação de cadeias de AL e ALA, que ocorrem no retículo endoplasmático, principalmente no fígado, levam, respectivamente, à formação de ácido araquidônico (AA; 20:4 n-6) e ácido eicosapentaenoico (EPA; 20:5 n-3).

Ambos os ácidos graxos são substratos para enzimas ciclo-oxigenases, lipo-oxigenase e citocromo P450, produzindo eicosanoides com diferentes funções biológicas (**Figura 13.1**).[23]

Entre os lipídios monoinsaturados, os ω-3 são os que mais apresentam evidências de atividade cardioprotetora. Muitas pesquisas possuem a base conceitual de que a razão ω-6/ω-3 deve ser levada em consideração, pois seu valor elevado estaria associado a um risco aumentado para HAS, DCV, diabetes *mellitus* e outras doenças crônicas.

Essa seria uma maneira conveniente de classificar as quantidades de ω-6 e ω-3, pois por muito tempo acreditou-se que os ω-6 exercem apenas um papel pró-inflamatório, e que o contrário ocorria com o ω-3.

Uma das falhas dessa razão é levar em conta que os componentes dessa relação raramente são definidos, uma vez que ela seria obtida pela soma de todos os lipídios ω-6/ω-3 circulantes. Relata-se, assim, uma ambiguidade, já que "todos" dependem da quantidade de lipídios que o estudo mensurou.[24,25] Embora seja recomendada uma razão de 3:1, uma típica dieta americana (ocidental) tem razão de aproximadamente 25:1. Acredita-se que o consumo excessivo de óleos vegetais, alimentos processados e produtos refinados seja o fator causal para a elevação dessa razão.[25] Atualmente, entretanto, levanta-se a questão de o problema não ser a presença de ω-6, mas a ausência ou o baixo consumo de ω-3.[24]

Ômega-3

Entre os diferentes tipos de ω-3 conhecidos, três lipídios de cadeia mais longa exercem atividades biológicas: EPA, ácido docosapentaenoico (DPA; 22:5 n-3) e ácido docosa-hexaenoico (DHA; 22:6 n-3).[26]

166 Nutrição na Prática Clínica Baseada em Evidências: Atualidades e Desafios

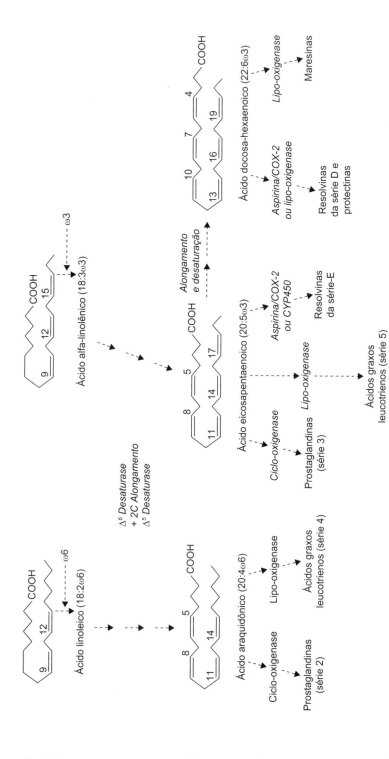

Figura 13.1 Metabolismo do ômega-3 e do ômega-6. (Adaptada e traduzida de Mori.[23])

O DPA está presente em pequenas quantidades na dieta e é um intermediário na conversão de EPA em DHA. Esses lipídios podem ser encontrados em fontes alimentares, como peixes e outros tipos de frutos do mar.[27] A composição lipídica desses alimentos é altamente variável entre as espécies, sendo influenciada por fatores como dieta, estação do ano, latitude, temperatura, idade, sexo e tamanho. Peixes como salmão, bacalhau, tainha, arenque e linguado têm quantidades mais altas de ω-3.[23]

Cápsulas de óleo de peixe são a forma de suplementação, principalmente de ω-3, mais utilizada. Além do óleo de peixe, pode-se encontrar ω-3 provenientes de algas unicelulares e fungos, além de óleo de Krill, que também contém EPA e DHA.[28] Contudo, devemos considerar os relatos de altos níveis de diferentes compostos tóxicos nesses óleos (p. ex., mercúrio, dioxinas e policlorobifenilos [PCBs]). Eles são solúveis em gordura e se acumulam no corpo ao longo do tempo, causando danos que se manifestam apenas após o consumo prolongado. Estudos de intervenção em animas e coortes humanas que sofreram exposição acidental a dioxinas e PCBs sugerem que a exposição pré-natal possa causar problemas de fertilidade, e seu excesso possa aumentar o risco de desenvolvimento de câncer; além disso, a exposição a altos níveis de mercúrio acarreta problemas neurológicos.[29] Assim, verificar a procedência dos suplementos e a quantidades de compostos tóxicos que eles contêm é indispensável previamente à prescrição.

O ALA pode ser obtido por meio do consumo de alimentos vegetais, como óleo de linhaça, canola e soja.[27] O ALA pode ser parcialmente convertido em ω-3 no corpo humano, com taxa de conversão máxima de 4%.[29] Sua conversão ocorre no fígado com a adição sequencial de duas unidades de carbono ao esqueleto do ácido graxo, usando enzimas de alongamento e dessaturação, até que o comprimento da cadeia atinja 24 unidades de carbono.

O passo final da conversão ao DHA requer betaoxidação peroxisomal. Este último passo é altamente ineficiente, em especial nos homens, com menos de 1% da ingestão de ALA, finalmente convertida em DHA. Doses maiores de ALA aumentam as concentrações de EPA e ALA no plasma, mas não resultam em alterações significantes de DHA.[30]

Os ω-3 encontram-se principalmente na forma esterificada e são incorporados aos FL na membrana celular e aos triglicerídios e ésteres de colesterol no plasma após sua absorção. Existe alta correlação entre EPA e DHA em eritrócitos, sangue total e plasma. O DHA é o ω-3 mais abundante nas membranas celulares e está presente em todos os órgãos, em particular no córtex cerebral, na retina e no esperma. O EPA também está presente em células e tecidos, embora em concentrações mais baixas do que as do DHA.[30]

Segundo os *Dietitians of Canada* (2013), o nível de ALA exigido diariamente para seres humanos é de 1,1 a 1,6 g, dependendo do sexo e da idade. Além disso, também se recomendam ao menos duas porções de peixe por semana, fornecendo cerca de 0,3 a 0,45 g de EPA e DHA por dia. A Organização das Nações Unidas para Alimentação e Agricultura (FAO 2010),[31] por sua vez, recomenda 0,5 a 0,6% de ALA por dia para a prevenção de sintomas de deficiência em adultos com um consumo total de 0,5 a 2% de ω-3. Para as DCV, a *Atualização da Diretriz*

Brasileira de Dislipidemias e Prevenção da Aterosclerose – 2017 fomenta o consumo de duas ou mais porções de peixes ricos em EPA e DHA por semana para redução de risco cardiovascular em prevenção primária ou secundária, e a suplementação de 2 a 4 g de ω-3 (EPA e DHA) como tratamento coadjuvante da hipertrigliceridemia para a redução plasmática de 25 a 30% de TG.[9,32]

Apesar dos potenciais benefícios descritos e dos diversos mecanismos de ação já observados, evidências recentes questionam se a suplementação de ω-3 gera benefícios à saúde cardiovascular. Uma metanálise de 2018, com 10 estudos envolvendo mais de 77.917 indivíduos, demonstrou que a suplementação de ω-3 marinho (EPA 226 a 1.800 mg/dia e DHA 0 a 1.700 mg/dia) por 4,4 anos não teve associação significativa com morte por doença cardíaca coronária (0,93; 99% IC 0,83 a 1,03), infarto do miocárdio não fatal (0,97; 99% IC 0,87 a 1,08) ou qualquer evento de doença coronariana (0,96; 95% IC 0,90 a 1,01). Também não teve associação significativa com os principais eventos vasculares (0,97; 95% IC 0,93 a 1,01). A conclusão dessa metanálise é de que os resultados não fornecem suporte para as recomendações de uso de aproximadamente 1 g/dia de ω-3 a indivíduos com histórico de doença coronariana para a prevenção de doença cardíaca fatal, infarto do miocárdio não fatal ou qualquer outro evento cardiovascular.[33]

Na revisão sistemática de Abdelhamid et al.[29] com 79 ensaios clínicos randomizados e 112.059 participantes com diferentes riscos cardiovasculares, a maioria dos estudos avaliou a suplementação de ω-3 em cápsulas pelo período de no mínimo 1 ano, mas também foram incluídos estudos com alimentos ricos em ω-3 (marinho), ALA, alimentos enriquecidos ou aconselhamento dietético, em comparação com placebo ou dieta habitual. Os resultados sugerem que o ω-3 marinho tem pouco ou nenhum efeito sobre a mortalidade por todas as causas (0,97; 95% IC 0,90 a 1,03), mortalidade cardiovascular (0,98; 95% IC 0,87 a 1,03) e eventos cardiovasculares (0,99; 95% IC 0,94 a 1,04), além de outras causas, como AVE, mortalidade por doença cardíaca coronariana e arritmia.

O aumento da ingestão de ALA também não resultou em qualquer diferença na mortalidade por todas as causas (1,01; 95% IC 0,84 a 1,20), mortalidade cardiovascular (0,96; 95% IC 0,74 a 1,25), podendo ter pouca ou nenhuma diferença para eventos coronarianos (1,00; 95% IC 0,80 a 1,22). No entanto, o aumento do consumo de ALA pode reduzir ligeiramente o risco de eventos cardiovasculares e mortalidade por doença coronariana e arritmia. Essa é a revisão sistemática mais extensa e atual sobre os efeitos dos ácidos graxos ω-3 sobre a saúde cardiovascular, em que os dados apresentados mostraram que o aumento de EPA e DHA (suplementação) têm pouco ou nenhum efeito sobre a mortalidade ou a saúde cardiovascular.[29]

Ômega-6

Os efeitos do ω-6 sobre o risco cardiovascular permanecem controversos.

Entre os ácidos graxos do tipo ω-6, temos o AL (o mais predominante na dieta), o AA, o ácido gama-linolênico (GLA), o ácido di-homo-gama-linolênico (DGLA), entre outros.[22] Hipóteses de que o consumo excessivo de ω-6 está associado a elevado risco de DCV têm como base a via bioquímica do AL, que é precursor do AA. Este último é substrato para a produção de eicosanoides do tipo pró-inflamatório, considerado pró-agregativo (principalmente prostaglandina E2, tromboxanos A2 e leucotrieno B4). Tal perspectiva, entretanto, não leva em consideração fatores importantes, como: (1) evidências anteriores mostraram que variações na ingestão de AL não afetam os níveis circulantes ou celulares de AA; (2) não há estudos clínicos randomizados e controlados de intervenção em seres humanos que mostram que a adição de AL à dieta aumenta a concentração de marcadores inflamatórios; e (3) questiona-se se o aumento da ingestão de AL reduziria os níveis séricos de EPA e DHA por conta da desaceleração da conversão de ALA em EPA devido às suas vias metabólicas compartilhadas, conforme mostrado na **Figura 13.2**.[34]

Um dos primeiros estudos publicados que dissociam o consumo de ω-6 e o maior risco de DCV foi a revisão sistemática e metanálise de Chowdhury et al.[35] de 2014, que verificou que níveis mais elevados de AA (tido como mediador pró-inflamatório) foram associados a um menor risco de eventos coronarianos (0,83; 95% IC 0,74 a 0,92) em dez estudos com mais de 23 mil indivíduos. As diretrizes atuais recomendam maior ingestão de ω-6 para redução do risco coronariano. A AHA e as *Dietary Guidelines for Americans* recomendam que 5 a 10% da energia seja obtida do AL, derivado principalmente de óleos vegetais.[34] Esses valores foram definidos a partir dos estudos que indicavam que a ingestão de ω-6 estava ligada à redução do risco de doença coronariana.[26]

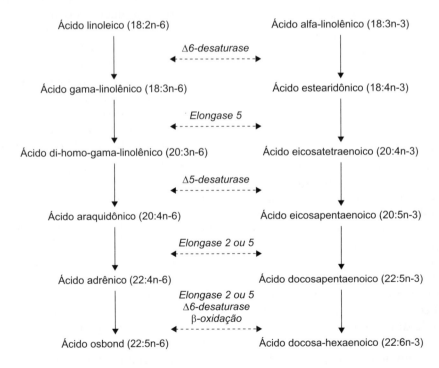

Figura 13.2 Via de conversão metabólica de ácidos graxos ômega-6 e ácido alfa-linolênico. (Adaptada de Bird et al.[30])

Uma importante revisão sistemática publicada em 2018, tida como a mais extensa revisão dos efeitos do ω-6 na saúde cardiovascular, mortalidade, lipídios e adiposidade, não encontrou evidência de que o aumento de gorduras do tipo ω-6 reduza desfechos cardiovasculares, com exceção do infarto agudo do miocárdio (IAM), em que se estima que 53 pessoas podem precisar aumentar a ingestão de ω-6 para evitar que uma pessoa tenha IAM. O aumento de ω-6 reduz o colesterol total sérico, mas não outras frações de lipídios no sangue ou adiposidade.[22] Finalmente, o ω-6 tem sido associado à redução do risco de diabetes *mellitus* tipo 2 (0,65; 95% IC 0,60 a 0,72). Portanto, com base nas evidências disponíveis atualmente, é possível considerar efeitos benéficos do ω-6 se consumidos adequadamente.[36]

Ácidos graxos *trans*

Os ácidos graxos *trans* (AGT) são isômeros de ácidos graxos monoinsaturados e poli-insaturados que possuem ao menos uma dupla ligação de carbonos com hidrogênios em lados opostos da ligação dupla (configuração "*trans*" em vez de "*cis*", átomos de carbono do mesmo lado da dupla ligação).[37] Eles podem ser produzidos pela indústria por meio da hidrogenação parcial de óleos vegetais líquidos ou estar presente naturalmente em carnes e produtos lácteos devido ao processo de bio-hidrogenação, realizado pelas bactérias no estômago de ruminantes.

Os principais AGTs produzidos industrialmente são os isômeros do ácido elaídico (C18:1, t9), e o principal derivado de ruminantes é o ácido vacênico (C18:1, t11), sendo encontrado também o ácido linoleico conjugado (CLA). A participação dos AGT derivados de ruminantes constitui parcela muito pequena da alimentação, cerca de 5% da gordura de laticínios e de carne de ruminantes.[38,39]

O AGT começou a ganhar destaque na década de 1950, quando seu uso foi ampliado na elaboração de alimentos processados, margarinas, frituras e produtos de panificação.[40] Do ponto de vista comercial, apresenta muitas vantagens sobre outros lipídios, pois tem menor custo de produção, maior vida útil de prateleira e benefícios sensoriais, como melhora na palatabilidade.[39] Em 1993, porém, o consumo de AGT começou a ser associado ao aumento no risco de doenças coronarianas, com base em dados do *Nurses Healthy Study*, estudo que avaliou mais de 80 mil participantes, com quatro avaliações dietéticas no decorrer de 8 anos. Os autores descreveram um aumento de 50% no risco de DAC para mulheres no quintil superior de ingestão de AGT (consumo de 5,7 g/dia de AGT) quando comparadas às que se encontravam no quintil inferior (consumo de 2,4 g/dia de AGT).[41]

Além deste, outros estudos levantaram discussão sobre a segurança do consumo de AGT, e seu uso, em vários países, foi proibido (a Dinamarca foi o primeiro país a fazê-lo, em 2003), reduzido ou regulamentado – por exemplo, por rotulagem obrigatória com a composição de AGT nos produtos alimentícios. Todos esses regulamentos aplicam-se apenas aos AGT produzidos pela indústria, e não aos presentes naturalmente nos alimentos, já que não é possível controlar a quantidade de AGT produzidos pelos ruminantes. Entretanto, pela pequena quantidade de AGT nesses alimentos, é improvável que cause danos significativos à saúde em uma dieta nutricionalmente equilibrada.[39]

O estudo *Global Burden of Diseases*, de 2010, avaliou o consumo de AGT em diversos países e encontrou uma diferença de até cinco vezes nos valores consumidos, variando de 0,2 a 6,5% do valor energético total, com média de 1,4% de calorias do total da dieta. Esse valor excede a recomendação da OMS, que limita o consumo de energia total proveniente dos AGT em até 1%.[42] Em 2006, uma metanálise com quatro estudos de coorte prospectivos mostrou que substituir 2% da ingestão de energia provenientes de carboidratos por AGT (o equivalente a 5 g/dia) aumenta a incidência de DCV em 23%. Esses dados reforçam que os AGT são prejudiciais à saúde cardiovascular mais do que qualquer outro macronutriente; seus efeitos deletérios são observáveis mesmo em um consumo baixo, de 1 a 3% do consumo energético total.

Uma revisão sistemática e metanálise publicada em 2015 concluiu que a alta ingestão de AGT foi associada a maior risco de mortalidade por todas as causas, maior mortalidade por doença coronariana e maior incidência de doença coronariana.[38]

Apesar do número de estudos publicados que analisam o impacto do consumo de AGT na saúde cardiovascular e no perfil lipídico, não existem evidências definitivas a respeito do seu nível tolerável de ingestão.[43]

O impacto do consumo de AGT sobre as DCV deve-se ao aumento das concentrações plasmáticas de LDL-c, podendo ter impacto também em uma tendência no aumento das concentrações de TG. Os AGT são metabolizados da mesma maneira que os ácidos graxos *cis*, e os mecanismos envolvidos no aumento dos níveis de colesterol são vários, incluindo produção hepática, secreção e catabolismo das lipoproteínas circulantes.

O consumo de AGT aumenta a atividade plasmática da proteína de transferência de colesterol (CETP), responsável pela transferência de ésteres de colesterol da HDL-c para as LDL-c e VLDL-c. Essas alterações metabólicas podem explicar, ao menos em parte, o aumento do LDL-c e a diminuição da HDL-c por ação dos AGT.[43,44] Alguns estudos sugerem que o consumo de AGT pode aumentar outros marcadores metabólicos, como a Lp(a) e as concentrações de proteína C reativa, resistência à insulina, adiposidade visceral e fatores inflamatórios. Ademais, o consumo de AGT associa-se à síndrome metabólica e ao diabetes *mellitus*; entretanto, esses dados não são conclusivos.[44]

Colesterol

Recentemente, alguns estudos indicaram que o colesterol alimentar exerce pouca influência na mortalidade cardiovascular. Em função desses achados, as diretrizes internacionais sobre prevenção cardiovascular e a *Atualização da Diretriz Brasileira de Dislipidemias e Prevenção da Aterosclerose* – 2017 retiraram o ponto de corte para o consumo de colesterol.[45]

Uma metanálise publicada em 2015 por Berger et al.[45] reuniu 40 estudos e apontou que o colesterol dietético não foi estatisticamente associado a qualquer DAC ou AVE, ainda que tenha demonstrado linearidade entre o consumo de colesterol alimentar e a concentração plasmática de LDL-c. Essa relação deixou de ser linear quando o consumo de colesterol excedeu 900 mg/dia. Todavia, esses achados não endossam a ingestão indiscriminada de alimentos fontes de colesterol; logo, é fundamental considerar e orientar a sociedade de que o colesterol é encontrado, sobretudo, em fontes alimentares que geralmente são ricas em gordura e energia; em conjunto, esses elementos podem colaborar para síntese endógena de colesterol.[45]

Lipídios interesterificados

A gordura interesterificada é um tipo de óleo quimicamente modificado. A interesterificação de óleos vegetais pode substituir um ácido graxo insaturado (como o ácido oleico ou o AL) na posição intermediária (sn-2) do glicerol por um ácido graxo saturado (ácido esteárico), com a ajuda de catalisadores ou enzimas lipases. A maioria dos estudos a longo prazo não sugere que a interesterificação de gorduras na dieta tenha qualquer alteração adversa no perfil de lipoproteínas; no entanto, mais pesquisas são necessárias nesse campo, com foco no efeito da gordura interesterificada nos marcadores inflamatórios.[36]

Efeito dos óleos vegetais sobre o perfil lipídico e risco de mortalidade por doença cardiovascular

Os óleos vegetais são extraídos de plantas, normalmente de sementes ou grãos vegetais conhecidos como oleaginosas. São destinados ao consumo humano após submetidos a um processo de refino cuja finalidade é melhorar sua aparência, sabor e odor. Os óleos vegetais comestíveis são definidos como um produto alimentício constituído, sobretudo, por TG (> 95%), obtidos unicamente de matéria prima vegetal e refinado de acordo com os processos tecnológicos adequados. Podem conter quantidades pequenas de outros lipídios (1 a 3%), como, por exemplo, constituinte insaponificáveis, FL, fitosteróis, tocóis (tocoferóis e tocotrienóis, incluindo vitamina E) e hidrocarbonetos.[46-49]

Em termos de consumo alimentício, os óleos vegetais são uma alternativa mais saudável quando comparados a gorduras animais, ricas em lipídios mono e poli-insaturados.[49] O uso de óleos vegetais na culinária cresce constantemente, e a busca por alimentos saudáveis, ricos em lipídios insaturados, tem proporcionado uma diversidade na oferta desses óleos. Segundo a American Oil Chemistry Society (AOCS), os quatro principais óleos vegetais comercializados no mundo são óleo de palma, óleo de soja, óleo de canola e óleo de girassol.[50]

Óleo de palma

O óleo de palma é o mais produzido no mundo. É derivado do mesocarpo carnoso do fruto do dendê (*Elaeis guineensis*), e 80% da sua produção é destinada à indústria de alimentos, em especial à fabricação de chocolates, biscoitos, margarinas e gorduras para sorvetes, bolos e recheios. Ele não precisa de hidrogenação no processo que transforma a gordura líquida em sólida, o que é considerado um fator positivo porque grande parte das gorduras líquidas, quando processadas para se tornarem sólidas pelo processo de hidrogenação, produz gordura *trans*.[51]

O óleo de palma é constituído por 50% de ácidos graxos saturados (principalmente palmítico [44%] e esteárico [5%]), 40% de ácidos graxos monoinsaturados (em especial ácido oleico) e 10% de ácidos graxos poli-insaturados (sobretudo AL).[52] Diante do alto consumo de óleo de palma e de sua ampla utilização em diferentes produtos, quantificar sua verdadeira associação com DCV é um desafio. Uma revisão sistemática publicada em 2018 não conseguiu estabelecer relação entre o consumo de óleo de palma, risco e/ou mortalidade por DCV.

Apesar da alta proporção de gordura saturada do óleo de palma, a sua associação com hipercolesterolemia e aterosclerose não é conclusiva. Contudo, o aumento de LDL-c em decorrência do consumo desse óleo é considerado insignificante quando comparado a outros óleos vegetais com baixo teor de lipídios saturados. Além disso, o óleo de palma é fonte de ácido oleico, AL, vitamina A e vitamina E, com efeitos cardioprotetores já descritos.[53] Em conjunto, as evidências científicas disponíveis sugerem menor efeito aterogênico e, por conseguinte, menor risco cardiovascular quando se associa o consumo do óleo de palma e uma dieta equilibrada.[51]

Óleo de soja

O óleo de soja é derivado de grãos de soja (sementes de *Glycine max (L.) Merr*). Sua fração lipídica corresponde a 20% do grão, composto de 15% de lipídios saturados e 24% monoinsaturados, e a maior parte, 61%, poli-insaturados, sendo 7,2% de ALA, além de grande quantidade de vitamina E, o que lhe confere atividades antioxidantes e anti-inflamatórias.[54]

A soja é fonte de mais da metade de todo o óleo vegetal do mundo, e é amplamente consumida como óleo de cozinha; para economizar no custo de preparação dos alimentos, porém, o óleo de cozinha muitas vezes é usado repetidamente pelos consumidores, ou seja, não é descartado após o uso, e sim reaquecido para ser utilizados novamente. A reutilização do óleo é o que mais causa efeitos nocivos à saúde. O óleo de soja novo tem efeitos benéficos no perfil lipídico e na pressão sanguínea, enquanto o repetidamente aquecido piora a pressão arterial e eleva o risco de dislipidemia e aterosclerose, provavelmente devido à diminuição do teor de antioxidantes no reaquecimento.[48,55]

Uma metanálise e revisão sistemática de 2018 comparou os efeitos de 13 diferentes tipos de óleos e gorduras sobre fatores lipídicos sanguíneos. Observou-se que o consumo de óleo de soja foi o mais efetivo em reduzir a trigliceridemia, e que os óleo ricos em lipídios insaturados, como o de soja, foram mais eficazes na redução do LDL-c em comparação com alimentos ricos em lipídios saturados, como manteiga ou banha de porco.[56] A indústria de alimentos, ao buscar a substituição dos lipídios *trans*, desenvolveu o óleo de soja, com elevado teor de ácido oleico, contendo > 70% desse ácido graxo.

Uma revisão sistemática publicada em 2015 avaliou os efeitos da substituição desse tipo de óleo por gorduras e óleos ricos em lipídios saturados, *trans* e poli-insaturados ω-6 sobre lipídios sanguíneos. Os resultados sugerem que a substituição de gorduras e óleos ricos em lipídios saturados e *trans* por óleo de soja enriquecido com ácido oleico ou óleos com alto teor de ω-6 gera efeitos favoráveis sobre lipídios plasmáticos, podendo reduzir o risco geral de doença coronariana.[57]

Óleo de canola

A canola é uma planta amarela originária da região do Mediterrâneo e do norte da Europa, com diversas variedades existentes: *Brassica napus L.*, *B. ampestres L.*, *B. juncea L.* e *B. tournefortii Gouan*. Sua espécie mais registrada é a *Brassica napus L.*, mais conhecida como colza. Seu óleo tem mais de 40% de ácido erúcico (C 22:1) na composição, um tipo de lipídio monoinsaturado. O consumo elevado e por tempo prolongado desse lipídio pode ser prejudicial à saúde; por isso, é cultivado em pequenas quantidades, apenas para uso industrial não alimentar.

Em 1976, cientistas canadenses conseguiram melhorar a composição do óleo de colza em relação ao ácido erúcico e, assim, tornaram-no comercialmente consumível. Anos depois, o Canadá registrou a palavra "canola", cuja semente tem teor de glicosinolatos e ácido erúcico. Em 1985, a Food and Drug Admnistration (FDA) reconheceu o óleo de canola como seguro para compor a dieta, com cortes específicos de ácido erúcico (< 2%) e glicosinolatos (30 μmol/g).[58] Nos últimos 40 anos, a canola tornou-se uma das mais importantes culturas oleaginosas do mundo, considerada um "óleo saudável". Ganhou destaque na alimentação mundial por conta de seu papel cardioprotetor, pelo alto teor de ácido oleico (61%), pelos baixos níveis de gordura saturada (7%) e por ter um proporção de ω-6/ω-3 de 2:1, a qual se espera que reduza os níveis de LDL-c.[55,59]

Uma revisão sistemática e metanálise publicada em 2018 propôs-se a avaliar os efeitos do consumo de óleo de canola com relação aos parâmetros lipídicos. Verificou-se que, após o seu consumo por mais de 30 dias, houve redução significativa dos níveis de colesterol total e LDL-c em uma população com mais de 50 anos de idade. Essa redução seria decorrente da composição dos lipídios insaturados, em especial o ALA (11%). Ghobadi et al.[60] verificaram, em estudo de 2019, que os níveis de ALA aumentam significantemente após o consumo de óleo de canola. Presume-se ainda que, devido à sua composição, o óleo de canola seja mais benéfico do que o azeite de oliva e o óleo de girassol.[59]

Óleo de girassol

O óleo de girassol é derivado de sementes de girassol (*Helianthus annuus* L.), cultivado principalmente em Rússia, Ucrânia, Argentina, alguns países da União Europeia, China e EUA. Contém cerca de 67% de AL e menos de 10% de lipídios saturados (principalmente o esteárico; 18:0). É caracterizado pelo alto teor de tocoferóis, maior do que de qualquer outro óleo. Sua ação antioxidante deve-se à capacidade de doação de hidrogênios fenólicos aos radicais livres lipídicos, interrompendo a etapa de propagação (fase intermediária da oxidação). A vitamina E é muito reconhecida por seu papel antioxidante e pela proteção contra espécies reativas de oxigênio, o que tem sido implicado na aterosclerose. O alfa-tocoferol diminui a peroxidação lipídica, favorece a aterogenicidade dos monócitos e a agregação plaquetária. Pode, ainda, modular a resposta inflamatória ao inibir a 5-lipo-oxigenase (5-LOX), que, por sua vez, diminui a liberação de interleucina 1 beta (IL-1β) pelos monócitos, regulando a homeostase vascular.[55,59,61]

Apesar de as dietas ricas em lipídios mono e poli-insaturados demonstrarem benefícios à saúde cardiovascular e o óleo de girassol ser rico em tocoferóis, poucos efeitos sobre o sistema cardiovascular têm sido atribuídos ao seu consumo. Com isso, são necessários novos estudos, em especial clínicos, randomizados e duplo-cegos, para comprovar seus potenciais benefícios.[59]

Óleo de linhaça

O linho (*Linum usitatissimum L.*) é uma planta que pertence ao gênero *Linum* e à família Linaceae. Suas variedades de sementes oleaginosas são chamadas de linhaça, com coloração amarelada ou avermelhada. A linhaça contém de 36 a 40% de óleo e é uma das fontes mais ricas de ALA, com aproximadamente 57%, além de uma das melhores fontes de fitoestrogênio (lignanas) e fibras alimentares (cerca de 30%).[62]

A linhaça e seus componentes podem melhorar a saúde cardiovascular em função de numerosos atributos, como a alta quantidade de ALA e por conter lignana, que tem características antioxidantes, bem como o seu precursor, secoisolariciresinol diglicosídio (SDG), em maior quantidade do que qualquer outra fonte. O SDG não é bioativo, mas é convertido no colón, pela microbiota intestinal, em seus principais metabólitos, enterodiol e a enterolactona, que possuem ação estrogênica fraca, além de atuar como antioxidantes.

A linhaça é rica em fibras alimentares solúveis (1/3) e insolúveis, com ação sobre o perfil lipídico. Uma metanálise publicada em 2015 mostrou que o consumo de linhaça também pode melhorar a pressão arterial sistêmica.[63,64] Em alguns estudos observacionais e ensaios clínicos randomizados, o consumo de linhaça e seus componentes foram associados à redução da pressão arterial sistêmica. O mais longo foi o *FLAX-PAD Trial*, estudo randomizado, duplo-cego e controlado com duração de 1 ano que investigou os efeitos do consumo de linhaça em pacientes com doença arterial periférica (75% eram hipertensos). Os indivíduos estudados consumiram semente de linhaça triturada todos os dias durante 1 ano e tiveram redução nos índices de pressão arterial sistólica e diastólica em 10 e 7 mmHg, respectivamente.[65-67]

A maneira como a linhaça é consumida também deve ser considerada, pois esse fator pode influenciar a biodisponibilidade dos seus componentes. Sugere-se que a melhor maneira de consumo é como óleo, para maior aproveitamento de ALA, embora não seja bem tolerado e tenha baixa aplicabilidade clínica. A linhaça moída também fornece quantidades significativas de ALA; porém, quando consumida como semente, a quantidade de ALA é menor. Desse modo, sugere-se que a melhor opção de consumo seja a triturada.[64]

Óleo de milho

Derivado do gérmen de milho (*Zea mays L* [de.]), esse óleo é comumente utilizado em preparos culinários. É rico em lipídios poli-insaturados (50 a 59% de seus ácidos graxos) e monoinsaturados (24 a 27% de seus ácidos graxos). Ainda, apresenta lipídios saturados (13%) e fitosteróis (734 mg/100 g), e é fonte de vitamina E.[68] Poucos estudos examinaram especificamente o potencial efeito inflamatório do óleo de milho, e os que o fizeram têm amostras muito pequenas. Tousoulis et al.,[69] por exemplo, analisaram o consumo de azeite de oliva extravirgem ou de óleo de milho em marcadores inflamatórios de participantes jovens e saudáveis. Os autores verificaram que a capacidade antioxidante não mudou após o consumo do óleo de milho, ocorrendo efeito significativo no grupo que consumiu azeite. Desse modo, sugere-se, embora não seja consensual, que os potenciais efeitos positivos do óleo de milho sejam atribuídos à presença de fitosterol; entretanto, novos estudos são necessários.[27,68-70]

Óleo de coco

O óleo de coco (*Cocos nucifera L.*) tem alto teor de lipídios (92%), sendo que aproximadamente 48% correspondem ao ácido láurico (12:0). Nos últimos anos, ele vem ganhando destaque, sobretudo de entusiastas do exercício físico e do emagrecimento e da indústria de suplementos alimentares. Diversos mecanismos são especulados para sugerir seus benefícios à saúde, em especial pelo elevado teor de lipídios de cadeia média, cujas digestão e absorção são mais rápidas em comparação aos lipídios de cadeia longa. Essa característica confere aos lipídios de cadeia média metabolização mais rápida, minimizando a reesterificação nos enterócitos e o conteúdo lipídico no quilomícrom.[71] Além disso, sugere-se que o óleo de coco, quando comparado a outras fontes alimentares lipídicas de origem animal, tenha menor efeito hiperlipemiante, principalmente LDL-c. Contudo, uma metanálise realizada por Neelakantan et al.[72] mostrou que o óleo de coco pode promover, mesmo que marginalmente, aumento nos níveis de LDL-c, em comparação com outros óleos vegetais.

O óleo de coco pode ser encontrado de duas formas, diferenciadas pelo tipo de extração. A primeira é o óleo de coco produzido a partir do esmagamento de grãos de coco secos, que é refinado, branqueado e desodorizado; a segunda é o óleo de coco virgem, produzido a partir do pressionamento do miolo de coco molhado, de onde se extrai o óleo e o leite, formando uma emulsão separada por diferentes técnicas industriais. O óleo de coco virgem é fonte de vitamina E e compostos fenólicos. Por não ser refinado, tornou-se mais popular nos últimos anos.[73] Embora a ligação entre lipídios saturados e DCV tenha sido recentemente questionada em recentes metanálises e os estudos de intervenção com óleo de coco e DCV sejam escassos, as últimas diretrizes nacionais e internacionais apoiam que se deva limitar a ingestão de gordura saturada, inclusive o óleo de coco.[73]

Óleo de oliva (azeite)

O azeite (*Olea europaea sativa*) é um dos principais óleos vegetais obtidos a partir do mesocarpo dos frutos da oliveira. Pode ser classificado como extravirgem, virgem e refinado. O azeite extravirgem é obtido por meio de prensagem mecânica de azeitonas maduras. Contém múltiplos componentes bioativos e antioxidantes, como polifenóis, fitosteróis e vitamina E. O azeite virgem também é produzido por processo mecânico, mas em condições térmicas particulares que não alteram o óleo. É um óleo límpido, de coloração amarela a verde, com odor e sabor específicos, adequado ao consumo no estado natural. O azeite refinado, por sua vez, é obtido a partir do azeite virgem cujo teor ácido e/ou as características organolépticas o tornam impróprio ao consumo no estado natural. Isso ocorre quando um óleo, em seu processo, é submetido a temperaturas mais altas, o que aumenta sua acidez, sendo necessário passar por processos de purificação para ser utilizado na alimentação; o azeite refinado (mais de 80%) é misturado ao azeite virgem, constituindo o azeite chamado de comum.

O que define a diferença entre os azeites é a temperatura em que a prensagem é feita, além de sua acidez: a do extravirgem é menor que 0,8%, o virgem tem acidez máxima de 2%, e o refinado, de até 3,3%.[47,54] O azeite de oliva é caracterizado por um alto nível de ácido oleico, apresentando variações de ácidos graxos, com base no *Codex Alimentarius*, de 8 a 20% de ácido palmítico, 55 a 83% de ácido oleico e 4 a 21% de AL.[74]

O azeite de oliva extravirgem é tido como alimento base e a principal gordura do padrão alimentar mediterrâneo, considerado essencial para prevenção de DCV. Seu alto teor de lipídios monoinsaturados, como o ácido oleico, e os polifenóis bioativos presentes na sua composição podem exercer efeitos benéficos no desenvolvimento e na progressão de doenças associadas a inflamação crônica de baixo grau, com propriedades protetoras para o endotélio e propriedades antioxidantes.[1,75] Acredita-se que os óleos de azeite, de qualidade inferior (refinados ou comuns), não colaborem da mesma maneira para a manutenção da saúde, haja vista que os procedimentos físicos e químicos podem levar à perda da maioria dos elementos bioativos.[76]

EFEITO DOS LEITES E LATICÍNIOS SOBRE A SAÚDE CARDIOVASCULAR

A maioria das diretrizes dietéticas do mundo recomenda o consumo de leite e laticínios, mas a associação do seu consumo com DCV ainda é incerta.[77] Em 2014, duas grandes coortes suecas com seguimento médio de 20 anos e mais de 32 mil indivíduos demonstraram que o alto consumo de leite (mais de três copos de 200 mℓ por dia) foi associado a maior risco de mortalidade, incluindo DCV, em mulheres.[78] Desde que essas evidências foram publicadas, houve um crescente debate de diferentes pesquisadores sobre seus resultados aparentemente contraditórios que causaram incertezas sobre os efeitos do leite e dos laticínios na saúde humana.

Uma recente metanálise publicada por Guo et al.,[77] composta por 29 estudos, mostrou que a ingestão de produtos lácteos (200 g/dia) não foi associada a mortalidade por todas as causas (RR 0,99; 95% IC 0,96 a 1,03) ou por DCV (RR 0,97; 95% IC 0,91 a 1,02), o que corrobora os achados de metanálises anteriores. Uma associação inversa e modesta foi verificada entre o consumo de produtos lácteos fermentados (média de 77 g/dia) e mortalidade por todas as causas (RR 0,98; 95% IC 0,97 a 0,99) e DCV (RR 0,98; 95% IC 0,97 a 0,99), mas não sobre DAC (RR 0,99; 95% IC 0,98 a 1,01).[77]

O estudo *PURE* também avaliou as associações entre o consumo de leite e laticínios com mortalidade e DCV durante cerca de 9 anos de acompanhamento com mais de 136 mil indivíduos. Os resultados mostraram que o consumo de produtos lácteos totais maior que duas porções por dia, em comparação a nenhuma ingestão, foi inversamente associado à incidência de DCV e à mortalidade, reduzindo o risco entre 14 e 34%. Essas tendências foram mantidas para leite e iogurte, enquanto não foram verificadas associações significativas com o queijo. Além disso, os produtos lácteos com baixo teor de gordura não apresentaram benefícios adicionais à saúde quando comparados a seus pares com maior teor de gordura.[79,80]

Diante desses achados, as gorduras provenientes do leite, quando comparadas às de carnes vermelhas, parecem ter benefícios cardioprotetores. Sugere-se, ainda, que os efeitos do consumo de leite e derivados não sejam medidos apenas pelo tipo de lipídio encontrado; logo, outros nutrientes, como minerais (p. ex., cálcio e potássio), vitaminas (p. ex., vitaminas A, B$_{12}$, K$_1$/K$_2$), proteínas, probióticos, gorduras *trans* naturais e ácidos graxos de cadeia curta (AGCC), poderiam explicar os efeitos positivos observados. Portanto, os resultados dos efeitos do consumo desses alimentos não podem ser descritos considerando apenas um único marcador de risco cardiovascular (p. ex., LDL-c) ou pela sua composição de ácidos graxos.[79]

Atenção especial no que diz respeito aos desfechos de saúde é dada a produtos lácteos fermentados, e isso se deve principalmente pela presença e pela ação dos probióticos, cujos efeitos na composição e função da microbiota intestinal são amplamente discutidos. Acredita-se que a ingestão adequada e frequente desses alimentos possa promover maior integridade do epitélio intestinal e, por conseguinte, reduzir a inflamação sistêmica crônica de baixo grau. Além disso, a proteína do soro do leite presente nesses alimentos tem sido estudada por seu potencial efeito no metabolismo da glicose, na pressão arterial e na rigidez arterial.[80] A manteiga, um derivado lácteo, também merece destaque por ter cerca de 80% de gordura em sua composição.

Pimpin et al.[81] verificaram que o consumo de manteiga foi associado a todas as causas de mortalidade (1,01; 95% IC 1,00 a 1,03); porém, não foi associado a nenhuma doença cardiovascular (1,00; 95% IC 0,98 a 1,02), coronariana (0,99; 95% IC 0,96 a 1,03) ou AVE (1,01; 95% IC 0,98 a 1,03) e foi inversamente associada à incidência de diabetes *mellitus* (0,96; 95% IC 0,93 a 0,99). É importante destacar que a força de associação observada é considerada fraca e que, de modo geral, a manteiga parece ter efeito nulo sobre os desfechos observados. Esses achados não sugerem a necessidade de enfatizar orientações alimentares sobre aumento ou diminuição do consumo de manteiga em comparação a outras prioridades alimentares mais bem estabelecidas. Desse modo, não fica claro o efeito da gordura oriunda de itens lácteos sobre desfechos cardiovasculares, sendo necessário considerar também a influência de outros elementos presentes nesses alimentos.[81]

Ovos

O ovo de galinha é um alimento polêmico e, por muitos anos, foi considerado vilão na alimentação devido ao seu alto teor de colesterol. É um dos alimentos mais comuns, disponíveis e baratos na alimentação, principalmente no Brasil, considerado importante fonte de proteína e colesterol. O ovo de tamanho médio (54,4 g) é o mais comumente encontrado, e mais da metade de suas calorias são provenientes da gordura da gema (5 g).[82]

Várias revisões sistemáticas e metanálises foram publicadas nos últimos anos sobre o consumo de ovos, o colesterol dietético e o risco de DCV. Como descrito anteriormente, a *Atualização da Diretriz Brasileira de Dislipidemias e Prevenção da Aterosclerose* – 2017 não estabelece mais valores de corte para o consumo de colesterol dietético. Estudos prospectivos e observacionais relataram resultados inconclusivos quanto à relação entre o consumo de ovos (e a ingestão dietética do colesterol) e o risco de DCV. Além disso, considerando que o ovo também é uma fonte de outros nutrientes essenciais (colina, ferro, vitaminas A, D, B_1, B_2 e B_{12}), a recomendação de limitar sua ingestão deve basear-se em evidências científicas robustas.[83]

Com as crescentes evidências da correlação fraca entre colesterol dietético, ingestão de ovos e incidência de DCV na população geral, a AHA, em 2002, eliminou a restrição de consumo de ovos e, em 2013, a restrição dietética de colesterol para população saudável. Porém, as pessoas com alto risco de DCV precisam ter cautela com a ingestão dietética de colesterol. Uma revisão publicada em 2018 afirma que quase todos os estudos de intervenção humana mostraram que os níveis séricos de LDL-c e HDL-c aumentaram em grupos com alto consumo de ovos (um a três por dia, comparados ao consumo nulo), enquanto a proporção de LDL:HDL permaneceu inalterada. Esses estudos concluíram que o consumo de ovos não é um fator de risco para DCV, com base na manutenção da razão LDL:HDL. Entretanto, deve-se levar em conta o aumento isolado de LDL-c, já que algumas pessoas são mais hiper-responsivas ao consumo de colesterol na dieta (cerca de 15 a 25% da população), e a gema do ovo é rica nesse tipo de gordura.[84]

Em uma metanálise publicada em 2018, verificou-se que o consumo de ovos eleva o colesterol total, LDL-c e HDL-c, mas reforça que a alteração é pequena quando comparada a outros fatores de risco modificáveis do estilo vida para DCV. Dois estudos envolvidos nessa metanálise mostraram que o tipo de LDL-c que se eleva é de maior diâmetro e, portanto, menos aterogênico, com menor suscetibilidade à oxidação.[85] Nos últimos anos, o ovo também ganhou destaque na saúde cardiovascular por conter fosfatidilcolina, presente em quantidades relativamente grandes na gema, precursora do metabólito N-óxido de trimetilamina (TMAO), o qual é considerado um preditor da saúde cardiovascular.[86-88]

Fitosteróis

Os fitosteróis são compostos bioativos presentes em alimentos vegetais com estrutura química muito similar à do colesterol e não podem ser sintetizados pelo corpo humano. Existem diferentes tipos de fitosteróis, sendo que os mais abundantes são: beta-sitosterol, campesterol, estigmasterol, 5-avenasterol, 7-avenasterol e ergosterol.[89] A taxa de absorção intestinal dos fistosteróis é de 2%, muito baixa quando comparada à do colesterol, que é em torno de 50%, e ligeiramente maior em comparação a dos fitostanóis, inferior a 0,2%. Por apresentar excreção biliar eficiente após captação hepática, seus níveis circulantes são muito baixos, com concentrações séricas 500 a 10 mil vezes menores do que as concentrações de colesterol.[9]

Diversos mecanismos são apresentados para esclarecer o efeito dos fitosteróis sobre a redução na absorção de colesterol no intestino delgado; o mais aceito é a teoria micelar, segundo a qual o fitosterol deslocaria (por meio de competição) o colesterol das micelas porque suas estruturas químicas são semelhantes. As micelas intestinais são responsáveis pelo transporte, entre outros, de colesterol, fitosterol, ácidos graxos e ácidos biliares para a borda em escova dos enterócitos. Além disso, outros mecanismos estão sendo estudados, como a modificação da expressão de genes que codificam a NPC1 L1, cuja função é absorver o colesterol da dieta ou os cotransportadores ABCG5 e ABCG8, responsáveis pelo transporte reverso do colesterol do enterócito ao lúmen intestinal, diminuindo a taxa de reesterificação do colesterol nos enterócitos e, por conseguinte, sua incorporação no quilomícrom.[90-92]

Em populações ocidentais, o consumo diário é de aproximadamente 300 mg/dia; porém, as quantidades obtidas por meio de dieta são baixas para a obtenção de desfechos positivos em saúde. Estudos anteriores indicaram que o consumo de 2 g/dia de fitosteróis diminui significativamente o LDL-c (aproximadamente

10%).[91] Assim, para cumprir as recomendações diárias de fitosteróis, faz-se necessário o consumo de alimentos enriquecidos ou de suplementos alimentares. Ademais, sugere-se que o seu consumo deva ser, de preferência, durante as refeições, podendo ou não ser fracionado em várias doses no decorrer do dia. Seus efeitos são observados em 3 a 4 semanas de ingestão.[9,91]

Diretrizes internacionais aconselham o consumo de suplementos que contenham fitosteróis por adultos e crianças que vivem com dislipidemias. Há poucas evidências do uso de fitosteróis na gestação e lactação, por isso seu uso deve ser recomendado com cautela para essas populações. Finalmente, os fitosteróis não apresentam efeitos adversos significativos quando consumidos em doses adequadas e, em geral, são bem tolerados. Podem ser administrados isoladamente ou associados ao tratamento farmacológico.[93]

PADRÕES ALIMENTARES

Conforme discutido no Capítulo 4, *Padrões Alimentares: Relação entre a Alimentação e o Binômio Saúde-Doença*, o olhar sobre a alimentação deve ir além da discussão isolada de nutrientes, por isso analisar de forma ampla o consumo alimentar é indispensável. Logo, a análise do padrão alimentar torna-se fundamental.

Tradicionalmente, o padrão alimentar é considerado um dos principais fatores determinantes à saúde cardiovascular. Em 2010, a AHA publicou o Life's Simple 7®, programa que apresenta sete passos para se ter uma vida saudável, relacionados com tabagismo, índice de massa corporal, atividade física, dieta, colesterol total, pressão arterial e glicemia de jejum, com o objetivo de reduzir a morte por DCV. Destes, quatro relacionam-se diretamente com a alimentação (índice de massa corporal, pressão arterial, colesterol total e glicemia).[75,94]

O padrão alimentar ocidental, caracterizado pelo aumento na ingestão de alimentos processados, produtos de origem animal e consumo relativamente mínimo de grãos integrais, frutas e vegetais, está associado ao aumento de risco de DCV e comorbidades associadas. Por outro lado, o padrão alimentar do mediterrâneo mostra-se, com base nas evidências científicas disponíveis, o "melhor" para a prevenção de distúrbios metabólicos e, portanto, a saúde cardiovascular. Esse padrão é caracterizado: (1) pela ingestão de azeite, frutas, nozes, legumes e cereais; (2) pela ingestão moderada de peixes e aves; (3) pela baixa ingestão de produtos lácteos, carne vermelha, carnes processadas e doces; (4) pelo consumo de vinho com moderação.[95,96]

As propriedades cardioprotetoras da Dieta Mediterrânea (DietMed) foram demonstradas pela primeira vez no *Seven Country Study*. Desde então, mais exatamente nas duas últimas décadas, numerosos estudos epidemiológicos e clínicos confirmaram essa observação, apontando seus efeitos positivos sobre as doenças cardiovasculares.[96]

A principal pesquisa para avaliar a DietMed e as DCV é o projeto *Prevención con Dieta Mediterránea (PREDIMED)*, estudo de coorte com intervenção nutricional publicado em 2013 no *The New England Journal of Medicine*, que contemplou 7.447 participantes de alto risco, inicialmente sem DCV, acompanhados por um período de cerca de 5 anos. Os participantes foram divididos em três grupos: dieta mediterrânea com suplementação de azeite de oliva extra-virgem (4 colheres de sopa por dia), dieta mediterrânea com oleaginosas (30 a 15 g de nozes, 7,5 g de avelã e 7,5 g de amêndoas) e dieta-controle (com conselhos para reduzir o consumo de gorduras). Não houve recomendação de restrição de calorias nem promoção de atividade física em nenhum dos grupos. Os resultados desse estudo sofreram retratação pelos autores e, simultaneamente, em 2018, os novos resultados foram publicados na mesma revista.[95,97]

Os principais achados do *PREDIMED* foram relacionados com o desfecho primário, com algum evento cardiovascular importante (incluindo IAM, AVE e morte por DCV). Os indivíduos submetidos à DietMed reduziram 30% o risco de eventos cardiovasculares quando comparados ao grupo controle. Os autores sugeriram também que os indivíduos que tiveram maior adesão à dieta, seja DietMed ou controle, tiveram maior diferença.[95]

Um recente estudo publicado em 2019 pelo *Circulation Research* reforça evidências fortes, plausíveis e consistentes para apoiar a DietMed na saúde cardiovascular e indica que essa dieta pode ser adaptada a diferentes regiões geográficas, de acordo com suas características, como preferências alimentares e condições de saúde (ver **Figura 13.3**).[76]

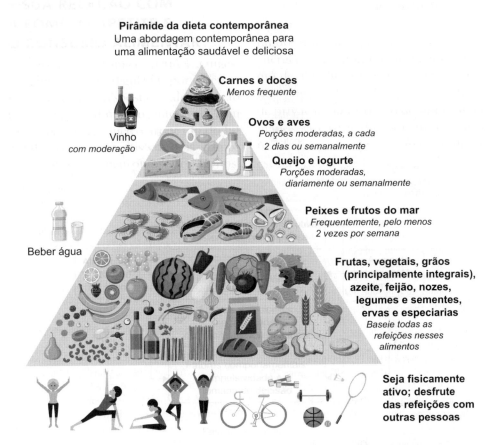

Figura 13.3 Pirâmide da dieta do Mediterrâneo, desenvolvida por Oldways Mahan.[76]

CONSIDERAÇÕES FINAIS

Considerando todos os aspectos sobre saúde cardiovascular e alimentação tratados neste capítulo, é necessário entender que a qualidade geral do padrão alimentar é, provavelmente, mais importante e, sobretudo, coerente do que orientações focadas em um único nutriente ou alimento. O estudo de padrões alimentares é um tema em evidência em pesquisas relacionadas com a saúde cardiovascular, pois limita a confusão por fatores dietéticos individuais e pode avaliar os efeitos sinérgicos dos alimentos ou dos próprios nutrientes em si.

Quando se entende que a ação de um único elemento dietético provavelmente tem pouco efeito global sobre a saúde cardiovascular e, em contrapartida, que o efeito acumulativo de vários aspectos da alimentação é melhor, é possível constituir princípios básicos associados à alimentação para se atuar de maneira preventiva sobre as DCV, ainda que haja fatores individuais, entre eles, alimentos disponíveis, hábito alimentar e até a cultura de uma população.

REFERÊNCIAS BIBLIOGRÁFICAS

1. Reboredo-Rodríguez P, Varela-López A, Forbes-Hernández TY, et al. Phenolic compounds isolated from olive oil as nutraceutical tools for the prevention and management of cancer and cardiovascular diseases. Int J Mol Sci. 2018;19(8):2305.
2. Tamtaji OR, Borzabadi S, Ghayour-Mobarhan M, et al. The effects of fatty acids consumption on OPG/RANKL/RANK system in cardiovascular diseases: current status and future perspectives for the impact of diet-gene interaction. J Cell Bioch. 2019;120(3):2774-81.
3. Agapay D, Mente A, Zhang X, et al. Associations of fats and carbohydrate intake with cardiovascular disease and mortality in 18 countries from five continents (PURE): a prospective cohort study. Lancet. 2017;390(10107):2050-62.
4. The diet and all-causes death rate in the seven countries study. Lancet. 1981;318(8237):58-61.
5. Korakas E, Dimitriadis G, Raptis A, Lambadiari V. Dietary composition and cardiovascular risk: a mediator or a bystander? Nutrients. 2018;10(12):1912.
6. Schmidt IM, Duncan BB, Mill JG, et al. Cohort profile: longitudinal study of adult health (ELSA-Brasil). Int J Epidemiol. 2015;44:68-75.
7. Reprint: 2013 AHA/ACC Guideline on Lifestyle Management to Reduce Cardiovascular Risk. J Am Pharm Assoc (2003). 2013;e2.
8. Quintão ECR, Nakandakare ER, Passarelli M. Lipídios do metabolismo à aterosclerose. São Paulo: Sarvier; 2011.
9. Faludi A, Izar MCO, Saraiva JFK, et al. Atualização da Diretriz Brasileira de Dislipidemias e Prevenção da Aterosclerose – 2017. Arq Bras Cardiol. 2017;109(2 Supl 1):1-76.
10. Micha R, Mozaffarian D. Saturated fat and cardiometabolic risk factors, coronary heart disease, stroke, and diabetes: a fresh look at the evidence. Lipids. 2010;45:893-905.
11. Kris-Etherton PM, Fleming JA. Emerging nutrition science on fatty acids and cardiovascular disease: nutritionists' perspectives. Adv Nutr. 2015;6(3):326S-37S.
12. Sacks FM, Lichtenstein AH, Wu JHY, et al. Dietary fats and cardiovascular disease: a presidential advisory from the American Heart Association. Circulation. 2017;136(3):e1-e23.
13. Hooper L, Martin N, Jimoh OF, Kirk C, Foster E, Abdelhamid A. Reduction in saturated fat intake for cardiovascular disease. Cochrane Database Syst Rev. 2020;5(5):CD011737.
14. IBGE. Pesquisa de Orçamentos Familiares: 2008-2009; 2017-2018. Análise do Consumo Alimentar Pessoal no Brasil. Rio de Janeiro: IBGE; 2020.
15. Hooper L, Martin N, Abdelhamid A, et al. Reduction in saturated fat intake for cardiovascular disease. Cochrane Database Syst Rev. 2015;(6):CD011737.
16. Bier DM. Saturated fats and cardiovascular disease: interpretations not as simple as they once were. Crit Rev Food Sci Nutr. 2016;56(12):1943-6.
17. Fattore E, Massa E. Dietary fats and cardiovascular health: a summary of the scientific evidence and current debate. Int J Food Sci Nutr. 2018;69(8):916-27.
18. Zhuang P, Zhang Y, He W, et al. Dietary fats in relation to total and cause-specific mortality in a prospective cohort of 521 120 individuals with 16 years of follow-up. Circ Res. 2019;124(5):757-68.
19. Yang ZH, Emma-Okon B, Remaley AT. Dietary marine-derived long-chain monounsaturated fatty acids and cardiovascular disease risk: a mini review. Lipids Health Dis. 2016;15:201.

20. Guasch-Ferré M, Zong G, Willett WC, et al. Associations of monounsaturated fatty acids from plant and animal sources with total and cause-specific mortality in two US prospective cohort studies. Circ Res. 2019;124(8):1266-75.
21. Zong G, Li Y, Sampson L, et al. Monounsaturated fats from plant and animal sources in relation to risk of coronary heart disease among US men and women. Am J Clin Nutr. 2018;107(3):445-53.
22. Hooper L, Al-Khudairy L, Abdelhamid AS, et al. Omega-6 fats for the primary and secondary prevention of cardiovascular disease. The Cochrane database of systematic reviews. 2018;7(7):CD011094.
23. Mori TA. Omega-3 fatty acids and cardiovascular disease: epidemiology and effects on cardiometabolic risk factors. Food Funct. 2014;5(9):2004-19.
24. Harris WS. The Omega-6:Omega-3 ratio: a critical appraisal and possible successor. Prostaglandins Leukotrienes and Essential Fatty Acids. 2018;132:34-40.
25. Johnson M, Pace RD, McElhenney WH. Green leafy vegetables in diets with a 25:1 omega-6/omega-3 fatty acid ratio modify the erythrocyte fatty acid profile of spontaneously hypertensive rats. Lipids Health Dis. 2018;17:140.
26. Desnoyers M, Gilbert K, Rousseau G. Cardioprotective effects of omega-3 polyunsaturated fatty acids: dichotomy between experimental and clinical studies. Marine Drugs. 2018;16(7):234.
27. Maki KC, Dicklin MR. Omega-3 fatty acid supplementation and cardiovascular disease risk: glass half full or time to nail the coffin shut? Nutrients. 2018;10(7):1-12.
28. Shahidi F, Ambigaipalan P. Omega-3 polyunsaturated fatty acids and their health benefits. Annual Review of Food Science and Technology. 2018;9:345-81.
29. Abdelhamid AS, Brown TJ, Brainard JS, et al. Omega-3 fatty acids for the primary and secondary prevention of cardiovascular disease. Cochrane Database Syst Rev. 2018;7(7):CD003177.
30. Bird JK, Calder PC, Eggersdorfer M. The role of n-3 long chain polyunsaturated fatty acids in cardiovascular disease prevention, and interactions with statins. Nutrients. 2018;10(6):775.
31. Fats and fatty acids in human nutrition. Report of an expert consultation. FAO Food Nutr Pap. 2010;91:1-166.
32. Vannice G, Rasmussen H. Position of the academy of nutrition and dietetics: dietary fatty acids for healthy adults. J Acad Nutr Diet. 2014;114:136-53.
33. Aung T, Halsey J, Kromhout D, et al. Associations of omega-3 fatty acid supplement use with cardiovascular disease risks meta-analysis of 10 trials involving 77 917 individuals. JAMA Cardiol. 2018;3(3):225-34.
34. Harris WS, Shearer GC. Omega-6 fatty acids and cardiovascular disease: friend, not foe? Circulation. 2014;130(18):1562-4.
35. Chowdhury R, Warnakula S, Kunutsor S, et al. Association of dietary, circulating, and supplement fatty acids with coronary risk: a systematic review and meta-analysis. Ann Intern Med. 2014;160(6):398-406.
36. Wu JHY, Marklund M, Imamura F, et al. Cohorts for heart and aging research in genomic epidemiology (CHARGE) Fatty Acids and Outcomes Research Consortium (Force). Omega-6 fatty acid biomarkers and incident type 2 diabetes: pooled analysis of individual-level data for 39 740 adults from 20 prospective cohort studies. Lancet Diabetes Endocrinol. 2017;5(12):965-74.
37. Iqbal MP. Trans fatty acids: a risk factor for cardiovascular disease. Pak J Med Sci. 2014;30(1):194-7.
38. De Souza RJ, Mente A, Maroleanu A, et al. Intake of saturated and trans unsaturated fatty acids and risk of all cause mortality, cardiovascular disease, and type 2 diabetes: systematic review and meta-analysis of observational studies. BMJ. 2015;351:h3978.
39. Wilczek MM, Olszewski R, Krupienicz A. Trans-fatty acids and cardiovascular disease: urgent need for legislation. Cardiology. 2017;138(4):254-8.
40. Li H, Zhang Q, Song J, et al. Plasma trans-fatty acids levels and mortality: a cohort study based on 1999-2000 National Health and Nutrition Examination Survey (NHANES). Lipids Health Dis. 2017;16:176.
41. Willett WC, Stampfer MJ, Manson JE, et al. Intake of trans fatty acids and risk of coronary heart disease among women. Lancet. 1993;341(8845):581-5.
42. Downs SM, Bloem MZ, Zheng M, et al. The impact of policies to reduce trans fat consumption: a systematic review of the evidence. FASEB Journal. 2017;31:1-10.
43. Takeuchi H, Sugano M. Industrial trans fatty acid and serum cholesterol: the allowable dietary level. J Lipids. 2017;2017:9751756.
44. Lichtenstein AH. Dietary trans fatty acids and cardiovascular disease risk: past and present. Current Atherosclerosis Reports. 2014;16(8):1-7.
45. Berger S, Raman G, Vishwanathan R, Jacques PF, Johnson EJ. Dietary cholesterol and cardiovascular disease: a systematic review. Am J Clin Nutr. 2015;102:276-94.
46. De Almeida KM, De Medeiros EP, Gomes JP, et al. Caracterização físico-química de misturas de óleos vegetais para fins alimentares. Revista Verde de Agroecologia e Desenvolvimento Sustentável. 2013;8:218-22.
47. Costa CL, França ETR, Santos DS, et al. Caracterização físico-química de óleos fixos artesanais do coco babaçu (Orbignya Phalerata) de regiões ecológicas do estado do Maranhão, Brasil. Pesquisa em Foco. 2015;20:27-38.

48. Mlcek J, Orsavova J, Misurcova L, et al. Fatty acids composition of vegetable oils and its contribution to dietary energy intake and dependence of cardiovascular mortality on dietary intake of fatty acids. Int J Mol Sci. 2015;16(6):12871-90.
49. Reda SY, Carneiro PIB. Óleos e gorduras: aplicações e implicações. Revista Analytica. 2007;27:60-7.
50. Ramalho HF, Suarez PAZ. A Química dos óleos e gorduras e seus processos de extração e refino. Rev Virtual Quim. 2013;5:2-15.
51. Odia OJ, Ofori S, Maduka O. Palm oil and the heart: a review. World J Cardiol. 2015;7(3):144.
52. Mancini A, Imperlini E, Nigro E, et al. Biological and Nutritional Properties of Palm Oil and Palmitic Acid: Effects on Health. Molecules. 2015;20(9):17339-61.
53. Ismail SR, Maarof SK, Siedar Ali S, et al. Systematic review of palm oil consumption and the risk of cardiovascular disease. PLoS One. 2018;13(2):e0193533.
54. Meydani SN, Lichtenstein AH, White PJ, et al. Food use and health effects of soybean and sunflower oils. J Am Coll Nutr. 1991;10(5):406-28.
55. Hamm W, Hamilton, RJ, Calliauw G. Edible oil processing. UK: John Wiley & Sons; 2013.
56. Bogensberger B, Schwingshackl L, Benčič A, et al. Effects of oils and solid fats on blood lipids: a systematic review and network meta-analysis. J Lipid Res. 2018;59(9):1771-82.
57. Huth PJ, Fulgoni VL 3rd, Larson BT. A systematic review of high-oleic vegetable oil substitutions for other fats and oils on cardiovascular disease risk factors: implications for novel high-oleic soybean oils. Adv Nutr. 2015;6(6):674-93.
58. Lin L, Allemekinders H, Dansby A, et al. Evidence of health benefits of canola oil. Nutr Rev. 2013;71(6):370-85.
59. Saedi S, Noroozi M, Khosrotabar N, et al. How canola and sunflower oils affect lipid profile and anthropometric parameters of participants with dyslipidemia. Med J Islam Repub Iran. 2017;31:5.
60. Ghobadi S, Hassanzadeh-Rostami Z, Mohammadian F, et al. Effects of canola oil consumption on lipid profile: a systematic review and meta-analysis of randomized controlled clinical trials. J Am Coll Nutr. 2019;38(2):185-96.
61. Mekonnen Z, Gebreselema A, Abere Y. Effect of locally manufactured niger seed oil on lipid profile compared to imported palm and sunflower oils on rat models. J Lipids. 2018:7846350.
62. Nikaein F, Akrami A, Babajafari S, et al. Comparison of the effects of flaxseed oil and sunflower seed oil consumption on serum glucose, lipid profile, blood pressure, and lipid peroxidation in patients with metabolic syndrome. J Clin Lipidol. 2018;12:70-7.
63. Khalesi S, Irwin C, Schubert M. Flaxseed consumption may reduce blood pressure: a systematic review and meta-analysis of controlled trials. J Nutr. 2015;145(4):758-65.
64. Parikh M, Pierce GN. Dietary flaxseed: what we know and don't know about its effects on cardiovascular disease. Can J Physiol Pharmacol. 2019;97(2):75-81.
65. Caligiuri SP, Aukema HM, Ravandi A, et al. Flaxseed consumption reduces blood pressure in patients with hypertension by altering circulating oxylipins via an α-linolenic acid-induced inhibition of soluble epoxide hydrolase. Hypertension. 2014;64:53-9.
66. Leyva DR, Zahradka P, Ramjiawan B, et al. The effect of dietary flaxseed on improving symptoms of cardiovascular disease in patients with peripheral artery disease: rationale and design of the FLAX-PAD randomized controlled trial. Contemp Clin Trials. 2011;32(5):724-30.
67. Caligiuri SP, Rodriguez-Leyva D, Aukema HM, et al. dietary flaxseed reduces central aortic blood pressure without cardiac involvement but through changes in plasma oxylipins. Hypertension. 2016;68(4):1031-8.
68. Dupont J, White PJ, Carpenter MP, et al. Food uses and health effects of corn oil. J Am Coll Nutr. 1990;9(5):438-70.
69. Tousoulis D, Papageorgiou N, Antoniades C, et al. Acute effects of different types of oil consumption on endothelial function, oxidative stress status and vascular inflammation in healthy volunteers. Br J Nutr. 2010;103:43-9.
70. Maki KC, Lawless AL, Kelley KM, et al. Corn oil improves the plasma lipoprotein lipid profile compared with extravirgin olive oil consumption in men and women with elevated cholesterol: results from a randomized controlled feeding trial. J Clin Lipidol. 2015;9:49-57.
71. Eyres L, Eyres MF, Chisholm A, et al. Coconut oil consumption and cardiovascular risk factors in humans. Nutr Rev. 2016;74(4):267-80.
72. Neelakantan N, Seah JYH, van Dam RM. The effect of coconut oil consumption on cardiovascular risk factors: a systematic review and meta-analysis of clinical trials. Circulation. 2020;141(10):803-14.
73. Wallace TC. Health effects of coconut oil-a narrative review of current evidence. J Am Coll Nutr. 2019;38(2):97-107.
74. Codex Alimentarius Commission. Standard for olive oils and olive pomace oils Codex Stan 33 a 1981. Revision: 1989, 2003, 2015. Amendment: 2009, 2013. Codex Alimentarius. 2015;1-9.
75. Schwingshackl L, Christoph M, Hoffmann G. Effects of olive oil on markers of inflammation and endothelial function-a systematic review and meta-analysis. Nutrients. 2015;7(9):7651-75.
76. Martínez-González MA, Gea A, Ruiz-Canela M. The Mediterranean diet and cardiovascular health. Circ Res. 2019;124(5):779-98.

77. Guo J, Astrup A, Lovegrove JA, et al. Milk and dairy consumption and risk of cardiovascular diseases and all-cause mortality: dose-response meta-analysis of prospective cohort studies. Eur J Epidemiol. 2017;32(4):269-87.
78. Michaëlsson K, Wolk A, Langenskiöld S, et al. Milk intake and risk of mortality and fractures in women and men: cohort studies. BMJ. 2014;349:g6015.
79. Dehghan M, Mente A, Rangarajan S, et al. Association of dairy intake with cardiovascular disease and mortality in 21 countries from five continents (PURE): a prospective cohort study. Lancet. 2018;392(10161):2288-97.
80. Panagiotakos DB. The controversial role of dairy products in cardiovascular health: time to pass from epidemiology to basic research. Cardiovascular research. 2018;114(14):e110-e112.
81. Pimpin L, Wu JH, Haskelberg H, et al. Is butter back? A systematic review and meta-analysis of butter consumption and risk of cardiovascular disease, diabetes, and total mortality. PLoS One. 2016;11(6):e0158118.
82. Geiker NRW, Larsen ML, Dyerberg J, et al. Egg consumption, cardiovascular diseases and type 2 diabetes. Eur J Clin Nutr. 2018;72:44-56.
83. Richard C, Cristall L, Fleming E, et al. Impact of egg consumption on cardiovascular risk factors in individuals with type 2 diabetes and at risk for developing diabetes: a systematic review of randomized nutritional intervention studies. Can J Diabetes. 2017;41(4):453-63.
84. Kuang H, Yang F, Zhang Y, et al. The impact of egg nutrient composition and its consumption on cholesterol homeostasis. Cholesterol. 2018;2018:6303810.
85. Rouhani MH, Rashidi-Pourfard N, Salehi-Abargouei A, et al. Effects of egg consumption on blood lipids: a systematic review and meta-analysis of randomized clinical trials. J Am Coll Nutr. 2018;37(2):99-110.
86. Tang WHW, Li XS, Wu Y, et al. Plasma trimethylamine N-oxide (TMAO) levels predict future risk of coronary artery disease in apparently healthy individuals in the EPIC-Norfolk prospective population study. Am Heart J. 2021;236:80-6.
87. Ding L, Chang M, Guo Y, et al. Trimethylamine-N-oxide (TMAO)-induced atherosclerosis is associated with bile acid metabolism. Lipids Health Dis. 2018;17:286.
88. Jonsson AL, Bäckhed F. Role of gut microbiota in atherosclerosis. Nat Rev Cardiol. 2017;14(2):79-87.
89. Lagarda MJ, García-Llatas G, Farré R. Analysis of phytosterols in foods. J Pharm Biomed Anal. 2006;41(5):1486-96.
90. Piironen V, Lindsay DG, Miettinen TA, Toivo J, Lampi AM. Plant sterols: biosynthesis, biological function and their importance to human nutrition. J Sci Food Agric. 2000;80(7):939-66.
91. Gylling H, Simonen P. Phytosterols, phytostanols, and lipoprotein metabolism. Nutrients. 2015;7(9):7965-77.
92. Altmann SW, Davis HR Jr, Zhu LJ, et al. Niemann-Pick C1 like 1 protein is critical for intestinal cholesterol absorption. Science. 2004; 303(5661):1201-4.
93. Ras RT, Hiemstra H, Lin Y, et al. Consumption of plant sterol-enriched foods and effects on plasma plant sterol concentrations – a meta-analysis of randomized controlled studies. Atherosclerosis. 2013;230(2):336-46.
94. Nichol G, Lloyd-Jones DM, Hong Y, et al. American Heart Association Strategic Planning Task Force and Statistics Committee. Defining and setting national goals for cardiovascular health promotion and disease reduction: the American Heart Association's strategic Impact Goal through 2020 and beyond. Circulation. 2010;121(4):586-613.
95. Estruch R, Ros E, Salas-Salvadó J, et al. PREDIMED Study Investigators. Primary prevention of cardiovascular disease with a mediterranean diet supplemented with extravirgin olive oil or nuts. N Engl J Med. 2018;378(25):e34.
96. Fianchini L, Nocella C, Cammisotto V, et al. Extra virgin olive oil and cardiovascular diseases: benefits for human health. Endocr Metab Immune Disord Drug Targets. 2018;18:4-13.
97. Estruch R, Ros E, Salas-Salvadó J, et al. Primary prevention of cardiovascular disease with a Mediterranean diet. N Engl J Med. 2013;368(14):1279-90.

CAPÍTULO 14

Nutrição Vegetariana nos Diferentes Ciclos da Vida

Edna Silva Costa, Mariana Doce Passadore

INTRODUÇÃO

A procura e adoção de práticas vegetarianas vêm crescendo nos últimos anos, sobretudo em função do seu efeito positivo sobre aspectos relacionados à saúde e ao meio ambiente.[1]

O tipo de dieta vegetariana escolhido por um indivíduo reflete o(s) motivo(s) que o levou(aram) a ser vegetariano. Entre as principais razões estão: questões éticas quanto à criação de animais, preocupações com a saúde, dilemas ecológicos, preferências sensoriais e de paladar, bem como preceitos filosóficos e religiosos.[1-3]

Historicamente, o vegetarianismo como meio para conquistar um corpo saudável e longevo é uma prática recente. Antes do século XIX, não consumir alimentos de origem animal justificava-se com argumentos morais e metafísicos.[4] Durante o século XX, as razões para ser vegetariano mudaram. Nas décadas de 1940 e 1950, evitar o consumo de carne, embora incomum, com frequência era relacionado a crenças religiosas. Entre os anos 1960 e 1970, as escolhas alimentares estavam ligadas à política ou a outro modo de declaração pública contra o sistema vigente.[5] Somente quando a ciência da nutrição se expandiu para estudar a relação homem-alimento, sobretudo após as grandes guerras, a nutrição vegetariana começou a ser entendida e reconhecida como alternativa alimentar saudável.[4]

Há muito interesse nos potenciais efeitos de dietas vegetarianas na nutrição humana e em uma variedade de desfechos de saúde, em especial em relação a doenças cardiovasculares, diabetes *mellitus* e câncer.[6,7] De modo geral, vegetarianos tendem a ser mais conscientes sobre sua saúde e estado nutricional quando comparados aos onívoros; entretanto, estudos de coorte específicos voltados a esse público mostram que os possíveis benefícios da dieta vegetariana não podem ser generalizados para a população em geral devido à baixa prevalência de fatores de risco associados a vegetarianos.[7,8]

DEFINIÇÃO

A nutrição vegetariana pode ser definida como um padrão alimentar no qual a base da alimentação é composta predominantemente por vegetais, podendo, no entanto, apresentar alguma fonte de alimento de origem animal (p. ex., ovos, leite e derivados, peixes etc.). No **Quadro 14.1** são apresentados os tipos de padrão alimentar e uma breve descrição dos respectivos padrões alimentares.

QUADRO 14.1 Principais tipos de dietas vegetarianas.

Tipo de dieta	Descrição do padrão alimentar
Semivegetariana (flexitarianismo)	Consumo ocasional de carnes, aves e peixes; bastante ampla
Pesco-vegetariana	Exclusão de carnes e aves; inclusão de peixes e frutos do mar, lacticínios e ovos
Ovolactovegetariana	Exclusão de todas as carnes, aves e peixes; inclusão de lacticínios e ovos
Ovovegetariana	Exclusão de todas as carnes, aves, peixes e lacticínios; inclusão de ovos
Lactovegetariana	Exclusão de todas as carnes, aves e peixes e ovos; inclusão de lacticínios
Vegana ou estrita	Exclusão de todos os alimentos de origem animal

Adaptado de Phillips.[2]

NUTRIÇÃO VEGETARIANA NAS FASES DA VIDA

Gestação

O padrão alimentar vegetariano durante a gestação, desde que acompanhado por profissional e planejado do ponto de vista nutricional (com especial atenção à ingestão de proteínas, ferro, ácido fólico, vitamina D, cálcio, iodo, ω-3 e vitamina B_{12}), pode ser adotado tanto para a mãe quanto para o feto, pois atende à demanda fisiológica aumentada de nutrientes e contribui para o crescimento e o desenvolvimento fetal. Pode ainda ser benéfica na programação metabólica do feto, diminuindo o risco de desenvolver doenças crônicas ao longo da vida.[9,10]

O *Koala Birth Cohort Study* (2017),[11] realizado na Holanda com 2.786 gestantes, revelou que as que consomem quantidade maior de alimentos de origem vegetal apresentam menor índice de massa corporal (IMC), quando comparadas a mulheres que consomem maiores quantidades de alimentos de origem animal, contribuindo para o ganho de peso adequado e melhor estado metabólico durante a gestação. Além disso, considerou que padrões alimentares vegetarianos durante a gestação têm sido associados à diminuição do risco de complicações, como diabetes *mellitus* gestacional, síndromes hipertensivas e, consequentemente, menor incidência de partos prematuros nessa população.[12]

O estudo caso-controle de Yang,[13] realizado em Shaanxi, na China, teve por objetivo associar a dieta materna (por meio de questionário de frequência alimentar) e defeitos cardíacos congênitos (identificados por ecocardiografia fetal). Foram avaliados 478 casos e 948 controles e identificados três grupos de dietas: onívoras, veganas e ovolactovegetarianas. O que se observou foi o risco reduzido para defeitos cardíacos congênitos em gestantes que consumiam dieta onívora ou ovolactovegetariana e risco aumentado para veganas. A limitação desse estudo é o fato de ter sido realizado em uma população chinesa, a qual tem hábitos alimentares e padrões genéticos diferentes da população ocidental, além de ser um modelo de estudo caso-controle.

O estudo prospectivo canadense *Preform*,[14] realizado em Toronto (n = 368 gestantes), mostrou que a deficiência de vitamina B_{12} (total sérico < 148 pmol/ℓ) foi de 17% entre a 12ª e a 16ª semana gestacional e 38% no parto. O estudo conclui que a deficiência de vitamina B_{12} pode estar associada ao crescente número de vegetarianas na população.[14]

A baixa concentração sérica materna de vitamina B_{12} durante o primeiro trimestre pode ser fator de risco para desenvolvimento de defeitos do tubo neural, pré-eclâmpsia, anemia macrocítica e comprometimento neurológico fetal. A necessidade média estimada (EAR) de vitamina B_{12} é de 2,2 µg/dia na gestação e 2,4 µg/dia na lactação. A anemia macrocítica pode ser mascarada por um distúrbio concomitante, como deficiência de ferro, talassemias ou altos níveis de folato, em mulheres vegetarianas.[9] Além disso, um estudo transversal realizado na Índia com uma amostra de 995 gestantes correlacionou a deficiência de vitamina B_{12} a maior IMC materno e a resistência à insulina.[15]

Dependendo das escolhas alimentares, as gestantes vegetarianas podem ter ingestão de ferro maior do que as onívoras; porém, independentemente da alimentação materna, é necessária a suplementação de ferro (para prevenir anemia ferropriva) e de ácido fólico (para evitar defeitos do tubo neural, fenda palatina, lábio leporino e pré-eclâmpsia). Durante a gestação, há aumento do volume plasmático em até 50% (1.000 mℓ) e do número total de hemácias circulantes em cerca 25% (300 mℓ). Durante a gravidez, os depósitos de ferro são reduzidos em decorrência de maior demanda para suprir o aumento da hemoglobina circulante e o desenvolvimento fetal, sendo que a sua deficiência é a principal causa de anemia na gestação. Assim, a suplementação torna-se necessária, e sua recomendação, quando há ausência de anemia (hemoglobina maior que 11 g/dℓ), é de 40 mg/dia de ferro elementar a partir da 20ª semana, devido à maior intolerância no início da gravidez.

Para o diagnóstico de anemia leve ou moderada (hemoglobina menor que 11 g/dℓ e maior que 8 g/dℓ) e de anemia grave (hemoglobina maior que 8 g/dℓ), a suplementação deve ser de 120 a 240 mg de ferro elementar/dia até a hemoglobina alcançar 11 g/dℓ; depois disso, 60 mg/dia. Em relação à suplementação de ácido fólico, recomenda-se 400 µg (0,4 mg) 1 vez/dia durante toda a gestação.[16,17]

Segundo a ABRAN, a qualidade da proteína em dietas vegetarianas, quando planejadas e equilibradas do ponto de vista nutricional, é capaz de fornecer todos os aminoácidos essenciais a partir da ingestão, ao longo do dia, de fontes variadas de proteína vegetal, como grãos, leguminosas e nozes.[18] No entanto, a presença de fatores antinutricionais e fibras insolúveis é responsável por uma menor digestibilidade de proteínas vegetais (em média, 85%), e, quando existe aumento na necessidade de ingestão proteica, como ocorre durante a gestação e a lactação, alguns cuidados adicionais são necessários.[19,20]

A ingestão regular de alimentos ricos em fibras dietéticas prebióticas, o que comumente ocorre em dietas veganas e vegetarianas, pode afetar positivamente a microbiota intestinal de gestantes, contribuindo para a diminuição da constipação intestinal, uma queixa frequente no período gestacional. O consumo de fibras deve ser estimulado, exceto às gestantes que apresentem redução na ingestão de alimentos e dificuldade em atender à maior demanda energética e de nutrientes, em especial durante o segundo e o terceiro trimestres, quando a capacidade gástrica diminui devido ao aumento do volume uterino decorrente do crescimento fetal.[21,22]

Com base no ensaio clínico randomizado *Study of PRobiotics IN Gestational Diabetes (SPRING)*, foram avaliadas nove gestantes vegetarianas e 18 onívoras cujo estado nutricional era sobrepeso ou obesidade. Realizou-se um questionário de frequência alimentar e a análise da microbiota intestinal na 16ª semana gestacional. A partir dos dados fornecidos no questionário de frequência alimentar com relação à dieta vegetariana, verificou-se uma ingestão significativamente menor de proteínas, açúcares e gordura saturada, além da maior ingestão de ácido linoleico (ômega-6 [ω-6]) e níveis reduzidos de ácido araquidônico, ácido eicosapentaenoico (EPA) e ácido docosa-hexaenoico (DHA), em comparação a gestantes que seguiram um padrão alimentar com a presença de alimentos de origem animal. Igualmente, detectou-se que participantes vegetarianas que viviam com diabetes *mellitus* tipo 2 (n = 4) e/ou hipertensão arterial sistêmica (n = 2) reduziram o peso corporal e melhoraram marcadores metabólicos. Concluiu-se, assim, que dietas à base de vegetais podem ser benéficas para a prevenção e o controle dos parâmetros metabólicos envolvidos na incidência e gravidade do diabetes *mellitus* tipo 2, bem como para a redução dos fatores de risco cardiovascular, em parte pela mediação da modulação da microbiota intestinal. Uma limitação do estudo, porém, diz respeito ao número de participantes avaliados.[7]

Em relação aos ácidos graxos de cadeia longa, dentre eles os ácidos graxos ω-3 (ácido alfalinolênico [ALA], ácido eicosapentaenoico [EPA] e ácido docosa-hexaenoico [DHA]), o ALA, presente em alimentos de origem vegetal, desempenha a função de substrato para a síntese de EPA e DHA, que são lipídios essenciais cujos alimentos-fonte são algas e peixes. Entretanto, sua quantidade, cerca de 5%, é insuficiente durante a gestação. Esses lipídios são essenciais para o desenvolvimento do cérebro e da retina em recém-nascidos, neurogênese, neurotransmissão e proteção contra agentes oxidantes, formação das membranas celulares do sistema nervoso central, melhora do desenvolvimento neurocognitivo e da acuidade visual, redução de parto pré-termo e consequente aumento de peso e comprimento do recém-nascido.[18]

Em estudo caso-controle realizado na Dinamarca,[23] analisou-se a relação entre a concentração de ácidos graxos plasmáticos e a ocorrência de partos prematuros. Foram incluídos 376 prematuros (com menos de 34 semanas de gestação, excluídos os casos de pré-eclâmpsia) e 348 integrantes do grupo controle. Os resultados desse estudo mostraram que a baixa concentração plasmática de EPA e DHA durante a gestação foi um fator de risco para parto prematuro na população estudada.[23]

Os níveis plasmáticos de vitamina D dependem da exposição ao sol e da ingestão de alimentos fonte, fortificados ou suplementos. Durante a gestação, não há incremento na necessidade de vitamina D; porém, vegetarianas podem apresentar insuficiência e deficiência e, em decorrência disso, comprometimento ósseo, osteoporose e hipocalcemia.[9,24] Isso posto, durante a gestação e a lactação, considera-se que a ingestão adequada de cálcio é de 1.000 mg/dia, sendo que vegetarianas e veganas devem consumir de 1.200 a 1.500 mg/dia, 20% a mais que onívoras, o que corresponde aproximadamente a um consumo mínimo de oito porções de alimentos ricos em cálcio por dia.[19] É importante destacar que, em sua maioria, esses estudos são transversais ou de caso-controle, dificultando a extrapolação desses achados. Diversos elementos metodológicos dificultam o entendimento adequado do efeito do padrão alimentar a base de vegetais sobre parâmetros de saúde de mulheres no período gestacional.

Infância e adolescência

Os primeiros 1.000 dias de vida, que correspondem ao tempo da concepção até os 2 anos de idade, são considerados primordiais para a saúde, pois representam uma "janela" de oportunidades na redução de morbimortalidade e dos riscos do desenvolvimento de doenças, na promoção de crescimento adequado e desenvolvimento neurocognitivo da criança. Além disso, os hábitos apreendidos nesse período podem influenciar em todos os ciclos de vida com relação à promoção da saúde.[25]

Segundo a Organização Mundial da Saúde, o aleitamento materno deve ser exclusivo e em livre demanda até os 6 meses de idade, sendo recomendado até os 2 anos, desde que associado à alimentação complementar.[26] O leite materno de mulheres veganas ou vegetarianas, com dietas adequadas do ponto de vista nutricional, pode fornecer a aporte necessário ao desenvolvimento e ao crescimento da criança.[20]

O colostro é o primeiro leite produzido pela mãe. Apresenta consistência mais espessa e coloração amarelada, com alta concentração de proteínas e menor quantidade de lactose e gordura quando comparado ao leite maduro. Além disso, vitaminas A e E, carotenoides e imunoglobulinas fazem parte de sua composição, conferindo papel indispensável na regulação do sistema imunológico. O leite de transição é produzido entre o colostro e o leite maduro, que tem a função de atender à necessidade energética do lactente; por esse motivo, verifica-se em sua composição quantidade maior de lipídios e carboidratos e menor concentração de proteínas, quando comparado ao colostro.[27]

Os principais nutrientes que sofrem influência da alimentação materna são: vitaminas A, C, D, E, K e vitaminas do complexo B. Quando comparada a composição do leite materno em lactantes vegetarianas e onívoras, não existe alteração significativa com relação a macronutrientes e micronutrientes. No entanto, no caso de lactantes vegetarianas ou veganas, principalmente os níveis de vitamina B_{12} podem estar reduzidos, tendo em vista que essa vitamina está mais presente em alimentos de origem animal e produtos enriquecidos. A concentração de DHA em mulheres vegetarianas também pode ser menor quando comparada à de onívoras; por isso, quando a deficiência específica desses nutrientes é identificada, a lactante deve ser submetida a suplementação.

A despeito do lactente, na impossibilidade do aleitamento materno exclusivo, é necessário o uso de fórmulas infantis à base de soja, arroz ou leite de vaca, embora essas fórmulas possam não atender à necessidade nutricional do lactente tendo em vista o aporte calórico e de nutrientes.[28,19] A partir dos 6 meses de idade ocorre a introdução alimentar, em que a alimentação complementa o aleitamento materno e deve fornecer, de maneira adequada, o aporte de macronutrientes e micronutrientes necessários à promoção do crescimento e do desenvolvimento da criança. Após essa fase, a alimentação deve ser a base da dieta.

Em crianças e adolescentes vegetarianos ou veganos, observa-se menor incidência de sobrepeso e obesidade comparativamente aos onívoros, o que acarreta diminuição dos fatores de risco associados ao desenvolvimento de doenças como hipertensão arterial sistêmica, dislipidemia, doença hepática, diabetes *mellitus* e síndrome da apneia obstrutiva do sono, bem como problemas psicossociais, incluindo discriminação, isolamento social e baixa autoestima, que podem afetar a saúde, a educação e a qualidade de vida.[28]

Na revisão sistemática conduzida por Liberali et al.,[29] foram incluídos 16 estudos, publicados entre 2010 e 2018, que correlacionaram o padrão alimentar e o risco de desenvolvimento de obesidade em crianças e adolescentes (faixa etária de 1 a 19 anos). Associou-se à dieta saudável (baixo consumo de açucares e lipídios saturados e maior ingestão de frutas, verduras, legumes, peixes e cereais) o menor risco de sobrepeso e obesidade, em comparação à alimentação com maior frequência de alimentos e nutrientes pouco sacietogênicos e com elevada densidade energética (alto consumo de açúcares e lipídios saturados, alimentos processados e ultraprocessados).[29]

O estudo *VeChi Diet*,[30] realizado na Alemanha de 2016 a 2018, incluiu 430 crianças de 1 a 3 anos de idade com dietas vegetarianas (n = 127), veganas (n = 139) e onívoras (n = 164). Seu objetivo foi avaliar, por meio de registro alimentar, a ingestão de macronutrientes, fibras dietéticas e energia presentes em cada dieta e sua relação com o ganho de peso e estatura.[30] Observou-se que não houve diferença significativa entre os grupos em relação aos dados antropométricos; porém, as características nutricionais da dieta diferiram. O grupo dos onívoros, por exemplo, teve maior ingestão de proteínas, gordura total e açúcares, enquanto o grupo de veganos ingeriu mais carboidratos e fibras dietéticas. Concluiu-se que uma dieta vegetariana ou vegana na infância pode fornecer o aporte energético e de macronutrientes necessário para garantir o crescimento adequado.[30] No entanto, devido à restrita seleção de alimentos, os vegetarianos, em particular os veganos, precisam ter atenção especial a nutrientes críticos potenciais, ou seja, proteína, ferro, cálcio, vitamina D, vitamina B_{12} e ácidos graxos ω-3, uma vez que as necessidades de energia e nutrientes são maiores em crianças e adolescentes, que, desse modo, ficam particularmente vulneráveis às deficiências nutricionais.[31]

A proteína dietética fornece os aminoácidos necessários para a síntese proteica global e muscular durante o crescimento e a produção de compostos nitrogenados cruciais para regulação do organismo. As necessidades de proteína em crianças e adolescentes veganos ou vegetarianos podem ser ligeiramente maiores comparativamente à necessidade dos onívoros, tendo em vista as diferenças em relação à digestibilidade de proteínas e à composição de aminoácidos. Entretanto, a ingestão de proteínas por crianças ou adolescentes vegetarianos geralmente atende ou excede as recomendações propostas. É crucial, no entanto, avaliar a quantidade de proteína ingerida ao longo do dia, o consumo por refeição e a distribuição proteica no decorrer do dia, possibilitando ajustes assertivos para melhorar o aproveitamento de aminoácidos.

Já o ferro é essencial para o crescimento e o desenvolvimento do sistema nervoso central, sobretudo no primeiro ano de vida, devido ao seu papel na mielinização. Outro mineral particularmente importante é o cálcio, que participa do processo de formação óssea, além da vitamina D, que regula o metabolismo desse mineral. A vitamina B_{12} desempenha um papel importante no metabolismo intermediário, e sua deficiência pode levar a manifestações clínicas hematológicas, neurológicas e psiquiátricas. Além disso, os ácidos graxos poli-insaturados de cadeia longa estão envolvidos no desenvolvimento visual e cognitivo.

Fatores antinutricionais relacionados com uma dieta vegetariana ou vegana podem diminuir a absorção e/ou a biodisponibilidade dos nutrientes, causando deficiências nutricionais. Assim, a dieta vegetariana deve ser planejada do ponto de vista nutricional e, caso necessário, a suplementação de nutrientes deve ser proposta.[19,31,32]

O desenvolvimento de distúrbios alimentares normalmente tem início na adolescência e apresentam etiologia complexa. A dieta vegetariana ou vegana não está associada ao aumento do risco do comer transtornado; porém, quando são detectados distúrbios alimentares preexistentes, esse padrão alimentar pode estar associado à tentativa de reduzir a ingestão energética total.[19]

O estudo realizado por Brytek-Matera et al.[33] teve como objetivo determinar os fatores preditores para o desenvolvimento de ortorexia nervosa e a sua relação com a alimentação de vegetarianos (n = 39), veganos (n = 40) e onívoros (n = 41). Os autores verificaram que os veganos apresentaram maior conhecimento sobre alimentação saudável comparativamente aos vegetarianos e onívoros. No entanto, os grupos vegetariano e vegano apresentaram maior probabilidade de desenvolvimento de ortorexia nervosa.[33] Isso posto, apesar de não ser clara a relação entre o padrão alimentar vegetariano e aspectos comportamentais da alimentação, olhar com atenção e investigar essa relação é indispensável.

Apesar de os grupos de vegetarianos e veganos terem sido associados a distúrbios alimentares, Costa et al.[34] estudaram o papel do veganismo em mulheres jovens (n = 10), com idade entre 18 e 25 anos, e sua relação com alimentação e bem-estar psicossocial. Por meio de entrevistas semiestruturadas, seus resultados mostraram estilo de vida mais saudável, relações sociais mais significativas e maior satisfação com a imagem corporal. Assim, a conexão simbólica entre comida, emoção e autoestima foi estabelecida; afinal, uma escolha alimentar específica seria vista como uma expressão de si mesmo, e compartilhar esse estilo de vida facilitaria o senso de conexão social. No entanto, o mesmo estudo é limitado devido a número reduzido de participantes, sexo e ausência de grupo-controle.[34]

Estudo desenvolvido por Heiss et al.[35] incluiu 577 participantes (357 veganos e 220 onívoros) e teve como objetivo avaliar a relação entre comportamento alimentar, saúde e tipo de dieta (vegana ou onívora) por meio de questionários. Embora pequenas divergências entre os veganos e onívoros tenham sido observadas, com os veganos adotando atitudes e comportamentos mais saudáveis do que os onívoros, a diferença entre os grupos não foi significativa.[35]

Adultos e idosos

Estudos que avaliaram o efeito da dieta vegetariana ou vegana realizada por adultos e idosos mostraram diversos benefícios à saúde, como menor risco de obesidade, DCV e diabetes *mellitus*, além da diminuição de marcadores inflamatórios e melhor perfil lipídico.[19,36] Os vegetarianos tendem a ter um IMC inferior[37] e a apresentar menor risco para alguns tipos de câncer. Isso porque as dietas vegetarianas apresentam menor teor de gordura saturada e carboidratos refinados; por outro lado, maior quantidade de fibra alimentar prébiotica, capaz de modificar a composição e atividade da microbiota intestinal, magnésio e potássio, vitaminas C e E, folato, carotenoides, flavonoides e outros fitoquímicos. Essas diferenças nutricionais podem explicar, ao menos em parte, algumas vantagens do padrão alimentar vegetariano à saúde.[3,36,38] No entanto, como mencionado anteriormente, devido à seleção restrita de alimentos, os vegetarianos, em particular veganos, estão mais sujeitos às deficiências nutricionais quando não possuem adequada variedade alimentar.[19,39]

De modo geral, a ingestão proteica não é fator de preocupação nas dietas vegetarianas, tendo em vista que normalmente atende ou excede a quantidade recomendada. Os alimentos de origem vegetal contêm todos os 20 aminoácidos, inclusive os nove essenciais, e garantem adequada retenção de nitrogênio em adultos saudáveis. Assim, atendem às necessidades diárias, desde que o consumo de alimentos-fonte seja variado e adequado. Com isso, não é necessário complementar proteínas em dietas vegetarianas, nem mesmo a lisina, garantida pelo consumo diário de quatro colheres de sopa de feijão cozido em grão ou a quantidade equivalente dos demais alimentos do grupo das leguminosas.[1,3,40]

A ingestão de proteínas é geralmente menor em idosos, principalmente os que têm risco de desnutrição devido a doenças agudas ou crônicas.

Maiores taxas de síntese proteica muscular foram verificadas em idosos após o consumo de refeições contendo cerca de 30 g de proteína. Essa quantidade de proteína por refeição parece ser suficiente para evitar a redução de massa e força muscular associada à idade. Todavia, esse resultado foi observado com o consumo de proteína de origem animal; no que diz respeito às proteínas de fonte vegetal, os resultados são escassos. Para além da quantidade, outros estudos verificaram que uma distribuição mais uniforme da ingestão de proteínas ao longo do dia foi associada à manutenção e ao aumento da massa e força muscular.[41-43]

Kahleova et al.[44] acompanharam, durante 16 semanas, 75 participantes com excesso de peso, os quais foram randomizados em dois grupos: intervenção (orientados a seguir uma dieta vegetariana, n = 38) e controle (orientados a manter a dieta usual, n = 37). Ambos foram monitorados por meio de registro alimentar de 3 dias. O objetivo do estudo foi verificar o efeito da alimentação vegetariana sobre a composição corporal e a resistência à insulina.[44] Foram observadas reduções significativas nos parâmetros de IMC, gordura corporal e diminuição da resistência insulínica no grupo intervenção.[44]

O *EPIC-Oxford*[45] é um estudo de coorte prospectivo que incluiu 65.411 participantes de dez países europeus a partir de amostras da população. Foram investigados diversos aspectos relacionados com a saúde associados a quatro grupos de dieta (veganos, vegetarianos, pesco-vegetarianos e onívoros). Os autores desse estudo tiveram como objetivo verificar a concentração de lipídios séricos nos diferentes grupos de padrões alimentares, incluindo 422 veganos, 423 vegetarianos, 425 pescovegetarianos e 424 onívoros, pareados de acordo com sexo e idade. Pode-se observar que os veganos apresentaram menor IMC, maior ingestão de gordura poli-insaturada e menor consumo de gordura saturada. Ainda, podem-se verificar menores concentrações de colesterol total e apolipoproteína B. Desse modo, o estudo concluiu que a dieta vegana pode ter impacto favorável na manutenção do peso e na diminuição das concentrações de lipídios séricos, sobretudo aqueles com maior potencial aterogênico.[45]

Em outro estudo, que incluiu 11.004 participantes de ambos os sexos, foi observada a prevalência de hipertensão arterial sistêmica e IMC categorizando por diferentes tipos de dietas. Concluiu-se que vegetarianos, em especial veganos de ambos os sexos, têm menor prevalência de hipertensão arterial e IMC quando comparados ao grupo onívoros.[46]

O *Cardiveg Study*[47] teve como finalidade comparar os efeitos das dietas vegetariana e mediterrânea na redução de peso, IMC, massa gorda e parâmetros de risco cardiovascular. Nesse estudo *crossover* foram incluídos 100 participantes, randomizados em grupo dieta ovolactovegetariana e grupo dieta mediterrânea. Cada intervenção teve duração de 3 meses com *washout* de 2 semanas. Como critério de inclusão, o participante deveria ter risco cardiovascular baixo ou moderado, excesso de peso e a presença de um ou mais dos seguintes critérios: hipercolesterolemia, hipertrigliceridemia e hiperglicemia. Após a intervenção, não verificaram diferenças entre os grupos para o peso corporal, IMC ou massa gorda; no entanto, a dieta ovolactovegetariana promoveu maiores reduções dos níveis de LDL-colesterol (9,10 mg/dℓ), e a mediterrânea, dos níveis de triglicerídios (32,32 mg/mℓ).[47] Por fim, os autores não verificaram diferenças nos marcadores de estresse oxidativo e citocinas inflamatórias (exceto iL-17, que melhorou apenas no grupo dieta do mediterrâneo).

O principal benefício da dieta vegetariana em relação aos níveis séricos de triglicerídios está relacionado com a mudança no padrão alimentar, resultando em uma dieta com menor quantidade de lipídios saturados, trans e colesterol e maior teor de nutrientes protetores, como ácidos graxos insaturados, minerais, folatos, vitaminas e compostos antioxidantes. A magnitude dos efeitos benéficos parece estar relacionada com o tempo de seguimento de uma dieta vegetariana.[48] Além disso, a adesão a uma dieta vegetariana a longo prazo tem sido consistentemente associada a menores concentrações plasmáticas de triglicerídios.[49]

O estudo *Evade CAD*[50] incluiu 100 participantes com doença arterial coronariana randomizados em grupo intervenção (dieta vegana, n = 50) e grupo controle (dieta recomendada pela American Heart Association, n = 50), durante 8 semanas. Nesse período, foram realizadas três consultas nutricionais presenciais, além de contatos telefônicos com ambos os grupos. Como instrumentos, foram utilizados o recordatório alimentar, 2 vezes/semana, e um diário alimentar de 4 dias a 1 semana antes das consultas presenciais. Os alimentos foram fornecidos semanalmente junto com livros de receitas. O objetivo do estudo foi avaliar o efeito anti-inflamatório das dietas propostas, sendo observado que o grupo intervenção apresentou redução significativa (33%) da concentração de proteína C reativa quando comparado ao grupo controle, sugerindo que a dieta vegetariana teve efeito superior à inflamação em comparação com a dieta controle.[50]

A despeito dos estudos anteriores, é fundamental destacar que os parâmetros avaliados são considerados desfechos substitutos, e devem ser interpretados com parcimônia. O estudo de coorte australiano *45 and Up*[51] incluiu 243.096 homens e mulheres com idade acima de 45 anos. O objetivo foi associar o padrão alimentar à mortalidade por todas as causas nessa população (16.836 mortes). Quando comparados aos participantes onívoros, no momento basal os vegetarianos apresentaram menor risco de desenvolvimento de doenças cardiovasculares e metabólicas, além de estilo de vida e hábitos mais saudáveis. Em relação à mortalidade por todas as causas, entretanto, não houve diferença significativa entre vegetarianos e onívoros. Uma limitação do estudo foi o tempo de acompanhamento (entre 5 e 9 anos) e a mortalidade por causa específica, aspecto que não foi observado. Esses elementos metodológicos devem fazer parte da interpretação cautelosa e crítica dos resultados observados.

Na maior parte dos casos, as dietas ovolacto e lactovegetarianas oferecem todos os nutrientes necessários, conseguindo atingir as recomendações nutricionais diárias. A dieta vegana (ou vegetariana estrita) não apresenta alimentos fonte de vitamina B_{12}, a qual deve ser consumida por meio de alimentos enriquecidos ou fortificados ou mesmo por suplementação, quando necessário. Os micronutrientes que demandam mais atenção são as vitaminas D e B_{12}, bem como os minerais ferro, cálcio e zinco.[19]

O consumo de vitamina B_{12} tende a ser menor do que em onívoros, uma vez que não consomem quantidades adequadas dela regularmente.[3,52] Ovolactovegetarianos podem obter vitamina B_{12} por meio de alimentos lácteos, ovos ou outra fonte alimentar da vitamina, como alimentos fortificados e suplementos. Para veganos, a vitamina B_{12} deve ser obtida com o consumo regular de suplementos, devendo ser avaliadas de forma objetiva suas concentrações no sangue sistematicamente para melhor acompanhamento.[52] Dietas vegetarianas são tipicamente ricas em ácido fólico, o que pode mascarar sintomas hematológicos da deficiência de vitamina B_{12}, sendo indetectáveis até a manifestação de sinais e sintomas neurológicos da falta do nutriente.[3] Por isso, adota-se a homocisteína como marcador importante do *status* de vitamina B_{12}. Obersby et al.[53], em revisão sistemática e metanálise de 17 estudos com 3.230 participantes, confirmaram que existe uma relação inversa entre a homocisteína plasmática e a vitamina B_{12} sérica, com 15 estudos apresentando essa relação.

Muitos alimentos vegetais contêm grandes quantidades de ferro, principalmente leguminosas, grãos integrais e vegetais de folhas verde-escuras;[54] assim, é possível que uma dieta vegetariana contenha teor de ferro semelhante ao de dietas onívoras.[3] Contudo, a biodisponibilidade do ferro em alimentos vegetais é substancialmente menor do que nas dietas que incluem carnes, levando a uma menor quantidade de ferro absorvido.[55,56] Em razão disso, sua recomendação para vegetarianos deve ser cerca de 1,8 vez maior do que para não vegetarianos.[57]

Se, por um lado, a dieta vegetariana é rica em fitato, o que prejudica a absorção do ferro não heme, por outro, é rica em ácidos orgânicos, como o ácido ascórbico, que potencializam sua absorção.[1,55] Vários estudos questionam a deficiência de ferro em vegetarianos, propondo mecanismos de ajustes relacionados com o aumento da absorção intestinal e redução das perdas de ferro.[3,58] Haider et al.,[59] em sua revisão sistemática que avaliou 27 estudos transversais, concluíram que os vegetarianos têm menores níveis séricos de ferritina, ou seja, reservas de ferro reduzidas, significativamente mais baixas do que os não vegetarianos, o que pode ser mais relevante em fases da vida em que a demanda do mineral é substancialmente maior, como durante o crescimento e a gestação.

Em relação ao zinco, a ingestão dietética por adultos vegetarianos é semelhante ou um pouco inferior à de onívoros, mas dentro da faixa de recomendação. As fontes alimentares de zinco para os vegetarianos incluem produtos de soja, legumes, grãos, queijo, sementes e nozes, sendo que a técnica de preparação e a utilização de ácidos orgânicos pode aumentar a biodisponibilidade desse mineral, reduzindo a ligação do zinco com o ácido fítico.[19]

Estudos indicam que a ingestão de cálcio em ovolactovegetarianos não difere da ingestão em não vegetarianos, embora seja menor por veganos.[46,60]

No estudo *EPIC-Oxford*,[60] foi observado maior risco de fraturas na população vegana com baixa ingestão de cálcio. Corroborando essa pesquisa, uma revisão sistemática e metanálise sugere que tanto dietas vegetarianas quanto veganas estão associadas a menor densidade mineral óssea (DMO). O estudo *EPIC-Oxford* conclui que os veganos têm maior risco de fratura do que onívoros. O efeito da dieta vegana na DMO é mais pronunciado que o de dietas vegetarianas; contudo, ambas devem ser planejadas de maneira adequada para evitar deficiências nutricionais associadas à saúde óssea.[61] Esses achados, é claro, precisam ser confirmados por outros estudos, controlando variáveis confundidoras relacionadas à DMO e aos desfechos decorrentes.

Bastante consumida por asiáticos, a soja é uma fonte rica em cálcio, proteínas e isoflavonas – classe de fitoestrogênios predominantemente encontrados em legumes e feijões. A relação proteínas/isoflavonas tem modesta associação estatisticamente significativa com a DMO e com o conteúdo mineral ósseo.[62] Veganos podem encontrar alimentos com boa biodisponibilidade de cálcio nos produtos de soja fortificados;[63] todavia, acredita-se que vários fatores podem interferir negativamente na biodisponibilidade de cálcio (p. ex., consumo proteico excessivo, sódio, cafeína e compostos presentes no café). Contudo, considerando que os estudos que verificaram a interação entre cálcio e outros compostos são predominantemente experimentais e observacionais, novos ensaios clínicos randomizados duplo-cego e controlados por placebo, que permitam conclusões mais claras sobre os efeitos negativos dessas substâncias sobre o cálcio e seus desfechos associados, são necessários. Por outro lado, fomentar o consumo adequado e a exposição ao sol para obtenção de níveis satisfatórios de vitamina D favorecerá a absorção do cálcio.[64,65]

A produção da vitamina D cutânea ocorre após a exposição à luz solar e depende de fatores como horário do dia, estação do ano, poluição do ar, pigmentação da pele, uso de protetor solar e idade. Ademais, deve-se estimular a ingestão de alimentos-fonte dessa vitamina e de alimentos fortificados, sobretudo a idosos, pois diversos estudos apontam para essa deficiência em vegetarianos e veganos.[66]

CONSIDERAÇÕES FINAIS

Apesar da necessidade de atenção a potenciais carências nutricionais, as dietas vegetarianas ou veganas, quando planejadas do ponto de vista nutricional, são adequadas em todos os ciclos da vida e podem contribuir para a prevenção e o tratamento de doenças metabólicas, cardiovasculares e obesidade, reduzindo a incidência de inúmeras complicações metabólicas. Finalmente, com base em diversos estudos disponíveis,[67] seu papel vai além da saúde individual, transcendendo para benefícios no cenário ecológico e ambiental e sendo considerado o padrão alimentar com maior apelo à existência saudável, equilibrada e compartilhada dos seres humanos com outros seres vivos. Isso posto, haja vista o consumo em demasia de alimentos de origem animal, no mínimo, parece ser coerente e fundamental fomentar padrões alimentares com quantidades reduzidas desses alimentos.

REFERÊNCIAS BIBLIOGRÁFICAS

1. Fresán U, Sabaté J. Vegetarian diets: planetary health and its alignment with human health. Adv Nutr. 2019;10(Suppl 4):S380-S388.
2. Phillips F. Vegetarian nutrition. Nutr Bull. 2005;30:132-67.
3. Craig WJ, Mangels AR, American Dietetic Association. Position of the American Dietetic Association: vegetarian diets. J Am Diet Assoc. 2009;109(7):1266-82.
4. Whorton JC. Historical development of vegetarianism. Am J Clin Nutr. 1994;59(5 suppl.):1035-95.
5. Weinsier R. Use of the term vegetarian. Am J Clin Nutr. 2000;71(5):1211-3.
6. Dinu M, Abbate R, Gensini GF, Casini A, Sofi F. Vegetarian, vegan diets and multiple health outcomes: a systematic review with meta-analysis of observational studies. Crit Rev Food Sci Nutr. 2017;57(17):3640-9.
7. Baroni L, Goggi S, Battaglino R, et al. Vegan nutrition for mothers and children: practical tools for healthcare providers. Nutrients. 2018;11:5.
8. Kwok CS, Umar S, Myint PK, et al. Vegetarian diet, Seventh Day Adventists and risk of cardiovascular mortality: A systematic review and meta-analysis. Int J Cardiol. 2014;176(3):680-6.
9. Sebastiani G, Herranz Barbero A, Borrás-Novell C, et al. The effects of vegetarian and vegan diet during pregnancy on the health of mothers and offspring. Nutrients. 2019;11(3):557.
10. Piccoli GB, Clari R, Vigotti FN, et al. Vegan–vegetarian diets in pregnancy: danger or panacea? A systematic narrative review. BJOG. 2015;122(5):623-33.
11. Simões-Wüst AP, Moltó-Puigmartí C, Jansen EH, van Dongen MC, Dagnelie PC, Thijs C. Organic food consumption during pregnancy and its association with health-related characteristics: the KOALA Birth Cohort Study. Public Health Nutr. 2017;20(12):2145-56.
12. American Dietetic Association; Dietitians of Canada. Position of the American Dietetic Association and Dietitians of Canada: vegetarian diets. J Am Dietetic Assoc. 2003;103(6):748-65.
13. Yang J, Kang Y, Cheng Y, et al. Maternal dietary patterns during pregnancy and congenital heart defects: a case-control study. Int J Environ Res Public Health. 2019;16(16):2957.
14. Visentin CE, Masih SP, Plumptre L, et al. Low serum vitamin B-12 concentrations are prevalent in a cohort of pregnant Canadian women. J Nutr. 2016;146(5):1035-042.
15. Knight BA, Shields BM, Brook A, et al. Lower circulating B12 is associated with higher obesity and insulin resistance during pregnancy in a non-diabetic white British population. PLoS ONE. 2015;10(8):5.
16. OMS. Diretriz: Suplementação intermitente de ferro e ácido fólico em gestantes não anêmicas. Genebra: Organização Mundial da Saúde; 2013.
17. Brasil. Ministério da Saúde. Secretaria de Atenção à Saúde. Departamento de Atenção Básica. Programa Nacional de Suplementação de Ferro: manual de condutas gerais/Ministério da Saúde. Secretaria de Atenção à Saúde. Departamento de Atenção Básica. Brasília: Ministério da Saúde; 2013.
18. Associação Brasileira de Nutrologia. Além da nutrição: o impacto da nutrição materna na saúde das futuras gerações. ABRAN. São Paulo; 2019.
19. Melina V, Craig W, Levin S. Position of the Academy of Nutrition and Dietetics: vegetarian diets. J Acad Nutr Diet. 2019;116(12):1970-80.
20. Baroni L, Goggi S, Battaglino R, et al. Vegan nutrition for mothers and children: practical tools for healthcare providers. Nutrients. 2018;20;11:5.
21. Röytiö H, Mokkala K, Vahlberg T, et al. Dietary intake of fat and fibre according to reference values relates to higher gut microbiota richness in overweight pregnant women. Br J Nutr. 2017;118(5):343-52.
22. Turkina SV. Bowel disorders in pregnant women: Constipation during pregnancy. Exp Clin Gastroenterol. 2016;8:88-92.
23. Olsen SF, Halldorsson TI, Thorne-Lyman AL, et al. Plasma concentrations of long chain N-3 fatty acids in early and mid-pregnancy and risk of early preterm birth. EBioMedicine. 2018;35:325-33.
24. Elsori DH, Hammoud MS. Vitamin D deficiency in mothers, neonates and children. J Steroid Biochem Mol Biol. 2018;175:195-9.
25. Abanto J. Primeiros 1.000 dias de vida. Rev Assoc Paul Cir Dent. 2018;72:490-4.
26. WHO. Complementary feeding: Family foods for breastfed children. Geneva; 2000.
27. Sociedade Brasileira de Pediatria. Manual de orientação para a alimentação do lactente, do pré-escolar, do escolar, do adolescente e na escola. 3. ed. Rio de Janeiro: Departamento de Nutrologia, 2012.
28. Sociedade Vegetariana Brasileira. Alimentação para bebês e crianças vegetarianas até 2 anos de idade. Sociedade Florianópolis: Vegetariana Brasileira; 2018.
29. Liberali R, Kupek E, Assis MAA. Dietary patterns and childhood obesity risk: a systematic review. Childhood Obesity. 2020;16(2):70-85.
30. Weder S, Hoffmann M, Becker K, et al. Energy, macronutrient intake, and anthropometrics of vegetarian, vegan, and omnivorous children (1-3 years) in Germany (VeChi Diet Study). Nutrients. 2019;11(4):832.
31. Lemale J, Mas E, Jung C, et al. Vegan diet in children and adolescents. Recommendations from the French-speaking Pediatric Hepatology, Gastroenterology and Nutrition Group (GFHGNP). Arch Pediatr. 2019;26(7):442-50.

32. Schürmann S, Kersting M, Alexy U. Vegetarian diets in children: a systematic review. Eur J Nutr. 2017;56(5):1797-817.
33. Brytek-Matera A, Czepczor-Bernat K, Jurzak H, et al. Strict health-oriented eating patterns (orthorexic eating behaviours) and their connection with a vegetarian and vegan diet. Eat Weight Disord. 2018;24(3):441-52.
34. Costa I, Gill PR, Morda R, et al. "More than a diet": a qualitative investigation of young vegan Women's relationship to food. Appetite. 2019;143:104418.
35. Heiss S, Coffino JA, Hormes JM. Eating and health behaviors in vegans compared to omnivores: dispelling common myths. Appetite. 2017;1(118):129-35.
36. Trautwein EA, Mckay S. The role of specific components of a plant-based diet in management of dyslipidemia and the impact on cardiovascular risk. Nutrients. 2020;12(9):2671.
37. Connor GS, Tremblay M, Moher D, et al. A comparison of direct vs. self-report measures for assessing height, weight and bodymass index: a systematic review. Obes Rev. 2007;8(4):307-26.
38. Appleby PN, Key TJ. The long-term health of vegetarians and vegans. Proc Nutr Soc. 2016;75:287-93.
39. Clarys P, Deliens T, Huybrechts I, et al. Comparison of nutritional quality of the vegan, vegetarian, semivegetarian, pesco-vegetarian and omnivorous diet. Nutrients. 2014;6(3):1318-32.
40. Mariotti F, Gardner CD. Dietary protein and amino acids in vegetarian diets: a review. Nutrients. 2019;11(11):2661.
41. Deutz NE, Bauer JM, Barazzoni R, et al. Protein intake and exercise for optimal muscle function with aging: recommendations from the ESPEN Expert Group. Clin Nutr. 2014;33(6):929-36.
42. Loenneke JP, Loprinzi PD, Murphy CH, et al. Per meal dose and frequency of protein consumption is associated with lean mass and muscle performance. Clin Nutr. 2016;35(6):1506-11.
43. Farsijani S, Morais JA, Payette H, et al. Relation between mealtime distribution of protein intake and lean mass loss in free-living older adults of the NuAge study. Am J Clin Nutr. 2016;104(3):694-703.
44. Kahleova H, Fleeman R, Hlozkova A, et al. A plant-based diet in overweight individuals in a 16-week randomized clinical trial: metabolic benefits of plant protein. Nutrition and Diabetes. 2018;8:58.
45. Bradbury KE, Crowe FL, Appleby PN, Schmidt JA, Travis RC, Key TJ. Serum concentrations of cholesterol, apolipoprotein A-I and apolipoprotein B in a total of 1694 meat-eaters, fish-eaters, vegetarians and vegans. Eur J Clin Nutr. 2014;68(2):178-83. Erratum in: Eur J Clin Nutr. 2015;69(10):1180.
46. Appleby PN, Davey GK, Key TJ. Hypertension and blood pressure among meat eaters, fish eaters, vegetarians and vegans in EPIC-Oxford. Public Health Nutr. 2002;5(5):645-54.
47. Sofi F, Dinu M, Pagliai G, et al. Low-calorie vegetarian versus mediterranean diets for reducing body weight and improving cardiovascular risk profile cardiveg study (cardiovascular prevention with vegetarian diet). Circulation. 2018;137(11):1103-13.
48. Zhang Z, Ma G, Chen S, et al. Comparison of plasma triacylglycerol levels in vegetarians and omnivores: a meta-analysis. Nutrition. 2013;29(2):426-30.
49. Ferdowsian HR, Barnard ND. Effects of plant-based diets on plasma lipids. Am J Cardiol. 2009;104(7):947-56.
50. Shah B, Newman JD, Woolf K, et al. Anti-inflammatory effects of a vegan diet *versus* the american heart association-recommended diet in coronary artery disease trial. J Am Heart Assoc. 2018;7(23):2.
51. Mihrshahi S, Ding D, Gale J, et al. Vegetarian diet and all-cause mortality: evidence from a large population-based Australian cohort: the 45 and Up Study. Preventive Medicine. 2017;97:1-7.
52. Gilsing AM, Crowe FL, Lloyd-Wright Z, et al. Serum concentrations of vitamin B12 and folate in British male omnivores, vegetarians, and vegans: results from a cross-sectional analysis of the EPIC-Oxford cohort study. Eur J Clin Nutr. 2010;64(9):933-9.
53. Obersby D, Chappell DC, Dunnett A, et al. Plasma total homocysteine status of vegetarians compared with omnivores: a systematic review and meta-analysis. Br J Nutr. 2013;109(5):785-94.
54. Tabela brasileira de composição de alimentos. NEPA-Unicamp. 4 ed. Campinas: Nepa/Unicamp; 2011. 161 p.
55. Sharp PA. Intestinal iron absorption: regulation by dietary and systemic factors. Int. J Vitam Nutr Res. 2010;80(4-5):231-42.
56. Henriques GS, Alencar LL, Cozzolino SMF. Ferro. In: Cozzolino SMF. Biodisponibilidade de nutrientes. 5. ed. Barueri, SP: Manole, 2016. p. 673-704.
57. Trumbo P, Yates AA, Schlicker S, Poos M. Dietary reference intakes: vitamin A, vitamin K, arsenic, boron, chromium, copper, iodine, iron, manganese, molybdenum, nickel, silicon, vanadium, and zinc. J Am Diet Assoc. 2001;101(3):294-301.
58. Hunt JR, Roughead ZK. Nonheme-iron absorption, fecal ferritin excretion, and blood indexes of iron status in women consuming controlled lactoovovegetarian diets for 8 wk. Am J Clin Nutr. 1999;69:944-52.
59. Haider LM. The effect of vegetarian diets on iron status in adults: a systematic review and meta-analysis. Crit Rev Food Sci Nutr. 2018;58(8):1359-74.

60. Davey GK, Spencer EA, Appleby PN, et al. EPIC-Oxford: lifestyle characteristics and nutrient intakes in a cohort of 33 883 meat eaters and 31 546 non-meat-eaters in the UK. Public Health Nutr. 2003;6(3):259-69.
61. Iguacel I, Miguel-Berges ML, Gómez-Bruton A, et al. Veganism, vegetarianism, bone mineral density, and fracture risk: a systematic review and meta-analysis. Nutr Rev. 2019;77:1-18.
62. Ho SC, Woo J, Lam S, Chen Y, Sham A, Lau J. Soy protein consumption and bone mass in early postmenopausal Chinese women. Osteoporos Int. 2003;14(10):835-42.
63. He F-J, Chen J-Q. Consumption of soybean, soyfoods, soy isoflavones and breast cancer incidence: diferences between Chinese women and women in Western countries and possible mechanisms. Food Sci Hum Wellness. 2013;2:146-61.
64. Weaver CM, Proulx WR, Heaney R. Choices for achieving adequate dietary calcium with a vegetarian diet. Am J Clin Nutr. 1999;70(3 suppl.):543S-8S.
65. Sellmeyer DE, Stone KL, Sebastian A, Cummings SR, et al. A high ratio of dietary animal to vegetable protein increases the rate of bone loss and the risk of fracture in postmenopausal women. Study of Osteoporotic Fractures Research Group. Am J Clin Nutr. 2001;73:118-22.
66. Wacker M, Holick MF. Sunlight and vitamin D: a global perspective for health. Dermatoendocrinol. 2013;5:51-108.
67. Gardner CD, Hartle JC, Garrett RD, Offringa LC, Wasserman AS. Maximizing the intersection of human health and the health of the environment with regard to the amount and type of protein produced and consumed in the United States. Nutr Rev. 2019;77(4):197-215.

Suplementos Alimentares com Baixo Nível de Evidência Científica para Desempenho Esportivo, Emagrecimento e Hipertrofia Muscular

CAPÍTULO 15

Beatriz Lugli Machado de Moraes, Marcus Vinicius Lucio dos Santos Quaresma

INTRODUÇÃO

O cenário de suplementação é amplo e digno de cautelosas discussões. No Capítulo 16, *Suplementação Alimentar no Desempenho Esportivo: Evidências Científicas*, serão discutidas as substâncias cujo potencial de melhora do desempenho esportivo é mais bem evidenciado pela literatura. Muitas substâncias estão disponíveis no mercado, cada qual com apelos específicos, prometendo melhorar a composição corporal, o desempenho esportivo e a saúde. No consultório de nutrição, muito pacientes assediam os profissionais para que os suplementos sejam prescritos. Alguns, inclusive, acreditam que, se o profissional não prescreve suplementos, ele não tem conhecimento suficiente sobre o assunto. Ao contrário disso, entende-se que o profissional que não prescreve ou que pouco prescreve suplementos conhece bem sobre a temática; afinal, poucos são os suplementos alimentares que realmente exercem efeitos relevantes, independentemente do desfecho considerado.

Pontos importantes a considerar neste capítulo: (1) o mecanismo de ação, *per se*, não sustenta a utilização de suplementos alimentares; (2) um ou dois artigos, de acordo com a metodologia empregada, independente do resultado, são insuficientes para recomendar uma substância; (3) considerar o desfecho clínico é fundamental; portanto, antes de propor a suplementação ao paciente, deve ficar claro o que se objetiva com a suplementação, qual a magnitude de efeito e, com certeza, o que pode ocorrer em relação aos efeitos adversos; (4) o *status* nutricional obtido pela alimentação pode afetar a magnitude de resposta do suplemento em questão (p. ex., creatina); (5) há demanda fisiológica ou fisiopatológica, isto é, o sujeito faz exercício físico ou apresenta alguma doença que justifique a prescrição da substância?; (6) há conflitos de interesse? Lobby?; (7) qual é o custo-benefício? Quando todas essas perguntas são esclarecidas, a prática em nutrição com base em evidências fica mais presente.

SUPLEMENTOS ALIMENTARES E BAIXO NÍVEL DE EVIDÊNCIA PARA MELHORA DO DESEMPENHO ESPORTIVO

Efeito do triacilglicerol de cadeia média sobre o desempenho esportivo

A suplementação do triacilglicerol de cadeia média (TCM) para melhorar o desempenho esportivo tem sido estudada há décadas. O TCM, após a ingestão, é metabolizado mais rapidamente (ver adiante, "Suplementos alimentares e emagrecimento"), e tal fato é usado como justificativa para a utilização de TCM antes ou durante o exercício físico. Nesse cenário, supõe-se que o TCM consiga poupar a depleção do glicogênio muscular por conta do aumento da oxidação de ácidos graxos durante o exercício físico, favorecendo, portanto, um mecanismo de economia de energia. Nesse raciocínio, o produto da digestão dos TCM, os ácidos graxos de cadeia média (AGCM), seriam mais rapidamente internalizados na mitocôndria e utilizados de maneira mais eficiente, ou ao menos mais rápida, em comparação ao triacilglicerol de cadeia longa (TCL). No **Quadro 15.1** estão descritas as principais diferenças entre o TCM e o TCL.

Os AGCM não são dependentes do transporte mediado pela carnitina palmitoil transferase (CPT); eles são transportados através da membrana interna da mitocôndria por enzimas denominadas carnitina octanoil transferase (COT). Além disso, também podem ser transportados por mecanismos independentes dos transportadores mitocondriais.[1,2] Entretanto, o mecanismo de internalização dos AGCM pela membrana interna da mitocôndria parece diferir entre os tecidos. No fígado, apenas cerca de 10 a 20% do octanoato (8:0) é transportado como acil-carnitina, e no músculo, o transporte é mais dependente do maquinário enzimático.[3]

Após entrar na mitocôndria, a oxidação dos AGCM promove a formação dos corpos cetônicos (CC), descritos como potenciais moléculas energéticas utilizadas em tecidos extra-hepáticos.[4] Todavia, os AGCM são desviados principalmente para o fígado (cerca de 80 a 100%);[3] desse modo, são pouco utilizados pelo músculo esquelético. Tal fato talvez justifique os resultados não animadores encontrados com a suplementação de TCM sobre o desempenho esportivo. A **Figura 15.1** ilustra a conversão de AGCM à CC no fígado e seu encaminhamento ao músculo esquelético.

QUADRO 15.1 Principais diferenças entre as propriedades de triacilglicerol de cadeia média e triacilglicerol de cadeia longa.

Propriedade	TCM	TCL
Tamanho	6 a 12 carbonos	≥ 14 carbonos
Digestão	Ocorre mais rapidamente, com início no estômago pelas lipases lingual e gástrica	Ocorre principalmente pela lipase pancreática, na fase intestinal da digestão lipídica
Absorção	Rápida e diretamente para a veia porta	Lenta – incorporação no quilomícron, sistema linfático à circulação sanguínea
Transporte	Os AGCM podem ser transportados pela albumina	Principalmente pelo quilomícron no enterócito
Captação pela mitocôndria	Menos dependente das enzimas carnitina	Mais dependente das enzimas CPT1, CT e CPT2
Oxidação	Rápida (menor cadeia carbônica)	Mais lenta (maior cadeia carbônica)

AGCM, ácido graxo de cadeia média; CPT, carnitina palmitol transferase; TCM, triacilglicerol de cadeia média; TCL, triacilglicerol de cadeia longa.

CAPÍTULO 15 • Suplementos Alimentares com Baixo Nível de Evidência Científica

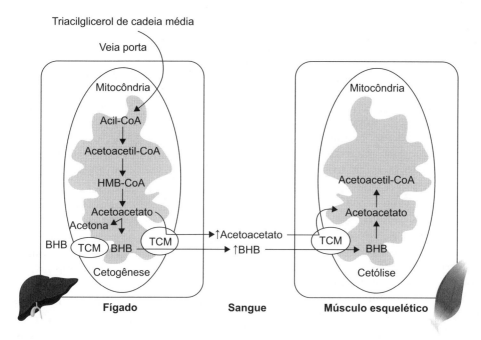

Figura 15.1 Conversão de ácido graxo de cadeia média a corpos cetônicos no fígado e encaminhamento ao músculo esquelético. *BHB*, beta-hidroxibutirato; *HMB*, beta-hidroxi-beta-metil-butirato; *TCM*, triacilglicerol de cadeia média. (Adaptada de Taylor et al.[5])

Os estudos que avaliaram os efeitos do TCM sobre o desempenho esportivo submeteram os sujeitos à suplementação antes e durante o exercício físico; entretanto, em nenhuma dessas condições os resultados encontrados foram positivos ou relevantes à melhora da capacidade física. Ivy et al.[6] avaliaram o desempenho esportivo de seis pessoas (indivíduos treinados) após o consumo de 30 g de TCM ou TCL 60 minutos antes do exercício físico (bicicleta ou corrida a 60 a 70% do $VO_{2máx}$). Os autores verificaram que as taxas de oxidação de glicose e ácidos graxos foram similares entre os grupos avaliados, sem diferenças nos parâmetros de desempenho.[6] Nessa perspectiva, Decombaz et al.[6] avaliaram os efeitos do consumo de 25 g de TCM 60 minutos antes do exercício físico *versus* carboidratos (bicicleta a 60% do $VO_{2máx}$). Os autores, a partir da análise feita com biopsia muscular, não verificaram diferenças na glicogenólise, concluindo que, apesar do aumento na concentração de CC no sangue, não houve efeito "poupador" do glicogênio muscular.[7]

Em 2000, Horowitz et al.[8] sugeriram que os efeitos positivos do TCM poderiam ser observados em exercícios de alta intensidade, cuja disponibilidade de lipídios é limitada. Com esse pressuposto, os autores submeteram sete indivíduos ao consumo de 25 g de TCM 60 minutos antes do exercício físico (30 minutos de exercício físico a 84% do $VO_{2máx}$). No entanto, também não verificaram redução da glicogenólise muscular. Outros estudos, também publicados na década de 1990, não mostraram efeitos positivos sobre o desempenho esportivo após o consumo de TCM antes do exercício físico.[9,10]

Além disso, alguns estudos verificaram os efeitos do consumo de TCM durante o exercício físico (doses fracionadas a cada 15 minutos) sobre parâmetros de desempenho esportivo, mas não evidenciaram melhoras na *performance*. Esses estudos foram resumidos em 2004[11] e, apesar da evidente nulidade do TCM sobre o desempenho, até hoje seu consumo antes do exercício físico é comum.

É intrigante notar que os estudos que investigaram os efeitos do TCM sobre esse desfecho são relativamente antigos, mas, mesmo assim, ainda hoje verificamos pessoas consumindo e incentivando o uso de TCM para melhora do desempenho esportivo. Embora possa existir aplicabilidade a outras condições, avaliar o desfecho de interesse antes de incentivar o uso é fundamental. Ademais, deve-se apontar a possibilidade do surgimento de desconforto gastrintestinal, sobretudo quando a ingestão é feita durante o exercício físico. Jeukendrup et al.[12] verificaram que os indivíduos submetidos à suplementação de TCM (85 g) durante o exercício físico relataram desconforto gastrintestinal. Embora esse tipo de conduta não seja fomentado pelas principais diretrizes de nutrição aplicada ao desempenho esportivo,[13] estudos anteriores asseveraram acerca da possibilidade de desconfortos gastrintestinais com diferentes tipos de substância consumidas antes ou durante o exercício físico.

Oliveira et al.[14] discutem com profundidade o assunto, alertando sobre problemas relacionados à hipoperfusão esplânica, mudanças na motilidade intestinal e alterações na permeabilidade e absorção intestinal, como alterações que ocorrem durante o exercício físico e merecem atenção de clínicos, esportistas e atletas de alto rendimento. Em conjunto, diversas recomendações são feitas, uma vez que os desconfortos intestinais são comuns em atletas de longa duração e elencados como causas importantes de queda no desempenho (**Quadro 15.2**).[14]

Por fim, é fundamental considerar que o óleo de coco (OC), principal fonte alimentar de TCM, não é composto exclusivamente por esse tipo de lipídio, e possui baixas quantidades de TCMs de 6, 8 e 10 carbonos, sendo, portanto, fonte principal de ácido graxo láurico de 12 carbonos (cerca de 50%). Ademais, a quantidade usada como recurso ergogênico, em geral, em conjunto a outras bebidas, como café, é muito baixa. Por isso, é intuitivo considerar que os efeitos ergogênicos seriam inexistentes. Ainda, as cápsulas de TCM seriam pouco usuais, uma vez que o conteúdo de lipídios nesses produtos é pequeno.

Recentemente, Borba et al.[15] analisaram os efeitos da combinação entre OC e cafeína, e não observaram melhora do desempenho em corrida de 1.600 m, assim como não verificaram mudanças na percepção subjetiva de esforço e na concentração sanguínea de lactato em corredores não atletas.[15] Em conjunto, as evidências disponíveis até o momento concluem que o TCM isolado ou no OC não melhoram o desempenho esportivo. O **Quadro 15.3** ilustra os estudos que avaliaram o consumo de TCM durante o exercício físico.

Suplementação de corpos cetônicos

Manipular a capacidade do organismo de oxidar ácidos graxos de maneira mais eficiente tem sido uma estratégia bastante investigada em sujeitos submetidos a dietas ricas em gorduras e pobres em carboidratos. Maximizar a flexibilidade metabólica, isto é, melhorar a

QUADRO 15.2 Estudos que avaliaram os efeitos do consumo de triacilglicerol de cadeia média antes do exercício físico sobre parâmetros de desempenho e metabolismo.

Referência	Amostra	Quantidade de TCM	Momento de ingestão	Tipo, tempo e intensidade de exercício	Resultado observado
Ivy et al., 1980	6	30 g de TCM	60 min pré-exercício	Ciclismo ou corrida a 60% $VO_{2máx}$	A ingestão de TCM não diminuiu a utilização de CHO versus TCL ou CHO
Decombaz et al., 1983	12	25 g de TCM	60 min pré-exercício	Ciclismo ou corrida a 60% $VO_{2máx}$	Aumento da oxidação do TCM, mas sem efeitos na glicogenólise
Satabin et al., 1987	9	48 g de TCM	TCM: 60 min pré-exercício	Ciclismo a 60% $VO_{2máx}$ até a exaustão	Elevadas taxas de oxidação de TCM, mas não influenciou a capacidade de endurance versus TCL ou CHO
Massicotte et al., 1992	6	25 g de TCM 57 g de CHO	TCM: 60 min pré-exercício CHO: em intervalos de 15 min durante o exercício	120 min a 65% $VO_{2máx}$	TCM foi oxidado a taxas similares ao CHO
Horowitz et al., 2000	7	25 g de TCM	60 min pré-exercício	30 min a 84% $VO_{2máx}$	TCM não aumentou AG no plasma e não afetou a glicogenólise muscular
Misell et al., 2001	12	60 g/dia, por 2 semanas	Ingestão crônica	Teste de $VO_{2máx}$ seguido de 30 min de corrida a 75% $VO_{2máx}$ e corrida até a exaustão a 85% $VO_{2máx}$	Ingestão crônica de TCM não afetou o $VO_{2máx}$ ou a capacidade de endurance

AG, ácidos graxos; CHO, carboidrato; TCL, triacilglicerol de cadeia longa; TCM, triacilglicerol de cadeia média; $VO_{2máx}$, consumo máximo de oxigênio.

QUADRO 15.3 Estudos que avaliaram os efeitos do consumo de triacilglicerol de cadeia média antes do exercício físico sobre parâmetros de desempenho e metabolismo.

Referência	Amostra	Quantidade de TCM	Momento de ingestão	Tipo, tempo e intensidade de exercício	Resultado observado
Jeukendrup et al., 1995	9	30 g de TCM	No início e em intervalos de 15 min durante o exercício	120 min a 57% $VO_{2máx}$	O TCM foi rapidamente oxidado, mas não gerou relevantes efeitos no metabolismo
Jeukendrup et al., 1996	8	30 g de TCM	No início e em intervalos de 15 min durante o exercício	180 min a 57% $VO_{2máx}$	O TCM foi prontamente oxidado, mas não gerou maiores efeitos no metabolismo, mesmo em condições em que a oxidação de gordura é mais relevante para o desempenho
Jeukendrup et al., 1996		30 g de TCM	No início e em intervalos de 15 min durante o exercício	120 min a 57% $VO_{2máx}$	A ingestão de TCM não modificou as taxas de glicogenólise muscular
Jeukendrup et al., 1998		85 g de TCM	No início e em intervalos de 15 min durante o exercício	120 min a 60% $VO_{2máx}$ seguido de 10 min contrarrelógio	TCM adicionado a uma solução de CHO não modificou a glicogenólise ou *performance* no teste contrarrelógio; a ingestão de TCM foi associada ao aumento do desconforto gastrintestinal
Angus et al., 2000	8	116 g de TCM	No início e em intervalos de 15 min durante o exercício	100 km contrarrelógio (169 min a 75% VO_{2peak})	TCM adicionado a uma solução de CHO não melhorou a *performance* dos 100 km no teste contrarrelógio
Van Zyl et al., 1996	6	86 g de TCM	No início e em intervalos de 15 min durante o exercício	120 min a 60% $VO_{2máx}$ seguido de cerca de 60 min contrarrelógio	TCM adicionado a uma solução de CHO reduziu a glicogenólise muscular e melhorou a *performance* do exercício contrarrelógio
Goedecke et al., 1999	9	28 g de TCM 55 g de TCM	No início e em intervalos de 10 min durante o exercício	120 min a 60% $VO_{2máx}$ seguido de 60 min contrarrelógio	TCM adicionado a uma solução de CHO não melhorou o desempenho em teste contrarrelógio
Vistisen et al., 2003	7	93 a 128 g de TCMLM	No início e em intervalos de 15 min durante o exercício	180 min a 55% $VO_{2máx}$ seguido de 50 min contrarrelógio	TCM adicionado a uma solução de CHO não melhorou o desempenho em teste contrarrelógio

AG, ácidos graxos; CHO, carboidrato; GI, gastrintestinal; TCM, triacilglicerol de cadeia média; TCMLM, triacilglicerol com AGCM na posição 1,3 e TCL na posição 2 do glicerol; $VO_{2máx}$, consumo máximo de oxigênio.

capacidade de oxidar gordura, principalmente, parece colaborar para a redução da glicogenólise muscular (efeito poupador de glicogênio). Esse tipo de estratégia poderia melhorar o desempenho em exercícios de longa duração e baixa intensidade, limitados pelos estoques de glicogênio muscular, cujo acesso aos alimentos fontes de carboidrato é restrito. Todavia, diversos estudos têm mostrado que esse tipo de conduta parece não gerar grandes vantagens ao desempenho esportivo.[16,17]

Nesse cenário, além da restrição total ou parcial de carboidratos, que aparentemente não promove efeitos positivos no desempenho físico (apesar de aumentar as taxas de oxidação de gordura), o uso de suplementos de CC ganhou notoriedade nos últimos anos.[17] A premissa atribuída ao uso de suplementos é de que funcionem como fonte de energia, principalmente em exercícios de longa duração. A **Figura 15.2** ilustra o mecanismo de ação simplificado dos CC.

Os CC são definidos como compostos orgânicos derivados de lipídios que podem ser utilizados como substrato energético durante períodos de jejum e exercício físico.[18] Nessas condições, por exemplo, os estoques de glicogênio hepático e muscular estão depletados severamente e, desse modo, os triacilgliceróis (TAG) estocados no tecido adiposo são mobilizados e encaminhados ao fígado na forma de ácidos graxos, sendo betaoxidados a acetil-CoA e, por conseguinte, convertidos em CC. Acredita-se que o acúmulo de acetil-CoA, oriundo da beta-oxidação, exceda a atividade da enzima citrato sintase ou a disponibilidade de oxaloacetato, desviando para a via da cetogênese. Os principais CC são acetoacetato (AcAc), cetona e beta-hidroxibutirato (β-OHB), embora, tecnicamente, o β-OHB não seja definido como CC. A acetona é amplamente excretada pela urina e pela expiração (por isso, o nome hálito cetônico), ao passo que AcAc e β-OHB vão para a corrente sanguínea e são distribuídos para

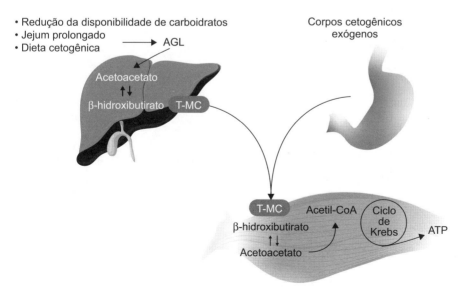

Figura 15.2 Mecanismo simplificado que justifica o uso de corpos cetônicos como fonte de energia. *T-MC,* transportadores monocarboxilatos.

os tecidos extra-hepáticos com alta demanda energética, como músculo esquelético, cérebro e coração, sendo captados por transportadores monocarboxilatos (T-MC). Tal fato se deve, ao menos em parte, à inabilidade do fígado em lidar com os CC e, por isso, transporta-os para os tecidos periféricos.[19]

Após uma noite em jejum, a produção de CC é de aproximadamente 0,25 mmol/minuto (ou ~35 g/24 horas), resultando em baixas quantidades de CC no sangue, enquanto, após um período maior de jejum (~5 dias), a produção de CC é de cerca de 1 a 2 mmol/minuto (~140-280 g/24 horas). Dessa maneira, a produção de CC ocorre de forma dose-resposta em relação ao jejum,[20-22] embora concentrações de aproximadamente 10 mmol/ℓ no sangue dificilmente sejam ultrapassadas.[20]

A dieta cetogênica, cuja composição geralmente consiste em < 50 g de carboidratos/dia ou < 5% da ingestão energética provinda de carboidratos, 15 a 20% de proteínas e 75 a 80% de lipídios, é comumente utilizada para aumentar a cetonemia.[23-25] Nesse sentido, tem se especulado a possibilidade de ajustar o corpo ao uso mais eficiente de CC, processo denominado cetoadaptação. A **Figura 15.3** ilustra as diferentes quantidades de CC em diferentes situações.

Não há uma definição clara acerca da cetoadaptação, entretanto, essa estratégia é frequentemente definida como uma adaptação múltipla de órgãos e sistemas à utilização fisiológica de CC. Em atletas, ao longo de 3 semanas investigando os efeitos da cetoadaptação, foi possível observar modificação no substrato energético utilizado,[26] alterações no microbioma fecal[27] e oral,[28] bem como alterações no metabolismo do ferro,[29] ao passo que o equilíbrio ácido-base[30] e a imunidade da mucosa[31] permaneceram inalterados. Além disso, a depleção dos

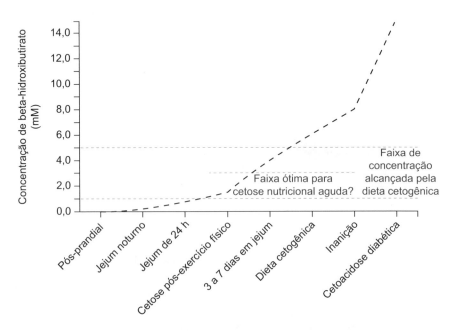

Figura 15.3 Concentração de corpos cetônicos no sangue em diferentes condições.

estoques de glicogênio muscular e hepático prejudica a capacidade de manutenção de oxidação de glicose, podendo favorecer o surgimento da fadiga precoce, sobretudo em exercícios cujo metabolismo glicolítico é fundamental para a manutenção do desempenho.[16,32,33] Concomitantemente, nota-se o aumento da oxidação de gordura, a redução do uso de glicose sanguínea e a redução do uso de glicogênio hepático e muscular, apesar de esses mecanismos serem extremamente complexos e variarem entre os tecidos (p. ex., tecido adiposo, fígado e músculo esquelético).[16,34]

Especula-se, portanto, nesse cenário, que os CC seriam substratos energéticos durante condições de repouso e exercício físico. Em situações de repouso, no entanto, o uso de CC pelo músculo esquelético é menor em comparação ao tecido cerebral, enquanto durante o exercício físico, a captação de CC aumenta pelo músculo esquelético.[20,35] Além disso, sugere-se que o tipo de fibra muscular pode determinar a utilização de CC, uma vez que, em modelos experimentais, pôde-se observar que nas fibras musculares do tipo I, em comparação às fibras musculares do tipo II, as enzimas responsáveis pelo metabolismo dos CC (3-hidroxibutirato desidrogenase, 3-cetoácido CoA-transferase e acetoacetil-CoA tiolase) são mais expressas.[36,37]

O tipo de exercício físico e o nível de aptidão física também parecem ser fatores determinantes no uso de CC. Sujeitos que realizam exercícios de *endurance*, bem como sujeitos treinados, parecem ser mais eficientes à utilização de CC, embora poucos estudos acerca do tema tenham sido feitos até o momento.[17]

Por fim, o uso dos CC exógenos, como substrato energético, tem sido proposto para exercícios de *endurance* e força pela potencial capacidade de reduzir o surgimento da fadiga central, sobretudo porque os CC são amplamente utilizados pelo cérebro.[23] Todavia, o uso de CC parece afetar o metabolismo da glicose, reduzindo o efluxo de glicose do fígado, e também reduzir a oxidação de moléculas imprescindíveis para o metabolismo energético, como piruvato e lactato, pela inibição do complexo piruvato desidrogenase (PDH), via aumento da expressão gênica da enzima piruvato desidrogenase-quinase-4 (PDK-4).[19,38,39]

Desse modo, embora o consumo de CC possa ser utilizado como fonte de energia, especula-se o prejuízo no metabolismo da glicose, afetando, de modo negativo, os exercícios de alta intensidade.[40-42]

Além do metabolismo da glicose, o consumo de CC parece afetar o metabolismo lipídico, enquanto aumenta a quebra de triacilglicerol intramuscular,[43] reduz o efeito lipolítico mediado por catecolaminas[44] e, portanto, a disponibilidade de ácidos graxos.

A despeito do efeito ergogênico, os estudos são inconclusivos. Por isso, os CC não são considerados como suplementos que devem, ao menos por ora, ser utilizados como substâncias para melhora do desempenho esportivo.

Como citado anteriormente, é fundamental considerar qual é o tipo de exercício físico melhor aplicado. Como o consumo de CC antagoniza as vias glicolíticas, seu uso parece ser mais coerente em exercícios de longa duração submáximos.[21] Contudo, mesmo que estudos com modelos de exercícios volumosos (~120 minutos) tenham indicado melhora do desempenho com a suplementação de CC, falhas metodológicas devem ser colocadas em discussão.

Por exemplo, Poffé et al.[45] verificaram melhora de desempenho com a suplementação de CC em um teste de 120 minutos. Entretanto, essa análise foi feita de forma transversal, sem dados do início do estudo. Além disso, o grupo que recebeu o suplemento de CC consumiu mais energia e carboidrato em comparação ao grupo controle, dificultando a extrapolação dos achados.

Recentemente foi publicada uma revisão sistemática sobre o tema. Apenas 16 condições de desempenho foram testadas (três obtiveram resposta positiva; dez, resposta nula, e três, resposta negativa). No entanto, diversos elementos não possibilitam a extrapolação dos dados à prática clínica, como: heterogeneidade dos estudos, pequeno tamanho amostral, variação no tipo de CC suplementado, dosagem, desfecho de *performance* avaliado, alterações no substrato energético utilizado e desconforto gastrintestinal. Logo, ainda é cedo para fomentar a suplementação de CC para melhora do desempenho.[46]

Suplementação de aminoácidos isolados

Apesar de bem elucidada pela literatura e de amplo conhecimento por clínicos, os aminoácidos isolados se perpetuam nas prateleiras e nas prescrições. Os aminoácidos isolados (p. ex., glutamina, aminoácidos de cadeia ramificada, leucina isolada, arginina e citrulina) são utilizados para diversos fins, com as mais variadas justificativas. Entretanto, as evidências científicas positivas, sobretudo para desfechos que envolvem mudanças na composição corporal e no desempenho esportivo, não apresentaram resultados positivos satisfatórios.[47,48] Infelizmente, considerando que o mercado de suplementação move bilhões todo ano, é esperado um uso em massa, reforçado pelo *lobby* das empresas e desconhecimento da sociedade.[49,50]

Suplementação de glutamina

A glutamina tornou-se um suplemento mais popular nos últimos anos. Com base na premissa de imunoproteção, seu consumo aumentou de maneira vertiginosa. Entretanto, apesar da importância da glutamina no imunometabolismo, as evidências clínicas positivas acerca da suplementação são nebulosas. Isso posto, a heterogeneidade dos resultados nos sugere cautela, de modo que considerar o desfecho clínico, antes da suplementação, é fundamental.

As possibilidades principais de utilização de glutamina são: (1) exercícios físicos; (2) doenças do trato gastrintestinal (TGI), (3) doenças inflamatórias; (4) condições de imunossupressão; (5) doenças catabólicas; (6) em pré e pós-operatórios.[51] Embora a glicose seja o substrato energético mais democrático do organismo, as células imunológicas, como linfócitos, neutrófilos e macrófagos, utilizam glutamina em taxas similares ou até maiores que a glicose, especialmente em situações de catabolismo, desnutrição, queimaduras e exercício físico.[52]

A importância da glutamina às células imunológicas é ampla, sendo necessária à proliferação dos linfócitos-T, diferenciação dos linfócitos-B, fagocitose, apresentação de antígenos, produção de citocinas e produção de superóxido por neutrófilos.[53]

A glutamina é um aminoácido neutro, considerado não essencial ou condicionalmente essencial e proteogênico, fazendo parte das proteínas corporais.[54] Sugere-se que um sujeito de 70 kg tenha cerca de 70 a 80 g de glutamina distribuída no corpo,[55] em que 40 a 80 g/dia é a quantidade obtida a partir da síntese endógena.[56] Desse modo, é necessário considerar que a manutenção dos níveis de glutamina no corpo sofre influência de fatores externos (p. ex., exercício físico), do estado de saúde, da síntese endógena e da obtenção por meio da alimentação.

Diversos tecidos corporais colaboram para a manutenção dos níveis de glutamina, alguns com capacidade de síntese (p. ex., fígado), mediada pela enzima glutamina sintetase, outros responsáveis principalmente pelo catabolismo (p. ex., mucosa intestinal e leucócitos), processo mediado pela enzima glutaminase (**Figura 15.4**). O dinamismo acerca da utilização de glutamina pelo corpo dependerá de diversos fatores, como citado anteriormente. Por exemplo, a redução da disponibilidade de carboidratos[57] e aminoácidos[58] pode modificar o *turnover* glutamínico.

Apesar da síntese endógena diária, é possível que, em determinadas situações fisiológicas (p. ex., exercício físico extenuante)[59] e fisiopatológicas (p. ex., câncer e sepse),[60,61] essa produção seja insuficiente. Logo, ponderar esses fatores é importante para considerar a necessidade de suplementação de glutamina. Considerando a ampla utilização por entusiastas, muitas vezes fomentados, de maneira desnecessária, pelas redes sociais, serão apresentados a seguir tópicos significativos para reflexões mais profundas sobre o uso de glutamina aos que praticam diferentes tipos de exercícios físicos, perpassando pela fadiga e imunoproteção. As causas da fadiga durante o exercício físico são múltiplas.[62] Embora sejam comuns, as seguintes causas são destacadas como principais: acúmulo de prótons (H^+) na célula muscular,[63] depleção de reservas energéticas (fosfocreatina e glicogênio),[64] acúmulo de amônia,[65] estresse oxidativo, dano muscular e mudanças na síntese de neurotransmissores.[66]

Nesse contexto, diversos recursos nutricionais são investigados para reduzir a fadiga mediada pelo exercício físico, em especial os aminoácidos. Entre eles, a glutamina, cuja suplementação é proposta para diferentes vertentes atreladas ao exercício físico, sendo estudada desde a década de 1980 como potencial agente capaz de melhorar a *performance* física.[67]

Para além disso, no cenário do exercício físico, explora-se sobre os efeitos da glutamina como molécula imunomoduladora[68] e recuperadora dos danos musculares causados no decorrer do treinamento físico.[69] A despeito do desempenho esportivo, acredita-se que a glutamina possa colaborar de diferentes maneiras, uma vez que (1) é o

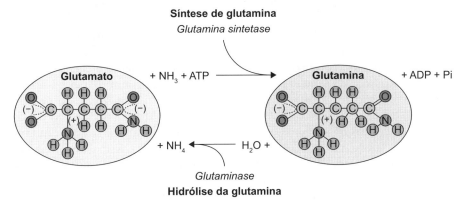

Figura 15.4 Síntese e degradação da glutamina. (Adaptada de Cruzat et al.[59])

mais abundante aminoácido glicogênico, aumentando a formação de glicose no fígado;[52] (2) promove a ativação da enzima glicogênio sintase, favorecendo a formação do glicogênio;[70] (3) é caracterizada como a principal molécula não tóxica carreadora de amônia[71] e, por fim, (4) é considerada uma molécula atenuadora do dano muscular, pelo seu papel antioxidante relacionado à síntese de glutationa.[59]

Recentemente, Coqueiro et al.[67] descreveram os efeitos da glutamina como um recurso ergogênico. Os autores sugerem que a glutamina pode colaborar para a síntese de glicogênio, embora os estudos sobre o tema ainda sejam escassos. Nesse contexto, é importante considerar que a própria adição de proteína (rica em glutamina) à refeição/bebida rica em carboidratos ≥ 1,2 g/kg/h após o exercício não promove grandes contribuições à glicogênese, exceto quando a ingestão de carboidratos é subótima ≤ 0,8 g/kg/h.[72] Além disso, apesar de a glutamina diminuir os níveis sanguíneos de marcadores de lesão, como creatinoquinase (CK) e lactato desidrogenase (LDH), seus efeitos no desempenho físico são limitados pelas evidências disponíveis atualmente.

Por fim, os autores discutem sobre os estudos terem sido feitos, sobretudo, em modelo animal, sendo, portanto, limitada a capacidade de extrapolação dos dados (validade externa e ecológica).[67]

Outras pesquisas conduzidas testaram os efeitos da suplementação de glutamina em esportes realizados em condições extremas. Caris et al.[73] investigaram os efeitos da suplementação de glutamina sobre parâmetros imunológicos após exercício físico intenso realizado em alta altitude. Esses autores verificaram que a suplementação de carboidratos gerou efeitos superiores à suplementação de glutamina na resposta anti-inflamatória.[73]

Mais recentemente, Caris et al.[74] observaram que a suplementação crônica de glutamina (6 dias antes), associada à suplementação de carboidratos durante uma sessão de exercício em 4.500 m de altitude, foi capaz de atenuar a queda da glutaminemia imediatamente após o exercício físico e 2 horas após, e também colaborou para a redução dos níveis do fator de necrose tumoral alfa (TNF-α), sugerindo o papel anti-inflamatório da suplementação.[74]

Nesse sentido, Quaresma et al.[75] investigaram os efeitos da suplementação de glutamina sobre parâmetros de humor e cognição em exercícios feitos em hipoxia. Contudo, apesar dos mecanismos descritos, ainda faltam evidências clínicas que sustentem a suplementação de glutamina para melhorar os parâmetros psicobiológicos.[75] Desse modo, pode-se teorizar que a suplementação de glutamina parece exercer efeitos positivos de acordo com a condição em que o exercício físico é feito. Entretanto, recentemente, Stellingwerff et al.[76] revisaram as principais estratégias nutricionais para esportes realizados em diferentes níveis de altitude e não elencaram a glutamina como potencial agente capaz de melhorar o desempenho ou o estado de saúde nessa condição.[76]

No que se refere ao sistema imune, a suplementação de glutamina no esporte é frequentemente elencada, haja vista o seu importante papel na atividade de células imunológicas, sobretudo os linfócitos. Afora isso, os níveis circulantes de glutamina estão diminuídos após exercícios físicos prolongados e extenuantes, sendo intuitivo pensar no uso da glutamina para evitar infecções oportunistas oriundas dos distúrbios imunológicos causados pelo exercício físico. Entretanto, as evidências disponíveis são limitadas no que diz respeito ao consumo de glutamina para manutenção do sistema imune de sujeitos que realizam exercício físico.[77-79] Ainda, aponta-se que a resistência, considerada "a força do armamento/maquinário imunológico" de atletas, não é suprimida pelo treinamento. Assim, suplementos alimentares com o intuito de potencializar a resistência imunológica mostram resultados limitados.[80]

Recentemente, Ahmadi et al.[81] conduziram uma revisão sistemática e metanálise cujo objetivo foi verificar os efeitos da suplementação de glutamina sobre a *performance* física, a composição corporal e a função imunológica. Os autores concluíram que a suplementação de glutamina não foi associada à melhora dos parâmetros avaliados.[81] Estudos prévios sugerem uma relação indispensável entre a glutamina e as células intestinais, uma vez que a glutamina desempenha um papel importante sobre a barreira física do intestino, regulando a proliferação, o reparo e a funcionalidade das proteínas de barreira, reduzindo a permeabilidade intestinal.[53]

O vazamento do intestino (*leaky gut syndrome*) está associado a diferentes tipos de fatores estressores, como doenças[82] e alterações na flora intestinal.[83] Em diferentes doenças intestinais, como a síndrome do intestino irritável, ou na doença autoimune, a translocação bacteriana mediada pelo aumento da permeabilidade intestinal e o potencial efeito positivo da glutamina são amplamente discutidos.[84]

Diante do exposto, além da síntese endógena diária, é fundamental ressaltar que a glutamina é encontrada em grandes concentrações em alimentos proteicos vegetais e animais. Portanto, acredita-se que, a partir de uma dieta balanceada, seja possível obter quantidades adequadas de glutamina e, por isso, a suplementação não é fomentada para manutenção do sistema imune ou prevenção de doenças, e, muito provável, para diferentes outros desfechos de saúde em pessoas saudáveis.[51]

Atualmente, tal fato deve ser esclarecido, uma vez que, infelizmente, em decorrência das preocupações acerca do sistema imune, tem sido propagado o uso de "*shots*" imunológicos com altas doses de glutamina, embora a evidência científica que respalda esse tipo de estratégia seja inexistente. Além disso, especula-se que a hiperglutaminemia possa afetar o efluxo de glutamato do cérebro, gerando efeitos neurotóxicos;[85] são necessários estudos robustos para identificar, também, potenciais efeitos negativos da suplementação de glutamina, em especial quando não orientada de maneira adequada.

No ano de 2020, em decorrência da pandemia do novo coronavírus (SARS-CoV-2), a propagação de informações com pouco ou nenhum respaldo científico alcançou níveis alarmantes. Entre elas, as conhecidas *fake news* divulgando o uso de glutamina para evitar a infecção pelo coronavírus estavam presentes. Apesar da importância da glutamina ao funcionamento das células imunológicas, inferir que sua suplementação seja capaz de reduzir a incidência de infecções por SARS-CoV-2 e a manifestação de causas mais graves da COVID-19 é incerto e potencialmente perigoso, pois dá a falsa ideia de proteção aos que usam glutamina.

Assim, guiando-nos pelas evidências científicas atuais da glutamina, embora seja um aminoácido imprescindível à saúde humana, a suplementação parece não ser necessária, sobretudo quando a ingestão alimentar estiver adequada.

Em situações patológicas, deve-se avaliar com cautela se a necessidade de suplementação é imprescindível. Na Figura 15.5, ilustramos a quantidade de glutamina em 100 g de alimentos de fontes animal e vegetal.

Suplementação com aminoácidos de cadeia ramificada

Aminoácidos de cadeia ramificada, do inglês *branched-chain amino acids* (BCAA), leucina, isoleucina e valina são famosos e utilizados em larga escala por entusiastas do exercício físico e atletas. Também são um suplemento usado na nutrição hospitalar para adultos e crianças[86-88] em diversas condições fisiopatológicas.

O *turnover* proteico, descrito pelo equilíbrio dinâmico entre síntese e degradação proteica, é o centro das atenções acerca da suplementação de BCAA. No decorrer do tempo, o aumento da síntese proteica e da redução da degradação proteica pode promover o incremento da massa muscular (hipertrofia muscular). Contudo, é importante considerar o abismo entre o aumento agudo da síntese proteica muscular e a hipertrofia muscular. Entre esse abismo, encontram-se diversos fatores considerados importantes para aumentar a massa muscular, como: treinamento de força, sono, nutrição, hormônios, idade e potencial genético.

Os BCAA fazem parte dos aminoácidos essenciais não sintetizados pelo corpo e que, portanto, devem ser obtidos pela dieta. O pressuposto teórico que sustenta sua utilização é pautado na possibilidade de os BCAA aumentarem a síntese proteica, o ambiente anabólico e, por isso, a massa muscular. Contudo, esse processo não é tão simples. O equilíbrio entre síntese e degradação é orquestrado por diversas proteínas e pelo *status* nutricional do tecido muscular. Atualmente, o uso dos BCAA não é respaldado pelas evidências científicas disponíveis para hipertrofia muscular.[89]

No que diz respeito ao desempenho esportivo, os BCAAs não encontram respaldo científico para prescrição. Conforme exposto no Capítulo 16, *Suplementação Alimentar no Desempenho Esportivo: Evidências Científicas*, poucos são os suplementos ergogênicos com comprovação. No entanto, com base no mecanismo de fadiga central, que envolve a disponibilidade de BCAA no sangue e níveis de triptofano e serotonina no cérebro, recentes evidências tentam

g/100 g alimento	Bife bovino 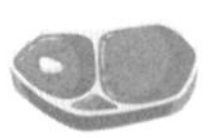	Leite 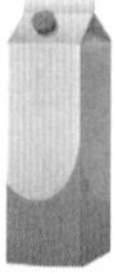	Arroz branco 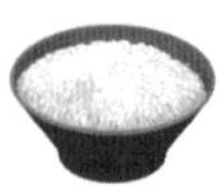	Milho 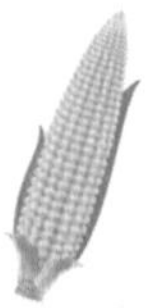	Tofu 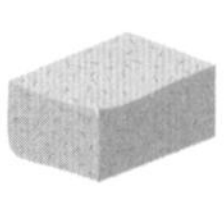	Ovo 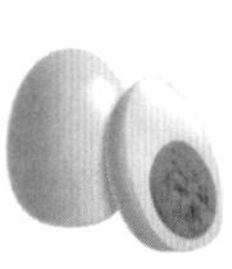
Proteína	25,9	3,4	2,7	2,5	6,6	12,6
Glutamina	1,2	0,3	0,3	0,4	0,6	0,6
Glutamato	2,7	0,4	0,2	0,05	0,7	1,0
Leucina	2,2	0,4	0,2	0,4	0,5	0,9

Figura 15.5 Quantidade de glutamina por porção de 100 g de alimentos de fontes animal e vegetal. (Adaptada de Cruzat et al.[51])

mostrar os efeitos positivos dos BCAA sobre o desempenho.

Por exemplo, AbuMoh'd et al.[90] conduziram um estudo randomizado, duplo-cego, controlado por placebo e *cross-over*. Os autores ofertaram 20 g de BCAA (300 mg de valina, 250 mg de leucina e 100 mg de isoleucina por grama) antes do exercício físico (1 hora), e observaram que a suplementação de BCAA aumentou o tempo até exaustão em 3,81 minutos (*effect size Cohen's d* de 1,3; $p = 0,001$) em comparação ao grupo placebo. Apesar dos resultados positivos, é importante considerar o rigor metodológico, sobretudo na análise estatística proposta. Além disso, a dose de BCAA utilizada no estudo é elevada, diferente do que é geralmente consumido pelos entusiastas (1 a 2 g) antes do exercício físico.[89]

Outro estudo recente, de Gervasi et al.,[91] cujo delineamento foi duplo-cego e controlado por placebo, investigou os efeitos dos BCAAs sobre a *performance*. Trinta e dois (20 homens e 12 mulheres) estudantes universitários não treinados foram submetidos a exercício de alta intensidade (dez *sprints* de 90 segundos [90% Wpico] e dez fases de recuperação de 3 minutos [55% Wpico]) feito na bicicleta. Durante 9 semanas, os estudantes foram submetidos a treinamentos específicos, e após esse período, a *performance* foi avaliada. O grupo suplementado ingeriu 13,2 g de carboidratos, 3,2 g de BCAA e 1,6 g de L-alanina 1 hora antes de cada sessão de treinamento. Os autores observaram que o tempo até a exaustão foi maior no grupo submetido à suplementação (517 ± 210 segundos) *versus* placebo (321 ± 214 segundos) ($p = 0,025$; *effect size* η2 parcial de 0,2 – efeito médio). Todavia, não foi possível inferir efeito exclusivo dos BCAAs, uma vez que o grupo submetido à suplementação ingeria carboidratos, enquanto o grupo placebo, não.

Por fim, alguns estudos que avaliaram os efeitos da suplementação de BCAA sobre parâmetros de dor indicaram efeito positivo. Contudo, a relevância do efeito, principalmente na função muscular, pareceu incerta.[92-94] Estudos com adequada ingestão proteica e comparações com proteína completa são necessários para melhor compreensão dos efeitos dos BCAA sobre a recuperação muscular.

Apesar dos achados desses autores, estudos anteriores não mostraram efeito positivo da suplementação de BCAA sobre a *performance*.[47,95,96] Além disso, os principais consensos de suplementação não sugerem o uso de BCAA para melhora do desempenho.[97-99]

Finalmente, é fundamental considerar que, a partir do consumo proteico adequado de proteínas no decorrer do dia por meio da alimentação, é possível obter, em quantidades adequadas, todos os aminoácidos essenciais e não essenciais.

Suplementação com arginina

A arginina (Arg) é um aminoácido não essencial sintetizado a partir de prolina, glutamato e glutamina[100,101] ou obtido por meio da alimentação.[102] Ela participa de diversas vias bioquímicas no organismo, e seu potencial efeito benéfico é atribuído, em especial, à vasodilatação mediada pelo óxido nítrico (ON), produto da via arginina-óxido nítrico. Além disso, a Arg participa da síntese de creatina, substância que favorece a formação de ATP, sobretudo em exercícios de alta intensidade.[103] Por ambas as razões, a suplementação de Arg é feita por esportistas e atletas para melhorar o desempenho esportivo.[104]

O ON é capaz de aumentar o fluxo sanguíneo e melhorar a contração muscular, a cinética de oxigênio e a biogênese mitocondrial.[105] Contudo, a maioria dos estudos com atletas treinados (*endurance* e força) fracassou ao tentar identificar vasodilatação em resposta à suplementação de Arg,[106-110] de modo que as evidências científicas positivas de ergogenia, a partir da suplementação de Arg, são consideradas escassas.[111] É interessante dizer que a Arg parece participar da síntese do hormônio do crescimento (GH), atribuindo a ela um potencial efeito sobre o anabolismo proteico muscular.[112] Nas últimas décadas, diversos suplementos que prometiam aumentar os níveis de GH a base de Arg foram vendidos, com o intuito de aumentar a massa muscular. Todavia, os efeitos sobre o tecido muscular, principalmente hipertrofia muscular, são inconclusivos.[113] Outros mecanismos para suplementação de Arg são propostos, como redução de amônia, lactato, ácidos graxos e oxidação de gordura após o exercício físico,[114] bem como o aumento dos níveis de glicerol e da oxidação de carboidratos.[115,116]

Uma recente revisão sistemática e metanálise, publicada por Viribay et al.,[117] identificou potenciais efeitos positivos da suplementação de Arg sobre parâmetros de *performance* de exercícios contínuos e curtos de alta intensidade. É importante, no entanto, considerar que, dos 18 estudos incluídos, 13 pontuavam ao menos em um quesito para alto risco de viés. Cinco estudos usaram Arg 60 minutos antes do exercício; dois estudos, 90 minutos antes; um estudo, 80 minutos antes; um estudo, 4 horas e 30 minutos antes; e outro estudo, 60 e 30 minutos antes. Sete estudos usaram Arg de forma crônica. Em três estudos, a suplementação foi feita por 4 semanas; em um estudo, por 7 dias; em um estudo, por 14 dias; em outro, por 45 dias; e, finalmente, em um estudo, por 56 dias (8 semanas). Portanto, é possível perceber que os protocolos de suplementação são, de modo geral, heterogêneos. Isso também serve para a dosagem, que variou entre 2 e 12 g/dia; a dose mais utilizada foi a de 6 g/dia (oito estudos).

Em exercícios submáximos, abaixo do $VO_{2máx}$, dos 11 estudos inseridos, apenas quatro identificaram melhora da *performance*. Para exercícios acima do $VO_{2máx}$, dos dez estudos avaliados, oito não identificaram melhora do desempenho. Na metanálise, o efeito da Arg em exercícios submáximos, apesar do número de estudos negativos, foi grande (0,84; 95% IC 0,12 a 1,56; $p = 0,02$). Entretanto, os estudos foram considerados heterogêneos ($I^2 = 89\%$; $p < 0,001$).

Para os estudos que avaliaram exercícios acima do $VO_{2máx}$, o efeito observado foi pequeno (0,24; 95% IC 0,05 a 0,43; $p = 0,01$); no entanto, com menor inconsistência entre os estudos ($I^2 = 0\%$; $p = 0,85$). Apesar dos efeitos positivos oriundos da metanálise, a maioria dos trabalhos não identificou efeitos ergogênicos positivos. Desse modo, somando o risco de viés apresentado pelos autores, ainda é cedo para concluir que a Arg favorece melhora do desempenho.[117] Finalmente, é possível considerar que os efeitos da Arg, de maneira isolada, sejam reduzidos em razão de sua baixa biodisponibilidade. Sugere-se que a combinação de Arg e L-citrulina (Cit) melhore o aproveitamento da Arg pelo organismo.

Suplementação com citrulina

A L-citrulina (Cit) é um aminoácido não essencial que, por anos, foi considerado apenas um intermediário do ciclo da ureia. No entanto, evidências positivas[118,119] e negativas[120] sugerem potenciais efeitos no organismo relacionados à mudança da composição corporal e do desempenho esportivo. Além disso, acerca dos efeitos sobre parâmetros de saúde, o uso de Cit, especialmente pelo potencial efeito mitigador de espécies reativas ao oxigênio, tem sido proposto para melhorar a função endotelial,[121] a pressão arterial[122] e a saúde cardiometabólica.[123]

Recentemente, Barkhidarian et al.[124] publicaram uma revisão sistemática e metanálise, cujo objetivo foi verificar o efeito da suplementação de Cit sobre a pressão arterial sistólica e diastólica. Esses autores identificaram, apesar da heterogeneidade dos estudos, efeitos positivos da suplementação de Cit. Todavia, outra revisão sistemática e metanálise, que realizou análises de sensibilidade, considerando a massa corporal como fator interveniente, não identificou efeitos da Cit sobre a pressão arterial.[125]

O consumo de Cit é bem comum por entusiastas do exercício físico, principalmente nas academias de musculação, geralmente em associação à Arg, citada anteriormente. A Cit, após reações bioquímicas, pode ser convertida à Arg.[126] Além disso, acredita-se que a suplementação, em conjunto, de Arg e Cit, seja capaz de melhorar a biodisponibilidade da Arg. No trato gastrintestinal (TGI), a Arg sofre ação da enzima arginase, reduzindo seu aproveitamento pelo corpo. É interessante levar em conta que a ação da arginase depende de aspectos fisiopatológicos. Estudos prévios identificaram que a atividade da arginase é maior em sujeitos com hipertensão arterial sistêmica (HAS) e diabetes *mellitus* (DM).[127,128]

A Cit, por sua vez, pode melhorar a biodisponibilidade da Arg de duas formas: (1) a Cit é capaz de inibir a enzima arginase no TGI e fígado; (2) a Cit é convertida em Arg na via Cit-Arg mediada pelas enzimas argininasuccinato-sintase e argininasuccinato-liase.[102,126] Portanto, esses mecanismos justificam o aumento plasmático de Arg, quando combinada com Cit (**Figura 15.6**).[129,130]

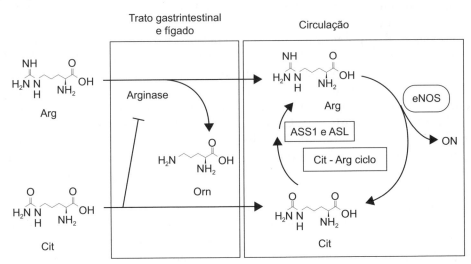

Figura 15.6 Interação entre arginina e citrulina. *Arg*, arginina; *ASL*, argininasuccinato-liase; *ASS1*, argininasuccinato-sintase; *Cit*, citrulina; *eNOS*, óxido nítrico sintase endotelial; *ON*, óxido nítrico; *Orn*, ornitina. (Adaptada de Suzuki et al.[130] e Curis et al.[102])

Além da relação entre Cit e Arg, alguns estudos sugerem que a Cit atenua a hipoperfusão esplânica mediada pelo exercício físico.[131] Esses mecanismos são propostos para justificar a suplementação de Cit e melhorar o desempenho. Todavia, os efeitos da suplementação de Cit são heterogêneos. Estudos que propuseram a suplementação aguda de Cit não identificaram melhora do desempenho.[120,132] Inclusive, Hickner et al.[120] verificaram piora do desempenho em resposta à suplementação (3 a 9 g) de Cit. Em contrapartida, outros estudos, que propuseram a crônica suplementação (7 dias) de Cit, verificaram efeitos positivos sobre o desempenho esportivo.[133,134]

Outros estudos com protocolos de exercício de força também verificaram efeitos positivos da suplementação de Cit sobre o desempenho.[135-137] Recentemente, Suzuki et al.[130] notaram que a combinação de Cit (1,2 g/dia) e Arg (1,2 g/dia) por 6 dias melhorou a *performance* em um teste de 10 minutos em jogadores de futebol.[130]

Trexler et al.[138] publicaram uma revisão sistemática e metanálise, avaliando os efeitos da suplementação de Cit sobre o desempenho em exercícios de força. Os autores observaram, apesar do efeito significativo da Cit *versus* placebo ($p = 0,036$), um tamanho de efeito pequeno (0,20). Esses autores especulam que o efeito podia ser positivo para atletas que se beneficiavam de mudanças marginais em provas de elevada competitividade.[138] Até o momento, no entanto, apesar dos interessantes mecanismos de ação propostos, considerar efeitos positivos da suplementação de Cit sobre o desempenho parece precoce, sobretudo para não atletas.

Suplementação com taurina

A taurina (Tau) é um beta-aminoácido encontrado em elevadas concentrações em diversas células do corpo. Por sua ampla participação em diversas vias bioquímicas, o uso da Tau em fórmulas infantis e bebidas energéticas tem sido cada vez mais comum. Em decorrência das suas funções, diversos estudos têm descrito a Tau como potencial aminoácido terapêutico.[139] Além disso, em alguns modelos experimentais, a deficiência de Tau parece afetar negativamente a expectativa de vida.[140] Desse modo, alguns autores classificam a Tau como um aminoácido condicionalmente essencial ou com propriedades funcionais relevantes à saúde humana.[141,142]

Estudos anteriores observaram que a Tau estava associada à redução do IMC e à redução do processo inflamatório.[143,144] Entretanto, as evidências sobre os efeitos da Tau ainda são, majoritariamente, obtidas com base em estudos em modelo animal; portanto, é antecipado extrapolar os resultados em humanos. A deficiência de Tau parece afetar o metabolismo energético cardíaco, reduzindo a atividade do complexo 1 da cadeia de transporte de elétrons e aumentando a razão $NADH/NAD^+$, que, por *feedback*, inibe as enzimas desidrogenases, que regulam o metabolismo energético.[145]

Outros mecanismos de atuação da Tau foram propostos. Acredita-se que ela atue como um agonista do ácido gama-aminobutírico (GABA) no sistema nervoso central (SNC),[146] nos processos de degradação proteica pela via ubiquitina proteassomo e de autofagia,[147] no equilíbrio intracelular de cálcio[147] e no estresse oxidativo do retículo endoplasmático.[148] Ademais, outros estudos sugerem efeitos antidepressivos da Tau.[149]

A partir desses mecanismos, o uso da Tau para prevenção e tratamento de diversas doenças é amplamente considerado. A **Figura 15.7** ilustra o papel da Tau em diversas condições.

Por ser beta-aminoácido, especula-se que níveis elevados de beta-alanina (hiper-beta-alaninemia) poderiam afetar, de maneira negativa, a homeostase da Tau. A beta-alanina compete com a Tau no processo de internalização nos tecidos por meio do transportador de Tau (Tau-T).[151] No entanto, a competição parece não modificar os efeitos dos aminoácidos quando ingeridos concomitantemente.[152] Por conta dessa competição potencial entre beta-alanina e Tau, é comum ver discussões fervorosas sobres os potenciais efeitos negativos a longo prazo da suplementação de beta-alanina. A beta-alanina será discutida com profundidade no Capítulo 16,

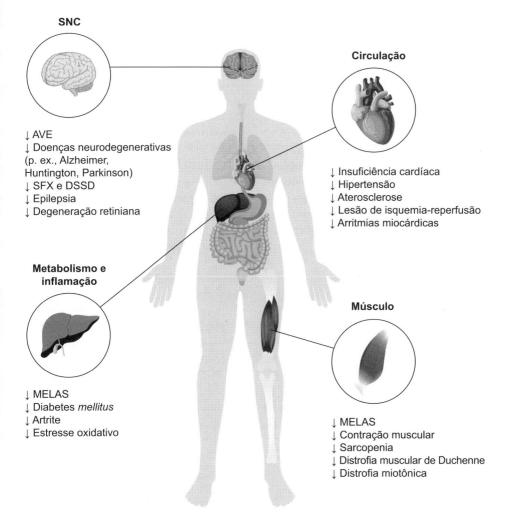

Figura 15.7 Potenciais efeitos protetores da taurina em diversas condições patológicas. *SNC*, sistema nervoso central; *AVE*, acidente vascular encefálico; *SFX*, síndrome da fragilidade do X; *DSSD*, deficiência da semialdeído succínico desidrogenase; *MELAS*, encefalopatia mitocondrial, acidose lática e episódios semelhantes a acidente vascular encefálico; ↓, redução; ↑, aumento. (Adaptada de Schaffer e Kim.[150])

Suplementação Alimentar no Desempenho Esportivo: Evidências Científicas. Contudo, recentemente, Saunders et al. verificaram que 24 semanas de suplementação de beta-alanina não afetaram o conteúdo muscular de Tau, reduzindo as preocupações acerca do efeito adverso da beta-alanina sobre o conteúdo muscular de Tau.[153] Nesse cenário, evidências sobre os efeitos ergogênicos da Tau são incertos.

Entre os mecanismos ergogênicos, propostos mediados pela Tau, estão: (1) aumento da captação de cálcio e liberação nos filamentos contrateis do músculo; (2) regulação da fluidez da membrana muscular; (3) tamponamento mitocondrial; e (4) aumento da lipólise.[154-157] De Carvalho et al.[157] avaliaram os efeitos da suplementação de Tau (6 g) 2 horas antes de um teste de esforço. Apesar de os autores não terem observado melhora da *performance*, os níveis de glicerol estavam 8% maiores no grupo Tau, em comparação ao grupo placebo.[157] Além do pequeno número de participantes na amostra, os autores usaram o glicerol como um marcador de lipólise. Apesar da quebra do triacilglicerol em ácidos graxos livres e glicerol, não se pode inferir que os ácidos graxos livres mobilizados foram captados pelo tecido muscular e betaoxidados na mitocôndria.

Milioni et al.[158] verificaram o efeito da suplementação aguda de Tau (6 g) *versus* placebo em um teste em esteira de alta intensidade (110% do consumo máximo de oxigênio). Na análise do tempo até a exaustão, os autores não observaram diferenças estatísticas entre os grupos ($p = 0,44$), com tamanho de efeito pequeno.

Waldron et al.[159] publicaram uma revisão sistemática e metanálise, cujo intuito foi verificar os efeitos da suplementação de Tau sobre o desempenho esportivo de atletas *de endurance*. Dez estudos foram incluídos na metanálise, sendo verificado tamanho de efeito pequeno a moderado sobre o desempenho geral (0,4; 95% IC 0,12 a 0,67; $p = 0,004$; Hedges'g).[159]

Na análise dos estudos que avaliaram o tempo até a exaustão, o mesmo tamanho de efeito foi notado (0,43; 95% IC 0,12 a 0,75; $p = 0,007$; Hedges'g). Os estudos inseridos foram considerados não claros ou de baixo risco de viés. Entretanto, devido à heterogeneidade (amostra, dosagem, período de suplementação), mais estudos são necessários para melhores conclusões sobre os efeitos ergogênico da Tau.[159] Logo, apesar da presença desse aminoácido em bebidas energéticas e a alegação de melhora do desempenho por entusiastas, a maioria dos estudos que objetivaram a verificação dos efeitos positivos da Tau sobre o desempenho esportivo falhou.[156,160,161]

No estudo de De Carvalho et al.,[161] no entanto, embora os autores não tenham verificado melhora do desempenho, também identificaram redução de marcadores de estresse oxidativo, efeito que vem ganhando notoriedade nos últimos anos.[162]

O pressuposto que justifica os efeitos antioxidantes da Tau é pautado nos efeitos oxidativos mediados pelo exercício físico ou por condições patológicas. Por exemplo, estudos anteriores evidenciaram que o exercício físico extenuante aumentava a produção mitocondrial de espécies reativas ao oxigênio.[163] Essas moléculas afetavam a homeostase da Tau no tecido muscular, comprometendo mecanismos de defesa antioxidante.[162]

Experimentos em modelo animal revelaram que a Tau colabora, de modo dose-dependente, na atividade das enzimas de defesa antioxidante, como glutationa peroxidase (GPx), superóxido dismutase (SOD) e catalase (CAT).[164] A **Figura 15.8** ilustra a relação entre exercício físico, Tau e estresse oxidativo.

Assim, é possível concluir que a Tau apresenta relação com diversos mecanismos no corpo humano. Por isso, merece mais estudos robustos, principalmente bem delineados, duplo-cego, randomizados e controlados por placebo, para melhor compreensão de seus efeitos, considerando os desfechos em saúde e no desempenho esportivo.

CONSIDERAÇÕES ADICIONAIS

Os suplementos citados anteriormente possuem baixa ou moderada evidência científica para utilização em diversos desfechos em saúde, sobretudo no desempenho esportivo.

É fundamental que o nutricionista compreenda que, antes de qualquer proposta de suplementação, deve considerar o desfecho clínico como elemento norteador da conduta. Logo, é possível que uma substância seja efetiva para determinado desfecho e irrelevante para outro. Este capítulo, de forma resumida, procura elucidar a respeito dos suplementos mais discutidos na atualidade, cujos níveis de evidência são insuficientes para a maioria dos desfechos clínicos.

Suplementos alimentares e emagrecimento

Neste livro, diversos capítulos tratam do tema emagrecimento. Ao longo do último século, especialmente após a transição nutricional, com o aumento do sobrepeso e da obesidade na população em diversos países, os estudos de emagrecimento aumentaram de maneira vertiginosa. Além disso, nas últimas décadas, o estabelecimento do

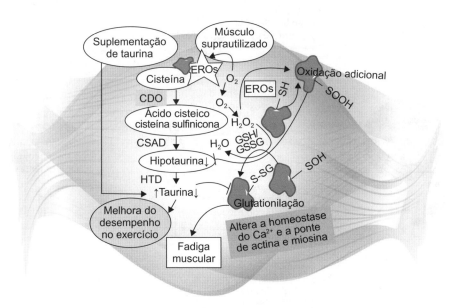

Figura 15.8 O exercício físico aumenta a produção de espécies reativas de oxigênio, as quais oxidam a cisteína, comprometendo os níveis de taurina e os mecanismos de defesa antioxidante. *CDO*, cisteína dioxigenase; *CSAD*, ácido sulfínico de cisteína descarboxilase; *EROs*, espécies reativas de oxigênio; *HTD*, hipotaurina desidrogenase; *GSH*, glutationa; *GSSG*, glutationa oxidada. (Adaptada de Thirupathi et al.[162])

padrão estético magro, julgado como adequado ao convívio em sociedade, fez com que diversos produtos milagrosos relacionados ao emagrecimento fossem criados.

No campo da nutrição, suplementos alimentares com esse propósito são criados diariamente. Chás, pílulas e formas mirabolantes para a obtenção de um corpo magro são promessas para o emagrecimento. Alguns clínicos, submersos no viés de confirmação, fomentam a suplementação de vários produtos, visando à redução de gordura corporal, apesar de centenas de estudos mostrarem que o principal elemento biológico para diminuição do tecido adiposo é o déficit calórico.

Geralmente, os suplementos são comercializados com o intuito de aumentar o gasto energético de repouso, a mobilização (lipólise) ou a oxidação (beta-oxidação) de ácidos graxos, ou reduzir a absorção de nutrientes e o apetite. Entretanto, diferentemente do que é fomentado nas mídias sociais, na indústria e por meio de clínicos enviesados, o efeito desses suplementos é muito pequeno ou nulo. Neste tópico, pretende-se esclarecer sobre o potencial mecanismo de ação e as evidências científicas mais atuais sobre os suplementos alimentares para o "emagrecimento". A **Figura 15.9** ilustra o pressuposto teórico para utilização de suplementos emagrecedores.

Breve revisão sobre metabolismo de lipídios

Em situações metabólicas específicas, geralmente durante o jejum e o exercício

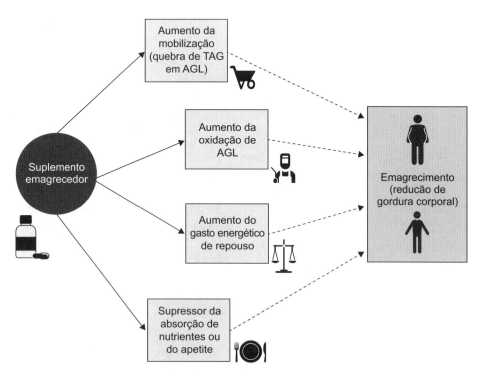

Figura 15.9 Mecanismos de ação hipotéticos dos suplementos emagrecedores. *AGL*, ácidos graxos livres; *TAG*, triacilgliceróis.

físico, diversos ajustes fisiológicos, bioquímicos e moleculares condicionam o corpo humano à mobilização (disponibilização) de substratos energéticos. Glicose e ácidos graxos são as principais moléculas oxidadas durante o exercício físico, uma vez que a extração energética de aminoácidos é pequena e, portanto, pouco considerada em situações de saúde e exercício físico.

A glicose é considerada o substrato energético preferencial em exercícios cuja intensidade é maior, ao passo que o ácido graxo é o substrato preferencial em exercícios de longa duração e baixa intensidade. Esse dinamismo no uso de substratos energéticos está descrito no Capítulo 17, *Integração das Vias Metabólicas Responsáveis pela Ressíntese de ATP*.

A oxidação dos substratos energéticos é dinâmica e depende de diferentes fatores, como nível de aptidão física do indivíduo, idade, sexo, ingestão de nutrientes e, obviamente, intensidade e características gerais do exercício físico.[8,165] Nesse sentido, especula-se que o consumo de agentes lipolíticos ou moduladores da oxidação de ácidos graxos consiga promover, em quantidades além das já obtidas pelo exercício físico, maiores taxas de utilização de gordura e, por conseguinte, incrementar o processo de emagrecimento. Entretanto, embora haja apelo da indústria para a comercialização de suplemento emagrecedores, não há evidências científicas robustas positivas para esse desfecho.

Cafeína

O efeito da cafeína como agente ergogênico será abordado no Capítulo 16, *Suplementação Alimentar no Desempenho Esportivo: Evidências Científicas*; no entanto, seu uso é comumente feito para redução de gordura corporal, desfecho que será discutido a seguir. A cafeína é capaz de minimizar, via SNC, a percepção de cansaço. Além disso, por muito tempo acreditou-se que seu efeito ergogênico era atribuído ao aumento do metabolismo lipídico, possibilitando menores taxas de glicogenólise muscular e melhora da *performance* em exercícios limitados pelo estoque de glicogênio. Porém, alguns estudos verificaram que a cafeína exerceu efeitos ergogênicos mesmo em exercícios de curta duração, não limitados pelo conteúdo de glicogênio muscular.

Sugere-se que a cafeína consiga aumentar as taxas de lipólise, otimizando a disponibilidade de ácidos graxos e, desse modo, maximizando a oxidação lipídica no músculo esquelético. Nesse cenário, o efeito especulatório da cafeína sobre o metabolismo de lipídios parece ser diversificado. A cafeína é capaz de aumentar a atividade do sistema nervoso simpático, elevando a liberação de epinefrina, importante hormônio responsável pela utilização de lipídios durante o exercício físico.[166] Além disso, em estudos *in vitro*, ela mostrou ser capaz de inibir a enzima fosfodiesterase, cuja função consiste em converter monofosfato de adenosina cíclico (cAMP) em AMP. O cAMP é fundamental para a ativação da lipase hormônio sensível (LHS), enzima determinante para a lipólise.[167]

Por fim, por reduzir a percepção de cansaço, indiretamente, a cafeína poderia: (1) aumentar o gasto energético mediado pelo exercício físico, ampliando a chance de criar um ambiente favorável para a utilização de gordura como fonte de energia;[168] (2) maximizar, por modular o volume e a intensidade, adaptações dos exercícios físicos predominantemente aeróbios e intensificar a síntese proteica mitocondrial, melhorando a eficiência de oxidação de gorduras no decorrer do tempo;[169] (3) modificar a ingestão alimentar, por aumentar a saciedade e reduzir a percepção de fome;[170] e (4) modular a termogênese mediada pelo tecido adiposo marrom.[171] Desse modo, diversos mecanismos são especulados para considerar a cafeína um agente emagrecedor (**Figura 15.10**).

Alguns estudos observacionais verificaram associação negativa entre o consumo de café/cafeína e a massa corporal.[172,173] Acerca dos estudos intervencionais, Tabrizi et al.[174] conduziram uma revisão sistemática e metanálise cujo objetivo foi verificar os efeitos do consumo de cafeína sobre a redução de massa corporal, IMC e massa gorda.

O período de intervenção variou entre 4 e 36 semanas, com doses de cafeína entre 60 e 4.000 mg/dia (mediana = 360 mg/dia). Os autores observaram que as pessoas que consumiram 2 mg/kg/dia *versus* 1 mg/kg/dia tiveram maior redução de massa corporal (22%), IMC (17%) e gordura corporal (28%). Entretanto, os autores apontam que os resultados encontrados não são relevantes clinicamente.[174] Além disso, considerar potenciais efeitos adversos com a suplementação de cafeína, como ansiedade, irritabilidade, problemas com sono e desconforto gastrintestinal, é fundamental. Desse modo, não se pode concluir, ao menos por ora, que a cafeína seja capaz de colaborar de maneira determinante no processo de emagrecimento.

L-carnitina

A utilização de L-carnitina (LC) tem sido estudada há décadas. Acredita-se que o seu consumo possa colaborar

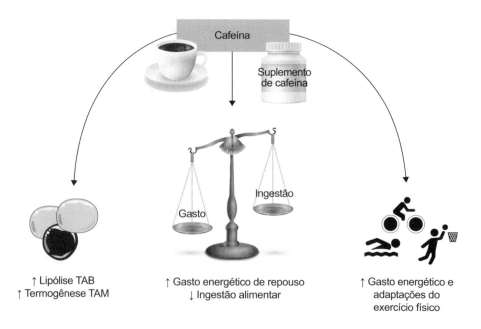

Figura 15.10 Possíveis mecanismos mediados pela cafeína para emagrecimento. *TAB*, tecido adiposo branco; *TAM*, tecido adiposo marrom.

para o aumento do transporte de ácidos graxos à mitocôndria para betaoxidação. A **Figura 15.11** ilustra o principal mecanismo biológico da LC, cuja função é transportar ácidos graxos através da membrana interna da mitocôndria, permitindo a oxidação intramitocondrial de ácidos graxos.

Entretanto, embora seja razoável e intuitivo pensar que a ingestão de LC colabore para o aumento da oxidação de gordura e, portanto, o emagrecimento, fatores que envolvem sua cinética e disponibilidade tecidual devem ser considerados com cautela. Após a ingestão, a LC é absorvida por meio de transportadores intestinais ou por difusão passiva. No entanto, a biodisponibilidade da LC, após doses entre 1 e 6 g é de 5 a 18%, ao passo que a biodisponibilidade da LC em alimentos é de cerca de 75%.

Rizza et al.[175] verificaram biodisponibilidades de 16 ± 3% e 14 ± 2% após a ingestão de 20 mg/kg (2 g) e 100 mg/kg (6 g), respectivamente. A razão da menor absorção da LC é atribuída à alta polaridade da molécula, o que impede sua difusão por meio da membrana lipídica. Em conjunto, os transportadores intestinais têm capacidades limitadas de absorção.[176]

A farmacocinética da LC é complexa e questionável quanto à sua internalização nos tecidos periféricos, principalmente no tecido muscular. Desse modo, a suplementação aguda ou a curto prazo parece pouco interferir na quantidade muscular de LC.[177] Todavia, estudos que submeteram pessoas à administração intravenosa crônica de LC notaram aumentos relevantes no músculo esquelético.[177] Ainda, pessoas vegetarianas, que não consomem carnitina por meio da alimentação em quantidades relevantes, não apresentam deficiência

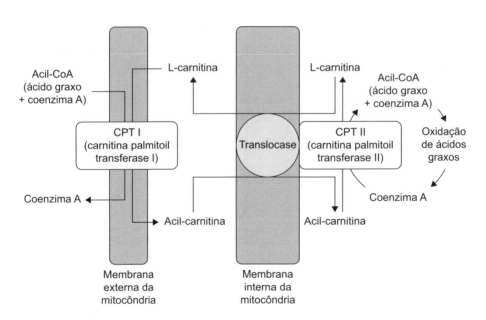

Figura 15.11 Principal mecanismo de ação das enzimas da família da L-carnitina. (Adaptada de Evans et al.[175])

desse aminoácido. Sugere-se que a excreção renal de carnitina reduza em função da menor disponibilidade dietética, reforçando o papel de mecanismos de compensação e homeostase sofisticados para manter os níveis ótimos de carnitina no corpo.[175] De todo modo, considerando a pequena disponibilidade da suplementação de LC e a baixa capacidade de captação pelo tecido muscular, os efeitos da LC dependentes da internalização muscular são questionáveis. Na **Figura 15.12**, podemos ver o modelo farmacocinético para a disposição da L-carnitina, utilizando os parâmetros relatados por Rebouche e Engel.[178]

O consumo de LC, por meio de alimentos e suplementos, também tem sido discutido como elemento responsável pelo desenvolvimento de desordens metabólicas. No trato gastrintestinal, a LC sofre ação de bactérias, produzindo um composto chamado trimetilamina (TMA). Esse composto, sobretudo no fígado, é metabolizado pela enzima flavina mono-oxigenase forma 3 (FMO3), produzindo trimetilamina-oxidada (TMAO).[179]

A TMAO, por sua vez, parece associar-se ao desenvolvimento de desordens metabólicas, atreladas à aterogênese, doença arterial periférica e doenças cardiovasculares.[179] Dessa maneira, é fundamental considerar, apesar de não estar claro, que potenciais malefícios podem ocorrer em resposta à suplementação, sobretudo crônica, de LC (**Figura 15.13**).[180]

A despeito do emagrecimento, os efeitos da suplementação crônica de LC são controversos. Como citado anteriormente, diversos mecanismos tentam explicar tais limitações. Diversos estudos clínicos investigaram os efeitos da suplementação de LC sobre a composição corporal. Talenezhad et al.[181] sintetizaram esses estudos em uma revisão

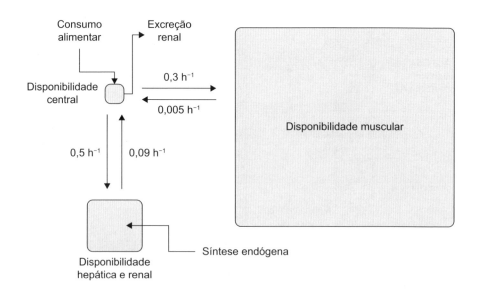

Figura 15.12 Modelo farmacocinético para a disposição da L-carnitina. Os valores representam as taxas fracionárias de cada compartimento que se move para o compartimento receptor por unidade de tempo (p. ex., 0,005 h^{-1} = 5%/h).

CAPÍTULO 15 • **Suplementos Alimentares com Baixo Nível de Evidência Científica** 227

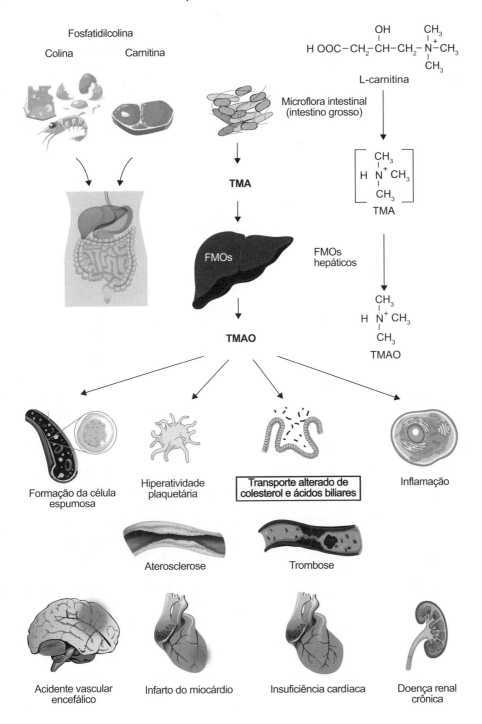

Figura 15.13 Mecanismos propostos para explicar os efeitos prejudiciais do consumo elevado de L-carnitina mediados pela trimetilamina-oxidada. *FMOs*, flavinas mono-oxigenases; *TMA*, trimetilamina; *TMAO*, trimetilamina-oxidada. (Adaptada de Nam.[180])

sistemática e metanálise. Os autores inseriram 37 estudos clínicos na revisão, cuja qualidade, de acordo com a ferramenta de análise de risco de viés da Cochrane, indicou: 11 estudos de boa qualidade, 9 considerados com qualidade não clara e 17 estudos de baixa qualidade.[181] Entre os estudos inseridos, poucos consideraram os parâmetros antropométricos robustos como desfecho primário.

Quanto aos efeitos da LC sobre o IMC, em análise de 33 estudos e 2.120 pessoas, verificou-se a diminuição de 0,24 kg/m² (95% IC: −0,36 até −0,10). Entretanto, na análise de subgrupo, pode-se notar que esses achados foram vistos apenas em pessoas que vivem com obesidade, em que a suplementação de LC foi associada à dieta hipocalórica, ao exercício físico e a drogas para emagrecimento.

Finalmente, é importante destacar que os estudos com alta qualidade metodológica não encontraram efeitos significativos. Na análise da massa corporal, 24 estudos foram considerados, totalizando 1.520 pessoas. Os autores observaram que as pessoas suplementadas com LC perderam 1,21 kg (95% IC: −1,73 até −0,68).

A análise de subgrupo revelou redução de 1,53 e 1,29 kg, em comparação aos indivíduos do grupo controle às pessoas que vivem com obesidade de sobrepeso, respectivamente. Contudo, esses efeitos são indicados quando os participantes são submetidos a exercício físico, restrição calórica e drogas para emagrecimento. Ao passo que o uso isolado da LC gerou redução de aproximadamente 900 g (95% IC: −1,66 até −0,16).

Por fim, os efeitos da LC sobre a massa gorda são mais escassos. Nessa revisão, por exemplo, para checar o desfecho, apenas cinco estudos foram incluídos, contemplando 267 pessoas. Os autores verificaram redução de −2,08 kg de massa gorda (95% IC −3,44 até −0,72). Interessante dizer que ao excluir um estudo da análise realizada,[182] os efeitos da redução de gordura corporal não são mais significativos. Além disso, os autores, ao considerarem apenas os estudos de baixo risco de viés, isto é, com maior qualidade metodológica (validade interna), não confirmaram os efeitos da LC sobre os parâmetros de composição corporal.

Também se deve levar em conta a heterogeneidade dos estudos (com período de suplementação variando entre menos de 12 semanas e maior ou igual a 12 semanas, e doses entre < 2.000 mg/dia e ≥ 2.000 mg/dia) e as características dos participantes.[183] Apesar dos resultados encontrados nessa revisão sistemática, é importante trazer à tona a magnitude de redução da massa corporal e, por conseguinte, a relevância clínica desses achados. Considerando a complexidade do processo de emagrecimento, bem como os diversos elementos que dificultam seu êxito, é pouco provável que a suplementação de LC colabore, efetivamente, para a redução de massa gorda de maneira duradoura.

Triacilglicerol de cadeia média

Nos últimos anos, principalmente devido aos entusiastas do exercício físico, do emagrecimento e até mesmo da indústria de suplementos alimentares, o TCM, isolado ou presente no OC, tem sido utilizado como recurso para potencializar o processo de emagrecimento. Essa hipótese se deve, sobretudo, à rápida digestão e metabolização dos TCMs.

Os TCMs, após a ingestão, sofrem rápida digestão e absorção, principalmente os TCMs constituídos pelos ácidos graxos caproico (6:0), caprílico (8:0) e cáprico (10:0). Além disso, embora o ácido graxo láurico (12:0) seja caracterizado como AGCM, seu processo de absorção e distribuição pelo corpo pode ser mais lento, uma vez que, além da sua estrutura química ser maior (12 carbonos), ele também é transportado pelos quilomícrons sintetizados no enterócito, cujo processo de transporte é naturalmente mais lento.[183,184]

Ainda, embora seja comum elencar o OC como fonte de TCM, deve-se considerar que cerca de 50% da sua composição é de ácido láurico. Ao passo que 25% dos seus componentes são ácidos graxos mirístico (14:0) e palmítico (16:0), reconhecidos como ácidos graxos de cadeia longa (AGCL). Logo, pode-se afirmar que: (1) OC não é constituído exclusivamente de AGCM; (2) ácido graxo láurico pode, diferente dos demais AGCM, ter seu transporte mais lento.[185]

Efeito do triacilglicerol de cadeia média sobre o emagrecimento

Estudos anteriores observaram que os TCM geravam maior efeito térmico em comparação aos TCL.[186,187] Por isso, especulou-se que esse feito poderia ser relevante para a redução de gordura corporal no decorrer do tempo.

Em 2015, Mumme e Stonehouse[188] publicaram uma revisão sistemática e metanálise, cujo objetivo foi averiguar os efeitos do TCM sobre a massa corporal e a composição corporal. Os estudos incluídos, no entanto, foram considerados, em maioria, de risco incerto de viés, uma vez que, de acordo com a análise realizada, não se pôde obter muitas informações importantes para categorizar os estudos em baixo, médio ou alto risco de viés. Após a inclusão de 16 estudos (12 paralelos e 4 *cross-over*), pôde-se verificar que o TCM colaborou para a redução de 0,51 kg (95% IC −0,80 até −0,23) na massa corporal, ao longo de 10 semanas em média. Na análise específica para massa gorda total, pôde-se notar uma redução de aproximadamente 0,39 kg (95% IC −0,57 até −0,22). Avaliando os subgrupos, os autores perceberam que as intervenções com período maior que 12 semanas, bem como aquelas que usaram doses menores do que 8% do gasto energético total provindo de TCM, colaboraram para os achados encontrados.

Ademais, deve-se ressaltar que os estudos fomentados pela indústria geraram resultados mais positivos em comparação aos sem incentivo. Tal fato deve ser enaltecido, uma vez que estudos anteriores revelaram que análises oriundas da indústria tendiam a ser enviesadas, mostrando assim resultados mais positivos em comparação aos que eram feitos por órgãos acadêmicos.[189] Todavia, como citado, os autores concluíram, de forma cautelosa, os resultados da metanálise, uma vez que a descrição de elementos fundamentais para melhor interpretação dos estudos foi considerada inadequada e, portanto, qualquer especulação (validade externa) pode ser perigosa e errônea.

Entretanto, deve-se deixar claro que diminuições de cerca de 500 g na massa corporal total ou de 400 g na massa gorda são irrelevantes ao longo do tempo. No mesmo ano, Bueno et al.[190] conduziram uma revisão sistemática e metanálise e encontraram resultados semelhantes, esclarecendo que substituir lipídios de cadeia longa por cadeia média para emagrecimento não é incentivado, uma vez que os estudos disponíveis são de baixa qualidade metodológica.[190]

CONSIDERAÇÕES FINAIS

Reduzir a gordura corporal é o objetivo de milhares de pessoas em todo o mundo. Diversas intervenções são propostas para esse fim; entre elas, a suplementação de potenciais agentes lipolíticos, moduladores da oxidação de gordura ou sacietogênico. As evidências científicas positivas para o emagrecimento com essas substâncias são escassas, de modo que, atualmente, entende-se que o uso de suplementos favorece, no máximo, resultados triviais, no complexo, amplo e multifatorial desfecho, que é o emagrecimento. Nesse cenário, chás,[191-193] picolinato de cromo[194-196] e diversas combinações de substâncias são usadas para reduzir a gordura corporal, mas, assim como as substâncias citadas anteriormente, as evidências disponíveis na literatura não sustentam a sua utilização.

Finalmente, é fundamental esclarecer a diferença entre resultados positivos e resultados clinicamente relevantes. Por ingenuidade, alguns utilizam evidências obtidas em modelos animais para concluírem efeitos clínicos ou, ainda, diferenças obtidas apenas na análise estatística para concluir efeito clínico. Para a adequada prática baseada em evidências, é necessário que os profissionais que trabalham com emagrecimento entendam sobre a relevância clínica dos resultados dos estudos publicados sobre a temática.

REFERÊNCIAS BIBLIOGRÁFICAS

1. Saggerson ED, Carpenter CA. Carnitine palmitoyltransferase and carnitine octanoyltransferase activities in liver, kidney cortex, adipocyte, lactating mammary gland, skeletal muscle and heart. Relative activities, latency and effect of malonyl CoA. FEBS Lett. 1981;129(2):229-32.
2. Jong-Yeon K, Hickner RC, Dohm GL, et al. Long- and medium-chain fatty acid oxidation is increased in exercise-trained human skeletal muscle. Metabolism. 2002;51(4):460-4.
3. Brouns F, van der Vusse GJ. Utilization of lipids during exercise in human subjects: metabolic and dietary constraints. Br J Nutr. 1998;79(2):117-28.
4. Bach AC, Babayan VK. Medium-chain triglycerides: an update. Am J Clin Nutr. 1982;36(5):950-62.
5. Taylor MK, Swerdlow RH, Sullivan DK. Dietary neuroketotherapeutics for Alzheimer's disease: an evidence update and the potential role for diet quality. Nutrients. 2019;11(8):1910.
6. Ivy JL, Costill DL, Fink WJ, Maglischo E. Contribution of medium and long chain triglyceride intake to energy metabolism during prolonged exercise. Int J Sports Med. 1980;01(1):15-20.
7. Décombaz J, Arnaud MJ, Milon H, et al. Energy metabolism of medium-chain triglycerides versus carbohydrates during exercise. Eur J Appl Physiol Occup Physiol. 1983;52:9-14.
8. Horowitz JF, Klein S. Lipid metabolism during endurance exercise. Am J Clin Nutr. 2000;72(2 Suppl):558S-63S.
9. Massicotte D, Peronnet F, Brisson GR, Hillaire-Marcel C. Oxidation of exogenous medium-chain free fatty acids during prolonged exercise: comparison with glucose. J Appl Physiol (1985). 1992;73(4):1334-9.
10. Misell LM, Lagomarcino ND, Schuster V, Kern M. Chronic medium-chain triacylglycerol consumption and endurance performance in trained runners. J Sports Med Phys Fitness. 2001;41(2):210-5.
11. Jeukendrup AE, Aldred S. Fat supplementation, health, and endurance performance. Nutrition. 2004;20(7-8):678-88.
12. Jeukendrup AE, Thielen JJ, Wagenmakers AJ, Brouns F, Saris WH. Effect of medium-chain triacylglycerol and carbohydrate ingestion during exercise on substrate utilization and subsequent cycling performance. Am J Clin Nutr. 1998;67(3):397-404.
13. Thomas DT, Erdman KA, Burke LM. Position of the Academy of Nutrition and Dietetics, Dietitians of Canada, and the American College of Sports Medicine: nutrition and athletic performance. J Acad Nutr Diet. 2016;116(3):501-28.
14. De Oliveira EP, Burini RC, Jeukendrup A. Gastrointestinal complaints during exercise: prevalence, etiology,

and nutritional recommendations. Sports Med. 2014;44(Suppl 1):S79-85.
15. Borba GL, Batista JSF, Novais LMQ, et al. Acute caffeine and coconut oil intake, isolated or combined, does not improve running times of recreational runners: a randomized, placebo-controlled and crossover study. Nutrients. 2019;11(7):1661.
16. Burke LM. Re-examining high-fat diets for sports performance: did we call the 'nail in the coffin' too soon? Sports Med. 2015;45(Suppl 1):S33-49.
17. Pinckaers PJM, Churchward-Venne TA, Bailey D, van Loon LJC. Ketone bodies and exercise performance: the next magic bullet or merely hype? Sports Med. 2017;47(3):383-91.
18. Newman JC, Verdin E. Ketone bodies as signaling metabolites. Trends Endocrinol Metab. 2014;25:42-52.
19. Robinson AM, Williamson DH. Physiological roles of ketone bodies as substrates and signals in mammalian tissues. Physiol Rev. 1980;60:143-87.
20. Balasse EO, Féry F. Ketone body production and disposal: effects of fasting, diabetes, and exercise. Diabetes Metab Rev. 1989;5(3):247-70.
21. Cox PJ, Kirk T, Ashmore T, Willerton K, et al. Nutritional ketosis alters fuel preference and thereby endurance performance in athletes. Cell Metab. 2016;24(2):256-68.
22. Longo VD, Panda S. Fasting, circadian rhythms, and time-restricted feeding in healthy lifespan. Cell Metab. 2016;23(6):1048-59.
23. Volek JS, Noakes T, Phinney SD. Rethinking fat as a fuel for endurance exercise. Eur J Sport Sci. 2015;15:13-20.
24. Volek JS, Freidenreich DJ, Saenz C, Kunces LJ, et al. Metabolic characteristics of keto-adapted ultraendurance runners. Metabolism. 2016;65(3):100-10.
25. Shaw DM, Merien F, Braakhuis A, et al. Effect of a ketogenic diet on submaximal exercise capacity and efficiency in runners. Med Sci Sports Exerc. 2019;51(10):2135-46.
26. Phinney SD. Ketogenic diets and physical performance. Nutr Metab (Lond). 2004;1:2.
27. Murtaza N, Burke LM, Vlahovich N, et al. The effects of dietary pattern during intensified training on stool microbiota of elite race walkers. Nutrients. 2019; 11(2):261.
28. Murtaza N, Burke LM, Vlahovich N, et al. Analysis of the effects of dietary pattern on the oral microbiome of elite endurance athletes. Nutrients. 2019;11(3):614.
29. McKay AKA, Peeling P, Pyne DB, et al. Chronic adherence to a ketogenic diet modifies iron metabolism in elite athletes. Med Sci Sports Exerc. 2019;51(3):548-55.
30. Carr AJ, Sharma AP, Ross ML, et al. Chronic ketogenic low carbohydrate high fat diet has minimal effects on acid-base status in elite athletes. Nutrients. 2018;10(2):236.
31. McKay AKA, Pyne DB, Peeling P, et al. The impact of chronic carbohydrate manipulation on mucosal immunity in elite endurance athletes. J Sports Sci. 2019;37(5):553-559.
32. Coggan AR, Coyle EF. Reversal of fatigue during prolonged exercise by carbohydrate infusion or ingestion. J Appl Physiol (1985). 1987;63(6):2388-95.
33. Gonzalez JT, Fuchs CJ, Smith FE, et al. Ingestion of glucose or sucrose prevents liver but not muscle glycogen depletion during prolonged endurance-type exercise in trained cyclists. Am J Physiol Endocrinol Metab. 2015;309(12):E1032-9.
34. Yeo WK, Carey AL, Burke L, Spriet LL, Hawley JA. Fat adaptation in well-trained athletes: effects on cell metabolism. Appl Physiol Nutr Metab. 2011;36(1):12-22.
35. Mikkelsen KH, Seifert T, Secher NH, Grøndal T, van Hall G. Systemic, cerebral and skeletal muscle ketone body and energy metabolism during acute hyper-D-β-hydroxybutyratemia in post-absorptive healthy males. J Clin Endocrinol Metab. 2015;100(2):636-43.
36. Winder WW, Baldwin KM, Holloszy JO. Enzymes involved in ketone utilization in different types of muscle: adaptation to exercise. Eur J Biochem. 1974;47(3):461-7.
37. Winder WW, Baldwin KM, Holloszy JO. Exercise induced increase in the capacity of rat skeletal muscle to oxidize ketones. Can J Physiol Pharmacol. 1975;53:86-91.
38. Balasse E, Ooms HA. Changes in the concentrations of glucose, free fatty acids, insulin and ketone bodies in the blood during sodium beta-hydroxybutyrate infusions in man. Diabetologia. 1968;4(3):133-5.
39. Beylot M, Khalfallah Y, Riou JP, Cohen R, Normand S, Mornex R. Effects of ketone bodies on basal and insulin-stimulated glucose utilization in man. J Clin Endocrinol Metab. 1986;63:9-15.
40. Burke LM, Kiens B. "Fat adaptation" for athletic performance: the nail in the coffin? J Appl Physiol. 2006;100:7-8.
41. Stellingwerff T, Spriet LL, Watt MJ, et al. Decreased PDH activation and glycogenolysis during exercise following fat adaptation with carbohydrate restoration. Am J Physiol Endocrinol Metab. 2006;290(2):E380-8.
42. O'Malley T, Myette-Cote E, Durrer C, Little JP. Nutritional ketone salts increase fat oxidation but impair high-intensity exercise performance in healthy adult males. Appl Physiol Nutr Metab. 2017;42(10):1031-5.
43. Evans M, Cogan KE, Egan B. Metabolism of ketone bodies during exercise and training: physiological basis for exogenous supplementation. J Physiol. 2017;595(9):2857-71.

44. Björntorp P, Scherstén T. Effect of beta-hydroxybutyrate on lipid mobilization. Am J Physiol. 1967;212(3):683-7.
45. Poffé C, Ramaekers M, Van Thienen R, Hespel P. Ketone ester supplementation blunts overreaching symptoms during endurance training overload. J Physiol. 2019;597(12):3009-27.
46. Margolis LM, O'Fallon KS. Utility of ketone supplementation to enhance physical performance: a systematic review. Adv Nutr. 2020;11(2):412-9.
47. Cheuvront SN, Carter R, Kolka MA, Lieberman HR, Kellogg MD, Sawka MN. Branched-chain amino acid supplementation and human performance when hypohydrated in the heat. J App Physiol (1985). 2004;97(4):1275-82.
48. Negro M, Giardina S, Marzani B, Marzatico F. Branched-chain amino acid supplementation does not enhance athletic performance but affects muscle recovery and the immune system. J Sports Med Phys Fitness. 2008;48(3):347-51.
49. Saldanha LG. The dietary supplement marketplace: constantly evolving. Nutrition Today. 2007;42(2):52-4.
50. Knapik JJ, Steelman RA, Hoedebecke SS, Austin Kg, Farina EK, Lieberman HR. Prevalence of dietary supplement use by athletes: systematic review and meta-analysis. Sports Med. 2016;46:103-23.
51. Cruzat V, Rogero MM, Keane KN, Curi R, Newsholme P. Glutamine: metabolism and immune function, supplementation and clinical translation. Nutrients. 2018;10(11):1564.
52. Curi R, Lagranha CJ, Doi SQ, et al. Molecular mechanisms of glutamine action. J Cell Physiol. 2005;204(2):392-401.
53. Rao RK, Samak G. Role of glutamine in protection of intestinal epithelial tight junctions. J Epithel Biol Pharmacol. 2012;5(Suppl 1-M7):47-54.
54. Roth E. Nonnutritive effects of glutamine. J Nutr. 2008;138(10):2025S-2031S.
55. Newsholme EA, Parry-Billings M. Properties of glutamine release from muscle and its importance for the immune system. JPEN J Parenter Enteral Nutr. 1990;14(4 Suppl):63S-67S.
56. Wernerman J. Clinical use of glutamine supplementation. J Nutr. 2008;138(10):2040S-2044S.
57. Cooney G, Curi R, Mitchelson A, Newsholme P, Simpson M, Newsholme EA. Activities of some key enzymes of carbohydrate, ketone body, adenosine and glutamine metabolism in liver, and brown and white adipose tissues of the rat. Biochem Biophys Res Commun. 1986;138(2):687-92.
58. Tan HWS, Sim AYL, Long YC. Glutamine metabolism regulates autophagy-dependent mTORC1 reactivation during amino acid starvation. Nat Commun. 2017;8:338.
59. Leite JSM, Raizel R, Hypólito TM, Rosa TS, Cruzat VF, Tirapegui J. L-glutamine and L-alanine supplementation increase glutamine-glutathione axis and muscle HSP-27 in rats trained using a progressive high-intensity resistance exercise. Appl Physiol Nutr Metab. 2016;41(8):842-9.
60. Kao C, Hsu J, Bandi V, Jahoor F. Alterations in glutamine metabolism and its conversion to citrulline in sepsis. Am J Physiol Endocrinol Metab. 2013;304(12):E1359-64.
61. Altman BJ, Stine ZE, Dang CV. From Krebs to clinic: glutamine metabolism to cancer therapy. Nat Rev Cancer. 2016;16(10):619-34.
62. Finsterer J. Biomarkers of peripheral muscle fatigue during exercise. BMC Musculoskelet Disord. 2012;13:218.
63. Robergs RA, Ghiasvand F, Parker D. Biochemistry of exercise-induced metabolic acidosis. Am J Physiol Regul Integr Comp Physiol. 2004;287(3):R502-16.
64. Ament W, Verkerke G. Exercise and fatigue. Sports Med. 2009;39(5):389-422.
65. Wilkinson DJ, Smeeton NJ, Watt PW. Ammonia metabolism, the brain and fatigue; revisiting the link. Prog Neurobiol. 2010;91(3):200-19.
66. Parry-Billings M, Blomstrand E, McAndrew N, Newsholme EA. A communicational link between skeletal muscle, brain, and cells of the immune system. Int J Sports Med. 1990;11(Suppl2):S122-8.
67. Coqueiro AY, Rogero MM, Tirapegui J. Glutamine as an antifatigue amino acid in sports nutrition. Nutrients. 2019;11(4):863.
68. Castell LM. Can glutamine modify the apparent immunodepression observed after prolonged, exhaustive exercise? Nutrition. 2002;18(5):371-5.
69. Raizel R, Leite JSM, Hypólito TM, et al. Determination of the anti-inflammatory and cytoprotective effects of l-glutamine and l-alanine, or dipeptide, supplementation in rats submitted to resistance exercise. Br J Nutr. 2016;116(3):470-9.
70. Varnier M, Leese GP, Thompson J, Renine MJ. Stimulatory effect of glutamine on glycogen accumulation in human skeletal muscle. Am J Physiol. 1995;269(2 Pt 1):E309-15.
71. Bassini-Cameron A, Monteiro A, Gomes A, Werneck-de-Castro JPS, Cameron L. Glutamine protects against increases in blood ammonia in football players in an exercise intensity-dependent way. Br J Sports Med. 2008;42(4):260-6.
72. Alghannam AF, Gonzalez JT, Betts JA. Restoration of muscle glycogen and functional capacity: role of post-exercise carbohydrate and protein co-ingestion. Nutrients. 2018;10(2):253.
73. Caris AV, Silva ET, Santos AS, Tufik S, Santos RVT. Effects of carbohydrate and glutamine supplementa-

tion on oral mucosa immunity after strenuous exercise at high altitude: a double-blind randomized trial. Nutrients. 20179(7):692.
74. Caris AV, Tavares-Silva E, Thomatieli-Santos RV. Effects of carbohydrate and glutamine supplementation on cytokine production by monocytes after exercise in hypoxia: a crossover, randomized, double-blind pilot study. Nutrition. 2020;70:110592.
75. Quaresma MVLDS, Souza WYG, Lemos VA, Caris AV, Thomatieli-Santos RV. The possible importance of glutamine supplementation to mood and cognition in hypoxia from high altitude. Nutrients. 2020,12(12):3627.
76. Stellingwerff T, Peeling P, Garvican-Lewis LA, et al. Nutrition and altitude: strategies to enhance adaptation, improve performance and maintain health: a narrative review. Sports Med. 2019;49(Suppl 2):169-84.
77. Castell LM. Does glutamine have a role in reducing infections in athletes? Eur J Appl Physiol Occup Physiol. 1996;73(5):488-90.
78. Walsh NP, Blannin AK, Robson PJ, Gleeson M. Glutamine, exercise and immune function: links and possible mechanisms. Sports Med. 1998;26(3):177-91.
79. Bermon S, Castell LM, Calder PC, et al. Consensus statement immunonutrition and exercise. Exerc Immunol Rev. 2017;23:8-50.
80. Walsh NP. Nutrition and athlete immune health: new perspectives on an old paradigm. Sports Med. 2019;49(Suppl 2):153-68.
81. Ramezani Ahmadi A, Rayyani E, Bahreini M, Mansoori A. The effect of glutamine supplementation on athletic performance, body composition, and immune function: a systematic review and a meta-analysis of clinical trials. Clin Nutr. 2019;38(3):1076-91.
82. Dignass AU. Mechanisms and modulation of intestinal epithelial repair. Inflamm Bowel Dis. 2001;7:68-77.
83. Kelly JR, Kennedy PJ, Cryan JF, Dinan TG, Clarke G, Hyland NP. Breaking down the barriers: the gut microbiome, intestinal permeability and stress-related psychiatric disorders. Front Cell Neurosci. 2015;9:392.
84. Wang B, Wu G, Zhou Z, et al. Glutamine and intestinal barrier function. Amino Acids. 2015;47(10):2143-54.
85. Lewerenz J, Maher P. Chronic glutamate toxicity in neurodegenerative diseases. What is the evidence? Front Neurosci. 2015;9:469.
86. Amari S, Shahrook S, Ota E, Mori R. Branched-chain amino acid supplementation for improving nutrition in term and preterm neonates. Cochrane Database Syst Rev. 2016;7(7):CD012273.
87. Gluud LL, Dam G, Les I, et al. Branched-chain amino acids for people with hepatic encephalopathy. Cochrane Database Syst Rev. 2017;5(5):CD001939.
88. Amari S, Shahrook S, Namba F, Ota E, Mori R. Branched-chain amino acid supplementation for improving growth and development in term and preterm neonates. Cochrane Database Syst Rev. 2020;10(10):CD012273.
89. Wolfe RR. Branched-chain amino acids and muscle protein synthesis in humans: myth or reality? J Int Soc Sports Nutr. 2017;14:30.
90. AbuMoh'd MF, Matalqah L, Al-Abdulla Z. Effects of oral branched-chain amino acids (BCAAs) intake on muscular and central fatigue during an incremental exercise. J Hum Kinet. 2020;72:69-78.
91. Gervasi M, Sisti D, Amatori S, et al. Effects of a commercially available branched-chain amino acid-alanine-carbohydrate-based sports supplement on perceived exertion and performance in high intensity endurance cycling tests. J Int Soc Sports Nutr. 2020;17:6.
92. Jackman SR, Witard OC, Jeukendrup AE, Triptom KD. Branched-chain amino acid ingestion can ameliorate soreness from eccentric exercise. Med Sci Sports Exerc. 2010;42(5):962-70.
93. Rahimi MH, Shab-Bidar S, Mollahosseini M, Djafarian K. Branched-chain amino acid supplementation and exercise-induced muscle damage in exercise recovery: a meta-analysis of randomized clinical trials. Nutrition. 2017;42:30-6.
94. Vandusseldorp TA, Escobar KA, Johnson KE, et al. Effect of branched-chain amino acid supplementation on recovery following acute eccentric exercise. Nutrients. 2018;10(10):1389.
95. Greer BK, White JP, Arguello EM, Haymes EM. Branched-chain amino acid supplementation lowers perceived exertion but does not affect performance in untrained males. J Strength Cond Res. 2011;25(2):539-44.
96. Salinas-García ME, Martínez-Sanz JM, Urdampilleta A, Mielgo-Ayuso J, Navarro AN, Ortiz-Moncada R. Effects of branched amino acids in endurance sports: a review. Nutr Hosp. 2015;31(2):577-89.
97. Thomas DT, Erdman KA, Burke LM. Position of the Academy of Nutrition and Dietetics, Dietitians of Canada, and the American College of Sports Medicine: nutrition and athletic performance. J Acad Nutr Diet. 2016;116(3):501-28.
98. Maughan RJ, Burke LM, Dvorak J, et al. IOC consensus statement: dietary supplements and the high-performance athlete. Br J Sports Med. 2018;52(7):439-55.
99. Burke LM, Castell LM, Casa DJ, et al. International Association of Athletics Federations Consensus Statement 2019: Nutrition for Athletics. Int J Sport Nutr Exerc Metab. 2019;29(2):73-84.
100. Wu G, Morris SM. Arginine metabolism: nitric oxide and beyond. Biochem J. 1998;336(Pt 1):1-17.
101. Morris SM. Arginine: beyond protein. Am J Clin Nutr. 2006;83(2):508S-512S.

102. Curis E, Nicolis I, Moinard C, et al. Almost all about citrulline in mammals. Amino Acids. 2005;229(3):177-205.
103. Goron A, Moinard C. Amino acids and sport: a true love story? Amino Acids. 2018;50(8):969-80.
104. Huerta Ojeda A, Domínguez de Hanna A, Barahona-Fuentes G. Efecto de la suplementación de L-arginina y L-citrulina sobre el rendimiento físico: una revisión sistemática. Nutr Hosp. 2019;36(6):1389-402.
105. Jones AM. Dietary nitrate supplementation and exercise performance. Sports Med. 2014;44(Suppl 1):S35-45.
106. Robinson TM, Sewell DA, Greenhaff PL. L-arginine ingestion after rest and exercise: effects on glucose disposal. Med Sci Sports Exerc. 2003;35(8):1309-15.
107. Fahs CA, Heffernan KS, Fernhall B. Hemodynamic and vascular response to resistance exercise with L-arginine. Med Sci Sports Exerc. 2009;41(4):773-9.
108. Liu TH, Wu CL, Chiang CW, Lo YW, Tseng HF, Chang CK. No effect of short-term arginine supplementation on nitric oxide production, metabolism and performance in intermittent exercise in athletes. J Nutr Biochem. 2009;20(6):462-8.
109. Tsai PH, Tang TK, Juang CL, Chen KWC, Chi CA, Hsu MC. Effects of arginine supplementation on post-exercise metabolic responses. Chin J Physiol. 2009;52(3):136-42.
110. Aguiar AF, Balvedi MCW, Buzzachera CF, et al. L-Arginine supplementation does not enhance blood flow and muscle performance in healthy and physically active older women. Eur J Nutr. 2016;55(6):2053-62.
111. Álvares TS, Conte CA, Paschoalin VMF, et al. Acute L-arginine supplementation increases muscle blood volume but not strength performance. App Physiol Nutr Metab. 2012;37:115-26.
112. Kanaley JA. Growth hormone, arginine and exercise. Curr Opin Clin Nutr Metab Care. 2008;11:50-4.
113. Forbes SC, Harber V, Bell GJ. Oral L-arginine before resistance exercise blunts growth hormone in strength trained males. Int J Sport Nutr Exerc Metab. 2014;24(2):236-44.
114. Schaefer A, Piquard F, Geny B, et al. L-arginine reduces exercise-induced increase in plasma lactate and ammonia. Int J Sports Med. 2002;23(6):403-7.
115. Rowlands DS, Clarke J, Green JG, Shi X. L-arginine but not L-glutamine likely increases exogenous carbohydrate oxidation during endurance exercise. Eur J App Physiol. 2012;112(7):2443-53.
116. Forbes SC, Harber V, Bell GJ. The acute effects of L-arginine on hormonal and metabolic responses during submaximal exercise in trained cyclists. Int J Sport Nutr Exerc Metab. 2013;23(4):369-77.
117. Viribay A, Burgos J, Fernández-Landa J, Seco-Calvo J, Mielgo-Ayuso J. Effects of arginine supplementation on athletic performance based on energy metabolism: a systematic review and meta-analysis. Nutrients. 2020;12(5):1300.
118. Breuillard C, Cynober L, Moinard C. Citrulline and nitrogen homeostasis: an overview. Amino Acids. 2015;47(4):685-91.
119. Jourdan M, Nair KS, Carter RE, et al. Citrulline stimulates muscle protein synthesis in the post-absorptive state in healthy people fed a low-protein diet – A pilot study. Clin Nutr. 2015;34(3):449-56.
120. Hickner RC, Tanner CJ, Evans CA, et al. L-citrulline reduces time to exhaustion and insulin response to a graded exercise test. Med Sci Sports Exerc. 2006;38(4):660-6.
121. Tsuboi T, Maeda M, Hayashi T. Administration of L-arginine plus L-citrulline or L-citrulline alone successfully retarded endothelial senescence. PLoS ONE. 2018;13(2):e0192252.
122. Khalaf D, Krüger M, Wehland M, Infanger M, Grimm D. The effects of oral L-arginine and L-citrulline supplementation on blood pressure. Nutrients. 2019;11(7):1679.
123. Allerton TD, Proctor DN, Stephens JM, Dugas TR, Spielmann G, Irving BA. L-citrulline supplementation: impact on cardiometabolic health. Nutrients. 2018;10(7):921.
124. Barkhidarian B, Khorshidi M, Shab-Bidar S, Hashemi B. Effects of L-citrulline supplementation on blood pressure: a systematic review and meta-analysis. Avicenna J Phytomed. 2019;9:10-20.
125. Mirenayat MS, Moradi S, Mohammadi H, Rouhani MH. Effect of L-citrulline supplementation on blood pressure: a systematic review and meta-analysis of clinical trials. Curr Hypertens Rep. 2018;20(11):98.
126. Schwedhelm E, Maas R, Freese R, et al. Pharmacokinetic and pharmacodynamic properties of oral L-citrulline and L-arginine: impact on nitric oxide metabolism. Br J Clin Pharmacol. 2008;65:51-9.
127. Shatanawi A, Romero MJ, Iddings já, et al. Angiotensin II-induced vascular endothelial dysfunction through RhoA/Rho kinase/p38 mitogen-activated protein kinase/arginase pathway. Am J Physiol Cell Physiol. 2011;300(5):C1181-92.
128. Pernow J, Jung C. Arginase as a potential target in the treatment of cardiovascular disease: reversal of arginine steal? Cardiovasc Res. 2013;98(3):334-43.
129. Suzuki T, Morita M, Hayashi T, Kamimura A. The effects on plasma L-arginine levels of combined oral L-citrulline and L-arginine supplementation in healthy males. Biosci Biotechnol Biochem. 2017;81(2):372-5.
130. Suzuki I, Sakuraba K, Horiike T, et al. A combination of oral l-citrulline and l-arginine improved 10-min full-power cycling test performance in male collegiate soccer players: a randomized crossover trial. Eur J App Physiol. 2019;119(5):1075-84.

131. Van Wijck K, Wijnands KAP, Meesters DM, et al. L-citrulline improves splanchnic perfusion and reduces gut injury during exercise. Med Sci Sports Exerc. 2014;46(11):2039-46.
132. Cutrufello PT, Gadomski SJ, Zavorsky GS. The effect of L-citrulline and watermelon juice supplementation on anaerobic and aerobic exercise performance. J Sports Sci. 2015;33(14):1459-6.
133. Bailey SJ, Blackwell JR, Lord T, Vanhatalo A, Winyard PG, Jones AM. L-citrulline supplementation improves O2 uptake kinetics and high-intensity exercise performance in humans. J App Physiol. 2015;119(4):385-95.
134. Suzuki T, Morita M, Kobayashi Y, Kamimura A. Oral L-citrulline supplementation enhances cycling time trial performance in healthy trained men: double-blind randomized placebo-controlled 2-way crossover study. J Int Soc Sports Nutr. 2016;13:6.
135. Glenn JM, Gray M, Jensen A, Stone MS, Vincenzo JL. Acute citrulline-malate supplementation improves maximal strength and anaerobic power in female, masters athletes tennis players. Eur J Sport Sci. 2016;16(8):1095-103.
136. Wax B, Kavazis AN, Luckett W. Effects of supplemental citrulline-malate ingestion on blood lactate, cardiovascular dynamics, and resistance exercise performance in trained males. J Diet Suppl. 2016;13(3):269-82.
137. Glenn JM, Gray M, Wethington LN, Stone MS, Stewart RW, Moyen NE. Acute citrulline malate supplementation improves upper- and lower-body submaximal weightlifting exercise performance in resistance-trained females. Eur J Nutr. 2017;56(2):775-84.
138. Trexler ET, Persky AM, Ryan ED, Schwartz TA, Stoner L, Smith-Ryan AE. Acute effects of citrulline supplementation on high-intensity strength and power performance: a systematic review and meta-analysis. Sports Med. 2019;49(5):707-18.
139. Ginguay A, De Bandt JP, Cynober L. Indications and contraindications for infusing specific amino acids (leucine, glutamine, arginine, citrulline, and taurine) in critical illness. Curr Opin Clin Nutr Metab Care. 2016;19(2):161-9.
140. Park E, Park SY, Dobkin C, Schuller-Levis G. Development of a novel cysteine sulfinic acid decarboxylase knockout mouse: dietary taurine reduces neonatal mortality. J Amino Acids. 2014;2014:346809.
141. Gaull GE. Taurine as a conditionally essential nutrient in man. J Am Coll Nutrition. 1986;5(2):121-5.
142. Bouckenooghe T, Remacle C, Reusens B. Is taurine a functional nutrient? Curr Opin Clin Nutr Metab Care. 2006;9(6):728-33.
143. Yamori Y, Taguchi T, Hamada A, Kunimasa K, Mori H, Mori M. Taurine in health and diseases: consistent evidence from experimental and epidemiological studies. J Biomed Sci. 2010;17 Suppl 1(Suppl 1):S6.
144. Rosa FT, Freitas EC, Deminice R, Jordão AA, Marchini JS. Oxidative stress and inflammation in obesity after taurine supplementation: a double-blind, placebo-controlled study. Eur J Nutr. 2014;53(3):823-30.
145. Schaffer SW, Shimada-Takaura K, Jong CJ, Ito T, Takahashi K. Impaired energy metabolism of the taurine-deficient heart. Amino Acids. 2016;48(2):549-58.
146. Lamoreaux WJ, Marsillo A, El Idrissi A. Pharmacological characterization of GABAA receptors in taurine-fed mice. J Biomed Sci. 2010;17(Suppl 1):S14.
147. Jong CJ, Ito T, Schaffer SW. The ubiquitin-proteasome system and autophagy are defective in the taurine-deficient heart. Amino Acids. 2015;47(12):2609-22.
148. Ito T, Miyazaki N, Schaffer S, Azuma J. Potential antiaging role of taurine via proper protein folding: a study from taurine transporter knockout mouse. Adv Exp Med Biol. 2015;803:481-7.
149. Murakami T, Furuse M. The impact of taurine-and beta-alanine-supplemented diets on behavioral and neurochemical parameters in mice: antidepressant *versus* anxiolytic-like effects. Amino Acids. 2010;39(2):427-34.
150. Schaffer S, Kim HW. Effects and mechanisms of taurine as a therapeutic agent. Biomol Ther (Seoul). 2018;26(3):225-41.
151. Shetewy A, Shimada-Takaura K, Warner D, et al. Mitochondrial defects associated with β-alanine toxicity: relevance to hyper-beta-alaninemia. Mol Cell Biochem. 2016;416(1-2):11-22.
152. Horvath DM, Murphy RM, Mollica JP, Hayes A, Goodman CA. The effect of taurine and β-alanine supplementation on taurine transporter protein and fatigue resistance in skeletal muscle from mdx mice. Amino Acids. 2016;48(11):2635-45.
153. Saunders B, Franchi M, de Oliveira LF, et al. 24-Week β-alanine ingestion does not affect muscle taurine or clinical blood parameters in healthy males. Eur J Nutr. 2020;59:57-65.
154. Galloway SDR, Talanian JL, Shoveller AK, Heigenhauser GJF, Spriet LL. Seven days of oral taurine supplementation does not increase muscle taurine content or alter substrate metabolism during prolonged exercise in humans. J App Physiol. 2008;105(2):643-51.
155. Goodman CA, Horvath D, Stathis C, et al. Taurine supplementation increases skeletal muscle force production and protects muscle function during and after high-frequency *in vitro* stimulation. J App Physiol. 2009;107:144-54.
156. Batitucci G, Terrazas SIBM, Nóbrega MP, et al. Effects of taurine supplementation in elite swimmers performance. Motriz Rev Educ Fis. 2018;24:e1018137.

157. De Carvalho FG, Barbieri RA, Carvalho MB, et al. Taurine supplementation can increase lipolysis and affect the contribution of energy systems during front crawl maximal effort. Amino Acids. 2018;50:189-98.
158. Milioni F, Malta ES, Rocha LG, Mesquita CA, de Freitas EC, Zagatto AM. Acute administration of high doses of taurine does not substantially improve high-intensity running performance and the effect on maximal accumulated oxygen deficit is unclear. Appl Physiol Nutr Metab. 2016;41(5):498-503.
159. Waldron M, Patterson SD, Tallent J, Jeffries O. The effects of an oral taurine dose and supplementation period on endurance exercise performance in humans: a meta-analysis. Sports Med. 2018;48(5):1247-53.
160. Rutherford JA, Spriet LL, Stellingwerff T. The effect of acute taurine ingestion on endurance performance and metabolism in well-trained cyclists. Int J Sport Nutr Exerc Metab. 2010;20(4):322-9.
161. De Carvalho FG, Galan BSM, Santos PC, et al. Taurine: a potential ergogenic aid for preventing muscle damage and protein catabolism and decreasing oxidative stress produced by endurance exercise. Front Physiol. 2017;8:710.
162. Thirupathi A, Pinho RA, Baker JS, István B, Gu Y. Taurine reverses oxidative damages and restores the muscle function in overuse of exercised muscle. Front Physiol. 2020;11:582449.
163. Thirupathi A, Pinho RA. Effects of reactive oxygen species and interplay of antioxidants during physical exercise in skeletal muscles. J Physiol Biochem. 2018;74(3):359-67.
164. Ince S, Arslan-Acaroz D, Demirel HH, et al. Taurine alleviates malathion induced lipid peroxidation, oxidative stress, and proinflammatory cytokine gene expressions in rats. Biomed Pharmacother. 2017;96:263-8.
165. Brooks GA, Mercier J. Balance of carbohydrate and lipid utilization during exercise: the "crossover" concept. J App Physiol (1985). 1994;76(6):2253-61.
166. Bellet S, Kershbaum A, Finck EM. Response of free fatty acids to coffee and caffeine. Metabolism. 1968;17(8):702-7.
167. Butcher RW, Baird CE, Sutherland EW. Effects of lipolytic and antilipolytic substances on adenosine 3',5'-monophosphate levels in isolated fat cells. J Biol Chem. 1968;243(8):1705-12.
168. Harpaz E, Tamir S, Weinstein A, Weinstein Y. The effect of caffeine on energy balance. J Basic Clin Physiol Pharmacol. 2017;28:1-10.
169. Rothschild JA, Bishop DJ. Effects of dietary supplements on adaptations to endurance training. Sports Med. 2020;50:25-53.
170. Greenberg JA, Geliebter A. Coffee, hunger, and peptide yy. J Am Coll Nutri. 2012;31(3):160-6.
171. Velickovic K, Wayne D, Leija HAL, et al. Caffeine exposure induces browning features in adipose tissue in vitro and in vivo. Sci Rep. 2019;9:9104.
172. Lopez-Garcia E, Van Dam RM, Rajpathak S, Willet WC, Manson JE, Hu FB. Changes in caffeine intake and long-term weight change in men and women. Am J Clin Nutr. 2006;83(3):674-80.
173. Larsen SC, Mikkelsen ML, Frederiksen P, Heitmann BL. Habitual coffee consumption and changes in measures of adiposity: a comprehensive study of longitudinal associations. Int J Obes (London). 2018;42(4):880-6.
174. Tabrizi R, Saneei P, Lankarani KB, et al. The effects of caffeine intake on weight loss: a systematic review and dos-response meta-analysis of randomized controlled trials. Crit Rev Food Sci Nutr. 2019;59(16):2688-96.
175. Rizza V, Lorefice R, Rizza N, Calabrese C. Pharmacokinetics of L-carnitine in human subjects. In: Ferrari R, Dimauro S, Sherwood G (eds.). L-carnitine and its role in medicine: from function to therapy. San Diego: Academic Press; 1992. p. 63-77.
176. Evans AM, Fornasini G. Pharmacokinetics of L-carnitine. Clin Pharmacokinet. 2003;42(11):941-67.
177. Brass EP. Pharmacokinetic considerations for the therapeutic use of carnitine in hemodialysis patients. Clin Ther. 1995;17(2):176-85.
178. Rebouche CJ, Engel AG. Kinetic compartmental analysis of carnitine metabolism in the human carnitine deficiency syndromes: evidence for alterations in tissue carnitine transport. J Clin Invest. 1984;73(3):857-67.
179. Roncal C, Martínez-Aguilar E, Orbe J, et al. Trimethylamine-N-oxide (TMAO) predicts cardiovascular mortality in peripheral artery disease. Sci Rep. 2019;9:15580.
180. Nam HS. Gut microbiota and ischemic stroke: the role of trimethylamine N-oxide. J Stroke. 2019;21(2):151-9.
181. Talenezhad N, Mohammadi M, Ramezani-Jolfaie N, Mozaffari-Khosravi H, Salehi-Abargouei A. Effects of L-carnitine supplementation on weight loss and body composition: a systematic review and meta-analysis of 37 randomized controlled clinical trials with dose-response analysis. Clin Nutr ESPEN. 2020;37:9-23.
182. Malaguarnera M, Cammalleri L, Gargante MP, Vacante M, Colonna V, Motta M. L-Carnitine treatment reduces severity of physical and mental fatigue and increases cognitive functions in centenarians: a randomized and controlled clinical trial. Am J Clin Nutr. 2007;86(6):1738:44.
183. Swift LL, Hill JO, Peters JC, Greene HL. Medium-chain fatty acids: evidence for incorporation into chylomicron triqlycerides in humans. Am J Clin Nutr. 1990;52(5):834-6.

184. Denke MA, Grundy SM. Comparison of effects of lauric acid and palmitic acid on plasma lipids and lipoproteins. Am J Clin Nutr. 1992;56(5):895-8.
185. Wallace TC. Health effects of coconut oil – A narrative review of current evidence. J Am Coll Nutr. 2019;38(2):97-107.
186. Seaton TB, Welle SL, Warenko MK, Campbell RG. Thermic effect of medium-chain and long-chain triglycerides in man. Am J Clin Nutr. 1986;44(5):630-4.
187. Matsuo T, Matsuo M, Taguchi N, Takeuchi H. The thermic effect is greater for structured medium- and long-chain triacylglycerols versus long-chain triacylglycerols in healthy young women. Metabolism. 2001;50:125-30.
188. Mumme K, Stonehouse W. Effects of medium-chain triglycerides on weight loss and body composition: a meta-analysis of randomized controlled trials. J Acad Nutr Diet. 2015;115(2):249-63.
189. Bourgeois FT, Murthy S, Mandl KD. Outcome reporting among drug trials registered in ClinicalTrials.gov. Ann Int Med. 2010;153(3):158-66.
190. Bueno NB, de Melo IV, Florêncio TT, Sawaya AL. Dietary medium-chain triacylglycerols versus long-chain triacylglycerols for body composition in adults: systematic review and meta-analysis of randomized controlled trials. J Am Coll Nutr. 2015;34(2):175-83.
191. Hursel R, Westerterp-Plantenga MS. Catechin- and caffeine-rich teas for control of body weight in humans. Am J Clin Nutr. 2013;98(6 Suppl):1682S-1693S.
192. Jurgens T, Whelan AM. Can green tea preparations help with weight loss? Can Pharm J (Ott). 2014;147(3):159-60.
193. Rothenberg DON, Zhou C, Zhang L. A Review on the weight-loss effects of oxidized tea polyphenols. Molecules. 2018;23(5):1176.
194. Fazelian S, Rouhani MH, Bank SS, Amani R. Chromium supplementation and polycystic ovary syndrome: a systematic review and meta-analysis. J Trace Elem Med Biol. 2017;42:92-6.
195. Maleki V, Izadi A, Farsad-Naeimi A, Alizadeh M. Chromium supplementation does not improve weight loss or metabolic and hormonal variables in patients with polycystic ovary syndrome: a systematic review. Nutr Res. 2018;56:1-10.
196. Tsang C, Taghizadeh M, Aghabagheri E, Asemi Z, Jafarnejad S. A meta-analysis of the effect of chromium supplementation on anthropometric indices of subjects with overweight or obesity. Clin Obes. 2019;9(4):e12313.

CAPÍTULO 16

Suplementação Alimentar no Desempenho Esportivo: Evidências Científicas

Lívia de Souza Gonçalves

INTRODUÇÃO

Os efeitos ergogênicos de inúmeros suplementos alimentares vêm sendo investigados e consistentemente documentados na literatura.[1] Sabe-se que o uso apropriado de alguns suplementos alimentares pode oferecer benefícios ao atleta e/ou praticante de exercício físico. No entanto, é imprescindível que uma avaliação nutricional completa seja realizada antes de decisões serem tomadas em relação ao uso de suplementos diante de qualquer situação. Isso porque os suplementos podem ser inseridos na rotina do indivíduo por inúmeros motivos, como: deficiência de nutrientes, fornecimento de formas convenientes de energia e macronutrientes e até mesmo oferta de benefícios diretos ao desempenho esportivo.[1]

Especificamente sobre a categoria de suplementos que podem auxiliar de maneira direta no desempenho, embora possamos citar diversos exemplos comercializados, apenas cinco deles apresentam evidências sólidas de eficácia e segurança. São eles: cafeína, creatina, beta-alanina, bicarbonato de sódio e nitrato.[2-6] Ainda assim, é importante salientar que as respostas a esses suplementos podem variar amplamente entre os indivíduos devido a uma variedade de fatores, que incluem: genética, dieta habitual, idade, tipo e intensidade do exercício etc.[1]

Sendo assim, neste capítulo abordaremos o metabolismo, o mecanismo de ação, os efeitos ergogênicos, as estratégias de suplementação para melhora do desempenho esportivo e os possíveis efeitos colaterais comprovados cientificamente desses cinco suplementos. Além disso, serão abordados os possíveis efeitos que alguns deles parecem apresentar na saúde, embora a maioria ainda esteja em fase de estudos experimentais sobre suas potenciais ações benéficas.

CAFEÍNA

A cafeína é o agente psicoativo mais conhecido e consumido em todo o mundo. Quimicamente, é uma substância alcaloide pertencente ao grupo das metilxantinas (1,3,7-trimetilxantina) e pode ser encontrada em uma variedade de plantas, grãos de café, extratos de chá-verde, grãos de cacau, guaraná, entre outros. A cafeína também pode ser sintetizada e adicionada industrialmente a alimentos, bebidas e produtos, incluindo refrigerantes, bebidas energéticas e comprimidos (**Quadro 16.1**).[7]

Recentemente, a Agência Europeia de Segurança Alimentar (European Food Safety Authority [EFSA]) estabeleceu níveis seguros de consumo de cafeína para

QUADRO 16.1 Alimentos, bebidas e produtos fonte de cafeína.

Alimento/bebida	Cafeína (mg)
Café coado (250 ml)	80 (40 a 160)
Café instantâneo (250 ml)	60 (12 a 169)
Café expresso (1 cápsula)	107 (25 a 214)
Chá (250 ml)	27 (9 a 51)
Chocolate ao leite (60 g)	5 a 15
Chocolate amargo (60 g)	10 a 50
Refrigerante Coca-Cola® (375 ml)	49
Energético Red Bull® (250 ml)	80
Chiclete cafeinado (1 unidade)	33
Gel esportivo com cafeína (40 g/sachê)	25

Adaptado de Matos et al.[8] e van Dam et al.[9]

a população. Adultos são aconselhados a limitar seu consumo diário de cafeína a aproximadamente 400 mg, e mulheres grávidas são aconselhadas a não exceder 200 mg/dia. Para crianças e adolescentes, a EFSA estabeleceu um limite de segurança de 3 mg/kg de peso corporal por dia.[10] No entanto, ressalta-se que há grande variabilidade individual no consumo de cafeína e nos seus efeitos no organismo, pois fatores como genética, idade, sexo e prática de exercício físico podem interferir no metabolismo e na ação da substância.[11]

Diante das inúmeras lacunas existentes sobre a atuação da cafeína no organismo, a ciência busca entender os potenciais efeitos fisiológicos que ela pode apresentar no corpo humano, incluindo efeitos cardiovasculares, respiratórios, renais, musculares, cerebrais etc.[11] Particularmente no cenário esportivo, a cafeína apresenta elevado nível de evidência científica que apoia seu efeito na melhora do desempenho de atletas e pessoas fisicamente ativas,[12,13] o que veremos no decorrer deste capítulo.

Metabolismo da cafeína

A cafeína apresenta rápida e completa absorção no organismo humano. Em média, cerca de 99% da cafeína consumida é absorvida no trato gastrintestinal em 45 minutos após a ingestão,[14,15] embora dependa da fonte consumida. Por exemplo, a absorção da cafeína proveniente do chocolate dura em média 1,5 a 2 horas, enquanto a de cafeína via cápsula ocorre em cerca de 30 minutos.[16,17] Uma absorção ainda mais rápida parece ser alcançada quando a cafeína é consumida por meio de gomas de mascar ou outras preparações que permitem a absorção através da mucosa oral.[18]

Após ingerida, a cafeína é metabolizada principalmente no fígado, pela família de enzimas citocromo P450, onde sofre sucessivas desmetilações e oxidações.[19] A CYP1A2 é a enzima que realiza mais de 90% da metabolização da cafeína em seus metabólitos, responsável por um valor médio de 84% da metabolização para a paraxantina, 12% para a teofilina e 4% para a teobromina (para mais detalhes, ver Nehlig).[11] É importante ressaltar que a CYP1A2 apresenta atividade amplamente variável entre os indivíduos, influenciando de maneira direta na concentração plasmática de cafeína e de seus metabólitos.[20]

A cafeína é amplamente reabsorvida pelos túbulos renais. Logo, uma vez filtrada pelos glomérulos, apenas uma pequena quantidade de cafeína (entre 0,5 e 3%) é excretada na urina sem alteração na sua estrutura química.[11] Por fim, o tempo necessário para que a concentração plasmática de cafeína reduza pela metade (meia-vida) ocorre entre 3 e 6 horas após a sua ingestão.[21]

Mecanismos de ação da cafeína no desempenho esportivo

Os mecanismos exatos pelos quais a cafeína exerce seus efeitos ergogênicos estão sendo investigados. Na década de 1970, os primeiros estudos atribuíram os benefícios da cafeína a seus efeitos adrenérgicos, aumentando a mobilização e a oxidação dos ácidos graxos, poupando o conteúdo de glicogênio endógeno.[22] Atualmente, também é argumentado que a cafeína pode atuar no músculo esquelético, facilitando a liberação de íons cálcio do retículo sarcoplasmático[23] e atenuando o acúmulo de íons potássio no interstício.[24]

No entanto, é sua atuação no sistema nervoso central (SNC) como antagonista dos receptores de adenosina A1 e A2A que apresenta maior corpo de evidências.[25] Isso porque a cafeína apresenta estrutura química similar à da adenosina, que é um composto biologicamente ativo do nosso organismo. Assim, a cafeína compete com a adenosina para se ligar aos receptores de adenosina que estão localizados em todo o nosso organismo, resultando em aumento da liberação de dopamina e norepinefrina, com a promoção do aumento do estado de vigília e alerta, além de reduzir a percepção subjetiva de esforço e/ou a propagação dos sinais neurais entre o cérebro e a junção neuromuscular durante o exercício físico.[25] Vale ressaltar que a dificuldade em realizar estudos mais invasivos para avaliar o SNC dificulta o esclarecimento dos exatos mecanismos ergogênicos desempenhados pela cafeína em humanos.[11]

Efeito ergogênico da suplementação de cafeína no desempenho esportivo

Tem sido demonstrado que a suplementação de cafeína afeta positivamente o desempenho (de 3 a 7%) em inúmeras modalidades de exercícios, tanto de alta quanto de baixa intensidade.[2] A concentração plasmática de cafeína é proporcional à dose consumida. Logo, quanto maior a dose ingerida, maior é sua concentração plasmática.[21] Estima-se que a ingestão de 3 mg/kg de peso corporal resulte em concentrações plasmáticas de cafeína de aproximadamente 15 a 20 μmol/ℓ em 40 a 60 minutos após o consumo. Já a ingestão de 5 a 6 mg/kg de peso corporal resulta na concentração plasmática de cerca de 30 a 50 μmol/ℓ, enquanto doses de 9 mg/kg de peso corporal acarretam concentrações de aproximadamente 60 a 75 μmol/ℓ no mesmo tempo após ingestão (**Figura 16.1**).[21]

Está bem estabelecido na literatura que a suplementação de cafeína deve ser realizada entre 40 e 60 minutos antes do exercício, pois é o tempo suficiente para que ela se eleve na corrente sanguínea.[2] Em relação às quantidades a serem administradas na suplementação, sabe-se que as doses baixa, moderada e alta

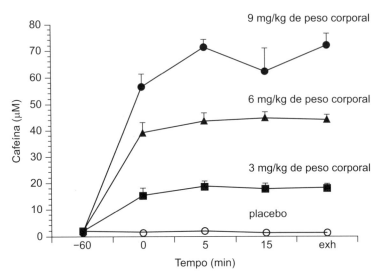

Figura 16.1 Concentração plasmática de cafeína a partir de doses de placebo, 3, 6 e 9 mg/kg de peso corporal, respectivamente.

de cafeína, isto é, 3, 6 e 9 mg/kg de peso corporal, respectivamente, apresentam efeitos ergogênicos, principalmente em esportes de longa duração, com significativas respostas fisiológicas. Estas incluem o aumento da frequência cardíaca e o aumento da concentração plasmática de catecolaminas e ácidos graxos.[21,26]

Estudos mostraram que, quanto maior a dose de cafeína ingerida, maior a probabilidade de efeitos colaterais, como distúrbios gastrintestinais, nervosismo, confusão mental, perturbação do sono etc.[21,27] Assim, tem sido aconselhada a administração de doses mais baixas de cafeína (3 mg/kg de peso corporal), pois são capazes de produzir efeitos ergogênicos similares a moderadas e altas doses (6 e 9 mg/kg de peso corporal), mas com menor probabilidade de efeitos colaterais.[26,27]

Recentes estudos têm mostrado que doses mais baixas de suplementação de cafeína (cerca de 1,5 a 3 mg/kg de peso corporal) apresentaram efeitos ergogênicos em: esportes de resistência (*endurance*) de curta ou longa duração, como ciclismo e corrida;[28-31] exercícios de força;[32] esportes coletivos, como basquete, futebol e vôlei;[7,33] e esportes individuais, como a natação.[34]

Modos de apresentação da cafeína

A cafeína é tradicionalmente administrada em formato de cápsulas ou no próprio café. No entanto, nos últimos anos, novas apresentações estão sendo investigadas, como géis, barras, gomas, pastilhas e bebidas energéticas, com a hipótese de que ela seria absorvida de maneira mais rápida pelo organismo. Estudos têm mostrado que a suplementação de cafeína nessas formas alternativas resulta em melhorias no desempenho.[35,36] Também tem sido investigado se o enxágue bucal ("bochecho") com cafeína pode ativar sensores na cavidade oral que façam conexões com o cérebro e beneficiem o desempenho esportivo.[36-38]

Consumo habitual de cafeína e desempenho esportivo

Um interessante e polêmico assunto sobre a suplementação de cafeína é se o seu efeito ergogênico pode ser mais pronunciado em pessoas que não a utilizam em sua dieta habitual (< 50 mg/dia) em relação aos que estão habituados ao consumo dessa substância (> 300 mg/dia).[39] Isso porque o consumo regular de cafeína tem sido associado a uma regulação positiva do número de receptores de adenosina em tecidos vasculares e neurais do cérebro.[25,40]

Com base nessas observações, especulou-se que os consumidores habituais e não habituais de cafeína responderiam de modo diferente à suplementação de cafeína durante o exercício.[39] No entanto, a literatura sobre a relação entre a ingestão habitual de cafeína e o efeito da suplementação de cafeína no desempenho ainda é escassa e inconsistente.

Enquanto alguns estudos mostram significativa influência do consumo habitual no desempenho de atletas,[39,41] outros observaram que os consumidores não habituais de cafeína apresentaram o mesmo desempenho que os consumidores habituais após suplementação de cafeína.[42,43] A diversidade nos resultados pode estar relacionada a diferentes protocolos utilizados nos estudos, como, por exemplo, população, testes e doses de suplementação diferentes. Dessa maneira, mais estudos bem controlados estão sendo realizados para investigar essa relação entre consumo habitual de cafeína e desempenho após suplementação de cafeína. Por fim, alguns estudos também estão investigando se o genótipo pode exercer papel importante no consumo habitual, que pode estar associado a polimorfismos simples em genes relacionados à metabolização da cafeína.[44,45]

Cafeína e variabilidade genética

Alguns estudos têm apresentado informações de que o genótipo pode exercer papel mais importante do que o consumo habitual na resposta individual à suplementação de cafeína.[44,45] Alterações na atividade da CYP1A2 representam a maior fonte de variabilidade na farmacocinética da cafeína, podendo aumentar ou diminuir seu *clearance* em até 40 vezes entre um indivíduo e outro.[46,47]

Sabe-se que um polimorfismo (substituição do alelo A pelo alelo C) no íntron 1 afeta o funcionamento da CYP1A2, fazendo com que portadores da variante C (CYP1A2*1F) se tornem lentos metabolizadores de cafeína, enquanto indivíduos homozigotos AA (CYP1A2*1A) são rápidos metabolizadores de cafeína.[48,49] Assim, em relação à resposta no desempenho físico, sugere-se que portadores do alelo C, por apresentarem o metabolismo de cafeína mais lento, tenham menores efeitos ergogênicos em comparação aos homozigotos AA, os quais degradam a cafeína em uma velocidade maior. No entanto, a literatura ainda se encontra escassa e controversa.

Womack et al.[50] mostraram que ciclistas treinados homozigotos AA precisaram de tempos menores para completar a distância proposta em um teste contrarrelógio de 40 km em comparação aos indivíduos carreadores do alelo C. Por sua vez, Salinero et al.[51] mostraram que não houve diferenças significativas entre as variantes para o gene da CYP1A2 após suplementação de 3 mg/kg de peso corporal de cafeína em indivíduos submetidos a testes físicos cognitivos. Claramente, mais pesquisas são necessárias para determinar se os polimorfismos do gene ADORA2A são responsáveis por uma fração da variabilidade na resposta ergogênica à cafeína.

Cafeína e saúde

Efeitos da cafeína no sono e na ansiedade

Em razão de sua característica de antagonista de receptor de adenosina, a cafeína apresenta efeitos benéficos na redução da fadiga.[2] Por outro lado, alguns indivíduos podem ter o tempo e a qualidade do sono reduzidos pelo mesmo motivo.[52]

Além disso, alguns pesquisadores têm identificado que o consumo de altas doses de cafeína (cerca de 400 mg/dia) pode induzir a ansiedade, sobretudo em pessoas sensíveis à cafeína e com histórico de ansiedade.[53]

No entanto, como mencionado anteriormente, os efeitos da cafeína, não apenas no desempenho, mas também no sono e na ansiedade, apresentam-se com ampla variedade interpessoal, e parecem se relacionar com a variabilidade genética envolvida no metabolismo da cafeína.[9,54] Dessa maneira, médicos e nutricionistas devem avaliar seus pacientes de maneira individualizada, conforme a presença de efeitos colaterais de cada um. Assim, os indivíduos que apresentam maior sensibilidade à cafeína devem ser aconselhados a reduzir a ingestão diária, em especial próxima ao horário de dormir, para evitar possíveis distúrbios no sono.[13]

Cafeína, pressão arterial e doenças cardiovasculares

Alguns autores sugerem que a ingestão de cafeína, por aumentar as concentrações de epinefrina, pode acarretar aumento da pressão arterial, a curto prazo, em pessoas que não são habituadas a consumi-la.[55] No entanto, aparentemente o organismo de certas pessoas gera, de algum modo, um grau de tolerância poucos dias após o consumo diário.[55]

Uma metanálise mostrou que, de fato, a ingestão isolada de cafeína (cafeína pura, mas não na forma de café ou outras bebidas) resulta em aumento modesto na pressão arterial.[56] Porém, nenhum efeito substancial na pressão arterial tem sido observado em estudos longitudinais que avaliaram pessoas hipertensas com consumo de café cafeinado.[57] A hipótese seria que outros componentes presentes no café, como o ácido clorogênico, poderiam neutralizar o efeito do aumento da pressão arterial causado pela cafeína.[58]

Estudos de coorte prospectivos também já mostraram que o consumo de café não foi associado a um risco aumentado de hipertensão arterial.[59] Dessa maneira, o consumo moderado de café não parece ser prejudicial à saúde, e nem apresenta maior risco de doenças cardiovasculares.[9] Pelo contrário, alguns estudos mostraram que o consumo de 3 a 5 xícaras de café por dia está associado à redução de risco de doenças cardiovasculares.[60,61]

Cafeína e mortalidade por todas as causas

Um crescente corpo de evidências não só tem mostrado que o consumo de 3 a 5 xícaras de café por dia não está associado ao aumento de risco para doenças cardiovasculares e/ou câncer, como também mostra que o consumo de café parece estar associado com a redução de risco de mortalidade por diversas doenças.[60-63] Esse efeito parece não diferir de acordo com as variantes genéticas relacionadas ao metabolismo da cafeína.[63] Assim, o consumo moderado de café/cafeína pode fazer parte de um estilo de vida saudável.

CREATINA

Metabolismo da creatina

A creatina (ácido alfa-metil-guanidinoacético) é uma amina de ocorrência natural sintetizada principalmente no fígado, nos rins e no pâncreas, com a participação dos aminoácidos arginina, metionina e glicina, em um processo que envolve duas reações. Na primeira reação, catalisada pela enzima L-arginina: glicina amidinotransferase (AGAT), abundante nos rins e pâncreas, um grupamento amino é transferido da arginina para o grupo amino da glicina, formando dois compostos, o guanidinoacetato e a ornitina. A segunda reação, mais frequente no fígado, agrupa a S-adenosilmetionina ao metilato guanidinoacetato por meio da enzima guanidinoacetato metiltransferase (GAMT), produzindo creatina e S-adenosil-homocisteína.[64]

A **Figura 16.2** resume o processo de síntese endógena de creatina.[64] Além da produção endógena, a creatina pode ser consumida pela dieta sobretudo por meio de alimentos de origem animal, como carne suína, bovina e de peixes (**Quadro 16.2**).[65]

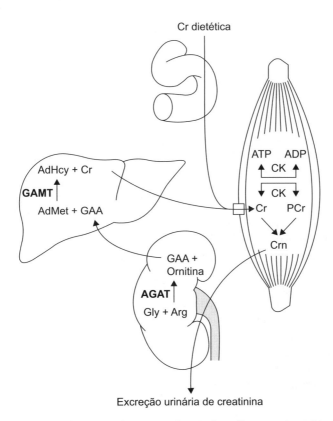

Figura 16.2 Processo de síntese endógena de creatina. *AdHcy*, S-adenosil-homocisteína; *AdMet*, S-adenosilmetionina; *ADP*, adenosina difosfato; *AGAT*, L-arginina: glicina amidinotransferase; *Arg*, arginina; *ATP*, adenosina trifosfato; *CK*, creatinoquinase; *Cr*, creatina; *Crn*, creatinina; *GAA*, guanidinoacetato; *GAMT*, guanidinoacetato metiltransferase; *Gly*, glicina; *PCr*, fosfocreatina. (Adaptada de Wyss & Kaddurah-Daouk.[64])

QUADRO 16.2 Quantidade de creatina nos alimentos.

Alimento	Creatina (g/100 g)
Arenque	0,65 a 1,00
Atum	0,40
Bacalhau	0,40
Badejo e merluza	0,40
Carne de coelho	0,40
Carne-seca	1,15 a 1,35
Carne suína	0,45
Leite	0,01
Linguado	0,20
Linguiça defumada	0,23
Mortadela	0,16
Pescada (corvina) e cavalinha	0,40
Presunto cozido	0,37
Salmão	0,45
Salsicha	0,16
Sardinha e anchova (manjuba)	0,65 a 1,00
Truta	0,50

Valores obtidos de Del Campo et al.[65]

Após a ingestão, a creatina é absorvida intacta pelo intestino e alcança a corrente sanguínea sem sofrer qualquer ação das secreções ácidas presentes no processo de digestão.[64] A soma da produção endógena (cerca de 1 g/dia) de creatina com a creatina obtida por meio da dieta (cerca de 1 g/dia para dietas onívoras) se iguala à taxa de degradação espontânea da creatina sob a forma de creatinina, por reação não enzimática.[66,67]

Cerca de 95% da quantidade total de creatina do organismo estão armazenadas no músculo esquelético, ao passo que o restante é encontrado no coração, músculos lisos, cérebro e testículos.[64] Dois terços da creatina intramuscular são encontrados na forma de fosfocreatina (PCr), e o restante na forma de creatina livre. O total de PCr+ creatina no músculo esquelético é de cerca de 120 mmol/kg de músculo seco em um indivíduo onívoro de aproximadamente 70 kg,[68] enquanto um indivíduo vegetariano/vegano apresenta menores estoques de creatina intramuscular (90 a 110 mmol/kg de músculo seco).[69] É importante ressaltar que existe um o limite superior de armazenamento intramuscular de creatina, e esse parece ser de cerca de 160 mmol/kg de músculo seco na maioria dos indivíduos.[66,68]

Mecanismo de ação da creatina no músculo esquelético

Levando em consideração que todas as funções celulares do organismo são mediadas pela energia química gerada na quebra da adenosina trifosfato (ATP), sabe-se que a principal função da creatina é a formação de ATP via transferência do grupo N-fosforil, advindo da fosfocreatina (PCr) para a adenosina difosfato (ADP), por meio de uma reação única reversível catalisada pela enzima creatinoquinase (CK), formando assim o sistema creatina/adenosina trifosfato/creatinoquinase (Cr/ATP/CK).[64,70] Mais especificamente, durante os exercícios de alta intensidade e curta duração (cerca de 10 segundos) ocorre uma demanda energética alta e rápida. Assim, o organismo precisa manter a disponibilidade de ATP, em particular durante os esforços máximos que ocorrem nesses tipos de exercícios,[64] como *sprints* de 60 a 200 m, natação de 50 m, exercícios de força e esportes intermitentes como futebol, vôlei e basquete.[4]

Como o ATP é degradado em ADP e fosfato inorgânico (Pi) para fornecer energia livre para a atividade metabólica, a creatina, após receber um grupamento fosfato dentro da mitocôndria, é transformada em PCr e transportada para o citosol, onde irá reagir com uma molécula de ADP e um íon H^+, formando assim uma molécula de creatina e outra de ATP. Dessa forma, uma grande reserva de PCr fica disponível para a regeneração imediata de ATP hidrolisado.[71,72] Além disso, o sistema Cr/ATP/CK também pode atuar como um tampão de energia espacial para transportar fosfatos de alta energia entre as mitocôndrias e os locais de utilização de ATP celular,[64,73] um processo que ocorre em todas as células excitáveis, incluindo células musculares e ósseas.[74]

Efeito ergogênico da suplementação de creatina no desempenho esportivo

Um vasto corpo de evidências mostra que a suplementação de creatina melhora a capacidade durante exercícios agudos e as adaptações ao treinamento, levando a maiores ganhos de força, massa muscular e/ou desempenho em adolescentes,[75] adultos jovens[4,76,77] e indivíduos mais velhos.[78-80]

Como mencionado anteriormente, indivíduos com dieta onívora consomem cerca 1 a 2 g de creatina por dia.[73] Isso significa que, junto com a produção endógena, os estoques de creatina intramuscular estão cerca de 60 a 80% saturados. Portanto, a suplementação de creatina é realizada para aumentar a quantidade de creatina muscular e PCr em aproximadamente 20 a 40%.[66,68,81] É importante ressaltar que em indivíduos vegetarianos que apresentam menores estoques de creatina intramuscular, é possível observar maiores ganhos no conteúdo de creatina muscular com a suplementação de creatina.[82]

Atualmente, há dois protocolos de suplementação de creatina mais utilizados nos estudos científicos. Estes mostram aumento significativo do conteúdo intramuscular de creatina e consequente melhora no desempenho esportivo.[68,83] O protocolo mais comumente utilizado envolve uma "fase de carregamento" (*loading*) de 5 a 7 dias, na qual são suplementadas 0,3 g de creatina/kg de peso corporal, fracionadas em 4 vezes/dia, seguida de uma "fase de manutenção", com dose única de 0,03 g de creatina/kg de peso corporal por dia.[66,68] Dados da literatura sugerem que, após o protocolo de carregamento de creatina, a capacidade de realização de exercícios de alta intensidade e/ou repetitivos pode ser aumentada em 10 a 20%, dependendo da magnitude do aumento da creatina e PCr musculares.[84]

Outro protocolo envolve apenas a suplementação com dose única de 0,03 g de creatina/kg de peso corporal por dia, ao longo de 28 dias.[66,68] Embora esse método seja mais lento que o protocolo de carregamento para saturar os estoques intracelulares de creatina, podendo levar mais tempo para observar os efeitos sobre o desempenho, a literatura é consistente ao mostrar que a suplementação de creatina, com base nos dois protocolos, é capaz de elevar os níveis de creatina e PCr intracelulares.[68,85]

Após a descontinuação da suplementação de creatina, um tempo de 28 dias sem suplementação é suficiente para retornar às concentrações de creatina e PCr aos valores basais.[79]

Efeito colateral da suplementação de creatina

Os estudos mostram que a suplementação de creatina é acompanhada por um aumento significativo no peso corporal. Embora a maioria deles mostre que o ganho de peso fica na faixa de 1 a 2 kg, valores mais altos de 3 a 5 kg já foram relatados.[86,87]

Esse é o único efeito colateral consistentemente relatado na literatura, e ocorre porque a creatina apresenta propriedades osmóticas que levam à retenção de uma pequena quantidade de água (0,5 a 1 ℓ), resultando no aumento do peso corporal.[86]

Suplementação de creatina e função renal

Sabe-se que os rins desempenham papéis cruciais no metabolismo da creatina, tanto na síntese de guanidinoacetato, quanto na excreção urinária de creatinina, o produto final do metabolismo da creatina.[64] Um dos principais mitos acerca da suplementação de creatina seria o de que o excesso de creatina via suplementação acarretaria dano à função renal.[88] Isso porque, com a suplementação de creatina, ocorre um aumento da excreção urinária de creatinina, que está intimamente relacionada às concentrações aumentadas de creatina e PCr musculares devido à suplementação.[89]

No entanto, dados na literatura evidenciaram que, após a descontinuação da suplementação de creatina, a excreção urinária de creatina volta aos valores basais pré-suplementação.[4] Além disso, dados de estudos longitudinais reunidos em uma recente metanálise mostraram que a suplementação de creatina não causou danos à função renal,[87,90-93] indicando que não há dados que comprovem que o uso de suplementação de creatina causa danos renais. Dessa maneira, atualmente a literatura apoia a hipótese de que a suplementação de creatina em indivíduos saudáveis é segura e não altera a função renal.[88]

Suplementação de creatina e envelhecimento

As evidências científicas de que a suplementação de creatina pode resultar em benefícios à saúde de idosos têm crescido bastante,[79,94,95] sobretudo devido às hipóteses de que ela poderia aumentar a força e/ou massa magra,[96-99] minimizar a perda óssea[94] e influenciar positivamente na função cognitiva.[79,100]

O envelhecimento causa diversas alterações fisiológicas (mecânica, estrutural, hormonal etc.), que podem resultar no aparecimento de inúmeras doenças.[101] Um dos sinais mais evidentes do envelhecimento é a redução lenta e progressiva da massa muscular, acompanhada da redução da força e da capacidade funcional. A esse processo dá-se o nome de sarcopenia.[101]

Sabe-se que a perda de massa e força muscular é capaz de comprometer a realização de atividades cotidianas pelos idosos, como descer e subir escadas, levantar-se de uma cadeira e até caminhar por alguns metros.[102] Inúmeras evidências mostraram que o exercício de força acompanhado de um adequado aporte de proteínas é essencial para minimizar a perda de massa e força muscular nessa população.[103,104] Além disso, outra possibilidade de intervenção nutricional, que tem sido amplamente estudada em idosos, é a suplementação de creatina, pelos seus mecanismos de ação conhecidos e já apresentados no decorrer deste capítulo.

Diante do baixo conteúdo intramuscular de creatina nos idosos, a ciência tem buscado entender os efeitos positivos que a suplementação de creatina pode apresentar na massa magra, na produção de força e nos demais efeitos terapêuticos nessa população.[95,97] Evidências têm mostrado que a suplementação de creatina, em ambos os protocolos (carregamento e/ou manutenção), junto com o treinamento de força, resulta em maiores ganhos de força, massa magra e capacidade funcional em idosos, sugerindo que a suplementação de creatina possa ajudar na prevenção da sarcopenia e perda óssea durante o envelhecimento[97,105] sem apresentar prejuízos à saúde renal dos indivíduos.[97,98]

SUBSTÂNCIAS TAMPONANTES

Durante os exercícios de alta intensidade, há acúmulo intramuscular de diversos metabólitos, como ADP, Pi, lactato e íons H⁺.[106,107] Embora ainda exista muita controvérsia sobre o papel de cada um deles no desenvolvimento da fadiga, sabe-se que o acúmulo, em especial dos íons H⁺, provoca a queda do pH intramuscular, causando acidose muscular. Estudos anteriores mostraram que os valores de pH intramuscular podem reduzir de cerca de 7,1 para 6,5 após exercício físico intenso até a exaustão.[108]

Entre os mecanismos pelos quais a acidose pode afetar o desempenho físico, destacam-se: (1) inibição de enzimas-chave da via glicolítica,[109] limitando o processo de produção de energia para a contração muscular; (2) competição entre os íons H⁺ e os íons Ca⁺⁺ pelo sítio de ligação da troponina, prejudicando a capacidade contrátil;[110] e (3) inibição da ressíntese de fosforilcreatina.[111]

O corpo humano apresenta diversos sistemas tamponantes capazes de realizar a manutenção do pH intra e extracelular dentro dos valores fisiológicos. São eles: os tampões químicos intracelulares e sanguíneos, o tamponamento dinâmico e as regulações respiratória e renal.[112] No interior das células musculares encontra-se a defesa intracelular, constituída sobretudo por fosfatos, proteínas, dipeptídios e aminoácidos, que exercem seu efeito tampão no citosol, onde o pH é mais próximo da constante de acidez ou constante de dissociação de ácidos (pKa) dessas substâncias.[112] Além disso, há o tamponamento dinâmico, que é o sistema responsável pelo transporte ativo de íons H⁺ para fora da célula ou para outro compartimento intracelular mediado pelos transportadores de monocarboxilato 1 (MCT1) e 4 (MCT4).[113,114]

Por último, há o tamponamento sanguíneo, que, por sua vez, é realizado principalmente pelo bicarbonato (HCO_{3-}), o qual tem a capacidade de se ligar aos íons H⁺ livres e ser convertido em ácido carbônico (H_2CO_3), e de imediato dissociado em dióxido de carbono (CO_2) e água.[115] Esses sistemas de tamponamento são bem regulados e bem eficientes em condições fisiológicas normais.[114] No entanto, o acúmulo de íons H⁺ durante o exercício de alta intensidade pode sobrecarregá-los rapidamente.[114] Assim, estratégias extras que contribuam para a manutenção do equilíbrio ácido-base, como a suplementação de beta-alanina (para formar carnosina) e a suplementação de bicarbonato de sódio, tornam-se, de modo potencial, ergogênicas, conforme serão discutidas a seguir.

CARNOSINA

A carnosina (beta-alanil-L-histidina) é um dipeptídio contendo histidina (HCD) sintetizada endogenamente a partir dos aminoácidos beta-alanina e L-histidina. Ela pode ser encontrada em diversos tecidos, como cérebro, coração e rins,[116] porém é mais abundante no músculo esquelético. Em humanos, o conteúdo intramuscular de carnosina varia entre 10 e 40 mmol/kg de músculo seco.[116-118]

A presença de carnosina e seus análogos (anserina e balenina) em altas concentrações em diversas espécies de vertebrados sugerem que essas moléculas apresentem importantes papéis fisiológicos na manutenção da homeostase intracelular.[119]

Em particular, no músculo esquelético, a abundância de carnosina sugere diferentes papéis na regulação da função contrátil, como: manutenção do equilíbrio ácido-base intracelular,[120] regulação da sensibilidade do aparato contrátil muscular ao Ca^{++} ou dos transientes de Ca^{++}[121] e eliminação de produtos tóxicos da peroxidação lipídica.[122] Dessa maneira, pesquisas têm sido realizadas para investigar a associação entre o aumento de carnosina muscular e consequentes melhoras funcionais, de capacidades físicas e de desempenho esportivo.[123]

Metabolismo da carnosina no músculo esquelético

A homeostase da carnosina muscular é um processo dinâmico e parece ser dependente, sobretudo, de sua síntese, degradação e da disponibilidade de seus aminoácidos constituintes (beta-alanina e L-histidina) nas células musculares.[124]

Estudos estão sendo realizados, a fim de compreender se outros estímulos, como insulina[125,126] e exercício físico,[127,128] também podem desempenhar algum papel na regulação da carnosina no músculo esquelético.

A disponibilidade de beta-alanina para o tecido muscular parece ser o principal fator limitante para a síntese de carnosina em humanos. Sabe-se que a beta-alanina é produzida principalmente pelo fígado,[129] mas também pode ser ingerida pela dieta pelo consumo de alimentos de origem animal, como carnes, peixes e aves (cerca de 500 mg/dia em onívoros)[130,131] (**Quadro 16.3**). No entanto, mesmo com sua síntese endógena e o consumo de alimentos-fonte, suas concentrações plasmáticas encontram-se sempre abaixo dos limites de detecção de diversas técnicas de quantificação.[129]

Para entendermos como ocorre o metabolismo da carnosina no músculo esquelético, precisamos iniciar pelo processo de digestão tanto de carnosina quanto de beta-alanina, a fim de conhecermos as enzimas e os transportadores envolvidos nesse processo. Quando alimentos-fonte de beta-alanina/carnosina ou suplementos contendo beta-alanina são ingeridos, ocorre um aumento de beta-alanina no trato gastrintestinal.

No caso da carnosina e seus análogos (anserina e balenina), uma fração considerável é hidrolisada no próprio lúmen intestinal, pois os enterócitos presentes na borda em escova da membrana plasmática na mucosa jejunal expressam a carnosinase 2 (CN2), enzima

QUADRO 16.3 Quantidade de beta-alanina nos alimentos.

Alimento	Beta-alanina (mg/100 g)
Carne ovina	180
Carne de coelho	200
Coxa de frango	200
Carne suína	210
Carne bovina	280
Peito de frango	380
Truta	480
Peito de peru	520
Camarão	750
Atum	820
Cavala	980

Valores obtidos de Abe[132] e Jones et al.[133,134]

responsável por clivar a carnosina em beta-alanina e histidina.[135] Assim, a beta-alanina se torna disponível para absorção no jejuno e no íleo, e depois é transportada para a circulação por meio de seu transportador ATB[0,+].[136] No entanto, como dito anteriormente, a ação da CN2 no lúmen intestinal é limitada, de modo que parte da carnosina é transportada em sua forma intacta para a corrente sanguínea.[136] Portanto, o consumo de suplementos contendo beta-alanina resulta no aumento das concentrações plasmáticas de beta-alanina, ao passo que o consumo de alimentos contendo carnosina resulta no aumento das concentrações plasmáticas de carnosina e beta-alanina.[120]

O pico de beta-alanina na corrente sanguínea ocorre cerca de 30 a 45 minutos após sua ingestão. Após o pico, a concentração de beta-alanina no plasma começa a retornar aos valores basais, atingindo seus níveis plasmáticos pré-ingestão cerca de 3 horas após a ingestão.[120] A carnosina presente no plasma também está sujeita a sofrer hidrólise, pois o sangue apresenta a outra isoforma da carnosinase, a CN1.[137] Uma vez que a carnosina atinge a circulação, ela é clivada em beta-alanina e histidina pela CN1, ou permanece intacta até que seja captada pelos tecidos periféricos, podendo também ser encontrada na urina até 5 horas após sua ingestão.[138]

Até o momento, evidências sugerem fortemente que a carnosina não é transportada de forma intacta pelo músculo esquelético.[118,139] Da mesma maneira, o músculo esquelético não é capaz de produzir seus aminoácidos precursores, pois a histidina é um aminoácido essencial e a produção de beta-alanina parece estar limitada ao fígado.[140] Logo, a síntese de carnosina é totalmente dependente da captação desses aminoácidos pelas células musculares.[120] O transporte da beta-alanina é realizado primordialmente pelo TauT, um transportador dependente de Na^+ e Cl^-,[141] e também pelo PAT1, um transportador não dependente de Cl^- e Na^+,[136] enquanto a histidina é transportada para as células musculares pelo PHT2.[142]

Uma vez que ambos os aminoácidos se tornam disponíveis no interior do músculo esquelético, inicia-se a reação de síntese de carnosina pela ação da enzima carnosina sintase.[143] Como mencionado anteriormente, a disponibilidade de beta-alanina dentro das células musculares tem sido identificada como o principal fator limitante para a síntese de carnosina em humanos. Isso ocorre devido a dois fatores: (1) a carnosina sintase apresenta maior afinidade pela histidina (Km de 16,8 μM)[144] em comparação à beta-alanina (Km de 1 a 2 mM);[145] e (2) a concentração plasmática e intramuscular de histidina é cerca de 40 vezes maior do que a de beta-alanina. Dessa maneira, aumentar o aporte de beta-alanina, em especial via suplementação, torna-se a maneira mais eficaz para aumentar a síntese endógena de carnosina muscular (**Figura 16.3**).[120]

Suplementação de beta-alanina para aumentar carnosina intramuscular e mecanismos de ação ergogênica

A suplementação de beta-alanina é capaz de aumentar o conteúdo intramuscular de carnosina em cerca de 40 a 100%, dependendo da dose e do tempo de suplementação.[118,146] Um sólido corpo de evidências,[146-155] incluindo metanálises,[118,156] tem apoiado a hipótese de que a suplementação de beta-alanina é capaz de melhorar o desempenho físico (0,2 a 3%),[118] especialmente em

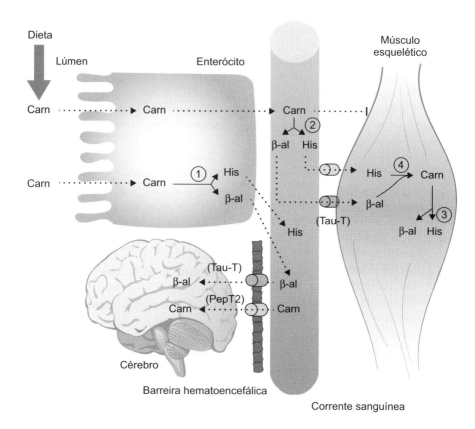

Figura 16.3 Ilustração esquemática sobre a biodisponibilidade e o metabolismo da carnosina. (1) Carnosinase jejunal; (2) carnosinase sérica; (3) carnosinase tecidual; (4) carnosina sintase. β-al, beta-alanina; Carn, carnosina; His, histidina; PepT2, transportador de carnosina; Pht1, transportador de carnosina; TauT, transportador de taurina/beta-alanina. (Adaptada de Sale et al.[137])

atividades de alta intensidade e curta duração (30 segundos a 10 minutos; p. ex., corridas de 400, 800 e 1.500 m; ciclismo de 4 km; natação de 100, 200 e 400 m), pois são atividades nas quais ocorre intensa acidose muscular.[129]

Sabe-se que a acidose muscular pode contribuir, de maneira significativa, para a fadiga durante o exercício de alta intensidade e curta duração.[157] Acredita-se que o principal mecanismo responsável pelo retardo da fadiga e pela melhora no desempenho após a suplementação de beta-alanina seja o aumento da capacidade tamponante em resposta ao aumento do conteúdo muscular de carnosina.[120,123,129,158] Isso porque a carnosina apresenta um anel imidazol cujo pKa (constante de dissociação) é aproximadamente 6,83, valor condizente com as variações fisiológicas humanas do pH, considerado, portanto, um importante tampão intracelular, atuando primariamente no tamponamento dos ácidos produzidos durante exercícios intensos.[123,132]

Além disso, é bem estabelecido que mudanças na liberação ou recaptação do Ca^{++} pelos retículos sarcoplasmáticos durante a contração muscular apresentam impacto sobre o desenvolvimento da fadiga.[159] Em músculos fadigados, existe relação entre o declínio da força e o declínio das concentrações sarcoplasmáticas de Ca^{++}.[160] À medida que a concentração de Ca^{++} diminui, ocorre redução da interação do Ca^{++} com a troponina C, levando a uma diminuição do número de pontes cruzadas actina-miosina. Isso acarreta a redução da produção de força durante a contração, levando o músculo à fadiga.[161,162]

Os mecanismos relacionados aos danos musculares induzidos pelo exercício intenso ainda não estão totalmente elucidados. No entanto, sabe-se que a homeostase do cálcio intracelular é primordial ao bom funcionamento da célula.[163,164] Estudos mostraram que o distúrbio homeostático do Ca^{++} pode acarretar processos autocatalíticos pela ativação da enzima fosfolipase A2 e de outras proteases sensíveis ao Ca^{++}, que ocasionam diversos danos às estruturas da membrana, produção de espécies reativas de oxigênio, degradação de estruturas proteicas e, até mesmo, alteração da função mitocondrial.[165,166]

Experimentos *in vitro* produziram as primeiras evidências de que a carnosina poderia regular as concentrações de Ca^{++} no sarcoplasma.[167] Tais pesquisadores verificaram que o aumento de carnosina e anserina foi capaz de potencializar a liberação de Ca^{++} dos retículos sarcoplasmáticos pela ativação dos canais de liberação de Ca^{++} do receptor de rianodina. Estudos com fibras musculares "desnudas" (*skinned*) de ratos[121] e de humanos[168] foram realizados para confirmar esses achados, porém apresentaram resultados divergentes. Embora o papel da carnosina em potencializar a liberação de Ca^{++} dos retículos sarcoplasmáticos pareça controverso, há consenso de que esse dipeptídio aumenta a sensibilidade do aparato contrátil ao Ca^{++},[121,168-170] e são necessárias mais evidências em humanos para compreender esse possível papel da carnosina.

Estratégias de suplementação de beta-alanina

Ainda há muito a discutir sobre a suplementação de beta-alanina e conteúdo intramuscular de carnosina. Em um dos primeiros e mais importantes estudos sobre o assunto, Harris et al.[120] demonstraram que a suplementação de 6,4 g/dia, fracionada em 4 doses de 1,6 g por 4 semanas, resultou em aumento de 65% (+13 mmol/kg) na concentração de carnosina muscular. Logo depois, Hill et al.[148] demonstraram aumento de 59% (19,9 ± 1,9 para 30,1 ± 2,3 mmol/kg músculo seco) após 4 semanas com suplementação de 5,2 g/dia; quando essa foi estendida para 10 semanas, o total de carnosina intramuscular aumentou para 80% (+34,7 ± 3,7 mmol/kg músculo seco). Stellingwerff et al.[171] observaram que diferentes esquemas de suplementação de beta-alanina aumentaram de forma similar o conteúdo intramuscular de carnosina, sendo a mudança absoluta linearmente associada ao total de beta-alanina consumido.

Esses dados diferem parcialmente daqueles obtidos por Saunders et al.,[118] os quais averiguaram que a suplementação de 6,4 g/dia durante 24 semanas aumentou o conteúdo de carnosina muscular de maneira altamente variável. Embora todos os participantes desse estudo tenham experimentado algum aumento de carnosina intramuscular, a variação entre indivíduos foi alta e não foi observada associação com o total de beta-alanina consumida.[118] Diferentes doses administradas nos estudos de Stellingwerff et al.[171] e Saunders et al.[118]

sugerem que a cinética do conteúdo de carnosina muscular pode ser dependente da dose ingerida, e principalmente que as mudanças nas concentrações intramusculares de carnosina se apresentam de maneira individual e outros fatores (p. ex., estado de treinamento) podem interferir no conteúdo de carnosina muscular.[172]

Do total de beta-alanina consumido e absorvido pelo organismo, ainda não está totalmente esclarecido em qual proporção acontece o transporte e armazenamento no músculo esquelético, no músculo cardíaco, no cérebro e em outros tecidos.

Estima-se que cerca de 6% do total de beta-alanina consumido oralmente é incorporado na forma de carnosina intramuscular,[125] e outra pequena porção é excretada na urina (cerca de 1,5%),[120,125] porém, ainda não está claro o destino do restante.[125]

Estudo publicado por Blancquaert et al.[124] mostrou que a beta-alanina é um ótimo substrato para as enzimas transaminases GABA-T e AGXT2, sugerindo que grande parte da beta-alanina consumida seja encaminhada para oxidação. Embora ocorra baixo uso da beta-alanina consumida para formação de carnosina muscular, pesquisadores têm sugerido que sua captação possa ser melhorada quando consumida em estado de hiperinsulinemia.[125] Isso porque a captação de beta-alanina para as células musculares é realizada, sobretudo, por transporte ativo secundário, pelo TauT, e uma vez que a insulina é capaz de aumentar a atividade da Na$^+$/K$^+$/ATPase,[173,174] ela poderia estimular o TauT, resultando na maior captação de beta-alanina.

Stegen et al.[125] realizaram um protocolo com suplementação de 3,2 g/dia de beta-alanina por 46 dias, no qual um grupo de participantes (homens e mulheres) consumiu o suplemento com as refeições enquanto outro grupo consumiu nos intervalos das refeições. A avaliação do conteúdo de carnosina muscular nos músculos sóleo e gastrocnêmio, por meio de espectroscopia de prótons por ressonância magnética, mostrou que no músculo sóleo, mas não no músculo gastrocnêmio, o aumento do conteúdo de carnosina muscular foi maior quando a suplementação de beta-alanina foi realizada com refeições quando comparado com a ingestão do suplemento entre as refeições.

Assim, os autores concluíram que a combinação de alta concentração plasmática de beta-alanina e hiperinsulinemia promoveria maior acúmulo de carnosina muscular. No entanto, o desenho do estudo não permitiu que a hipótese fosse diretamente testada. Em contraste, recentemente Gonçalves et al.[126] mostraram, por meio de um estudo mecanicista em humanos, no qual as concentrações de beta-alanina e insulina foram controladas, que a hiperinsulinemia não aumentou a captação de beta-alanina pelas células musculares.

Por fim, do ponto de vista prático, os indivíduos são aconselhados a suplementar diariamente com beta-alanina de maneira crônica. Em um período entre 2 e 4 semanas, com doses de 3,2 a 6,4 g/dia fracionadas ao longo do dia (0,8 a 1,6 g a cada 3 a 4 horas),[5] com ou sem refeições,[126] para evitar a parestesia, efeito colateral agudo característico da ingestão de beta-alanina. Abordaremos essa questão a seguir.

Efeito colateral da suplementação de beta-alanina

Doses elevadas de beta-alanina estão relacionadas à parestesia, único efeito indesejado que, até o momento, foi registrado após o seu consumo.[175] Os mecanismos moleculares da parestesia ainda não estão completamente elucidados. Atualmente, acredita-se que a beta-alanina, quando administrada por via oral, ativa receptores MrgprD em humanos. Estes receptores pertencem a uma extensa família de receptores acoplados à proteína G (GPCR), que desempenha papel fundamental na mediação de sinais de percepção sensorial (p. ex., coceiras).[176]

Os receptores MrgprD são bem expressos em um subconjunto de neurônios (receptores IB4+, não peptidérgicos e de pequeno diâmetro) localizados nos gânglios da raiz dorsal (GRD), responsáveis pela inervação da pele. Por sua vez, GRDs são elementos do sistema nervoso periférico reconhecidos anatomicamente como estruturas encapsuladas situadas ao longo da medula espinal.[176,177]

A beta-alanina parece se ligar diretamente aos receptores MrgprD, ativando-os. Esses receptores causam excitabilidade nos neurônios dos GRDs, refletindo em percepções sensoriais na pele, como a coceira, um dos sintomas conhecidos da parestesia.

Harris et al.[120] mostraram que a ingestão de 40 mg/kg de peso corporal gera o pico plasmático de 833 ± 86 µmol/ℓ. Já a dose de 20 mg/kg de peso corporal gera pico de 373 ± 133 µmol/ℓ e, por último, a dose menor de 10 mg/kg de peso corporal gera pico de 40 ± 26 µmol/ℓ. Os autores perceberam que doses maiores (p. ex., 40 mg/kg) foram associadas a sintomas mais intensos e, portanto, mais desagradáveis e menos toleráveis, que iniciaram cerca de 20 minutos após a ingestão e permaneceram por até 1 hora após a ingestão. De modo contrário, doses menores (p. ex., 20 mg/kg) resultaram nos mesmos sintomas, mas menos intensos e mais toleráveis. Já doses de cerca de 800 mg (equivalentes a cerca de 10 mg/kg de peso corporal) não resultaram em parestesia. Assim, tal efeito indesejado pode ser evitado pelo simples controle do pico plasmático de beta-alanina que ocorre após sua ingestão.

BICARBONATO DE SÓDIO

Íon bicarbonato

Altas concentrações de íons bicarbonato (HCO_3^-) são encontradas na corrente sanguínea (cerca de 25 mmol/ℓ).[6,178,179] Essa característica torna o bicarbonato o principal componente responsável pelo mecanismo de tamponamento extracelular do corpo humano.[180] Isso porque o bicarbonato tem a capacidade de aceitar íons H^+ livres, levando à formação de ácido carbônico (H_2CO_3) e, posteriormente, à formação de água e CO_2, que será expirado pelos pulmões. Esse mecanismo é essencial para manter a faixa fisiológica do pH sanguíneo, que fica entre 7,35 e 7,45.[115]

Suplementação de bicarbonato de sódio e seus efeitos ergogênicos no desempenho esportivo

A eficácia do bicarbonato de sódio ($NaHCO_3$) como um ergogênico nutricional é bem estabelecida na literatura,[155,178,179] inclusive por meio de metanálises.[6,181,182] Assim como a carnosina (que, por sua vez, é um tampão intracelular), a suplementação de bicarbonato de sódio é capaz de melhorar, em aproximadamente 2%, o desempenho durante exercícios de alta intensidade e curta duração (1 a 10 minutos), como: ciclismo de 4 km, remo de 2.000 m, 200 m de natação etc.[6,114]

O objetivo da suplementação de bicarbonato de sódio é aumentar a concentração sanguínea de bicarbonato acima dos valores basais. Com isso, ocorre o aumento do efluxo de íons H⁺ para fora do músculo esquelético por meio do tamponamento dinâmico, contribuindo para o equilíbrio ácido-base muscular durante o exercício físico e, consequentemente, para a melhora do desempenho.[114,179]

Assim, após a ingestão de bicarbonato de sódio via suplementação, ocorre sua imediata dissociação em sódio e bicarbonato no estômago. Posteriormente, o bicarbonato dissociado será absorvido, de preferência no jejuno, por transporte ativo[183] e, por fim, liberado na corrente sanguínea, aumentando sua concentração plasmática e o pH sanguíneo.[184] Uma vez que boa parte do bicarbonato é perdida durante a neutralização no estômago, doses orais elevadas são necessárias para induzir aumentos significativos de bicarbonato sanguíneo.[114,179]

Carr et al.[185] sugeriram que um aumento de pelo menos 5 mmol/ℓ acima dos valores basais seria necessário para obter efeito ergogênico durante o exercício físico.

Nesse sentido, a dose de 0,3 g/kg de bicarbonato de sódio é a mais comumente empregada nos estudos científicos, pois é capaz de aumentar o bicarbonato circulante em cerca de 5 a 6 mmol/ℓ e melhorar o desempenho esportivo,[6] embora a dose de 0,2 g/kg também pareça apresentar esse efeito.[114]

Apesar de um corpo de evidências mostrar melhora no desempenho com a dose clássica de 0,3 g/kg, outros estudos não indicaram efeito após a suplementação com a mesma dose.[186-188] Vários fatores parecem contribuir para a variação entre os estudos, incluindo modelos de exercício não limitados pelo acúmulo de H⁺, genética, nível de treinamento, efeitos colaterais associados e variação individual na resposta à suplementação.[114] Particularmente em relação à variação individual na resposta à suplementação, estudos recentes buscam realizar análises com abordagens individualizadas,[114] pois têm sido identificados fatores que podem influenciar o efeito ergogênico do bicarbonato de sódio, como a variabilidade nas respostas sanguíneas após sua ingestão.

O tempo para que ocorra um aumento significativo de bicarbonato sanguíneo após ingestão aguda de bicarbonato de sódio indica grande variabilidade entre os indivíduos, com pico de concentração de bicarbonato. Os períodos variam entre 75 e 180 minutos quando ingerido em cápsulas, e entre 10 e 140 minutos quando ingerido em solução, usando a dose de 0,3 g/kg de peso corporal.[178] As evidências mais atuais sobre o assunto têm sugerido que fazer uso da suplementação aguda de bicarbonato de sódio na dose de 0,3 g/kg de peso corporal, entre 1 e 3 horas antes do exercício, parece apresentar potencial efeito ergogênico no desempenho esportivo.[6,179] Além da suplementação aguda de bicarbonato de sódio, estudos mostraram que realizar a suplementação crônica, de 5 a 7 dias com dose diária de 0,5 g/kg de peso corporal, fracionada ao longo do dia, também pode melhorar o desempenho em exercícios de alta intensidade.[189,190]

McNaughton e Thompson[190] verificaram que os efeitos ergogênicos da suplementação crônica de bicarbonato de sódio foram mantidos por pelo menos 2 dias após o período de suplementação, ao passo que a suplementação aguda mantém o efeito apenas por cerca de 4 horas após a ingestão.[179] Por último, a suplementação crônica também parece reduzir os sintomas relacionados ao desconforto gastrintestinal,[190,191] bastante relacionado com a ingestão de altas doses de bicarbonato de sódio, que será abordada adiante.

Efeitos colaterais da suplementação de bicarbonato de sódio

A ocorrência de desconfortos gastrintestinais, como dores estomacais, inchaço, náuseas, vômitos, flatulência e diarreia, é uma das mais frequentes queixas relatadas a partir da suplementação de bicarbonato de sódio,[185,192] podendo resultar em implicações negativas no desempenho dos atletas, a depender da magnitude do sintoma.[179]

O desconforto gastrintestinal ocorre após a ingestão de grande quantidade de bicarbonato de sódio via suplementação, quando se dissocia em sódio e bicarbonato no estômago.[185] A alta concentração de bicarbonato será rapidamente neutralizada por íons H^+ presentes no ambiente estomacal, produzindo grande quantidade de CO_2.[183] Essa intensa produção de CO_2 no estômago pode causar o desconforto gástrico e os sintomas citados anteriormente.[114]

Evidências têm indicado que o principal fator que contribui para o aparecimento e intensidade desses efeitos colaterais é a dose administrada.[185,193] Pesquisadores relatam que o desconforto gastrintestinal aparece quando a suplementação de bicarbonato é oferecida em doses acima de 0,3 g/kg de peso corporal.[185,193] Embora alguns deles não tenham demonstrado piora do desempenho na presença de tais efeitos colaterais,[186] outros afirmam que a capacidade de realização de exercício pode ser alterada quando o atleta apresenta desconforto gastrintestinal.[188,194] Mesmo diante dessa inconsistência na literatura, fica evidente que minimizar o desconforto gastrintestinal associado à suplementação de bicarbonato de sódio pode reduzir a probabilidade de queda no desempenho.

Atualmente, estratégias para otimizar a suplementação de bicarbonato de sódio, sobretudo por meio de sua ingestão por meio de cápsulas gastrorresistentes ou de liberação lenta, têm sido estudadas.[195] O momento da suplementação de bicarbonato de sódio também parece ser um fator a ser considerado na tentativa de reduzir os sintomas gastrintestinais. Siegler et al.[196] demonstraram que os sintomas de desconforto gastrintestinal foram menores 180 minutos após a suplementação de bicarbonato de sódio quando comparados com 60 e 120 minutos após.

Uma vez que a literatura já mostrou que a suplementação realizada 1 a 3 horas antes do exercício é capaz de resultar em aumento significativo no desempenho,[6] a adoção de protocolos individuais de suplementação de bicarbonato, respeitando principalmente a magnitude dos efeitos colaterais relacionados, pode ser uma estratégia interessante para melhorar o desempenho esportivo.

NITRATO

O nitrato é precursor do óxido nítrico (ON), um radical livre, lábil, permeável a lipídios, que apresenta inúmeras funções no organismo humano.[197] Na vasculatura, por exemplo, o ON regula o tônus vascular e o fluxo sanguíneo.

Além disso, é essencial para adesão leucocitária, agregação plaquetária e controle do consumo de oxigênio mitocondrial. Anormalidades na produção e no transporte de ON vascular resultam em disfunção endotelial, que pode ser encontrada em diversas patologias cardiovasculares, como hipertensão arterial sistêmica, aterosclerose e distúrbios associados à angiogênese.[197]

No cérebro, o ON é capaz de regular diversos processos fisiológicos que afetam o comportamento e a função cognitiva, incluindo a plasticidade sináptica. Afora isso, controla o fluxo sanguíneo cerebral, promove a angiogênese e mantém o estado redox celular, a imunidade celular e a sobrevivência neuronal.[198]

O ON é produzido em vários locais do organismo por diferentes mecanismos: (1) por via enzimática, na qual é catalisada pela enzima óxido nítrico sintase (NOS), por meio de uma série de reações redox, com degradação de L-arginina a L-citrulina e ON; e (2) por via não enzimática, que envolve a redução de nitrato circulante a nitrito, formando ON.[197,199] Curiosamente, a via não enzimática é influenciada, sobretudo, por fatores dietéticos, uma vez que alguns alimentos vegetais, como alface, espinafre, rúcula, aipo, agrião e beterraba, são considerados ótimas fontes de nitrato, apresentando em média 250 mg de nitrato/100 g (**Quadro 16.4**).[200]

É importante dizer que atualmente foi estabelecida uma ingestão diária aceitável de nitrato de 3,7 mg/kg de peso corporal,[201] pois uma pequena quantidade de nitrato também pode ser convertida em N-nitrosaminas, e essas substâncias têm sido associadas a alguns tipos de câncer.[202,203] No entanto, os efeitos negativos relacionados ao consumo de nitrato são comumente associados ao consumo de sais de nitrato,[202,203] e não há evidências que indiquem efeitos negativos do consumo prolongado de nitrato por meio de fontes vegetais, como a beterraba, uma das principais fontes alimentares utilizadas nos estudos científicos.[3,199]

Metabolismo do óxido nítrico

Como mencionado anteriormente, há duas vias conhecidas para a produção de ON no corpo humano. A primeira é a via endógena e enzimática, na qual a L-arginina é convertida em ON pela enzima NOS.[197] A segunda via é não enzimática e se inicia de maneira exógena, pelo consumo de nitrato pela dieta. Após a ingestão dos alimentos-fonte, uma parte do nitrato é reduzida a nitrito por bactérias comensais anaeróbias facultativas presentes na cavidade oral, por ação da nitrato redutase. Logo depois, o nitrito é convertido em ON no estômago.[201] O nitrato e o nitrito remanescentes são rapidamente absorvidos pelo trato gastrintestinal e liberados na corrente sanguínea, onde são transportados para os órgãos para também serem reduzidos a ON.[201,204]

O mecanismo exato de como ocorre essa redução ainda não está totalmente esclarecido. No entanto, evidências indicam que a redução nitrato-nitrito-ON pela via não enzimática parece ocorrer preferencialmente durante situações de hipoxia e acidose (baixo pH), produzindo ON em situações em que a atividade da enzima óxido nítrico sintase poderia estar reduzida (**Figura 16.4**).[203,205] Nesse sentido, uma das hipóteses de que a

QUADRO 16.4 Quantidade de nitrato nos alimentos.

Alimento	Nitrato (mg/100 g)
Maçã	0,3
Banana	4,5
Laranja	0,8
Brócolis	39,5
Cenoura	0,1
Espinafre	741
Tomate	39,2
Beterraba	> 250

Valores obtidos de Hord et al.[200]

CAPÍTULO 16 • Suplementação Alimentar no Desempenho Esportivo: Evidências Científicas

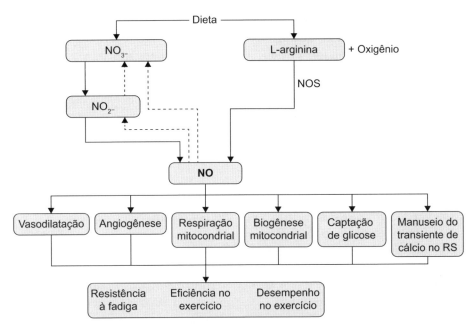

Figura 16.4 Vias de produção de óxido nítrico (ON). À esquerda: O ON é produzido a partir do nitrato (NO_{3-}) obtido pela dieta, no qual será reduzido a nitrito (NO_{2-}) e NO. À direita: O ON é produzido a partir de L-arginina e oxigênio em uma reação catalisada pela enzima óxido nítrico sintase (NOS) e, posteriormente, oxidado a nitrato, nitrito e ON. Uma vez que o ON é produzido, inicia suas inúmeras funções no organismo. *RS*, retículo sarcoplasmático. (Adaptada de Jones.[199])

suplementação de nitrato poderia ser benéfica durante o exercício físico estaria relacionada a um possível papel de reserva para assegurar o suprimento de ON quando o aporte de oxigênio às células musculares é limitado, como nos exercícios de alta intensidade, auxiliando assim na melhora do desempenho esportivo.[199]

Suplementação de nitrato e efeitos ergogênicos

Os estudos sobre suplementação de nitrato na melhora de desempenho ainda são recentes e muitas questões precisam ser elucidadas.

O primeiro estudo a mostrar que a suplementação de nitrato foi capaz de melhorar a eficiência do exercício foi publicado em 2007 por Larsen et al.[206] No estudo, os autores mostraram que atletas que consumiram 0,1 mmol/kg de peso corporal de nitrato de sódio por dia, durante 3 dias, apresentaram o custo do oxigênio durante o exercício significativamente reduzido em comparação ao placebo, com redução média de 5% no consumo de oxigênio (VO_2).

Atualmente, a literatura tem mostrado que exercícios com duração menor que 40 minutos apresentam benefícios em cerca de 1 a 3% com a suplementação de nitrato.[207,208]

Alguns estudos estão propondo que a suplementação de nitrato melhore a função das fibras musculares do tipo II,[207] resultando em melhora de exercícios intermitentes e de alta intensidade com duração entre 12 e 40 minutos.[209,210] No entanto, as evidências são limitadas a respeito de sua eficácia em exercícios de longa duração (> 40 minutos) e em exercícios de curta duração (< 12 minutos).[211]

Os mecanismos que podem explicar o menor custo de ATP e de oxigênio durante o exercício, a maior eficiência muscular e a maior tolerância ao exercício após a suplementação de nitrato estão sendo estudados.[212-214]

Alguns autores sugerem que a suplementação de nitrato melhora a oxigenação muscular, poupando a utilização de substratos, como PCr muscular, além de melhorar a eficiência mitocondrial, reduzindo o VO_2 durante o exercício.[215] Por sua vez, outros autores verificaram que seu efeito ergogênico poderia estar relacionado a possíveis efeitos no acoplamento excitação-contração do musculo esquelético, deixando a contração muscular mais eficiente.[214]

Estratégias de suplementação

Os estudos têm verificado que os benefícios no desempenho esportivo podem ser observados dentro de 2 a 3 horas após o consumo agudo de cerca de 310 a 560 mg de nitrato, o qual resulta na concentração plasmática de 5 a 9 mmol/ℓ de nitrato.[216]

Além disso, aparentemente a suplementação crônica, entre 1 e 15 dias, pode resultar em benefícios ainda maiores para o desempenho,[209,211] embora a relação dose-resposta não tenha sido estabelecida.[199] Ainda, vários fatores, como idade, dieta, condicionamento físico e tipo de exercício, podem afetar as respostas à suplementação e ao desempenho dos indivíduos. Por exemplo, atletas de alto rendimento, em função das adaptações do treinamento, parecem ser menos responsivos à suplementação do suco de beterraba rico em nitrato.[199]

Os cientistas da área enfatizam que a concentração plasmática de 5 a 9 mmol/ℓ de nitrato pode ser facilmente atingida por meio de uma dieta rica dos alimentos-fonte. Porém, na atualidade, ainda não há evidências de que a ingestão adicional de nitrato possa produzir maiores benefícios.[199]

Suplementação de nitrato e saúde

A suplementação de nitrato, principalmente via suco de beterraba, tem sido alvo de estudos com idosos, uma vez que essa população apresenta importante redução na disponibilidade de ON e maior risco de doenças cardiovasculares.[201,217]

De acordo com a revisão sistemática de Stanaway et al.,[201] a suplementação de 350 a 700 mg de nitrato ainda apresenta controvérsias sobre sua eficácia na saúde cardiovascular. Enquanto alguns estudos mostraram melhora da função endotelial e até redução da pressão arterial após suplementação de nitrato dietético,[217-219] outros estudos não encontraram diferença quando comparados a um placebo.[220,221] Assim, mais estudos bem delineados são necessários para avaliar a eficácia da suplementação de nitrato na saúde cardiovascular.

REFERÊNCIAS BIBLIOGRÁFICAS

1. Maughan RJ, Burke LM, Dvorak J, et al. IOC Consensus Statement: dietary supplements and the high-performance athlete. Br J Sports Med. 2018;52(7):439-55.
2. Doherty M, Smith PM. Effects of caffeine ingestion on exercise testing: a meta-analysis. Int J Sport Nutr Exerc Metab. 2004;14(6):626-46.
3. Bailey SJ, Winyard P, Vanhatalo A, et al. Dietary nitrate supplementation reduces the O2 cost of low-intensity exercise and enhances tolerance to high-intensity exercise in humans. J Appl Physiol (1985). 2009;107(4):1144-55.
4. Kreider RB, Kalman DS, Antonio J, et al. International Society of Sports Nutrition position stand:

safety and efficacy of creatine supplementation in exercise, sport, and medicine. J Int Soc Sports Nutr. 2017;14:18.
5. Saunders B, Elliott-Sale K, Artioli GG, et al. Beta-alanine supplementation to improve exercise capacity and performance: a systematic review and meta-analysis. Br J Sports Med. 2017;51(8):658-69.
6. Grgic J, Rodriguez RF, Garofolini A, et al. Effects of sodium bicarbonate supplementation on muscular strength and endurance: a systematic review and meta-analysis. Sports Med. 2020;50(7):1361-75.
7. Burke LM. Caffeine and sports performance. Appl Physiol Nutr Metab. 2008;33(6):1319-34.
8. Matos FO, Painelli VS, Lancha AH, et al. Eficácia ergogênica da suplementação de cafeína sobre o desempenho de força – uma análise crítica. Rev Educ Física. 2014;25(3):501-11.
9. van Dam RM, Hu FB, Willett WC. Coffee, caffeine, and health. N Engl J Med. 2020;383(4):369-78.
10. Authority EFS. Scientific opinion on the safety of caffeine: EFSA Panel on Dietetic Products, Nutrition and Allergies (NDA). 2015;13:4102.
11. Nehlig A. Interindividual differences in caffeine metabolism and factors driving caffeine consumption. Pharmacol Rev. 2018;70(2):384-411.
12. Ganio MS, Klau JF, Casa DJ, Armstrong LE, Maresh CM. Effect of caffeine on sport-specific endurance performance: a systematic review. J Strength Cond Res. 2009;23:315-24.
13. Talanian JL, Spriet LL. Low and moderate doses of caffeine late in exercise improve performance in trained cyclists. Appl Physiol Nutr Metab. 2016;41(8):850-5.
14. Bonati MR, Latini F, Galletti JF, Young JF, Tognoni G, Garattini S. Caffeine disposition after oral doses. Clin Pharmacol Ther. 1982;32:98-106.
15. Liguori A, Robinson JH. Caffeine antagonism of alcohol-induced driving impairment. Drug Alcohol Depend. 2001;63(2):123-9.
16. Marks V, Kelly JF. Absorption of caffeine from tea, coffee, and coca cola. Lancet. 1973;1(7807):827.
17. Mumford GK, Benowitz NL, Evans SM, et al. Absorption rate of methylxanthines following capsules, cola and chocolate. Eur J Clin Pharmacol. 1996;51(3-4):319-25.
18. Kamimori GH, Karyekar CS, Otterstetter R, et al. The rate of absorption and relative bioavailability of caffeine administered in chewing gum versus capsules to normal healthy volunteers. Int J Pharm. 2002;234(1-2):159-67.
19. Arnaud MJ. Pharmacokinetics and metabolism of natural methylxanthines in animal and man. Handb Exp Pharmacol. 2011;200:33-91.
20. Landi MT, Sinha R, Lang NP, Kadlubar FF. Human cytochrome P4501A2. IARC Sci Publ. 1999;148:173-95.
21. Graham TE, Spriet LL. Metabolic, catecholamine, and exercise performance responses to various doses of caffeine. J Appl Physiol (1985). 1995;78(3):867-74.
22. Costill DL, Dalsky GP, Fink WJ. Effects of caffeine ingestion on metabolism and exercise performance. Med Sci Sports. 1978;10(3):155-8.
23. Tarnopolsky M, Cupido C. Caffeine potentiates low frequency skeletal muscle force in habitual and non-habitual caffeine consumers. J Appl Physiol (1985). 2000;89(5):1719-24.
24. Mohr M, Nielsen JJ, Bangsbo J. Caffeine intake improves intense intermittent exercise performance and reduces muscle interstitial potassium accumulation. J Appl Physiol (1985). 2011;111(5):1372-9.
25. Nehlig A, Daval JL, Debry G. Caffeine and the central nervous system: mechanisms of action, biochemical, metabolic and psychostimulant effects. Brain Res Brain Res Rev. 1992;17(2):139-70.
26. Graham TE, Spriet LL. Performance and metabolic responses to a high caffeine dose during prolonged exercise. J Appl Physiol (1985). 1991;71(6):2292-8.
27. Desbrow B, Biddulph C, Devlin B, Grant GD, Anoopkumar-Dukie S, Leveritt MD. The effects of different doses of caffeine on endurance cycling time trial performance. J Sports Sci. 2012;30(2):115-20.
28. Lane SC, Hawley JA, Desbrow B, et al. Single and combined effects of beetroot juice and caffeine supplementation on cycling time trial performance. Appl Physiol Nutr Metab. 2014;39(9):1050-7.
29. Clarke ND, Kirwan NA, Richardson DL. Coffee ingestion improves 5 km cycling performance in men and women by a similar magnitude. Nutrients. 2019;11(11):2575.
30. Pickering C, Grgic J. Caffeine and exercise: what next? Sports Med. 2019;49(7):1007-30.
31. Skinner TL, Desbrow B, Arapova J, et al. Women experience the same ergogenic response to caffeine as men. Med Sci Sports Exerc. 2019;51(6):1195-202.
32. Grgic J, Sabol F, Venier S, et al. What dose of caffeine to use: acute effects of 3 doses of caffeine on muscle endurance and strength. Int J Sports Physiol Perform. 2019:1-8.
33. Chia JS, Barrett LA, Chow JY, Burns SF. Effects of caffeine supplementation on performance in ball games. Sports Med. 2017;47(12):2453-71.
34. Lara B, Ruiz-Vicente D, Areces F, et al. Acute consumption of a caffeinated energy drink enhances aspects of performance in sprint swimmers. Br J Nutr. 2015;114(6):908-14.
35. Paton CD, Lowe T, Irvine A. Caffeinated chewing gum increases repeated sprint performance and augments increases in testosterone in competitive cyclists. Eur J Appl Physiol. 2010;110(6):1243-50.
36. Wickham KA, Spriet LL. Administration of caffeine in alternate forms. Sports Med. 2018;48(Suppl 1):79-91.

37. Kizzi J, Sum A, Houston FE, Hayes LD. Influence of a caffeine mouth rinse on sprint cycling following glycogen depletion. Eur J Sport Sci. 2016;16(8):1087-94.
38. Pak IE, Cuğ M, Volpe SL, Beaven CM. The effect of carbohydrate and caffeine mouth rinsing on kicking performance in competitive Taekwondo athletes during Ramadan. J Sports Sci. 2020;38(7):795-800.
39. Bell DG, McLellan TM. Exercise endurance 1, 3, and 6 h after caffeine ingestion in caffeine users and nonusers. J Appl Physiol (1985). 2002;93(4):1227-34.
40. Fredholm BB, Battig K, Holmen J, Nehlig A, Zvartau EE. Actions of caffeine in the brain with special reference to factors that contribute to its widespread use. Pharmacol Rev. 1999;51:83-133.
41. Beaumont R, Cordery P, Funnell M, Mears S, James L, Watson P. Chronic ingestion of a low dose of caffeine induces tolerance to the performance benefits of caffeine. J Sports Sci. 2017;35(19):1920-7.
42. Dodd SL, Brooks E, Powers SK, Tulley R. The effects of caffeine on graded exercise performance in caffeine naive versus habituated subjects. Eur J Appl Physiol Occup Physiol. 1991;62(6):424-9.
43. Gonçalves LS, Painelli VS, Yamaguchi G, et al. Dispelling the myth that habitual caffeine consumption influences the performance response to acute caffeine supplementation. J Appl Physiol (1985). 2017;123:213-20.
44. Rétey JV, Adam M, Khatami R, et al. A genetic variation in the adenosine A2A receptor gene (ADORA2A) contributes to individual sensitivity to caffeine effects on sleep. Clin Pharmacol Ther. 2007;81(5):692-8.
45. Josse AR, da Costa LA, Campos H, El-Sohemy A. Associations between polymorphisms in the AHR and CYP1A1-CYP1A2 gene regions and habitual caffeine consumption. Am J Clin Nutr. 2012;96(3):665-71.
46. Kalow W, Tang BK. Use of caffeine metabolite ratios to explore CYP1A2 and xanthine oxidase activities. Clin Pharmacol Ther. 1991;50(5 Pt 1):508-19.
47. Yang A, Palmer AA, de Wit H. Genetics of caffeine consumption and responses to caffeine. Psychopharmacology. 2010;211(3):245-57.
48. Sachse C, Brockmöller J, Bauer S, Roots I. Functional significance of a C → A polymorphism in intron 1 of the cytochrome P450 CYP1A2 gene tested with caffeine. Br J Clin Pharmacol. 1999;47(4):445-9.
49. Cornelis MC, El-Sohemy A, Campos H. Genetic polymorphism of the adenosine A2A receptor is associated with habitual caffeine consumption. Am J Clin Nutr. 2007;86:240-4.
50. Womack CJ, Saunders MJ, Bechtel MK, et al. The influence of a CYP1A2 polymorphism on the ergogenic effects of caffeine. J Int Soc Sports Nutr. 2012;9:7.
51. Salinero JJ, Lara B, Ruiz-Vicente D, et al. CYP1A2 genotype variations do not modify the benefits and drawbacks of caffeine during exercise: a pilot study. Nutrients. 2017;9(3):269.
52. Clark I, Landolt HP. Coffee, caffeine, and sleep: a systematic review of epidemiological studies and randomized controlled trials. Sleep Med Rev. 2017;31:70-8.
53. Lara DR. Caffeine, mental health, and psychiatric disorders. J Alzheimers Dis. 2010;20(Suppl 1):S239-48.
54. Fulton JL, Dinas PC, Carrillo AE, Edsall JR, Ryan EJ, Ryan EJ. Impact of genetic variability on physiological responses to caffeine in humans: a systematic review. Nutrients. 2018;10(10):1373.
55. Robertson D, Wade D, Workman R, Woosley RL, Oates JA. Tolerance to the humoral and hemodynamic effects of caffeine in man. J Clin Invest. 1981;67(4):1111-7.
56. Noordzij M, Uiterwaal CS, Arends LR, Kok FJ, Grobbee DE, Geleijnse JM. Blood pressure response to chronic intake of coffee and caffeine: a meta-analysis of randomized controlled trials. J Hypertens. 2005;23(5):921-8.
57. Mesas AE, Leon-Muñoz LM, Rodriguez-Artalejo F, Lopez-Garcia E. The effect of coffee on blood pressure and cardiovascular disease in hypertensive individuals: a systematic review and meta-analysis. Am J Clin Nutr. 2011;94(4):1113-26.
58. Onakpoya IJ, Spencer EA, Thompson MJ, Heneghan CJ. The effect of chlorogenic acid on blood pressure: a systematic review and meta-analysis of randomized clinical trials. J Hum Hypertens. 2015;29(2):77-81.
59. Grosso G, Micek A, Godos J, et al. Long-term coffee consumption is associated with decreased incidence of new-onset hypertension: a dose-response meta-analysis. Nutrients. 2017;9(8):890.
60. Ding M, Bhupathiraju SN, Satija A, van Dam RM, Hu FB. Long-term coffee consumption and risk of cardiovascular disease: a systematic review and a dose-response meta-analysis of prospective cohort studies. Circulation. 2014;129(6):643-59.
61. Kim Y, Je Y, Giovannucci E. Coffee consumption and all-cause and cause-specific mortality: a meta-analysis by potential modifiers. Eur J Epidemiol. 2019;34(8):731-52.
62. Freedman ND, Park Y, Abnet CC, Hollenbeck AR, Sinha R. Association of coffee drinking with total and cause-specific mortality. N Engl J Med. 2012;366(20):1891-904.
63. Loftfield E, Cornelis MC, Caporaso N, Yu K, Sinha R, Freedman N. Association of coffee drinking with mortality by genetic variation in caffeine metabolism: findings from the UK Biobank. JAMA Intern Med. 2018;178(8):1086-97.
64. Wyss M, Kaddurah-Daouk R. Creatine and creatinine metabolism. Physiol Rev. 2000;80(3):1107-213.
65. Del Campo G, Gallego B, Berregi I, Casado JA. Creatinine, creatine and protein in cooked meat products. Food Chemistry. 1998;63(2):187-90.

66. Harris RC, Soderlund K, Hultman E. Elevation of creatine in resting and exercised muscle of normal subjects by creatine supplementation. Clin Sci. 1992;83(3):367-74.
67. Gualano B, Acquesta FM, Ugrinowitsch C, Tricoli V, Serrão JC, Lancha Junior AH. Efeitos da suplementação de creatina sobre força e hipertrofia muscular: atualizações. Rev Bras Med Esporte. 2010;16(3):219-23.
68. Hultman E, Soderlund K, Timmons JA, Cederblad G, Greenhaff PL. Muscle creatine loading in men. J Appl Physiol (1985). 1996;81:232-7.
69. Delanghe J, de Slypere J, de Buyzere M, Robbrecht J, Wieme R, Vermeulen A. Normal reference values for creatine, creatinine, and carnitine are lower in vegetarians. Clin Chem. 1989;35(8):1802-3.
70. Wallimann T, Tokarska-Schlattner M, Schlattner U. The creatine kinase system and pleiotropic effects of creatine. Amino Acids. 2011;40(5):1271-96.
71. Schlattner U, Klaus A, Ramirez Rios S, Guzun R, Kay L, Tokarska-Schlattner M. Cellular compartmentation of energy metabolism: creatine kinase microcompartments and recruitment of B-type creatine kinase to specific subcellular sites. Amino Acids. 2016;48(8):1751-74.
72. Ydfors M, Hughes MC, Laham R, Schlattner U, Norrbom J, Perry CGR. Modelling in vivo creatine/phosphocreatine in vitro reveals divergent adaptations in human muscle mitochondrial respiratory control by ADP after acute and chronic exercise. J Physiol. 2016;594(11):3127-40.
73. Gualano B, Roschel H, Lancha-Jr AH, Brightbill CE, Rawson ES. In sickness and in health: the widespread application of creatine supplementation. Amino Acids. 2012;43(2):519-29.
74. Gerber I, I ap Gwynn, Alini M, Wallimann T. Stimulatory effects of creatine on metabolic activity, differentiation and mineralization of primary osteoblast-like cells in monolayer and micromass cell cultures. Eur Cell Mater. 2005;10:8-22.
75. Grindstaff PD, Kreider R, Bishop R, et al. Effects of creatine supplementation on repetitive sprint performance and body composition in competitive swimmers. Int J Sport Nutr. 1997;7(4):330-46.
76. Cornish SM, Chilibeck PD, Burke DG. The effect of creatine monohydrate supplementation on sprint skating in ice-hockey players. J Sports Med Phys Fitnes. 2006;46:90-8.
77. Galvan E, Walker DK, Simbo SY, et al. Acute and chronic safety and efficacy of dose dependent creatine nitrate supplementation and exercise performance. J Int Soc Sports Nutr. 2016;13:12.
78. Tarnopolsky MA. Potential benefits of creatine monohydrate supplementation in the elderly. Curr Opin Clin Nutr Metab Care. 2000;3(6):497-502.
79. Rawson ES, Venezia AC. Use of creatine in the elderly and evidence for effects on cognitive function in young and old. Amino Acids. 2011;40(5):1349-62.
80. Gualano B, Rawson ES, Candow DG, Chilibeck PD. Creatine supplementation in the aging population: effects on skeletal muscle, bone and brain. Amino Acids. 2016;48(8):1793-805.
81. Casey A, Constantin-Teodosiu D, Howell S, Hultman E, Greenhaff PL. Creatine ingestion favorably affects performance and muscle metabolism during maximal exercise in humans. Am J Physiol. 1996;271(1 Pt 1):E31-7.
82. Kaviani M, Shaw K, Chilibeck PD. Benefits of creatine supplementation for vegetarians compared to omnivorous athletes: a systematic review. Int J Environ Res Public Health. 2020;17(9):3041.
83. Mujika I, Padilla S. Creatine supplementation as an ergogenic aid for sports performance in highly trained athletes: a critical review. Int J Sports Med. 1997;18(7):491-6.
84. Kreider RB. Effects of creatine supplementation on performance and training adaptations. Mol Cell Biochem. 2003;244(1-2):89-94.
85. Balsom PD, Soderlund K, Ekblom B. Creatine in humans with special reference to creatine supplementation. Sports Med. 1994;18(4):268-80.
86. Juhn MS, Tarnopolsky M. Potential side effects of oral creatine supplementation: a critical review. Clin J Sport Med. 1998;8(4):298-304.
87. Kreider RB, Melton C, Rasmussen CJ, et al. Long-term creatine supplementation does not significantly affect clinical markers of health in athletes. Mol Cell Biochem. 2003;244(1-2):95-104.
88. Souza e Silva A, Pertille A, Reis Barbosa CG, et al. Effects of creatine supplementation on renal function: a systematic review and meta-analysis. J Ren Nutr. 2019;29(6):480-9.
89. Crim MC, Calloway DH, Margen S. Creatine metabolism in men: urinary creatine and creatinine excretions with creatine feeding. J Nutr. 1975;105(4):428-38.
90. Groeneveld GJ, Beijer C, Veldink JH, Kalmijn S, Wokke JHJ, van den Berg LH. Few adverse effects of long-term creatine supplementation in a placebo-controlled trial. Int J Sports Med. 2005;26(4):307-13.
91. Gualano B, Painelli VS, Roschel H, et al. Creatine supplementation does not impair kidney function in type 2 diabetic patients: a randomized, double-blind, placebo-controlled, clinical trial. Eur J Appl Physiol. 2011;111(5):749-56.
92. Neves M, Gualano B, Roschel H, et al. Effect of creatine supplementation on measured glomerular filtration rate in postmenopausal women. Appl Physiol Nutr Metab. 2011;36(3):419-22.
93. Lugaresi R, Leme M, Painelli VS, et al. Does long-term creatine supplementation impair kidney function in

resistance-trained individuals consuming a high-protein diet? J Int Soc Sports Nutr. 2013;10:26.
94. Candow DG, Forbes SC, Chilibeck PD, Cornish SM, Antonio J, Kreider RB. Effectiveness of creatine supplementation on aging muscle and bone: focus on falls prevention and inflammation. J Clin Med. 2019;8(4):488.
95. Dolan E, Artioli GG, Pereira RMR, Gualano B. Muscular atrophy and sarcopenia in the elderly: is there a role for creatine supplementation? Biomolecules. 2019;9(11):642.
96. Candow DG, Chilibeck PD. Potential of creatine supplementation for improving aging bone health. J Nutr Health Aging. 2010;14(2):149-53.
97. Candow DG. Sarcopenia: current theories and the potential beneficial effect of creatine application strategies. Biogerontology. 2011;12(4):273-81.
98. Candow DG, Chilibeck PD, Forbes SC. Creatine supplementation and aging musculoskeletal health. Endocrine. 2014;45(3):354-61.
99. Candow DG, Vogt E, Johannsmeyer S, Forbes SC, Farthing JP. Strategic creatine supplementation and resistance training in healthy older adults. Appl Physiol Nutr Metab. 2015;40(7):689-94.
100. McMorris T, Mielcarz G, Harris RC, Swain JP, Howard A. Creatine supplementation and cognitive performance in elderly individuals. Neuropsychol Dev Cogn B Aging Neuropsychol Cogn. 2007;14(5):517-28.
101. Cruz-Jentoft AJ, Baeyens JP, Bauer JM, et al. European Working Group on Sarcopenia in Older. Sarcopenia: European consensus on definition and diagnosis: report of the European Working Group on Sarcopenia in Older People. Age Ageing. 2010;39(4):412-23.
102. Fried LP, Tangen CM, Walston J, et al. Cardiovascular health study collaborative research. Frailty in older adults: evidence for a phenotype. J Gerontol A Biol Sci Med Sci. 2001;56(3):M146-56.
103. Binder EF, Yarasheski KE, Steger-May K, et al. Effects of progressive resistance training on body composition in frail older adults: results of a randomized, controlled trial. J Gerontol A Biol Sci Med Sci. 2005;60(11):1425-31.
104. Liao CD, Tsauo JY, Wu YT, et al. Effects of protein supplementation combined with resistance exercise on body composition and physical function in older adults: a systematic review and meta-analysis. Am J Clin Nutr. 2017;106(4):1078-91.
105. Devries MC, Phillips SM. Creatine supplementation during resistance training in older adults – a meta-analysis. Med Sci Sports Exerc. 2014;46(6):1194-203.
106. Dawson MJ, Gadian DG, Wilkie DR. Muscular fatigue investigated by phosphorus nuclear magnetic resonance. Nature. 1978;274(5674):861-6.
107. Broch-Lips M, Overgaard K, Praetorius HA, Nielsen OB. Effects of extracellular $HCO_3(-)$ on fatigue, pHi, and $K+$ efflux in rat skeletal muscles. J Appl Physiol (1985). 2007;103(2):494-503.
108. Ahlborg B, Bergström J, Ekelund LG, et al. Muscle metabolism during isometric exercise performed at constant force. J Appl Physiol. 1972;33(2):224-8.
109. Sutton JR, Jones NL, Toews CJ. Effect of PH on muscle glycolysis during exercise. Clin Sci. 1981;61(3):331-8.
110. Donaldson SK, Best PM, Kerrick GL. Characterization of the effects of $Mg2+$ on $Ca2+$- and $Sr2+$-activated tension generation of skinned rat cardiac fibers. J Gen Physiol. 1978;71(6):645-55.
111. Harris RC, Edwards RH, Hultman E, Nordesjö LO, Nylind B, Sahlin K. The time course of phosphorylcreatine resynthesis during recovery of the quadriceps muscle in man. Pflugers Arch. 1976;367(2):137-42.
112. Parkhouse WS, McKenzie DC. Possible contribution of skeletal muscle buffers to enhanced anaerobic performance: a brief review. Med Sci Sports Exerc. 1984;16(4):328-38.
113. Juel C. Lactate-proton cotransport in skeletal muscle. Physiol Rev. 1997;77(2):321-58.
114. Heibel AB, Perim PHL, Oliveira LF, McNaughton LR, Saunders B. Time to optimize supplementation: modifying factors influencing the individual responses to extracellular buffering agents. Front Nutr. 2018;5:35.
115. Juel C, Lundby C, Sander M, Calbet JAL, van Hall G. Human skeletal muscle and erythrocyte proteins involved in acid-base homeostasis: adaptations to chronic hypoxia. J Physiol. 2003;548(Pt 2):639-48.
116. Harris R, Dunnett M, Greenhaff P. Carnosine and taurine contents in individual fibres of human vastus lateralis muscle. Journal of Sports Sciences. 1998;16(7):639-43.
117. Bate-Smith E. The buffering of muscle in rigor; protein, phosphate and carnosine. J Physiol. 1938;92(3):336-43.
118. Saunders B, Painelli VS, Oliveira LF, et al. Twenty-four weeks of beta-alanine supplementation on carnosine content, related genes, and exercise. Med Sci Sports Exerc. 2017;49(5):896-906.
119. Matthews JJ, Artioli GG, Turner MD, Sale C. The physiological roles of carnosine and beta-alanine in exercising human skeletal muscle. Med Sci Sports Exerc. 2019;51(10):2098-108.
120. Harris RC, Tallon MJ, Dunnett M, et al. The absorption of orally supplied beta-alanine and its effect on muscle carnosine synthesis in human vastus lateralis. Amino Acids. 2006;30(3):279-89.
121. Dutka TL, Lamb GD. Effect of carnosine on excitation-contraction coupling in mechanically-skin-

ned rat skeletal muscle. J Muscle Res Cell Motil. 2004;25(3):203-13.
122. Carvalho VH, Oliveira AHS, de Oliveira LF, et al. Exercise and beta-alanine supplementation on carnosine-acrolein adduct in skeletal muscle. Redox Biol. 2018;18:222-8.
123. Artioli GG, Gualano B, Smith A, Stout J, Lancha-Jr AH. Role of beta-alanine supplementation on muscle carnosine and exercise performance. Med Sci Sports Exerc. 2010;42(6):1162-73.
124. Blancquaert L, Baba SP, Kwiatkowski S, et al. Carnosine and anserine homeostasis in skeletal muscle and heart is controlled by beta-alanine transamination. J Physiol. 2016;594(17):4849-63.
125. Stegen S, Blancquaert L, Everaert I, et al. Meal and beta-alanine coingestion enhances muscle carnosine loading. Med Sci Sports Exerc. 2013;45(8):1478-85.
126. Gonçalves LS, Kratz C, Santos L, et al. Insulin does not stimulate beta-alanine transport into human skeletal muscle. Am J Physiol Cell Physiol. 2020;318(4):C777-86.
127. de Salles Painelli V, Nemezio KM, Pinto AJ, et al. High-intensity interval training augments muscle carnosine in the absence of dietary beta-alanine intake. Med Sci Sports Exerc. 2018;50(11):2242-52.
128. Hoetker D, Chung W, Zhang D, et al. Exercise alters and beta-alanine combined with exercise augments histidyl dipeptide levels and scavenges lipid peroxidation products in human skeletal muscle. J Appl Physiol (1985). 2018;125(6):1767-78.
129. Artioli GG, Gualano B, Lancha Junior AH. Suplementação de B-alanina: uma nova estratégia nutricional para melhorar o desempenho esportivo. Revista Mckenzie de Educação Física e Esporte. 2009;8:361-8.
130. de Salles Painelli V, Saunders B, Sale C, et al. Influence of training status on high-intensity intermittent performance in response to beta-alanine supplementation. Amino Acids. 2014;46(5):1207-15.
131. de Andrade Kratz C, de Salles Painelli V, de Andrade Nemezio KM, et al. Beta-alanine supplementation enhances judo-related performance in highly-trained athletes. J Sci Med Sport. 2017;20(4):403-8.
132. Abe H. Role of histidine-related compounds as intracellular proton buffering constituents in vertebrate muscle. Biochemistry. 2000;65(7):757-65.
133. Jones G, Smith M, Harris R. Imidazol dipeptide content of dietary sources commonly consumed within the British diet. Proc Nutr Soc. 2011;70(6):363.
134. Jones GA. Imidazol dipeptides: dietary sources and factors affecting uptake and muscle content. PhD Thesis University of Chichester, UK. 2013.
135. Asatoor AM, Bandoh JK, Lant AF, Milne MD, Navab F. Intestinal absorption of carnosine and its constituent amino acids in man. Gut. 1970;11(3):250-4.

136. Fei YJ, Kanai Y, Nussberger S, et al. Expression cloning of a mammalian proton-coupled oligopeptide transporter. Nature. 1994;368(6471):563-6.
137. Sale C, Artioli GG, Gualano B, Saunders B, Hobson RM, Harris RC . Carnosine: from exercise performance to health. Amino Acids. 2013;44(6):1477-91.
138. Gardner ML, Illingworth KM, Kelleher J, Wood D. Intestinal absorption of the intact peptide carnosine in man, and comparison with intestinal permeability to lactulose. J Physiol. 1991;439:411-22.
139. Bauer K, Schulz M. Biosynthesis of carnosine and related peptides by skeletal muscle cells in primary culture. Eur J Biochem. 1994;219(1-2):43-7.
140. Matthews MM, Traut TW. Regulation of N-carbamoyl-beta-alanine amidohydrolase, the terminal enzyme in pyrimidine catabolism, by ligand-induced change in polymerization. J Biol Chem. 1987;25(262):7232-7.
141. Jessen H. Taurine and beta-alanine transport in an established human kidney cell line derived from the proximal tubule. Biochim Biophys Acta. 1994;1194:44-52.
142. Boldyrev AA, Aldini G, Derave W. Physiology and pathophysiology of carnosine. Physiol Rev. 2013;93(4):1803-45.
143. Drozak J, Veiga-da-Cunha M, Vertommen D, Stroobant V, Van Schaftingen E. Molecular identification of carnosine synthase as ATP-grasp domain-containing protein 1 (ATPGD1). J Biol Chem. 2010;285(13):9346-56.
144. Horinishi H, Grillo M, Margolis FL. Purification and characterization of carnosine synthetase from mouse olfactory bulbs. J Neurochem. 1978;31(4):909-19.
145. Ng RH, Marshall FD. Regional and subcellular distribution of homocarnosine-carnosine synthetase in the central nervous system of rats. J Neurochem. 1978;30:187-90.
146. Baguet A, Bourgois J, Vanhee L, Achten E, Derave W. Important role of muscle carnosine in rowing performance. J Appl Physiol. 2010;109(4):1096-101.
147. Derave W, Ozdemir MS, Harris RC, et al. Beta-Alanine supplementation augments muscle carnosine content and attenuates fatigue during repeated isokinetic contraction bouts in trained sprinters. J Appl Physiol. 2007;103(5):1736-43.
148. Hill CA, Harris RC, Kim HJ, et al. Influence of beta-alanine supplementation on skeletal muscle carnosine concentrations and high intensity cycling capacity. Amino Acids. 2007;32(2):225-33.
149. Stout JR, Cramer JT, Zoeller RF, et al. Effects of beta-alanine supplementation on the onset of neuromuscular fatigue and ventilatory threshold in women. Amino Acids. 2007;32(3):381-6.
150. Kendrick IP, Harris RC, Kim HJ, et al. The effects of 10 weeks of resistance training combined with beta-alanine supplementation on whole body strength,

force production, muscular endurance and body composition. Amino Acids. 2008;34(4):547-54.
151. van Thienen R, van Proeyen K, Vanden Eynde B, Puype J, Lefere T, Hespel P. Beta-alanine improves sprint performance in endurance cycling. Med Sci Sports Exerc. 2009;41(4):898-3.
152. Sale C, Saunders B, Hudson S, Wise JA, Harris RC, Sunderland CD. Effect of beta-alanine plus sodium bicarbonate on high-intensity cycling capacity. Med Sci Sports Exerc. 2011;43(10):1972-8.
153. Bellinger PM, Howe ST, Shing CM, Fell JW. Effect of combined beta-alanine and sodium bicarbonate supplementation on cycling performance. Med Sci Sports Exerc. 2012;44(8):1545-51.
154. de Salles Painelli V, Roschel H, de Jesus F, et al. The ergogenic effect of beta-alanine combined with sodium bicarbonate on high-intensity swimming performance. Appl Physiol Nutr Metab. 2013;38(5):525-32.
155. Tobias G, Benatti FB, Painelli VS, et al. Additive effects of beta-alanine and sodium bicarbonate on upper-body intermittent performance. Amino Acids. 2013;45(2):309-17.
156. Hobson RM, Saunders B, Ball G, Harris RC, Sale C. Effects of beta-alanine supplementation on exercise performance: a meta-analysis. Amino Acids. 2012;43:25-37.
157. Fitts RH Cellular mechanisms of muscle fatigue. Physiol Rev. 1994;74:49-94.
158. Harris RC, Sale C. Beta-alanine supplementation in high-intensity exercise. Med Sport Sci. 2012;59:1-17.
159. Lamb GD. Excitation-contraction coupling and fatigue mechanisms in skeletal muscle: studies with mechanically skinned fibres. J Muscle Res Cell Motil. 2002;23:81-91.
160. Favero TG, Pessah IN, Klug GA. Prolonged exercise reduces Ca2+ release in rat skeletal muscle sarcoplasmic reticulum. Pflugers Arch. 1993;422(5):472-5.
161. Begum G, Cunliffe A, Leveritt M. Physiological role of carnosine in contracting muscle. Int J Sport Nutr Exerc Metab. 2005;15(5):493-514.
162. Allen DG, Lamb GD, Westerblad H. Skeletal muscle fatigue: cellular mechanisms. Physiol Rev. 2008;88:287-32.
163. Armstrong RB. Initial events in exercise-induced muscular injury. Med Sci Sports Exerc. 1990;22(4):429-35.
164. Falvo MJ, Bloomer RJ. Review of exercise-induced muscle injury: relevance for athletic populations. Res Sports Med. 2006;14:65-82.
165. Jackson MJ, Jones DA, Edwards RH. Experimental skeletal muscle damage: the nature of the calcium-activated degenerative processes. Eur J Clin Invest. 1984;14(5):369-74.
166. Duan C, Delp MD, Hayes DA, Delp PD, Armstrong RB. Rat skeletal muscle mitochondrial [Ca2+] and injury from downhill walking. J Appl Physiol (1985). 1990;68(3):1241-51.
167. Batrukova MA, Rubtsov AM. Histidine-containing dipeptides as endogenous regulators of the activity of sarcoplasmic reticulum Ca-release channels. Biochim Biophys Acta. 1997;1324:142-50.
168. Dutka TL, Lamboley CR, McKenna MJ, Murphy RM, Lamb GD. Effects of carnosine on contractile apparatus Ca(2)(+) sensitivity and sarcoplasmic reticulum Ca(2)(+) release in human skeletal muscle fibers. J Appl Physiol (1985). 2012;112(5):728-36.
169. Hannah R, Stannard RL, Minshull C, Artioli GG, Harris RC, Sale C. Beta-alanine supplementation enhances human skeletal muscle relaxation speed but not force production capacity. J Appl Physiol (1985). 2015;118(5):604-12.
170. Jones RL, Barnett CT, Davidson J, et al. Beta-alanine supplementation improves in-vivo fresh and fatigued skeletal muscle relaxation speed. Eur J Appl Physiol. 2017;117(5):867-79.
171. Stellingwerff T, Anwander H, Egger A, et al. Effect of two beta-alanine dosing protocols on muscle carnosine synthesis and washout. Amino Acids. 2012;42(6):2461-72.
172. Bex T, Chung W, Baguet A, et al. Muscle carnosine loading by beta-alanine supplementation is more pronounced in trained vs. untrained muscles. J Appl Physiol (1985). 2014;116(2):204-9.
173. Rosic NK, Standaert ML, Pollet RJ. The mechanism of insulin stimulation of (Na+,K+)-ATPase transport activity in muscle. J Biol Chem. 1985;260(10):6206-12.
174. Clausen T. Na+-K+ pump regulation and skeletal muscle contractility. Physiol Rev. 2003;83(4):1269-324.
175. Dolan E, Swinton PA, Painelli VS, et al. A systematic risk assessment and meta-analysis on the use of oral beta-alanine supplementation. Adv Nutr. 2019;10(3):452-63.
176. Liu Q, Sikand P, Ma C, et al. Mechanisms of itch evoked by beta-alanine. J Neurosci. 2012;32(42):14532-7.
177. Crozier RA, Ajit SK, Kaftan EJ, Pausch MH. MrgD activation inhibits KCNQ/M-currents and contributes to enhanced neuronal excitability. J Neurosci. 2007;27(16):4492-6.
178. Jones RL, Stellingwerff T, Artioli GG, Saunders B, Cooper S, Sale C. Dose-response of sodium bicarbonate ingestion highlights individuality in time course of blood analyte responses. Int J Sport Nutr Exerc Metab. 2016;26(5):445-53.
179. Farias DEOL, Saunders B, Yamaguchi G, Swinton P, Artioli GG. Is Individualization of sodium bicarbonate ingestion based on time to peak necessary? Med Sci Sports Exerc. 2020;52(8):1801-8.
180. Lancha Jr AH, Painelli SV, Saunders B, Artioli GG. Nutritional strategies to modulate intracellular and

extracellular buffering capacity during high-intensity exercise. Sports Med. 2015;45(Suppl 1):S71-81.
181. Matson LG, Tran ZV. Effects of sodium bicarbonate ingestion on anaerobic performance: a meta-analytic review. Int J Sport Nutr. 1993;3:2-28.
182. Carr AJ, Hopkins WG, Gore CJ. Effects of acute alkalosis and acidosis on performance: a meta-analysis. Sports Med. 2011;41(10):801-14.
183. Turnberg LA, Fordtran JS, Carter NW, Rector Jr FC. Mechanism of bicarbonate absorption and its relationship to sodium transport in the human jejunum. J Clin Invest. 1970;49(3):548-56.
184. Requena B, Zabala M, Padial P, Feriche B. Sodium bicarbonate and sodium citrate: ergogenic AIDS? J Strength Cond Res. 2005;19:213-24.
185. Carr AJ, Slater GJ, Gore CJ, Dawson B, Burke LM. Effect of sodium bicarbonate on [HCO3-], pH, and gastrintestinal symptoms. Int J Sport Nutr Exerc Metab. 2011;21(3):189-94.
186. Price MJ, Simons C. The effect of sodium bicarbonate ingestion on high-intensity intermittent running and subsequent performance. J Strength Cond Res. 2010;24(7):1834-42.
187. Higgins MF, James RS, Price MJ. The effects of sodium bicarbonate (NaHCO3) ingestion on high intensity cycling capacity. J Sports Sci. 2013;31(9):972-81.
188. Dias GFA, Silva VE, Painelli VS, et al. (In)consistencies in responses to sodium bicarbonate supplementation: a randomised, repeated measures, counterbalanced and double-blind study. PLoS One. 2015;10(11):e0143086.
189. McNaughton L, Dalton B, Palmer G. Sodium bicarbonate can be used as an ergogenic aid in high-intensity, competitive cycle ergometry of 1 h duration. Eur J Appl Physiol Occup Physiol. 1999;80:64-9.
190. McNaughton L, Thompson D. Acute versus chronic sodium bicarbonate ingestion and anaerobic work and power output. J Sports Med Phys Fitness. 2001;41(4):456-62.
191. Douroudos II, Fatouros IG, Gourgoulis V, et al. Dose-related effects of prolonged NaHCO3 ingestion during high-intensity exercise. Med Sci Sports Exerc. 2006;38(10):1746-53.
192. Urwin CS, Dwyer DB, Carr AJ. Induced alkalosis and gastrintestinal symptoms after sodium citrate ingestion: a dose-response investigation. Int J Sport Nutr Exerc Metab. 2016;26(6):542-8.
193. McNaughton LR. Bicarbonate ingestion: effects of dosage on 60 s cycle ergometry. J Sports Sci. 1992;10(5):415-23.
194. Saunders B, Sale C, Harris RC, Sunderland C. Sodium bicarbonate and high-intensity-cycling capacity: variability in responses. Int J Sports Physiol Perform. 2014;9(4):627-32.

195. Hilton NP, Leach NK, Sparks SA, et al. A novel ingestion strategy for sodium bicarbonate supplementation in a delayed-release form: a randomised crossover study in trained males. Sports Med Open. 2019;5:4.
196. Siegler JC, Marshall PW, Bray J, Towlson C. Sodium bicarbonate supplementation and ingestion timing: does it matter? J Strength Cond Res. 2012;26(7):1953-8.
197. Luiking YC, Engelen MP, Deutz NE. Regulation of nitric oxide production in health and disease. Curr Opin Clin Nutr Metab Care. 2010;13:97-104.
198. Moncada S, Bolanos JP. Nitric oxide, cell bioenergetics and neurodegeneration. J Neurochem. 2006;97(6):1676-89.
199. Jones AM. Dietary nitrate supplementation and exercise performance. Sports Med. 2014;44(Suppl 1):S35-45.
200. Hord NG, Tang Y, Bryan NS. Food sources of nitrates and nitrites: the physiologic context for potential health benefits. Am J Clin Nutr. 2009;90:1-10.
201. Stanaway L, Rutherfurd-Markwick K, Page R, Ali A. Performance and health benefits of dietary nitrate supplementation in older adults: a systematic review. Nutrients. 2017;9(11):1171.
202. Clements WT, Lee SR, Bloomer RJ. Nitrate ingestion: a review of the health and physical performance effects. Nutrients. 2014;6(11):5224-64.
203. Clifford T, Howatson G, West DJ, Stevenson EJ. The potential benefits of red beetroot supplementation in health and disease. Nutrients. 2015;7(4):2801-22.
204. Gilchrist M, Winyard PG, Fulford J, Anning C, Shore AC, Benjamin N. Dietary nitrate supplementation improves reaction time in type 2 diabetes: development and application of a novel nitrate-depleted beetroot juice placebo. Nitric Oxide. 2014;40:67-74.
205. Kapil V, Haydar SM, Pearl V, Lundberg JO, Weitzberg E, Ahluwalia A. Physiological role for nitrate-reducing oral bacteria in blood pressure control. Free Radic Biol Med. 2013;55:93-100.
206. Larsen FJ, Weitzberg E, Lundberg JO, Ekblom B. Effects of dietary nitrate on oxygen cost during exercise. Acta Physiol. 2007;191:59-66.
207. Bailey SJ, Varnham RL, DiMenna FJ, Breese BC, Wylie LJ, Jones AM. Inorganic nitrate supplementation improves muscle oxygenation, O(2) uptake kinetics, and exercise tolerance at high but not low pedal rates. J Appl Physiol (1985). 2015;118(11):1396-405.
208. McMahon NF, Leveritt MD, Pavey TG. The effect of dietary nitrate supplementation on endurance exercise performance in healthy adults: a systematic review and meta-analysis. Sports Med. 2017;47(4):735-56.
209. Thompson C, Wylie LJ, Fulford J, et al. Dietary nitrate improves sprint performance and cognitive function during prolonged intermittent exercise. Eur J Appl Physiol. 2015;115(9):1825-34.

210. Wylie LJ, Bailey SJ, Kelly J, Blackwell JR, Vanhatalo A, Jones AM. Influence of beetroot juice supplementation on intermittent exercise performance. Eur J Appl Physiol. 2016;116(2):415-25.
211. Thompson C, Vanhatalo A, Jell H, et al. Dietary nitrate supplementation improves sprint and high-intensity intermittent running performance. Nitric Oxide. 2016;61:55-61.
212. Bailey SJ, Fulford J, Vanhatalo A, et al. Dietary nitrate supplementation enhances muscle contractile efficiency during knee-extensor exercise in humans. J Appl Physiol (1985). 2010;109(1):135-48.
213. Larsen FJ, Schiffer TA, Borniquel S, et al. Dietary inorganic nitrate improves mitochondrial efficiency in humans. Cell Metab. 2011;13(2):149-59.
214. Hernandez A, Schiffer TA, Ivarsson N, et al. Dietary nitrate increases tetanic [Ca2+]i and contractile force in mouse fast-twitch muscle. J Physiol. 2012;590(15):3575-83.
215. Wilson DF. Factors affecting the rate and energetics of mitochondrial oxidative phosphorylation. Med Sci Sports Exerc. 1994;26(1):37-43.
216. Hoon MW, Jones AM, Johnson NA, et al. The effect of variable doses of inorganic nitrate-rich beetroot juice on simulated 2,000-m rowing performance in trained athletes. Int J Sports Physiol Perform. 2014;9(4):615-20.
217. Berry MJ, Justus NW, Hauser JI, et al. Dietary nitrate supplementation improves exercise performance and decreases blood pressure in COPD patients. Nitric Oxide. 2015;48:22-30.
218. Kenjale AA, Ham KL, Stabler T, et al. Dietary nitrate supplementation enhances exercise performance in peripheral arterial disease. J Appl Physiol (1985). 2011;110(6):1582-91.
219. Kemmner S, Lorenz G, Wobst J, et al. Dietary nitrate load lowers blood pressure and renal resistive index in patients with chronic kidney disease: a pilot study. Nitric Oxide. 2017;64:7-15.
220. Gilchrist M, Winyard PG, Aizawa K, Anning C, Shore A, Benjamin N. Effect of dietary nitrate on blood pressure, endothelial function, and insulin sensitivity in type 2 diabetes. Free Radic Biol Med. 2013;60:89-97.
221. Siervo M, Oggioni C, Jakovljevic DG, et al. Dietary nitrate does not affect physical activity or outcomes in healthy older adults in a randomized, cross-over trial. Nutr Res. 2016;36(12):1361-9.

Integração das Vias Metabólicas Responsáveis pela Ressíntese de ATP

CAPÍTULO 17

Paulo Eduardo de Assis Pereira, Paulo Henrique Silva Marques de Azevedo

INTRODUÇÃO

A contração muscular depende da energia livre proveniente da reação de hidrólise da adenosina trifosfato (ATP), reação esta catalisada pela enzima ATPase (Figura 17.1). Assim, podemos pensar que, devido à importância da ATP para a contração muscular, o músculo esquelético tenha uma grande reserva de ATP prontamente disponível para a contração. No entanto, isto não é verdade.[1]

A quantidade total de ATP armazenada no músculo esquelético é baixa, próxima de 8 mmol/kg de massa muscular – ou seja, as células dependem de vias metabólicas que possibilitem a ressíntese e, por consequência, o fornecimento de ATP para a contração muscular.[2]

Antes de tratarmos das vias metabólicas de ressíntese de ATP, é necessário compreender a diferença entre as palavras exclusividade e predominância no que se refere ao metabolismo energético. Independentemente da condição, do exercício físico e da modalidade, não há exclusividade de uma única via metabólica na ressíntese de ATP. O que há é o predomínio de determinada via metabólica na ressíntese de ATP sobre as outras.[1,2]

No ensino do metabolismo energético, didaticamente, as vias metabólicas são abordadas de modo individual, mas não devemos nos esquecer de que todas elas estão inter-relacionadas, integradas.[2]

VIAS METABÓLICAS DE RESSÍNTESE DE ATP

A ressíntese de ATP ocorre a partir de três vias: fosfagênica, glicolítica e oxidativa. Essas três vias também são comumente denominadas metabolismo anaeróbio alático, metabolismo anaeróbio láctico e metabolismo aeróbio, respectivamente.[1-3] A via fosfagênica diz respeito à própria ATP intramuscular e à fosfocreatina (PCr). Como já descrevemos, o músculo esquelético apresenta um estoque reduzido de ATP, que está imediatamente disponível para o músculo esquelético e possibilita a realização de exercício máximo com duração de cerca de 2 segundos. Como os estoques de ATP são limitados, é necessária a imediata ressíntese de ATP, para que o esforço possa ser mantido e essa ressíntese seja realizada pela PCr, presente no citoplasma celular.[1,2]

A concentração de PCr intramuscular é de, aproximadamente, 75 mmol/kg de massa muscular, e o predomínio dessa

$$ATP + H_2O \xrightarrow{ATPase} ADP + Pi + H^+ + energia$$

Figura 17.1 Reação da ATPase.

via em relação às vias glicolítica e oxidativa acontece em atividades máximas, com duração de até 10 segundos. Entretanto, é importante salientar que evidências mostram que a predominância glicolítica tem início a partir de 6 segundos.[3] A degradação da PCr no início do exercício ocorre com o objetivo de manter a concentração intramuscular de ATP relativamente estável.[1,3] Em outras palavras, o intuito da degradação da PCr é manter a homeostasia da ATP. A reação da enzima creatinoquinase (Figura 17.2) promove a transferência do fosfato de alta energia da PCr para a molécula de adenosina difosfato (ADP), proveniente da hidrólise da ATP. Essa reação contribui para a alcalinização do meio intracelular, por consumir um íon hidrogênio (H^+).[1,2]

Apesar de o sistema fosfagênio garantir que o exercício físico tenha duração de poucos segundos, é possível a manutenção do esforço físico por mais tempo, o que indica que outras fontes de energia estão disponíveis. Tal energia provém do metabolismo glicogenolítico/glicolítico e oxidativo,[2,3] que diz respeito à degradação do glicogênio muscular (glicogenólise) e da glicose (glicólise) no citoplasma para ressintetizar ATP.[3]

É importante destacar que a glicogenólise e a glicólise, nesse caso, terão como produto final duas moléculas de lactato, e não piruvato, como era anteriormente aceito. Por esse motivo, a via é denominada metabolismo anaeróbio láctico.[1] O metabolismo anaeróbio láctico torna possível a realização de esforço máximo com duração de cerca de 20 segundos. Apesar de a capacidade total ser maior do que a do sistema fosfagênico, a taxa (ATP ressintetizado por unidade de tempo) na qual o metabolismo glicolítico ressintetiza ATP é menor.[1,3]

Por fim, temos o metabolismo aeróbio, no qual a ressíntese de ATP ocorre a partir do catabolismo dos macronutrientes, principalmente carboidratos e lipídios. É importante lembrar de que a oxidação dos carboidratos tem início na glicogenólise/glicólise no citoplasma. A taxa necessária de ressíntese de ATP é o que determina se o lactato, produto final da via, será oxidado a piruvato, para que esse seja oxidado a acetil-CoA, intermediário do ciclo do citrato.[1,3,4] Essa breve explanação sobre as vias de ressíntese de ATP serve como base para o entendimento da integração metabólica que ocorre durante o exercício.

PREDOMÍNIO ENERGÉTICO E REGULAÇÃO METABÓLICA

A contribuição relativa das vias de ressíntese de ATP depende de vários fatores, como intensidade, duração, *status* de treinamento, alimentação, sexo, idade e condições ambientais.[1] Para iniciarmos a análise e o entendimento sobre a contribuição energética durante o exercício físico, apresentamos dois estudos que se propuseram a investigar a dinâmica metabólica durante sessões curtas de treinamento intervalado de alta intensidade.

No estudo de Parolin et al.,[5] a atividade das enzimas piruvato desidrogenase (PDH) e glicogênio fosforilase (Phos) foi avaliada durante o 1º e o 3º *sprints* de exercício máximo. Estes tiveram duração de 30 segundos, foram realizados de forma *all-out* (máxima

$$PCr + ADP + H^+ \xrightarrow{\text{Creatinoquinase}} ATP + Cr$$

Figura 17.2 Reação da creatinoquinase.

intensidade) e intervalados com 4 minutos de recuperação passiva. Durante o 1º *sprint*, a ressíntese de ATP foi mantida, principalmente devido à degradação de PCr e ao metabolismo glicogenolítico (**Figura 17.3**).

A glicogenólise e a produção de piruvato foram máximas nos 15 segundos iniciais do 1º *sprint*, resultando em acúmulo de lactato. Nos últimos 15 segundos, a atividade da enzima glicogênio fosforilase retornou aos níveis de repouso e a glicogenólise reduziu, bem como a produção de piruvato. Por sua vez, a concentração da PDH aumentou, ocasionando o aumento da oxidação do piruvato e, consequentemente, o menor acúmulo de lactato. No 3º *sprint*, a concentração da fosforilase A (forma ativa da enzima fosforilase) reduziu, de modo que a glicogenólise e a produção de piruvato foram baixas. Contudo, a atividade da PDH estava elevada antes mesmo do início da última sessão de esforço, e sua atividade máxima foi alcançada durante o 3º *sprint*. Assim, a oxidação do piruvato se aproximou da quantidade de piruvato produzida, resultando em acúmulo mínimo de lactato.

Esses resultados mostram que, durante os *sprints*, são necessárias fontes que forneçam ATP rapidamente. Essas fontes são a ATP intramuscular, a PCr e a glicogenólise. Além disso, a contração muscular promove o aumento da liberação de Ca^{++}, e esses íons são responsáveis pela ativação das enzimas Phos e PDH. A rápida hidrólise de ATP e PCr resulta em acúmulo de fosfato inorgânico e adenosina monofosfato (AMP), metabólitos que, como os íons de Ca^{++}, aumentam a atividade da enzima Phos. A taxa glicogenolítica aumentada resulta em maior produção de piruvato, que tem efeito alostérico positivo na atividade da PDH. Além disso, a intensa hidrólise de ATP promove o aumento da produção de íons H^+, e sabe-se que a concentração de H^+ aumentada inibe a glicogênio fosforilase e, consequentemente, reduz a glicogenólise, enquanto, simultaneamente, ativa a PDH.

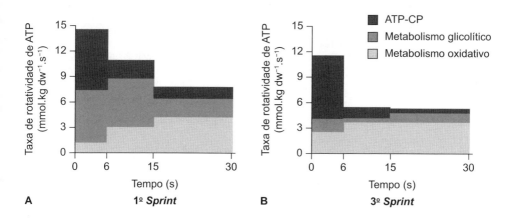

Figura 17.3 Contribuição energética durante o 1º e o 3º *sprints*. (Adaptada de Parolin et al.[5])

CONSIDERAÇÕES FINAIS

Houve uma diminuição da ressíntese de ATP a partir da PCr e da glicogenólise, e uma dependência do metabolismo aeróbio na produção de energia quando os *sprints* foram realizados. O estudo de Gaitanos et al.[6] mostrou que, conforme os *sprints* máximos são realizados (1º, 2º, 3º, ..., 10º), há aumento da contribuição do metabolismo oxidativo (aeróbio) na ressíntese de ATP, e a potência é reduzida de um estímulo para outro. Assim, mesmo com esforços de curtíssima duração (6 segundos), ocorre o aumento da contribuição do metabolismo aeróbio na produção de energia. Contudo, esse aumento tem um custo, e a potência é reduzida.

No 1º *sprint*, de um total de 10, a potência média foi mantida graças à PCr e ao metabolismo glicogenolítico. No último *sprint* (10º), a concentração de lactato foi menor no pós-*sprint* quando comparada com a concentração de lactato pré-*sprint* (116,2 ± 32,9 *vs.* 112,3 ± 30,6 mm intramuscular). Em outras palavras, houve aumento da oxidação do piruvato. A potência média foi 26% menor no 10º *sprint* quando comparada à potência média do 1º (870,1 *vs.* 643,8 W), ou seja, houve queda no desempenho. A produção anaeróbia total de ATP no 1º e no 10º *sprints* são, respectivamente, 89,3 ± 13,4 *vs.* 31,6 ± 14,7 mmol/kg (proveniente da glicólise: 39,4 ± 9,5 *vs.* 5,1 ± 8,9 mmol/kg; proveniente da PCr: 44,3 ± 4,7 *vs.* 25,3 ± 9,7 mmol/kg). O que os resultados de ambos os estudos nos mostram é que há aumento da contribuição do metabolismo aeróbio na ressíntese de ATP, conforme o aumento do tempo em esforço físico, e que o desempenho é deteriorado com a realização de *sprints* consecutivos, mesmo que as três vias tentem manter a concentração de ATP intramuscular elevada.

REFERÊNCIAS BIBLIOGRÁFICAS

1. Hargreaves M, Spriet LL. Skeletal muscle energy metabolism during exercise. Nat Metab. 2020;2:817-28.
2. Baker JS, McCormick MC, Robergs RA. Interaction among skeletal muscle metabolic energy systems during intense exercise. J Nutr Metab. 2010;2010:905612.
3. Walter G, Vandenborne K, Elliott M, Leigh JS. In vivo ATP synthesis rates in single human muscles during high intensity exercise. J Physiol. 1999;519(Pt 3):901-10.
4. Rogatzki MJ, Ferguson BS, Goodwin ML, Gladden LB. Lactate is always the end product of glycolysis. Front Neurosci. 2015;9:22.
5. Parolin ML, Chesley A, Matsos MP, Spriet LL, Jones NL, Heigenhauser GJ. Regulation of skeletal muscle glycogen phosphorylase and PDH during maximal intermittent exercise. Am J Physiol. 1999;277(5):E890-900.
6. Gaitanos GC, Williams C, Boobis LH, Brooks S. Human muscle metabolism during intermittent maximal exercise. J Appl Physiol. 1993;75(2):712-9.

Exercício Físico, Saúde, Emagrecimento e Hipertrofia Muscular: Métodos e Estratégias para Promoção da Saúde

CAPÍTULO 18

Helton de Sá Souza, Rafael Chagas Miranda, Ronaldo Vagner Thomatieli dos Santos

INTRODUÇÃO

Diversos meios de comunicação vêm tratando temas relacionados aos hábitos de vida saudável. Apesar do aumento ao acesso a esse tipo de informação, dados do último levantamento realizado pelo Ministério da Saúde indicam que pessoas que vivem com sobrepeso ou obesidade representam, juntos, 72,7% da população brasileira.[1] Paralelamente, o estudo *Global Burden of Disease Brasil* (GBD) apontou que o sobrepeso e a obesidade constituem o segundo fator de risco mais importante para a carga global de doenças, e que ambos estão associados a várias doenças crônicas não transmissíveis (DCNT), como doenças cardiovasculares, diabetes *mellitus*, câncer de cólon, de reto e de mama, cirrose, entre outras.[2]

Assim, em 2017 o governo federal sugeriu que o enfrentamento do excesso de peso e da obesidade demande ações de diversos setores da sociedade, e não apenas do setor de saúde, uma vez que a gênese da obesidade parece mais associada a fatores ambientais, como hábitos alimentares, sedentarismo e outros aspectos psicossociais, muitas vezes responsáveis por cerca de 95% dos casos de acometimento da obesidade. Entendemos que o emagrecimento para indivíduos com excesso de peso seja um ponto fundamental para a melhora da saúde em geral. Porém, concebemos que o processo de emagrecimento deva ocorrer de maneira gradativa, sempre acompanhado por diversos profissionais, uma vez que envolve condutas assertivas sobre o âmbito biopsicossocial.[3]

Os potenciais benefícios do emagrecimento induzido pela alimentação podem ser comprometidos se houver, simultaneamente, redução da massa muscular, já que a boa integridade dos músculos esqueléticos é fundamental à manutenção ou promoção da saúde.[3] A boa saúde muscular está associada à regulação do metabolismo glicêmico e lipídico, além de aumentar a qualidade de vida e contribuir para o emagrecimento.[4,5] Assim, é importante pensarmos em estratégias de emagrecimento que preservem a massa muscular em pessoas que vivam com sobrepeso e obesidade.

Na literatura científica, verificamos que a perda de peso obtida apenas por meio de dietas hipocalóricas diminui tanto a quantidade de gordura quanto a de massa magra corporal.[6-8] Em indivíduos eutróficos, por exemplo, a perda de massa livre de gordura após dieta hipocalórica gira em torno de 35% da perda de peso total.[9,10] Em indivíduos obesos ou com sobrepeso, a perda de massa magra pode variar entre 20 e 30% da perda de peso total.[9,11,12] Ao considerarmos apenas a massa muscular, pode haver reduções em torno de 2 a 10%, seja em adultos jovens ou idosos obesos.[10,13-18] O exercício físico é, portanto, elencado como estratégia interessante para auxiliar tanto o processo de emagrecimento quanto a preservação, ou até mesmo o aumento de massa muscular, como analisaremos a seguir.

EXERCÍCIO FÍSICO E EMAGRECIMENTO

É comum profissionais usarem os termos atividade física (AF) e exercício físico (EF) como sinônimos; porém, há uma diferença pontual entre eles. Enquanto a AF representa qualquer movimento corporal, geralmente espontâneo, que gaste mais energia do que o repouso, como limpar a casa ou subir escadas, o EF se caracteriza por ser uma AF planejada, cujo objetivo pode ser definido previamente, podendo associar-se à manutenção ou promoção da saúde, como o treinamento para correr uma maratona e gerar a hipertrofia muscular.[19] Considerando que tanto a AF quanto o EF aumentam o gasto energético ou o gasto calórico (quantidade de calor produzido a cada quilo de massa corporal – quilocaloria [kcal]), não é difícil pensar que as diferentes práticas corporais sejam elencadas como estratégias significativas para o processo de emagrecimento.

A base fundamental do uso das estratégias para perda de gordura é a teoria do balanço energético, a qual prediz que, se a ingestão calórica (consumo alimentar) for igual ao gasto calórico (geralmente por meio de AF ou EF), a massa corporal total permanece a mesma. Assim, de forma simples, se um indivíduo altera a balança energética de maneira positiva ou negativa, ele pode aumentar o peso corporal ou diminuí-lo,

respectivamente. A taxa metabólica basal (TMB) é um parâmetro fisiológico que representa a quantidade de energia necessária para manter uma pessoa viva, porém não considera os movimentos corporais, sejam eles quais forem. A TMB representa 60 a 70% da energia utilizada em 1 dia, enquanto cerca de 10% do gasto energético acontece pelo efeito térmico dos alimentos, e 20 a 30% são gerados pela AF ou pelo EF.

O American College of Sports Medicine sugere que, para manter a saúde adequada, é necessário gastar entre 1.000 e 2.000 kcal por semana, o equivalente a cerca de 150 minutos de AFs planejadas, ou não, por semana.[20] Curiosamente, o governo federal brasileiro, por meio da vigilância de fatores de risco e proteção para doenças crônicas por inquérito telefônico,[1] indica que 62% dos entrevistados não praticam qualquer tipo de EF regular, e o tempo gasto com AF (p. ex., tempo de deslocamento) foi superior a 150 minutos por semana para 14,4% da nossa população. Esses dados mostram que o tempo gasto com AF ou EF para manutenção da saúde, no Brasil, é bem reduzido. O panorama é ainda pior quanto ao processo de emagrecimento, uma vez que, para o último caso, o gasto calórico deveria ser maior. Cabe dizer que é possível aumentar o gasto calórico a partir dos EFs de diferentes maneiras, seja pela duração do EF, intensidade ou frequência, e ainda levando em conta o tipo ou método utilizado.

Segundo o ponto de vista metabólico, o EF pode ser classificado de duas maneiras: (1) tipo aeróbio, em que há predomínio da utilização do oxigênio (O_2) para produção de energia, em geral a partir da oxidação dos ácidos graxos – normalmente caracterizado por ser um exercício de longa duração e baixa intensidade, como corrida, natação, ciclismo, entre outros; e (2) tipo anaeróbio, no qual há predomínio da utilização de glicose ou creatina fosfato para a produção de energia – caracterizado por alta intensidade e duração reduzida, como no treinamento de força (TF) e na corrida de *sprint* (alta velocidade). Contudo, é importante destacar que essa classificação dicotômica (aeróbio *vs.* anaeróbio) tem sido amplamente questionada por cientistas da área, haja vista que os sistemas de obtenção de energia atuam de maneira integrada para a formação de ATP.

Para a prescrição dos exercícios, um dos parâmetros mais usados é o consumo máximo de oxigênio ($VO_{2máx}$), que representa a capacidade máxima de captar, transportar e utilizar o O_2. Para tanto, intensidades equivalentes a 60 a 75% do $VO_{2máx}$ são classificadas como exercícios moderados; intensidades entre 75 e 95% do $VO_{2máx}$, exercícios intensos; e as de 95 a 100%, exercícios em intensidade máxima. Acima dessas intensidades, há os exercícios supramáximos.

Tanto os exercícios aeróbios quanto os anaeróbios podem ser prescritos de modo contínuo, em que um estímulo é feito em determinada intensidade. Esta se mantém até o final da sessão de exercício (**Figura 18.1A**) ou de maneira intervalada (**Figura 18.1B**), quando há alternância entre intensidades mais altas e mais baixas ao longo da sessão. Um esquema de classificação comum subdivide os treinamentos intervalados como: (1) de alta intensidade (popularmente chamados de HIIT, do inglês *high intensity interval training*, cujos esforços são próximos ao máximo – **Figura 18.1C**); e (2) intervalado de velocidade (SIT, do inglês *sprint interval training*, no qual os esforços são supramáximos – **Figura 18.1D**).[21]

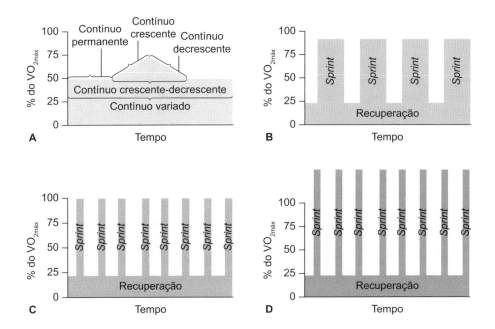

Figura 18.1 A. Sessão única de exercícios. **B.** Sessão intervalada de exercícios. **C.** Treinamento de alta intensidade. **D.** Treinamento intervalado de velocidade.

Além dos tipos de exercício e método, é possível planejar as práticas das seguintes maneiras: (1) isolada, com apenas um dos tipos de EF ao longo das semanas de treinamento; (2) combinada, quando se alternam exercícios aeróbios e anaeróbios entre os dias de treinamento ao longo da semana; e (3) concorrente, na qual tanto os exercícios aeróbios quanto os anaeróbios são praticados na mesma sessão de treinamento.

Adaptações do treinamento para emagrecimento

Como visto anteriormente, é possível planejar o EF de diferentes maneiras para compor um programa de emagrecimento, considerando que as adaptações fisiológicas podem ser diversas. A exposição crônica aos exercícios de *endurance* (aeróbios contínuos, normalmente por mais de 1 hora), por exemplo, promove o ajuste de enzimas relacionadas ao ciclo do ácido cítrico (ciclo de Krebs), proteínas da cadeia de transporte de elétrons e fosforilação oxidativa, enzimas de oxidação de ácidos graxos e cetonas, proteínas envolvidas na captação de glicose e fosforilação da glicose (GLUT4 e hexoquinase), mioglobina e ácido delta-aminolevulínico sintetase.[22] Essas estruturas, direta ou indiretamente, estão associadas ao processo de produção de energia predominantemente a partir dos ácidos graxos.

Em se tratando de adaptações, o sinalizador celular (*AMP-activated protein quinase* [AMPK]), uma espécie de sensor do *status* energético muscular, desempenha papel crucial nas adaptações que envolvem o metabolismo lipídico. Seu aumento é capaz de sinalizar o coativador-1 alfa do receptor ativado por proliferadores de peroxissoma gama (PGC-1α), cuja principal função é o estímulo de biogênese mitocondrial,[23] que, além de promover o aumento do tamanho ou da quantidade de mitocôndria, aumenta a capacidade de o organismo oxidar ácidos graxos.

Atualmente, alguns grupos de pesquisa têm se dedicado a encontrar estratégias nas quais o tempo de exposição ao exercício seja menor, mas que ainda possam gerar adaptações similares às do exercício de *endurance*, uma vez que grande parte da população mundial se queixa de falta de tempo para a prática esportiva, por motivos sociais, profissionais e até pessoais. MacInnis e Gibala[21] descrevem que programas de exercício intervalado de reduzida duração (cerca de 30 minutos) e alta intensidade (p. ex., na bicicleta, com 6 *sprints* máximos por 30 segundos e 4 minutos de recuperação, pedalando levemente) são capazes de aumentar a biogênese mitocondrial e a atividade de enzimas oxidativas (citrato sintase, isocitrato desidrogenase, citocromo C oxidase) e promover mais oxidação de gordura no exercício e no repouso (em decorrência do aumento no volume mitocondrial, na lipólise e no transporte de ácidos graxos), como ocorre em exercícios prolongados e contínuos. O exercício de *endurance* tem sido considerado um aliado importante no processo de emagrecimento, não só por aumentar o gasto energético, mas também por promover adaptações musculoesqueléticas indispensáveis à oxidação de ácidos graxos como fonte de energia.

O TF, modelo no qual é usada uma resistência externa (halteres, borrachas, ação da gravidade, entre outros) para a execução das ações musculares, é classicamente visto como um meio para aumentar a força e a potência, além de estimular a hipertrofia muscular. Nos últimos anos, contudo, alguns trabalhos vêm mostrando que também pode ser importante para o emagrecimento.[24] Uma das principais justificativas para a utilização do TF para o emagrecimento é, além de estimular o aumento do metabolismo energético durante as sessões, preservar a massa muscular a longo prazo durante intervenções para redução de massa corporal,[25] por conta do aumento do balanço entre síntese e degradação proteica. A manutenção da massa muscular parece ser um fator importante no processo de emagrecimento, especialmente a longo prazo. Sugere-se que a manutenção da massa muscular ao longo do processo de emagrecimento colabore, ao menos em parte, para a redução da probabilidade de reganho de peso. Atribui esse efeito ao tecido muscular por ser responsável por 70% da TMB, contribuindo para manutenção do gasto energético.

De acordo com a metanálise de Wilson et al.,[26] a associação do TF visando hipertrofia muscular (3 vezes/semana) com o treinamento aeróbio (2 vezes/semana, com duração de até 30 minutos) resulta em aumento de massa muscular e diminuição de massa gorda. Interessante comentar ainda que, além de estimular o aumento de proteínas musculares, o TF também estimula a atividade da PGC-1α, podendo contribuir, inclusive, para a biogênese mitocondrial.

Os efeitos do TF na composição corporal podem ser mais evidentes se ele for associado ao treino intervalado com elevada intensidade, que tem se mostrado tão efetivo quanto o treino moderado na redução da gordura corporal, melhorando a composição corporal.[27] Todavia, apesar do potencial da combinação entre exercícios de força e aeróbios e/ou intervalados de elevada intensidade, mais estudos são necessários para conclusões definitivas.

HIPERTROFIA MUSCULAR

Por muitos anos, o tecido muscular esquelético foi concebido como uma estrutura essencial apenas para a locomoção ou como fonte de substrato energético, mas recentemente ele vem sendo elencado como primordial para a saúde humana. Os motivos pelos quais o músculo esquelético vem sendo tratado como essencial são diversos.

Diversos estudos anteriores descrevem o músculo esquelético como um controlador da secreção de insulina, da glicemia e dos níveis de colesterol e triglicerídios, além de ser capaz de sintetizar, estocar e secretar substâncias (miocinas) que sinalizam a si próprio, aos tecidos vizinhos e a tecidos mais distantes. Nesse sentido, o tecido muscular esquelético é caracterizado como um órgão endócrino.

Assim, não é difícil pensar que promover a manutenção da massa muscular seja importante para auxiliar a redução de gordura e também para regular a atividade de diversos órgãos e estruturas corporais. Para tanto, é preciso considerar que o tecido muscular é metabolicamente ativo e que existem estímulos específicos capazes de alterar sua morfologia, como o tipo, a velocidade, a intensidade e o volume aplicados às ações musculares.

O termo ação muscular foi proposto pelo grupo de estudos liderado por Cavanagh em 1988.[28] A palavra contração significa o ato de aproximar, encolher, diminuir, e o músculo é capaz de executar movimentos diferentes desses, enquanto a "ação muscular" denota a capacidade de o músculo executar diferentes tipos de movimentos. As ações musculares podem ser divididas em: (1) isométricas – em que a força internamente produzida pelos músculos é similar à força de oposição. Portanto, apesar de o músculo gerar tensão, não ocorre alteração do comprimento muscular; (2) excêntricas – em que o músculo gera grande tensão, porém não o suficiente para vencer a força de oposição externa. Assim, ocorre um alongamento no comprimento muscular; e (3) concêntricas – as únicas que podem ser chamadas de contração e estão diretamente relacionadas à capacidade de os músculos gerarem mais tensão que uma força externa. Desse modo, conseguem diminuir o ângulo articular, diminuindo também o comprimento muscular.

Outro fator a ser considerado é a velocidade da ação muscular, que, por sua vez, está diretamente associada à intensidade, ou seja, à produção de força. Durante ações concêntricas, há uma diminuição progressiva na produção de força, com o aumento da velocidade da ação. Na ação isométrica, a velocidade é nula, enquanto na ação excêntrica ocorre um aumento na produção de força, com os aumentos iniciais da velocidade da ação. Todas essas situações estão de acordo com um dos princípios científicos do treinamento físico, o princípio da interdependência volume *versus* intensidade. Este prediz que quanto maior o volume (tempo, número de séries), menor a intensidade (peso movimentado) com que é possível treinar.[28-30]

Por diversas décadas, imperou o estigma de que a hipertrofia muscular (aumento do volume muscular) estava mais associada à intensidade do treinamento do que ao volume. No entanto, diversos autores vêm demonstrando que também é possível estimular o crescimento muscular com volumes mais altos e intensidades mais baixas.[31] Com base nessas afirmações, foi possível diferenciar o treinamento para hipertrofia em duas categorias: treinamento tensional e treinamento metabólico.[32]

O treinamento tensional pode ser definido como um método que estimula a hipertrofia muscular, sobretudo por meio de estímulos mecânicos cujas intensidades e amplitudes do movimento são elevadas. O treino metabólico é aquele em que a hipertrofia muscular ocorre principalmente pelas alterações metabólicas locais, como a diminuição do pH e da oxigenação celular e o acúmulo de líquidos e outros metabólitos.[32]

Independentemente do tipo de estímulo durante as sessões de treinamento, o balanço entre síntese e degradação proteica (*turnover*) é essencial para a manutenção, o aumento ou a diminuição da área de secção transversal dos músculos esqueléticos. Nesse sentido, não é difícil pensar que logo após uma sessão de treinamento bem planejada, tanto a síntese quanto a degradação proteica estejam elevadas. Entretanto, a taxa de síntese proteica será maior do que a taxa de degradação, possibilitando que o tecido muscular incorpore mais proteínas, favorecendo a hipertrofia muscular. Cabe destacar que, conforme descrito no Capítulo 11, *Ajustes Nutricionais para Hipertrofia Muscular*, o consumo proteico aumenta a síntese proteica muscular induzida pelo treino de força, sendo o macronutriente mais importante para hipertrofia muscular.

Interessante comentar ainda que as taxas de síntese proteica podem permanecer mais elevadas do que as taxas de degradação por até 72 horas após um treinamento.[33] Por outro lado, se o treinamento for prescrito de maneira equivocada, muito extenuante, ou seja, com cargas muito elevadas (volume × intensidade × recuperação), haveria mais taxas de degradação do que de síntese proteica, podendo desfavorecer o metabolismo do tecido muscular.

Uma das principais maneiras de estimular a hipertrofia muscular, seja por qual método for, ocorre pela estimulação de uma proteína intracelular chave, conhecida como alvo mecanístico da rapamicina (mTOR). A ativação do mTOR acontece normalmente por uma reação em cascata, na qual o EF regula a atividade de diversos sinalizadores intermediários.

Um dos principais sinalizadores de hipertrofia muscular estimulados pelo TF é o fator de crescimento semelhante à insulina-1 (IGF-1), que se liga no seu receptor de membrana, promovendo a ativação (fosforilação) do receptor de substrato insulina 1 (IRS-1), que, por sua vez, fosforila a fosfoinositol 3 quinase (PI3 K), ativando a proteinoquinase B (PKB/ATK). A partir desse ponto, a atividade da PKB/AKT tem dois caminhos: (1) fosforilar o mTOR e permitir que a iniciação e a tradução de novas proteínas aconteçam; e (2) inibir a atividade de fatores de transcrição que estimulem a degradação proteica,[34,35] conforme pode ser observado na **Figura 18.2**.

CONSIDERAÇÕES FINAIS

O treinamento físico pode ser uma importante estratégia no controle da composição corporal, por aliar a redução da gordura corporal e o aumento de massa muscular.

O treinamento físico deve ser periodizado e garantir gasto calórico suficiente para promover balanço energético negativo e privilegiar diferentes formas de treinamento a fim de reduzir a gordura corporal e estimular a hipertrofia muscular.

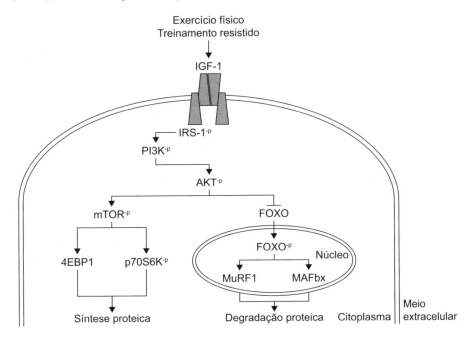

Figura 18.2 Inibição da atividade de fatores de transcrição que estimulam a degradação proteica pela atividade da PKB/AKT.

O aumento da síntese proteica decorrente do exercício de força pode perdurar por até 72 horas após o final do exercício. Por isso, nesse período é importante garantir descanso, e oferta adequada de energia e proteína, para possibilitar a manutenção ou o incremento de massa muscular no decorrer do tempo.

REFERÊNCIAS BIBLIOGRÁFICAS

1. Brasil. Ministério da Saúde. Vigitel 2016. Estimativas sobre frequência e distribuição sociodemográfica de fatores de risco e proteção para doenças crônicas nas capitais dos 26 estados brasileiros e no Distrito Federal em 2016. Brasília: Ministério da Saúde; 2017.
2. Souza MFM, França EB, Cavalcante A. Carga da doença e análise da situação de saúde: resultados da rede de trabalho do Global Burden of Disease (GBD) Brasil. Rev Bras Epidemiol. 2017;20:1-3.
3. Cava E, Yeat NC, Mittendorfer B. Preserving healthy muscle during weight loss. Adv Nutr. 2017;8(3):511-9.
4. Lancaster GI, Febbraio MA. Skeletal muscle: not simply an organ for locomotion and energy storage. J Physiol. 2009;587(3):509-10.
5. Crescenzo R, Bianco F, Mazzoli A, Giacco A, Liverini G, Iossa S. Skeletal muscle mitochondrial energetic efficiency and aging. Int J Mol Sci. 2015;16(5):10674-85.
6. Goodman MN, Lowell B, Belur E, Ruderman NB. Sites of protein conservation and loss during starvation: influence of adiposity. Am J Physiol.1984; 246(5 Pt 1):E383-90.
7. Dulloo AG, Jacquet J, Girardier L. Autoregulation of body composition during weight recovery in human: the Minnesota Experiment revisited. Int J Obes Relat Metab Disord. 1996;20(5):393-405.
8. Elia M, Stubbs RJ, Henry CJ. Differences in fat, carbohydrate, and protein metabolism between lean and obese subjects undergoing total starvation. Obes Res. 1999;7(6):597-604.
9. Johnson MJ, Friedl KE, Frykman PN, Moore RJ. Loss of muscle mass is poorly reflected in grip strength performance in healthy young men. Med Sci Sports Exerc. 1994;26(2):235-40.
10. Bosy-Westphal A, Kossel E, Goele K, et al. Contribution of individual organ mass loss to weight loss-associated decline in resting energy expenditure. Am J Clin Nutr. 2009;90(4):993-1001.
11. Bradley D, Conte C, Mittendorfer B, et al. Gastric bypass and banding equally improve insulin sensitivity and β cell function. J Clin Invest. 2012;122(12):4667-74.
12. Magkos F, Fraterrigo G, Yoshino J, et al. Effects of moderate and subsequent progressive weight loss on metabolic function and adipose tissue biology in humans with obesity. Cell Metab. 2016;23(4):591-601.
13. Ross R, Dagnone D, Jones PJ, et al. Reduction in obesity and related comorbid conditions after diet-induced weight loss or exercise-induced weight loss in men. A randomized, controlled trial. Ann Intern Med. 2000;133(2):92-103.
14. Weiss EP, Racette SB, Villareal DT, et al. Lower extremity muscle size and strength and aerobic capacity decrease with caloric restriction but not with exercise-induced weight loss. J Appl Physiol (1985). 2007;102(2):634-40.
15. Santanasto AJ, Glynn NW, Newman MA, et al. Impact of weight loss on physical function with changes in strength, muscle mass, and muscle fat infiltration in overweight to moderately obese older adults: a randomized clinical trial. J Obes. 2011;2011:516756.
16. Villareal DT, Chode S, Parimi N, et al. Weight loss, exercise, or both and physical function in obese older adults. N Engl J Med. 2011;364(13):1218-29.
17. Verreijen AM, Verlaan S, Engberink MF, et al. A high whey protein-, leucine-, and vitamin D-enriched supplement preserves muscle mass during intentional weight loss in obese older adults: a double-blind randomized controlled trial. Am J Clin Nutr. 2015;101(2):279-86.
18. Backx EM, Tieland M, Borgonjen-van den Berg KJ, Claessen PR, van Loon LJC, de Groot LCPGM. Protein intake and lean body mass preservation during energy intake restriction in overweight older adults. Int J Obes (Lond). 2016;40(2):299-304.
19. Caspersen CJ, Powell KE, Christenson GM. Physical activity, exercise, and physical fitness: definitions and distinctions for health-related research. Public Health Rep. 1985;100(2):126-31.
20. Garber CE, Blissmer B, Deschenes MR, et al. American College of Sports Medicine position stand. Quantity and quality of exercise for developing and maintaining cardiorespiratory, musculoskeletal, and neuromotor fitness in apparently healthy adults: guidance for prescribing exercise. Med Sci Sports Exerc. 2011;43(7):1334-59.
21. MacInnis MJ, Gibala MJ. Physiological adaptations to interval training and the role of exercise intensity. J Physiol. 2017;595(9):2915-30.
22. Holloszy JO, Booth FW. Biochemical adaptations to endurance exercise in muscle. Annu Rev Physiol. 1976;38:273-91.
23. Winder WW, Taylor EB, Thomson DM. Role of AMP-activated protein kinase in the molecular adaptation to endurance exercise. Med Sci Sports Exerc. 2006;38(11):1945-9.

24. Villareal DT, Aguirre L, Gurney AB, et al. Aerobic or resistance exercise, or both, in dieting obese older adults. N Engl J Med. 2017;376(20):1943-55.
25. Verreijen AM, Engberink MF, Memelink RG, van der Plas SE, Visser M, Weijs PJM. Effect of a high protein diet and/or resistance exercise on the preservation of fat free mass during weight loss in overweight and obese older adults: a randomized controlled trial. Nutr J. 2017;16:10.
26. Wilson JM, Marin PJ, Rhea MR, Wilson SMC, Loenneke JP, Anderson JC. Concurrent training: a meta-analysis examining interference of aerobic and resistance exercises. J Strength Cond Res. 2012;26(8):2293-307.
27. Viana RB, Naves JPA, Coswig VS, et al. Is interval training the magic bullet for fat loss? A systematic review and meta-analysis comparing moderate-intensity continuous training with high-intensity interval training (HIIT). Br J Sports Med. 2019;53(10):655-64.
28. Tricoli V. Papel das ações musculares excêntricas nos ganhos de força e de massa muscular. Rev Biologia. 2013;11:38-42.
29. Lorenz D, Morrison S. Current concepts in periodization of strength and conditioning for the sports physical therapist. Int J Sports Phys Ther. 2015;10(6):734-47.
30. Prestes J, da Cunha Nascimento D, Tibana RA, et al. Understanding the individual responsiveness to resistance training periodization. Age (Dordr). 2015;37(3):9793.
31. Nobrega SR, Libardi CA. Is resistance training to muscular failure necessary? Front Physiol. 2016;7:10.
32. Egerman MA, Glass DJ. Signaling pathways controlling skeletal muscle mass. Crit Rev Biochem Mol Biol. 2014;49:59-68.
33. Deane CS, Hughes DC, Sculthorpe N, Lewis MP, Stewart CE, Sharples AP. Impaired hypertrophy in myoblasts is improved with testosterone administration. J Steroid Biochem Mol Biol. 2013;138:152-61.
34. Schiaffino S, Mammucari C. Regulation of skeletal muscle growth by the IGF1-Akt/PKB pathway: insights from genetic models. Skelet Muscle. 2011;1:4.
35. Schiaffino S, Dyar KA, Ciciliot S, Blaauw B, Sandri M. Mechanisms regulating skeletal muscle growth and atrophy. FEBS J. 2013;280(17):4294-314.

CAPÍTULO 19

Nutrigenômica: Sinalização Celular Mediada por Nutrientes

Dennys Esper Cintra, Adelino Sanches Ramos da Silva, Eduardo Rochete Ropelle,
José Rodrigo Pauli, Leandro Pereira de Moura

INTRODUÇÃO

Quando, em meados de 1990, diversos cientistas se uniram a fim de desvendar o genoma humano, acreditavam que, ao final dessa missão, com o código da vida decifrado, haveria controle sobre a grande maioria das doenças. Entre 2001 e 2003, esse futuro havia chegado e, com ele, a frustração. Obter controle sobre o que era produzido pelos genes se mostrou muito mais complexo do que se imaginava. Quase duas décadas depois, as perspectivas de domínio da função do genoma humano continuam sombreadas. Quais segredos que ainda estão por vir? Por que um medicamento, um exercício físico ou um nutriente apresenta ações distintas em diferentes indivíduos? Se a resposta que vem à sua mente é genoma, você está certo, mas entender como isso funciona ainda é um desafio a esclarecer.

Um nutriente interage com o genoma de um indivíduo, mas antes disso, o genoma sofreu influências de um conjunto grande de situações, como outras dietas e seus nutrientes, medicamentos, poluentes ambientais, estresse habitual, entre vários outros fenômenos. Curiosamente, a ciência compreende hoje que os predecessores do indivíduo (pai e mãe) podem influenciar a capacidade de funcionamento de seu genoma. Diante desse dado, exames genéticos poderiam realmente predizer o futuro biológico desse indivíduo?

A epigenética nutricional é a parte da nutrigenômica que estuda tudo o que pode influenciar o genoma de indivíduos, independentemente de ele ser ou não portador de mutações. A compreensão sobre os modos de sinalização celular mediada por nutrientes indica muitas possibilidades de atuação do profissional nutricionista na saúde humana; contudo, o olhar restrito e diminuto a uma "simples" via de sinalização controlada por um único nutriente pode colocar a vida em risco. Foi-se o tempo em que pensávamos de maneira simplista: "É só um nutriente. Se não fizer bem, mal não faz". Atualmente, grandes erros são cometidos em razão dessa imprudência. O excesso de nutrientes pode trazer muitos prejuízos à saúde. A indústria farmacêutica compreende o nutricionista como um potencial prescritor, mas de nutracêuticos, ou seja, de nutrientes concentrados dentro de uma forma farmacêutica (cápsulas, comprimidos, xaropes etc.).

Este capítulo tem por objetivo apresentar, de maneira resumida, explanações sobre as principais estratégias adotadas por nutrientes na modulação da expressão gênica e o impacto sobre as características fenotípicas.

NUTRIGENÔMICA

A nutrigenômica se divide didaticamente em três ciências: **nutrigenômica**, **nutrigenética** e **epigenética** nutricional. Como parte de um livro que aborda com ênfase o tema "nutrição", tudo o que será mencionado neste capítulo sobre epigenética se referirá à "epigenética nutricional", uma vez que diversos outros fatores podem induzir alterações epigenéticas.

A dieta e seus componentes ativos modificam a expressão gênica de maneira constante e dinâmica para a manutenção do estado homeostático de acordo com as necessidades de cada etapa no ciclo de vida, e isto é a nutrigenômica. Por outro lado, grande parte do processo saúde-doença depende da informação genética de cada indivíduo e de suas interações ambientais, dando lugar às características fenotípicas. Nesse sentido, a diversidade genética interindividual pode determinar os requerimentos nutricionais, e isso é nutrigenética.

A sinalização celular, coordenada por nutrientes, ocorre de maneira contínua toda vez que nos alimentamos, e do mesmo modo, a resposta de nosso genoma a esses nutrientes. No entanto, a maneira pela qual esse genoma atua ainda depende de como ele foi "programado" durante seu desenvolvimento. Isso significa dizer que, dependendo das diversas situações ambientais às quais os pais foram submetidos antes da concepção, pode haver interferência nas características fenotípicas do indivíduo de modo independente de sua constituição gênica. Outro fato é que, mesmo após a concepção, durante o período gestacional, medicamentos e drogas ilícitas, frio/calor, estresse psicológico, poluição e, entre outros fatores, a alimentação podem impactar na maneira como os genes atuam. A isso denominamos epigenética. O conjunto de ideias que emergem dessas ciências projeta essa nova e importante área do conhecimento em saúde, que traz estratégias a serem utilizadas de modo eficaz em um futuro a médio ou longo prazo.

Compreendemos que, atualmente, o ácido desoxirribonucleico (DNA) é dependente do estado nutricional para a prevenção de erros genômicos. Sabemos também que, dependente dos polimorfismos genéticos, altera funções dos genes alvo, direta ou indiretamente, no que tange por exemplo, à captação e ao metabolismo dos nutrientes requeridos para a reparação de tais danos e à própria replicação do DNA. Diante desses fatos, na vanguarda do conhecimento, as ciências nutricionais associadas às técnicas de acesso genômico revelam um novo potencial na investigação de comportamentos celulares, com o intuito de serem remodeladas em relação às antigas estruturas e rotas metabólicas.

SINALIZAÇÃO CELULAR MEDIADA POR NUTRIENTES

A origem do sinal

A sinalização celular, tanto a mediada por substâncias como a mediada por fármacos, poluentes, agrotóxicos, hormônios ou nutrientes, acontece de maneira semelhante em todos os casos. Deve haver um receptor de superfície de membrana capaz de reconhecer a substância e, então, traduzir seu sinal ao interior da célula. Caso não haja receptor específico, talvez um canal, transportador ou mesmo um poro ou afinidade pela membrana lipídica captará a substância ao interior da célula para iniciar a sinalização.

Mas qual é a origem desse sinal (nutriente)? Conhecer e compreender a origem do agente sinalizador é importante. Embora possa parecer uma questão simplista, é fundamental saber sobre esses nutrientes, sejam eles parte de um todo (alimento) ou isolados. Quando os nutrientes são isolados do alimento, perdem sua matriz alimentar. A matriz alimentar exerce grande influência nos processos digestivos e absortivos, podendo impactar na quantidade de nutriente que alcança a corrente sanguínea. Fibras dietéticas, açúcares (p. ex., di e monossacarídios), vitaminas e minerais podem exercer diversos tipos de interações que cuidam da regulação absortiva de um nutriente.

Nutriente e a ligação ao receptor

Quando o nutriente alcança a corrente sanguínea, é metabolizado de forma correta e distribuído pelo organismo, então se tem um nutriente junto à célula. Cada nutriente desempenha interação específica com seu receptor, caso ele exista. Por exemplo, a vitamina C é um nutriente que necessita de um receptor para ser absorvida pela célula. O receptor de vitamina C, chamado transportador de vitamina C dependente de sódio (SVCT), é extremamente dependente de sódio para ser ativado – ou seja, o sódio é necessário para que a vitamina C se ligue ao receptor.[1] Caso os íons sódio sejam substituídos por potássio, o mecanismo cessa, de modo imediato, sugerindo sua regulação por modulação no potencial de membrana.[2]

DIFUSÃO DO NUTRIENTE ATRAVÉS DE CANAIS

A glicose é um tipo de nutriente que migra ao interior celular através de um canal transportador. Alguns canais de absorção de glicose ficam constitutivamente expostos na membrana de algumas células, enquanto outros são mantidos no interior delas aguardando o sinal para que sejam transportados à membrana a fim de auxiliar a captação de glicose.

Algumas células, como neurônios, retina e célula beta pancreática, expressam o receptor de glicose GLUT2 na membrana de maneira ininterrupta. Isso ocorre por serem células extremamente dependentes de energia para regular suas funções.

Por outro lado, células como miócitos e adipócitos necessitam de sinalização hormonal para que o GLUT4 localizado em seu interior seja transportado à membrana e inicie o processo de captação do nutriente. Depois de absorvida a quantidade necessária de nutriente, a célula interrompe a sinalização hormonal inicial, finalizando o processo absortivo.[3]

DIFUSÃO DO NUTRIENTE ATRAVÉS DA MEMBRANA PLASMÁTICA

Se um determinado nutriente não possuir receptor ou canal próprio, ainda assim ele pode ser captado pela célula. Alguns nutrientes são capazes de se difundir pela membrana celular devido à elevada afinidade que apresentam. Apesar de atualmente os principais receptores de ácidos graxos serem conhecidos,[4] acredita-se que os receptores não sejam os únicos responsáveis pela captação celular de lipídios. Provavelmente, parte do conteúdo lipídico é absorvido também por solubilização do ácido graxo na própria membrana lipídica.[5]

Os nutrientes, após adentrarem o ambiente celular, podem se ligar a proteínas citoplasmáticas para dar continuidade ao seu processo de sinalização. Os nutrientes e os não nutrientes (compostos funcionais presentes em alimentos, mas fora das classes de carboidratos, proteínas, lipídios, vitaminas e minerais) podem apresentar formas específicas de interação com as proteínas citoplasmáticas, de modo bem similar às interações com os receptores de membrana.

Uma ligação nutriente-proteína acontece de maneira direta; no entanto, a modulação de uma proteína pode ocorrer também pela ação indireta de um nutriente – ou seja, uma proteína inicialmente ativada por um nutriente pode interferir em uma próxima proteína iniciando, assim, uma sinalização em cascata. Em se tratando de interações diretas, um nutriente pode interagir com uma proteína ao ligar-se a ela em algum sítio de afinidade.

Nesse caso, a proteína pode se comportar de várias formas, exibindo diversos tipos de reações. Por exemplo, pode alterar sua conformação, fosforilação, acetilação, metilação, entre outros tipos de reações. Todas essas alterações ocorrem de maneira específica e com o intuito de controlar a função dessa proteína e, por consequência, a sinalização celular.

NUTRIENTE: DO CITOPLASMA AO NÚCLEO

Após um nutriente ou um não nutriente ativar uma proteína citoplasmática, essa proteína migra ao núcleo da célula já com função preestabelecida. A principal função de uma proteína migratória nuclear é se comportar como fator de transcrição. Os fatores de transcrição são proteínas essenciais na comunicação genética para o controle da expressão gênica.

Basicamente, os fatores de transcrição ligam-se ao DNA para que ocorra ligação entre a enzima RNA-polimerase e o DNA, induzindo assim a transcrição e a futura tradução. Um fator de transcrição pode se localizar tanto no citoplasma quanto no núcleo da célula, e, quando é ativado, praticamente marca o início do processo de transcrição gênica.

Alguns nutrientes interagem diretamente com fatores de transcrição controlando, de imediato, a expressão gênica. Por exemplo, a proteína de ligação ao elemento responsivo a carboidratos (ChREBP) é o fator de transcrição ativado por carboidratos como a glicose e a frutose. O excedente de açúcar intracelular pode ativar o ChREBP, que induz a transcrição de genes lipogênicos a fim de transformar esse excedente de carboidratos em gorduras.[6]

Outro exemplo são os receptores ativados por proliferadores de peroxissoma (PPAR). Essas proteínas são fatores de transcrição responsáveis pelo controle de diversas funções metabólicas no organismo de mamíferos. O PPARα tem sua função mais correlacionada à oxidação de lipídios e às vias catabólicas, ativando inclusive a biogênese mitocondrial, enquanto o PPARγ tem função contrária.

Todavia, não são apenas nutrientes que ativam essas proteínas. Muitos fármacos têm sido desenvolvidos com o objetivo de ativar esses fatores de transcrição. Entre eles, diversos compostos sintéticos agonistas do PPARγ, como as tiazolidinedionas (rosiglitazona, pioglitazona, entre outras), tradicionais hipoglicemiantes.

Compostos naturais também são capazes de modular a função dos PPARs. Interessante verificar que a maior dificuldade que temos observado na tentativa de compreender as funções dos PPARs diz respeito à capacidade de modular de modo correto sua ativação, pois ligantes muito potentes, como as tiazolidinedionas, apesar de exacerbar benefícios, tem também efeitos colaterais vistosos, além do aumento da adiposidade observada em pacientes que vivem com diabetes *mellitus* tipo 2 em tratamento com o medicamento.[7] Ainda assim, as evidências mostradas são controversas e carecem de mais investigações.

RECEPTORES NUCLEARES CONTROLADOS POR NUTRIENTES

Além dos fatores de transcrição, há outra classe de proteínas chamadas de receptores nucleares. Eles apresentam funções muito semelhantes às dos fatores de transcrição, uma vez que alguns podem se comportar de modo similar. Os receptores nucleares são proteínas que executam suas principais funções no núcleo celular; contudo, também podem atuar no citoplasma. Existem diversos receptores nucleares, e algumas das muitas proteínas apresentam afinidade específica por nutrientes. Atualmente, compreendemos que poucos são os nutrientes com capacidade de penetração nuclear. Entretanto, os que o fazem estão associados a receptores nucleares específicos.

Os receptores nucleares foram descobertos na década de 1990. Dentre os principais, destacam-se: o receptor X de retinoide (RXR), receptor ácido retinoico (RAR), receptor X hepático (LXR), PPARs, receptor X farnesoide (FXR), receptor de vitamina D (VDR). Esses receptores formam complexos diméricos com outros receptores; no entanto, sua capacidade foi demonstrada apenas no ano 2000. Dependendo da conjugação de dímeros, a resposta biológica pode ser diferente.

Por exemplo, o RXR foi identificado em 1990. Seu primeiro ligante descoberto foi o ácido 9-cis retinoico, um metabólito da vitamina A presente em quase todos os tecidos de mamíferos.[8] O RXR também tem a capacidade de formar dímeros com outros receptores, como os PPARs,[9] controlando funções celulares diferentes em comparação ao modo de quando se encontra ativado de forma isolada.

Além dos PPARs, o RXR pode formar dímeros com o LXR, FXR, RAR, PXR, VDR entre outros. A amplitude de ações de um receptor nuclear é enorme, e esse tópico é alvo de diversas pesquisas no campo da saúde e das ciências da vida.[8] Os principais agonistas do RXR são os oxisteróis, sais biliares e ácidos graxos, capazes de controlar, de maneira significativa, diversas vias metabólicas. O RXR pode auxiliar no controle da homeostase de colesterol, controlar o metabolismo basal, aumentar a atividade do citocromo P450 acelerando o *clearance* de medicamentos, e ainda controlar homeostase do cálcio e fósforo nos ossos.[8]

Quando muitos benefícios são apontados em decorrência da ativação de uma determinada proteína ou via de sinalização, atitudes precipitadas costumam ocorrer, como o consumo exagerado de agonistas de RXR, que leva a danos ao organismo. Para entender como a ativação de uma proteína pode trazer benefícios e reduzir malefícios ao organismo, é necessário a compreensão dos conceitos farmacológicos básicos – por exemplo, o de "dose-resposta". Com certo grau de ativação da proteína, temos determinado efeito, mas aumentando ainda mais essa ativação, o efeito pode ser completamente contrário. Esse tem sido um tema muito negligenciado quando se investigam as vias de sinalização celular, e o ideal é compreender como a proteína deve ser "modulada". Apesar dos benefícios aqui demonstrados pela ativação de RXR, por exemplo, uma hiperativação pode levar a danos como aumento nos níveis de triglicerídios, supressão do eixo hormonal tireoidiano e indução de hepatomegalia.[10]

SINALIZAÇÃO CELULAR MEDIADA POR NUTRIENTES

Os pontos antes elencados mostraram alguns exemplos de elementos que devem ser considerados a respeito da sinalização celular. Diante do exposto, vimos que existem diversas maneiras pelas quais as substâncias nutricionais sinalizam no interior celular. A seguir, apresentamos alguns exemplos que indicam as potencialidades nutricionais.

Nutrigenômica

Diversos micronutrientes e compostos bioativos presentes em alimentos estão diretamente envolvidos nas reações metabólicas. Eles trazem equilíbrio aos sistemas hormonais e imunológicos, processos de detoxificação orgânica etc. Os micronutrientes podem até interferir no modo como os macronutrientes podem ser utilizados, se para produção de energia ou composição corporal, por exemplo. Algumas dessas propriedades funcionais estão em alimentos como a soja (genisteína e daidzeína), a uva (resveratrol) e o tomate (licopeno), e podem atuar como ligantes para fatores de transcrição, alterando diretamente o padrão de expressão gênica. Outros, como a colina, o ácido diacilglicerol ou o aminoácido leucina, podem alterar as vias de transdução de sinais e as estruturas da cromatina e, portanto, indiretamente alteram a expressão gênica.

Compostos bioativos no controle da expressão gênica

Alimentos funcionais são aqueles capazes de exercer benefícios ao organismo para além do efeito de nutrir. Compostos bioativos em alimentos têm sido bastante estudados devido à amplitude de efeitos benéficos à saúde. Algumas espécies utilizadas como fonte desses compostos são encontradas na alimentação diária, compondo especiarias e plantas aromáticas, ou ainda corantes naturais. Embora muitas substâncias químicas derivadas de alimentos sejam metabolizadas a água e gás carbônico, produzindo energia para a vida, alguns desses compostos presentes nos alimentos têm capacidade de realizar alteração direta ou indireta da expressão gênica.

A genisteína, um composto com propriedades bioativas classificada como fitoestrógeno, é exemplo de como um elemento dietético pode afetar a expressão gênica. O hormônio estrogênio, por exemplo, é absorvido ao interior celular, onde pode se ligar aos receptores de estrogênio alfa ou beta (ERα/ERβ). Quando isso acontece, esses receptores são ativados individualmente (monômeros ativos) e se unem, formando um dímero ativo (ERα+ERβ). Esse dímero migra ao núcleo celular, liga-se ao elemento responsivo ao estrogênio (ERE) e forma um grande complexo proteico, que se comporta como fator de transcrição. Uma vez ativado, o complexo ERα+ERβ+ERE é conduzido à região promotora de genes controladores de fatores de crescimento, como o fator de crescimento epidermal (EGF), fator de crescimento semelhante à insulina-1 (IGF-1), fator de crescimento endotelial e vascular (VEGF), entre outros. Esses genes, quando traduzidos em proteínas, induzem o crescimento, a multiplicação e a proliferação celular. Quando são produzidos em quantidades elevadas, correlacionam-se ao surgimento de tumores.

A genisteína encontrada na soja é absorvida da mesma maneira que o hormônio estrogênio. Essas substâncias competem pelos receptores intracelulares de estrogênio; entretanto, o hormônio vence a competição com a genisteína pelo ERα; por sua vez, ele perde para o ERβ (estrogênio + ERα + genisteína + ERβ).

Esse novo complexo se comporta de modo semelhante ao anteriormente descrito; entretanto, há uma atenuação no padrão de transcrição dos genes dos fatores de crescimento. Isso, por sua vez, suscita a possibilidade de que os fito-hormônios (genisteína e daidzeína) estejam envolvidos no controle do desenvolvimento tumoral, uma vez que reduzem os principais fatores alicerçados à gênese tumoral (IGF, EGF, VEGF). Estudos recentes mostram que isso ocorre de fato, mas cada tecido manifesta uma resposta específica. Por exemplo, ao mesmo tempo em que o consumo de fitoestrógenos pode reduzir a incidência de tumores de ovário, pode acelerar o desenvolvimento do câncer de mama.

Trata-se de um tema delicado que merece amplo debate na ciência. Parte da resposta pode ser a composição genética de cada indivíduo, como veremos a seguir, mas também pode estar relacionada às características herdadas dos pais programadas pelo ambiente, o que chamamos de epigenética. Ao final deste capítulo, isso será abordado.

Nutrigenética

Aproximadamente 90% de todas as mutações genéticas que ocorrem em humanos acometem um único nucleotídio (SNP, do inglês *single nucleotide polymorphism*), considerado o principal foco da nutrigenética. Fatores dietéticos podem alterar o efeito de um ou mais nucleotídios polimórficos, aumentando ou diminuindo o risco de doenças. Muitos polimorfismos são relacionados ao comportamento alimentar e ao gasto energético, e por isso são amplamente estudados, como alterações que acometem os genes do receptor de leptina (LEPR) e o do próprio PPARγ, ambos alterando o controle da termogênese adaptativa e interferindo no gasto energético.

De maneira prática e interessante, em virtude de apenas 50% dos pacientes que vivem com hipertensão arterial sistêmica (HAS) serem sensíveis ao sal, por exemplo, as recomendações gerais para reduzir a ingestão tornam-se ineficientes no controle pressórico desse grupo. Por outro lado, é bem conhecida a participação do sistema renina-angiotensina na gênese da HAS e, por isso, olhares voltados para os genes que controlam as substâncias recentemente identificaram a variação G-6A na região promotora do gene do angiotensinogênio. Em decorrência disso, é possível concluir que essa é uma região-chave para o surgimento do fenótipo hipertensivo. Isso foi demonstrado no estudo DASH (*Dietary Approaches to Stop Hypertension*),[11] no qual maior redução na pressão arterial dos indivíduos com genótipos AA (−6,93/−3,68 mmHg) e AG (−5,56/−3,15 mmHg) foi observada em comparação a indivíduos com genótipo GG (−2,80/0,20 mmHg), o que demonstra claramente que a restrição de sódio nos indivíduos com genótipo AA e AG reduz, de modo impactante, a pressão arterial em relação aos portadores do genótipo GG, que foram insensíveis à redução do sódio.

Há diversos polimorfismos sendo estudados atualmente, e eles manifestam correlações com doenças de cunho nutricional. O tema vem despertando enorme especulação mercadológica tanto por parte de empresas de *kits* genéticos quanto entre os próprios profissionais da nutrição. É importante saber que a presença de um polimorfismo não determina a presença do fenótipo; portanto, realizar dietas baseadas em exames genéticos é atitude absolutamente desprovida de comprovação científica e sem base de apoio das sociedades nacionais de ciências da nutrição.

Existe razão para que o determinismo genético seja evitado. São muitos os processos de controle da expressão gênica; logo, a identificação de um gene que funciona mal não significa que, de fato, ele não funcionará. Isso ocorre devido às alterações de sinalização compensatórias. Se uma via bioquímica/biomolecular falha, outra é ativada para dar homeostasia ao sistema. Outro fato importante é que, se uma via não funciona corretamente, modificações nas estruturas das histonas e do gene podem ocorrer para realizar compensação, como se verá a seguir.

Epigenética

A epigenética caracteriza-se pelo estudo de todas as condições que envolvem a organização do genoma. Portanto, alterações epigenéticas são compreendidas como estáveis e herdáveis (ou potencialmente herdáveis), de impacto na expressão gênica, sem, no entanto, serem alterações na sequência de nucleotídios no DNA.[12] Para isso, a alteração na estrutura da cromatina por mudança no padrão de acetilação de histonas ou de metilação nos genes é característica suscetível ao meio ambiente e passível de ser conduzida às gerações futuras (prole). Alterações epigenéticas são consideradas parte de um processo natural em que se acredita contribuir para os processos normais do desenvolvimento humano, podendo, da mesma forma, culminar em distúrbios orgânicos, dependendo da reorganização do epigenoma.[13]

Acetilação de histonas

Os genes encontram-se em um emaranhado de fitas duplas de DNA. Eles contêm todas as informações codificantes de proteínas para um organismo. Para que o DNA seja acessado, é preciso ter organização. Essa organização implica uma compactação extrema, disposta em estruturas que funcionam como moldes para que a fita de DNA se enrole e desenrole sempre que necessário. Sua estrutura em dupla hélice fica mantida enovelada a pequenos arcabouços, chamados de nucleossomos, e estes funcionam como moldes para o correto enovelamento.

Para que a fita se mantenha presa ao nucleossomo, algumas proteínas fazem o papel de "presilhas" e mantêm a fita fortemente atrelada ao nucleossomo. Essas proteínas são chamadas de histonas. Assim, quando um fator de transcrição migra ao núcleo e se aproxima da região onde será conectado para ativar o início da transcrição, diversas reações são desencadeadas para que ocorra um afrouxamento na estrutura das histonas e, portanto, da ligação da fita de DNA ao nucleossomo. Isso permite que a fita de DNA se desenrole, e o ator de transcrição acesse o gene.

Outro ponto importante no processo é a questão da maneira como as histonas se prendem e se soltam do nucleossomo, retendo ou soltando a fita de DNA. Quando o fator de transcrição se aproxima da região de interesse no DNA, enzimas "histonas acetilases" intensificam a deposição de radicais acetil às histonas. Com isso, reduz-se a força de ligação das histonas ao nucleossomo e a fita de DNA se solta, deixando a região acessível ao fator de transcrição.

Posteriormente, o processo descrito precisa ser desfeito para que a estrutura do DNA seja reorganizada. Enzimas "histona deacetilases" removem os radicais acetil e devolvem firmeza às ligações da histona ao nucleossomo; consequentemente, a fita de DNA é presa de novo. Do ponto de vista prático, uma região sem radicais acetil, ou seja, uma região deacetilada, pode demorar muito para ser acessada por um fator de transcrição, assim como uma região rica em radicais acetil propicia o fácil acesso do fator de transcrição aos genes da região.

Metilação de genes

Outro mecanismo significativo que exerce regulação sobre o processo de transcrição gênica é a metilação. Após acetilação das histonas e liberação da fita de DNA, o fator de transcrição ainda não é capaz de iniciar a transcrição gênica, uma vez que radicais metil (Me) encontram-se dispostos nas regiões promotoras do gene. Desse modo, os radicais Me atuam como mais um controle de transcrição gênica e precisam ser removidos para que o fator de transcrição finalmente inicie seu trabalho. Com esse objetivo, enzimas do tipo demetilases são ativadas para a remoção dos radicais Me ligados às ilhas CpG – ou seja, regiões do gene que são ricas em citosinas e guaninas. Com a ilha hipermetilada, não há possibilidade – ou há possibilidade reduzida – de conexão entre o fator de transcrição e o gene, com prejuízos ao processo transcricional.

Quando a remoção de radicais Me ocorre de maneira plena, a transcrição se faz normalmente. Ao final do processo de transcrição, eles são novamente incorporados ao gene para que a intensidade da transcrição seja controlada, processo mediado por enzimas metilases. A metilação de genes também pode ser controlada por fatores externos, como dieta materna durante o período gestacional ou mesmo anterior à gestação (impacto nos óvulos), aleitamento, exposição a agrotóxicos, estresse cotidiano etc. Esses fatores podem contribuir para a modificação do grau de metilação gênica. Contudo, trata-se de um fenômeno ainda carente de amplo esclarecimento, apesar de a metilação de genes ter sido considerada um dos mais importantes elementos de regulação na expressão de genes.

Todo genoma apresenta pontos de acetilação (alguns mais e outros menos acetilados), e todos os genes têm graus diferenciados de metilação. Independente disso, após os intrincados mecanismos de desenovelamento terem acetilado (inserção de radicais acetil) e demetilado (remoção de radicais metil) a região-alvo por meio de enzimas acetilases e demetilases, o fator de transcrição finalmente acessa o gene, iniciando a transcrição gênica para a cópia do RNA mensageiro.

As considerações sobre esse ponto dizem respeito ao caso de um polimorfismo ser detectado e, por acaso, venha reduzir a função de um determinado gene; nesse caso, outro gene ao longo do genoma pode ser demetilado para ser copiado, compensando assim a função anterior. Por exemplo, um indivíduo que apresenta mutação no gene que controla a proteína UCP1 (proteína desacopladora mitocondrial-1) no tecido adiposo marrom, cuja função é o controle parcial do gasto energético.

De acordo com alguns estudos, o comprometimento parcial da função do gene (e, consecutivamente, da proteína) UCP1 se correlaciona com o ganho de massa corporal em massa gorda. Ao serem aplicados de maneira indiscriminada na população, testes genéticos que avaliam essa mutação podem causar mais danos em vez de um possível benefício ao indivíduo portador. É preciso haver preparo do profissional para informar a um paciente que ele é portador de uma mutação. Esse tema é constantemente debatido nas academias de medicina e genética médica, pois a interpretação de exames desse tipo requer senso crítico apurado.

Ainda em se tratando do exemplo do gene da UCP1, caso ele realmente esteja com função diminuta, outro gene de função semelhante pode ter sua atividade aumentada para compensação – por exemplo, a região cromossômica do gene coativador-1 alfa do receptor ativado por proliferadores de peroxissoma gama (PGC-1α) pode ser inicialmente hiperacetilado, e seu gene ser hipometilado. O resultado seria um aumento no número de cópias da PGC-1α, que marca a biogênese mitocondrial e responde por aumento no gasto energético. O balanço entre uma UCP1 mal funcionante e uma hiperativação de PGC-1α seria uma compensação no gasto energético, que se manteria praticamente estável.

Certamente haveria impacto no metabolismo se todos ou a maioria dos genes de uma determinada via apresentassem mal funcionamento. Assim, por mais que houvesse mobilização celular para um "tamponamento genético", o desfecho negativo seria inevitável. A mensagem mais importante, portanto, é que a ciência precisa de tempo para comprovar os fatos evidenciados de início, pois a verdade de hoje não é mais a mesma amanhã, e vice-versa. Infelizmente, a conduta profissional por imperícia ainda traz danos à saúde da população.

REFERÊNCIAS BIBLIOGRÁFICAS

1. Tsukaguchi H, Tokui T, Mackenzie B, et al. A family of mammalian Na+-dependent L-ascorbic acid transporters. Nature. 1999;399(6731):70-5.
2. Savini I, Rossi A, Pierro C, Avigliano L, Catani MV. SVCT1 and SVCT2: key proteins for vitamin C uptake. Amino Acids. 2008;34(3):347-55.
3. Cintra DE, Ropelle ER, Pauli JR. Obesidade e diabetes: fisiopatologia e sinalização celular. São Paulo: Sarvier; 2011.
4. Hara T, Kashihara D, Ichimura A, Kimura I, Tsujimoto G, Hirasawa A. Role of free fatty acid receptors in the regulation of energy metabolism. Biochim Biophys Acta. 2014;1841(9):1292-300.
5. Barile CJ, Tse ECM, Li Y, et al. The flip-flop diffusion mechanism across lipids in a hybrid bilayer membrane. Biophys J. 2016;110(11):2451-62.
6. Herman MA, Samuel VT. The sweet path to metabolic demise: fructose and lipid synthesis. Trends Endocrinol Metab. 2016;27:719-730.
7. Bray GA, Smith SR, Banerji MA, et al. Effect of pioglitazone on body composition and bone density in subjects with pré-diabetes in the ACT NOW trial. Diabetes Obes Metab. 2013;15(10):931-7.
8. Evans RM, Mangelsdorf DJ. Nuclear receptors, RXR, and the Big Bang. Cell. 2014;157:255-66.
9. Pérez E, Bourguet W, Gronemeyer H, de Lera AR. Modulation of RXR function through ligand design. Biochim Biophys Acta. 2012;1821:57-69.
10. Vaz B, de Lera AR. Advances in drug design with RXR modulators. Expert Opin Drug Discov. 2012;7(11):1003-16.
11. Svetkey LP, Moore TJ, Simons-Morton DG, et al. DASH collaborative research group. Angiotensinogen genotype and blood pressure response in the Dietary Approaches to Stop Hypertension (DASH) study. J Hypertens. 2001;19(11):1949-56.
12. Jiang Y-H, Bressler J, Beaud, et al. Epigenetics and human disease. Annu Rev Genomics Hum Genet. 2004;5:479-510.
13. Sutherland JE, Costa M. Epigenetics and the environment. Ann N Y Acad Sci. 2003;983:151-60.

Microbioma Humano, Nutrição e Suas Interfaces na Saúde

CAPÍTULO 20

Camila Guazzelli Marques, Marcus Vinicius Lucio dos Santos Quaresma

MICROBIOMA E MICROBIOTA: PANORAMA HISTÓRICO, CONCEITOS E DEFINIÇÕES

Nas últimas décadas, o microbioma humano vem ganhando maior atenção no meio científico. Esse fato pode ser explicado, principalmente, pelo avanço das tecnologias de sequenciamento genético e pelo desenvolvimento da bioinformática, que contribuiu para a compreensão acerca dos microrganismos que habitam o ser humano, bem como suas funcionalidades e particularidades.[1]

O progresso científico e metodológico dos últimos anos (**Figura 20.1**) tem oferecido informações importantes à comunidade acadêmica sobre a diversidade do microbioma humano, possibilitando, com isso, explorar as associações com a saúde e potenciais doenças.[2] O Projeto do Microbioma Humano (HMP, do inglês *Human Microbiome Project*), financiado pelo National Institute of Health e instituído em 2008, foi uma das primeiras iniciativas a investigar o microbioma humano em escala populacional.[3] A missão era gerar recursos que possibilitassem a caracterização do microbioma humano e a compreensão do seu papel no binômio saúde-doença.

O HMP foi realizado ao longo de 10 anos, em duas fases. A primeira foi capaz de desenvolver e produzir recursos, métodos e dados metagenômicos para a comunidade científica. A segunda produziu 2,3 terabytes de dados metagenômicos, por meio do sequenciamento genético 16S do RNA ribossômico, de mais de 35 bilhões de leituras extraídas de 690 amostras de 300 indivíduos americanos, provenientes de 15 locais do corpo.[4] Os dados metagenômicos gerados possibilitaram a descrição da abundância e variedade do microbioma humano, visando caracterizar a composição do microbioma "normal" de indivíduos saudáveis.[4] O HMP, portanto, colaborou para o melhor entendimento da dinâmica interação entre a comunidade microbiana e os seres humanos, impulsionando a realização de novos projetos e estudos promissores na área.[4,5]

O termo microbioma é definido pela totalidade dos microrganismos, suas informações genéticas, e ainda abrange as atividades que os microrganismos exercem no meio em que interagem. Sua composição e dinâmica são complexas, sobretudo porque há uma diversidade taxonômica (**Figura 20.2**) inerente a comunidades de microrganismos, notando-se uma variação substancial de acordo com a localização anatômica.[4]

Com base nos estudos de sequenciamento, reconheceu-se que há uma variação substancial intra e interindividual do microbioma em diferentes locais anatômicos. Nesse sentido, sugere-se que a variação interpessoal é superior à

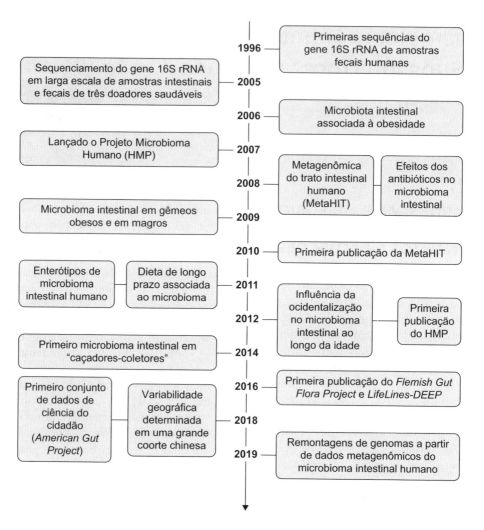

Figura 20.1 Linha do tempo de destaques no avanço do sequenciamento do microbioma. (Adaptada de Vrancken et al.[2])

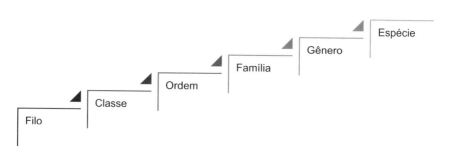

Figura 20.2 Resolução taxonômica.

variabilidade temporal, observada na maioria dos locais em um único indivíduo. Contudo, características taxonômicas, em nível de filo, por exemplo, exibem uma estabilidade temporal (longitudinal) nos indivíduos em locais anatômicos específicos.[4]

As diferenças específicas do local e da estabilidade temporal observadas entre os seres humanos fornecem uma estrutura importante para determinar o significado e as particularidades biológicas e patológicas da composição de um determinado microbioma. Portanto, no adulto, a microbiota que habita cada local do corpo é caracterizada por uma estrutura e uma função distintas.[6] A vagina e, especialmente, o trato gastrintestinal são os microbiomas que mais despertaram interesse do meio científico e clínico, por apresentarem grandes e complexas comunidades microbianas.[4] Entretanto, recentemente, outros microbiomas são estudados com maior interesse (oral e pulmonar).

O termo microbiota refere-se a todos os microrganismos que estão presentes nos diferentes ecossistemas do corpo humano, incluindo arqueas, vírus, fagos, leveduras, fungos e, sobretudo, bactérias.[7] Em especial nos mamíferos, a composição da microbiota é substancialmente preservada nos altos níveis taxonômicos, sobretudo nos filos, mas a variação aumenta nos níveis progressivamente inferiores.[4]

MICROBIOTA INTESTINAL

Definição e composição

A partir da definição geral do termo microbiota, incluem-se as nomenclaturas específicas de acordo com o local anatômico. Nesse sentido, a microbiota intestinal é comumente reconhecida como uma diversa e densa comunidade de microrganismos, em especial de bactérias, que habitam o intestino humano.[7]

Os intestinos delgado e grosso apresentam densidade e abundância bacteriana substancialmente superiores, e são incomparáveis a outros locais do corpo, estimando-se a presença de 10^{11} a 10^{13} microrganismos por cm^3 no cólon.[8,9] Quase 10 milhões de genes microbianos não redundantes (p. ex., "genes prevalentes") são identificados no intestino humano. Assim, pesquisadores estimam que esse valor seja 150 vezes maior do que o número de genes do genoma humano, reconhecendo o potencial metabólico da microbiota intestinal.[7,10]

A microbiota intestinal humana é constituída, predominantemente, por dois filos bacterianos – os Bacteriodetes, que abrangem gêneros gram-negativos, e os Firmicutes, que envolvem gêneros gram-positivos –, totalizando cerca de 90% das categorias filogenéticas identificadas. Contudo, há outros filos em menor proporção, como Actinobacteria, Proteobacteria, Verrucomicrobia e Fusobacteria – este último, inclusive, menos explorado.[8,11,12] As bactérias intestinais são membros de diferentes filos, classes, ordens, famílias, gêneros e espécies dominantes. A **Figura 20.3** resume alguns exemplos dessa resolução taxonômica.[11]

Colonização e fatores que influenciam sua composição

Colonização e microbioma materno

Historicamente, a comunidade científica presumia que a colonização da microbiota humana se iniciava no nascimento, quando há o primeiro contato do recém-nascido com os microrganismos maternos durante o parto.[14] Todavia, nos últimos anos, a "hipótese do útero estéril", que reconhece que o ambiente fetal

296 Nutrição na Prática Clínica Baseada em Evidências: Atualidades e Desafios

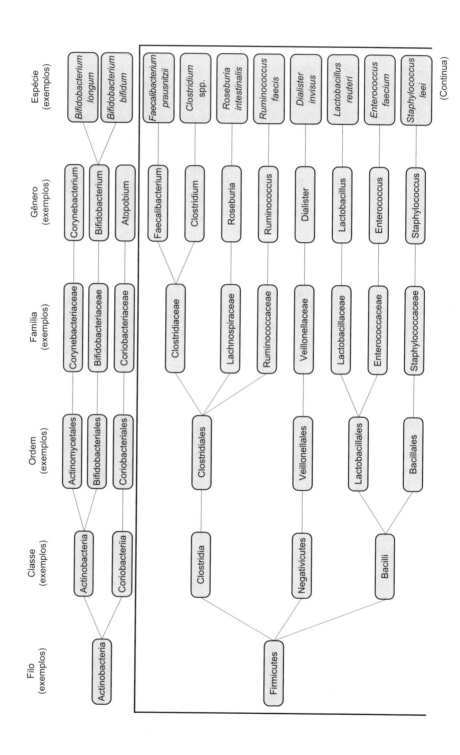

(Continua)

CAPÍTULO 20 • Microbioma Humano, Nutrição e Suas Interfaces na Saúde

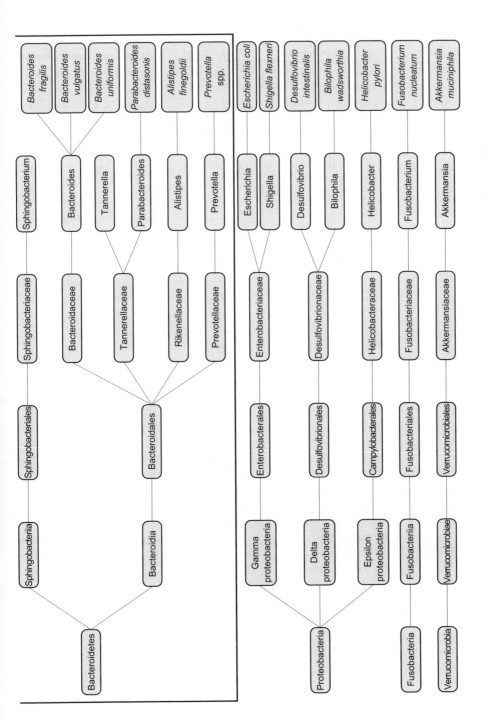

Figura 20.3 Exemplos da composição taxonômica da microbiota intestinal. (Adaptada de Rinninella et al.[13])

humano é estéril sob condições fisiológicas saudáveis e, portanto, sustenta a ideia de que o processo de colonização da microbiota humana inicia durante e após o nascimento, passou a ser questionada.[15,16] Apesar de ainda controverso na literatura e com particulares limitações metodológicas, um crescente corpo de evidências científicas tem demonstrado a presença de bactérias no ambiente intrauterino, incluindo locais como a placenta e o líquido amniótico.[17,18]

Assim, com base nas evidências disponíveis mais recentes, pesquisadores têm sugerido que há uma possível colonização microbiana de baixo grau do tecido placentário, apoiando a "hipótese de colonização *in utero*", que sustenta a colonização pré-natal do intestino fetal. Portanto, a gênese da microbiota intestinal humana parece ocorrer inicialmente no útero.[14-16,18] Possíveis vias têm sido especuladas para explicar a presença de bactérias em localizações intrauterinas. Porém, até o momento, os mecanismos exatos que ocasionam essa contribuição permaneçam desconhecidos.[19]

Especula-se que durante a gestação ocorra uma translocação de bactérias de distintas microbiotas, incluindo potencialmente a oral, a intestinal, a vaginal e a urinária, para a placenta, tanto por meio da ascensão vertical da vagina e/ou do trato urinário quanto da via hematogênica.[16,19] No entanto, a colonização precoce da microbiota intestinal do feto parece ser justificada pela via hematogênica, isto é, quando bactérias são translocadas da cavidade oral e do intestino materno pela corrente sanguínea.[16] Se, de fato, a colonização do microbioma humano é iniciada no útero, a composição de distintas microbiotas maternas, compreendendo a vaginal, a urinária, a oral e, especialmente, a intestinal, é determinante para a transferência dos microrganismos para o feto, o que, por sua vez, parece influenciar nos estágios iniciais de montagem e desenvolvimento da comunidade microbiana. Apesar de ser um processo pouco compreendido, nota-se que pode favorecer direta e/ou indiretamente a saúde nos estágios mais tardios da vida.[14,19]

Com base nesse pressuposto teórico, a microbiota materna é alvo de emergente investigação. Alguns estudos identificaram alterações na microbiota intestinal durante a progressão da gravidez, incluindo o aumento da abundância de Proteobacteria, Actinobacteria e patógenos oportunistas, bem como menor riqueza de espécies e diminuição das espécies produtoras de ácidos graxos de cadeia curta (AGCC), em especial de butirato.[20,21]

Koren et al.,[20] por meio da análise das amostras fecais de 91 mulheres grávidas, caracterizaram as mudanças na microbiota intestinal do primeiro ao terceiro trimestre de gestação. Os achados desses autores forneceram evidências de que a composição e a estrutura da comunidade microbiana intestinal são alteradas ao longo da gravidez, e é observado aumento significativo da abundância relativa de Proteobacteria do primeiro (0,73% ± 0,08%) ao terceiro trimestre (3,2% ± 0,68%) e de Actinobacteria. Embora essas mudanças não tenham sido observadas em todas as gestantes, as alterações relacionadas ao filo Proteobacteria ocorreram em 69,5%, e as pertinentes ao Actinobacteria, em 57%.

Interessante notar que os autores desse estudo discutiram que a estrutura e a composição da comunidade bacteriana observada no terceiro semestre gestacional se assemelham a disbiose (desequilíbrios na composição e função dos microrganismos intestinais),[22] comumente vista na obesidade de homens e mulheres não gestantes.

No entanto, sugere-se que essas alterações bacterianas não são negativas na gestação, sendo determinantes e potencialmente benéficas nesse período, pois promovem maior extração energética e favorecem o armazenamento de energia no tecido adiposo, beneficiando o crescimento fetal.

O mais recente é o estudo de Nuriel-Ohayon et al.,[21] no qual foram demonstradas mudanças na composição da microbiota intestinal em mulheres e camundongos fêmeas no terceiro trimestre gestacional, compreendendo, especificamente, o aumento na abundância relativa de *Bifidobacterium*. Com base nos resultados, os pesquisadores passaram a propor que a progesterona influencia a composição da microbiota intestinal materna, aumentando as *Bifidobacterium* no final do período gestacional, o que favorece a transmissão desse gênero bacteriano considerado benéfico para o recém-nascido.

Essas descobertas colaboraram para o entendimento da relação entre a microbiota intestinal e os hormônios durante a gravidez.[21] Nessa perspectiva, fatores de risco que reconhecidamente influenciam a composição e a atividade da microbiota intestinal também começaram a ser melhor investigados no período gestacional (**Figura 20.4**).

Uma das principais indagações da comunidade científica ainda é: "será que a dieta durante a gestação tem impacto significativo sobre a microbiota materno-neonatal e o metabolismo?",[14] principalmente porque especula-se que os componentes da dieta no intestino podem ser metabolizados pela microbiota intestinal e os produtos gerados podem ser absorvidos pela mãe e transferidos para o feto, influenciando a composição ou o estado transcricional da microbiota materno-neonatal.[18] Além disso, os

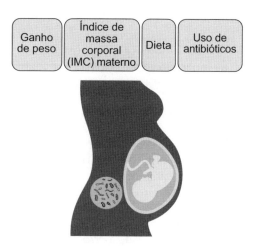

Figura 20.4 Fatores de risco gestacional que influenciam a microbiota materna e do feto. (Adaptada de Mulligan e Friedman.[23])

produtos da microbiota intestinal gerados parecem contribuir para o desenvolvimento imunológico na prole e têm efeitos na expansão de populações de células imunológicas inatas no intestino, no desenvolvimento de células epiteliais intestinais, na expressão de peptídeos antimicrobianos, no desenvolvimento de muco e na secreção de anticorpos no lúmen intestinal.[18] Contudo, ainda há uma notória escassez de dados que revelem o impacto da dieta materna na sua própria microbiota intestinal e, em última instância, na do feto.[14]

Gomez-Arango et al.[24] mostraram que entre todos os macronutrientes habitualmente ingeridos, desde o início da gestação, apenas os carboidratos prebióticos se correlacionaram negativamente com a abundância de *Collinsella*. Com base nesses achados, os pesquisadores notaram que o baixo consumo de fibras alimentares, em especial as acessíveis à microbiota intestinal, parece favorecer o crescimento excessivo de *Collinsella* spp., alterando o padrão geral de fermentação da microbiota intestinal e, por sua vez, contribuindo para o aumento da inflamação e o aparecimento da hiperglicemia materna.[24] Ademais, especula-se, em particular, que a ingestão de uma dieta rica em gordura e a densidade calórica também impactem na composição da microbiota da prole.[23]

Um estudo de coorte prospectivo mostrou uma depleção relativa de *Bacteroides* nos neonatos expostos a uma dieta de alto teor de gordura durante a gestação. As alterações no microbioma intestinal neonatal, que foram associadas à dieta do período gestacional, perduraram para além do nascimento, até 6 semanas de idade.[25] A redução persistente de espécies do gênero *Bacteroides* no intestino infantil pode ocasionar consequências metabólicas e imunológicas ao neonato, pois espécies de *Bacteroides* são importantes degradadoras de carboidratos prebióticos, incluindo os oligossacarídios presentes no leite humano (HMOs).[25] Apesar dos resultados inconclusivos e de estudos adicionais bem delineados e controlados serem necessários para demonstrar causalidade, os pesquisadores enfatizaram a relevância da dieta materna para a saúde materna e fetal.[14]

Algumas pesquisas em humanos também indicaram que as alterações na microbiota intestinal materna são sensíveis ao ganho de peso durante a gestação e ao IMC pré-gestacional.[26,27] Santacruz et al.[26] ainda observaram redução de *Bifidobacterium* e *Bacteroides* e aumento de *Staphylococcus*, Enterobacteriaceae e *Escherichia coli* em mulheres grávidas com sobrepeso (IMC > 25 kg/m^2) em comparação às eutróficas (IMC < 25 kg/m^2). No entanto, esses resultados são controversos e escassos na literatura. Os estudos apresentados até o momento pela literatura científica sugerem que diferentes fatores, como estado nutricional pré-gestacional, ganho de peso corporal gestacional e consumo alimentar materno, apresentam estreita relação com a microbiota intestinal, podendo moldar e alterar a microbiota materna e do neonato, o que, por sua vez, viria ocasionar consequências na saúde materna e, posteriormente, na saúde infantil, merecendo mais investigações.[25-27]

Assim, a microbiota materna parece ser um importante fator para o desenvolvimento da microbiota infantil, ambas moldadas por uma variedade de fatores ao longo do tempo. No entanto, a extensão da contribuição para a microbiota infantil e os aspectos envolvidos no processo de transmissão estão apenas começando a ser descobertos, e inúmeras questões permanecem sem resposta. A colonização e o desenvolvimento da microbiota intestinal humana são processos complexos e graduais, impactados por vários fatores ao longo da vida, que vão além da microbiota materna. Nos estágios mais precoces da vida, o tipo de parto, o uso de medicações, o uso de antibiótico, o estresse materno e o tipo de alimentação também parecem influenciar a composição microbiana (**Figura 20.5**).[14]

Tipo de parto

O início da vida é um momento crucial para o ser humano. Diversos pesquisadores têm discutido quanto os eventos iniciais da vida interferem na composição e na atividade da microbiota intestinal e, paralelamente, quanto a microbiota intestinal, desenvolvida no início da vida, é determinante para o desenvolvimento humano. Nesse cenário, diversos estudos têm revelado que a composição e a função da microbiota infantil são obtidas após alterações dinâmicas vivenciadas durante os primeiros anos de vida.[28]

CAPÍTULO 20 • **Microbioma Humano, Nutrição e Suas Interfaces na Saúde**　301

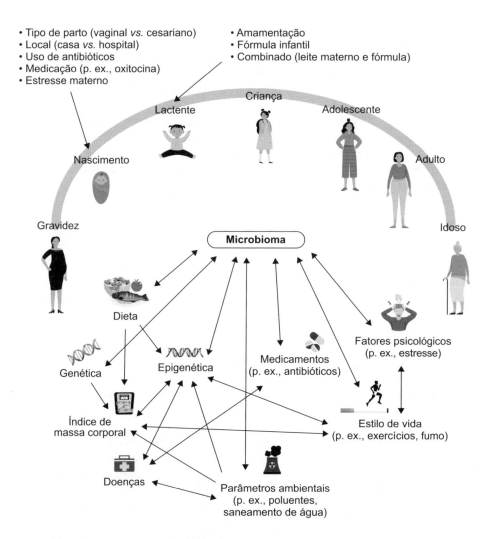

Figura 20.5 Fatores determinantes que afetam a colonização da microbiota do recém-nascido. Fatores e interações que podem impactar no desenvolvimento do microbioma ao longo da vida. (Adaptada de Calatayud et al.[14])

O primeiro evento de exposição marcante é a maneira pela qual o neonato pode vir ao mundo: por via vaginal ou por parto cesáreo.[17] Evidências emergentes mostraram associação entre o parto cesáreo e taxas aumentadas de transtorno alérgico atópico e sensibilidade mediada por IgE a alergênios alimentares, obesidade e síndrome metabólica ao longo da vida.[17]

O estudo de coorte prospectivo de Yuan et al.,[29] conduzido por 16 anos (1996 a 2012), o qual incluiu 22.068 filhos nascidos de 15.271 mulheres, verificou que o parto cesáreo estava associado ao aumento de 15% no risco de obesidade na prole após o ajuste para os principais fatores de confusão. A partir desses achados, os pesquisadores começaram a atribuir essas observações à falta de exposição à microbiota vaginal da mãe durante o parto, sobretudo porque estudos anteriores especulavam que o tipo de parto era o principal fator para o estabelecimento da microbiota humana.[17] No entanto, ainda há necessidade de mais investigações para compreender os mecanismos que sustentam como a simbiose é estabelecida e mantida no início da vida e, portanto, como a microbiota pode favorecer o desenvolvimento de doenças.[6]

Nesse sentido, Aagaard et al.[17] questionam quão forte é a ligação causal entre o parto cesáreo *per se* e o desenvolvimento da obesidade e de outras doenças na criança. Os autores ressaltam a necessidade de compreender se é o tipo de parto, fatores gestacionais atrelados à necessidade da indicação da cesárea, como obesidade materna e pré-eclâmpsia grave, ou fatores pós-natais que estão associados às associações descritas entre o parto cesáreo e o risco de doenças ao longo da vida, incluindo obesidade ou alergia atópica.[17]

Logo, entender a validade e a robustez dos dados científicos, bem como identificar os fatores de risco envolvidos, é fundamental. Então, o que sabemos sobre a associação do tipo de parto e a microbiota intestinal infantil e, por conseguinte, o risco de doença?

Dominguez-Bello et al.[30] investigaram a influência do tipo de parto e do hábitat corporal materno sobre a primeira microbiota de quatro recém-nascidos de parto normal e seis de parto cesáreo. A técnica utilizada foi o sequenciamento do gene 16S rRNA de amostras da pele, mucosa oral e vagina das mães, coletadas 1 hora antes do parto, e ainda da pele, mucosa oral e aspirado nasofaríngeo dos recém-nascidos, que foram obtidas nos 5 minutos após o parto, além do mecônio nas 24 horas após o parto. Os resultados mostraram que os nascidos por parto vaginal adquiriram comunidades bacterianas semelhantes à microbiota vaginal de sua própria mãe, constituída predominantemente por *Lactobacillus*, *Prevotella* ou *Sneathia* spp. Os nascidos de cesárea apresentaram comunidades bacterianas semelhantes às encontradas na superfície da pele, principalmente de *Staphylococcus*, *Corynebacterium* e *Propionibacterium* spp.

Mais recentemente, Chu et al.[6] mostraram, em um estudo de coorte, que os membros predominantes da microbiota vaginal e da pele da mãe, incluindo *Lactobacillus*, *Propionibacterium*, *Streptococcus* e *Staphylococcus*, também eram os gêneros mais abundantes nos neonatos em todos os locais do corpo no momento do nascimento, e que nenhum desses gêneros foi associado especificamente para qualquer um dos locais do corpo. Interessante verificar nas amostras do mecônio neonatal que foi encontrado *Escherichia*, e não *Klebsiella*. Porém, esses foram previamente detectados na placenta e no líquido amniótico, especulando que os microrganismos foram transferidos durante a gestação.

Depois de 6 semanas de vida, observou-se que a microbiota infantil se expandiu e diversificou de maneira significativa, passando por uma reorganização substancial, estimulada especialmente pela localização do corpo e não pelo tipo de parto, indicando um processo de maturação comum. Apesar de recentes, os resultados indicam que, de modo semelhante à abundância da microbiota, vias funcionais dependentes da localização do corpo parecem despontar muito cedo na vida. No entanto, é evidente que faltam mais investigações sobre as interações microbiota-hospedeiro nos primeiros anos de vida e seu impacto na saúde.[28]

Antibióticos

O microbioma infantil amadurece gradualmente. Nos primeiros anos de vida, a composição do microbioma intestinal passa por mudanças longitudinais em grande escala até os 3 anos de idade, momento em que se estabiliza e começa a se assemelhar ao microbioma de um adulto.[31,32] Acredita-se que conforme a microbiota intestinal do lactente está em desenvolvimento, ela se torna mais complexa e estável ao longo do tempo.[33]

Nessa perspectiva, Bäckhed et al.[33] mostraram que a microbiota intestinal do lactente em desenvolvimento apresenta α-diversidade aumentada e β-diversidade reduzida.

Os mecanismos envolvidos na obtenção e progressão em direção a um microbioma infantil "normal" ainda são pouco compreendidos.[32] Contudo, para alguns pesquisadores, a maturação "normal" do microbioma intestinal durante uma "janela", que compreende os 3 primeiros anos de vida, pode contribuir para o desenvolvimento e a saúde do hospedeiro – do mesmo modo, perturbações nesse período podem acarretar consequências à saúde a longo prazo.[31]

Nos últimos anos, estudos epidemiológicos estabeleceram uma correlação clara entre os fatores que perturbam a microbiota durante a infância e as condições imunológicas e metabólicas.[31] Nesse sentido, especula-se que fatores pós-natais, como uso de antibióticos e medicações, tipo de alimentação (aleitamento materno exclusivo *versus* fórmula infantil) e exposições ambientais (**Figura 20.5**), influenciem na formação da identidade e na abundância da microbiota infantil.[17] Bokulich et al.[31] observaram três fases diferentes no microbioma infantil durante os primeiros anos de vida. Enterobacteriaceae pareceu ser predominante durante o primeiro mês de vida (**Figura 20.6**).

Do 1º ao 24º mês de vida, a microbiota aparentou ser mais dinâmica, e os membros bacterianos mais sensíveis ao modo de nascimento, à nutrição predominante e ao uso de antibióticos. Por fim, a microbiota das crianças com 2 anos de idade começou a se estabilizar, mostrando-se semelhante à microbiota de um adulto, caracterizada por maior diversidade e resiliência a fatores capazes de modificá-la.

O uso de antibióticos no início da vida parece perturbar o desenvolvimento do microbioma intestinal infantil.[34,35] Em 2012, Fouhy et al.[36] verificaram reduções significativas em bactérias potencialmente benéficas, incluindo as pertencentes aos gêneros *Bifidobacterium* e *Lactobacillus*, e proporções significativamente maiores do filo Proteobacteria, que compreende membros da família Enterobacteriaceae, em lactentes tratados com antibiótico parenteral (ampicilina e gentamicina), quando comparados aos não tratados em 4 semanas após a interrupção do tratamento.

No estudo de coorte de Bokulich et al.,[31] as crianças expostas aos antibióticos apresentaram maturação tardia da microbiota intestinal em comparação às crianças não expostas.[31] Ademais, Lachnospiraceae sp. e outros *Clostridiales* pareceram sensíveis às exposições aos antibióticos, sendo notada depleção significativa em lactentes tratados com antibióticos.[31] A família Lachnospiraceae habita, em especial, o trato gastrintestinal de mamíferos, e é importante produtora de AGCC, principalmente o butirato,[37] utilizado como fonte de energia pelas células epiteliais, sobretudo pelos colonócitos e pelas células Goblet (caliciformes). Desse modo, entende-se que a presença da família Lachnospiraceae é importante para o desenvolvimento do intestino do lactente.[31]

Nutrição na Prática Clínica Baseada em Evidências: Atualidades e Desafios

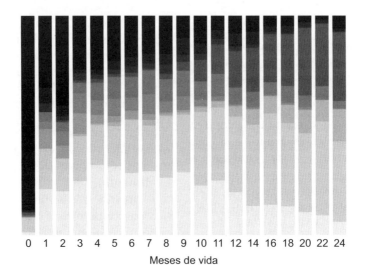

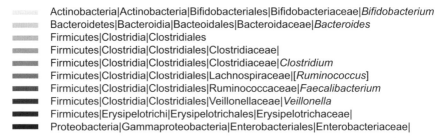

Figura 20.6 Abundância relativa média de bactérias fecais no nível gênero em cada mês de vida de 43 lactentes durante os primeiros 2 anos de vida. (Adaptada de Bokulich et al.[31])

As alterações que os antibióticos parecem induzir no microbioma infantil, incluindo a composição microbiana e o "tempo para retornar ao basal", são específicas do tipo e da dose de antibiótico.[34] Assim, são insuficientemente conhecidos os efeitos dos antibióticos sobre o do desenvolvimento da microbiota intestinal infantil.[34]

Dieta: aleitamento materno e fórmula infantil

Estudos usando técnicas de caracterização microbiana com base na amplificação de 16S rRNA bacteriano mostraram que o leite materno contém uma população diversa de bactérias, incluindo vários gêneros, especialmente *Lactobacillus* e *Bifidobacterium*, que supostamente se propagam no intestino do neonato por meio da amamentação, desde poucas horas após o nascimento.[32,38]

Segundo Pannaraj et al.,[32] as bactérias do leite materno e da pele são responsáveis por cerca de 40% das bactérias intestinais em lactentes amamentados. Questiona-se, no contexto, até que ponto o leite materno e a pele areolar podem contribuir para o desenvolvimento do microbioma infantil. Será que há diferença na microbiota fecal de indivíduos amamentados em comparação aos não amamentados? Fundamentalmente, estudos já indicaram diferenças na microbiota intestinal infantil de lactentes amamentados exclusivamente quando comparados aos alimentados com fórmula.[32,33,39]

Bäckhed et al.[33] apontaram que a microbiota intestinal aos 12 meses de idade dos lactentes amamentados era dominada por *Bifidobacterium* e *Lactobacillus*, enquanto na composição da microbiota intestinal dos que não eram amamentados predominavam espécies pertencentes a *Clostridia*, como *Roseburia*, *Clostrium* e *Anaerostipes*.

No estudo de coorte de Pannaraj et al.,[32] os lactentes que não foram amamentados exclusivamente apresentaram maior abundância das famílias Bacteroidaceae, Erysipelotrichaceae e Ruminococcaceae, as quais são associadas ao IMC mais elevado em diferentes faixas etárias.

Matsuyama et al.[40] averiguaram que as famílias Clostridiaceae e Ruminococcaceae, pertencentes ao filo Firmicutes, eram mais abundantes nas crianças alimentadas com fórmulas infantis e não estavam amamentadas. Com base nas evidências disponíveis, sugere-se que as bactérias presentes no leite materno semeiam a microbiota intestinal do lactente e as mudanças na composição, associadas ao leite materno, parecem ser dose-dependentes, mesmo após a introdução de alimentos sólidos.[32,39]

De maneira geral, observa-se que *Bifidobacterium* e *Lactobacillus* são abundantes em lactentes exclusivamente amamentados em comparação aos alimentados com fórmula. O enriquecimento desses gêneros bacterianos resulta em um conteúdo intestinal mais ácido, supostamente um mecanismo de defesa contra patógenos comuns e, portanto, favorável à produção dos AGCC. No recém-nascido, os AGCCs são produzidos por meio da fermentação bacteriana de HMOs, os quais não são digeridos diretamente pelo hospedeiro humano, mas atuam como fonte de energia para as bactérias do cólon. Algumas cepas de *Bifidobacterium* são encontradas em lactentes, como *Bifidobacterium longum* subsp. *infantis*, capazes de metabolizar os HMOs.[31] Provavelmente, com os avanços contínuos nas tecnologias de sequenciamento (Shotgun), mais estudos científicos serão capazes de identificar e explorar os microrganismos, principalmente as cepas bacterianas, e associá-los a potenciais desfechos, aumentando a especificidade dos achados.

Microbiota intestinal na primeira década de vida e desenvolvimento infantil

Conforme discutido anteriormente, as comunidades bacterianas intestinais passam por uma sucessão gradual durante o início da vida e se estabilizam após os 3 anos de idade. Portanto, a dinâmica e, por conseguinte, a maturação "normal" da microbiota intestinal durante essa "janela" crítica do início da vida parece contribuir para o desenvolvimento do hospedeiro.[31]

Nessa perspectiva, Derrien et al.[41] acrescentaram que o início da vida oferece uma janela de oportunidade única para a modulação da microbiota intestinal, com o intuito de promover saúde ao longo da vida. Estudos anteriores têm associado alterações da composição da microbiota infantil, incluindo a α-diversidade ao desenvolvimento de doenças imunológicas e metabólicas.[23]

Bokulich et al.[31] apontaram que a α-diversidade pode ser alterada pelo modo de parto, uso de antibióticos e tipo de dieta durante um período sensível, correspondente ao início da vida, sugerindo que o aumento da diversidade bacteriana pode ser relevante ao adequado desenvolvimento infantil.

Em um estudo de coorte, Kostic et al.[42] verificaram a relação entre a dinâmica do microbioma intestinal humano ao longo da infância (até 3 anos) e o diabetes *mellitus* tipo 1 (DM1) em 33 pacientes geneticamente predispostos ao DM1. Esses autores observaram uma redução acentuada da α-diversidade nas crianças que progrediram para o DM1. Essa redução foi vista, em especial, na janela de tempo correspondente à presença dos autoanticorpos sorológicos ao diagnóstico de DM1.

Karvonen et al.,[43] por meio de estudo transversal, investigaram se a composição da microbiota intestinal entre crianças de 3 anos de idade estava associada ao sobrepeso/obesidade na mesma idade. Das 502 crianças, 146 (29%) foram categorizadas como "com sobrepeso" ou "com obesidade". Metade das crianças era afro-americana e 32% eram brancas. Dos 20 gêneros mais prevalentes, a alta abundância relativa de *Parabacteroidetes* e *Peptostreptococcae U.* foi inversamente associada ao sobrepeso/obesidade, enquanto a alta abundância relativa de *Dorea* foi positivamente associada ao sobrepeso/obesidade. Além disso, os pesquisadores notaram que a abundância relativa de *Ruminococcous* e *Akkermansia muciniphila* estava inversamente associada ao sobrepeso/obesidade. Com base nos dados obtidos, concluíram que algumas das diferenças na composição da microbiota intestinal, detectadas entre adultos obesos e não obesos, também podem ser vistas em crianças de 3 anos de idade, sugerindo que alterações no microbioma intestinal, que podem predispor à obesidade adulta, começam na primeira infância. Apesar dos interessantes resultados, estudos com delineamento longitudinal são necessários para confirmar esses achados.

RELAÇÃO ENTRE EPITÉLIO INTESTINAL E MICROBIOTA INTESTINAL

Epitélio intestinal e as funções de suas principais células

Para melhor compreensão dos mecanismos subjacentes à microbiota intestinal e dos papéis dos microrganismos no organismo humano, é necessário antes perpassar pela fisiologia e anatomia do epitélio intestinal.

O trato intestinal é apontado como o segundo maior epitélio do corpo humano, apresentando uma área de superfície maior que 30 m^2.[9] Mais especificamente, considerando o epitélio absortivo "voltado para fora", o intestino tem a capacidade de resistir à abrasão mecânica, às variações extremas de pH e à colonização por mais de 10^{13} bactérias, desempenhando duas importantes funções: (1) absorção de metabólitos; e (2) proteção contra sucessivas agressões mecânicas, químicas e biológicas.[9] Além disso, duas características inerentes ao intestino, intimamente interligadas, são essenciais ao cumprimento desse complexo papel: (1) a estrutura cripta-vilosidade e (2) a proliferação contínua de células.[9]

O epitélio intestinal ao longo do trato intestinal é constituído por milhões de unidades cripta-vilosidades. Uma vilosidade é uma protrusão da parede intestinal em forma de dedo, e uma cripta é reconhecida como uma aparente invaginação.[9] No intestino delgado, cada vilo é circundado por, pelo menos, seis criptas de Lieberkühn, abrigando populações de células-tronco e progenitoras que se autorrenovam, possibilitando a manutenção da função do epitélio intestinal ao longo da vida.[44]

A vilosidade do intestino delgado é coberta por um epitélio simples pós-mitótico, que medeia a absorção de nutrientes do intestino. Contudo, essa protrusão no lúmen intestinal expõe o epitélio aos estresses mecânico, químico e biológico. Desse modo, com o intuito de minimizar a exposição do epitélio a esse ambiente "estressante", a vida útil das células maduras é muito curta, de 3 a 5 dias.[44] Anatomicamente, observa-se que o comprimento das vilosidades diminui ao longo do trato intestinal, enquanto o cólon é uma região que não apresenta vilosidades, caracterizado assim por uma superfície plana intercalada apenas por criptas.[44]

A cripta é reconhecida por ser uma invaginação da parede intestinal. Essa anatomia favorece a proteção às células presentes do "estresse" do processo digestivo. No interior da cripta, existem células-tronco intestinais, chamadas especialmente de células de base da cripta LGR5+, que dão origem às células progenitoras, que se proliferam e, por conseguinte, tornam-se células epiteliais intestinais maduras. Portanto, as células LGR5+ são responsáveis pela restauração do epitélio intestinal.[44]

Esse sistema celular favorece a plasticidade e o dinamismo da regeneração tecidual do intestino, pois permite apenas a exposição de células pós-mitóticas aos fatores estressantes por um curto período de tempo.[44]

A especificação do tipo de célula começa assim que uma célula deixa a zona de células-tronco na parte inferior da cripta. A primeira decisão para o destino dessas células está entre as linhagens secretoras (células de Paneth, células Goblet, células enteroendócrinas ou células tuft) ou de absorção (enterócitos e células-M).[44] O epitélio intestinal compreende, principalmente, seis diferentes tipos de células maduras: células de Paneth, células Goblet ou caliciformes, células enteroendócrinas, células tuft, enterócitos e células-M ou células "membranosas" (**Figura 20.7**).[45,46] Cada uma delas é conhecida por seu papel específico e seus subconjuntos (**Quadro 20.1**).[47] Dentre essas células, as de Paneth, as enteroendócrinas e as Goblet são reconhecidas pelo *crosstalk* com a microbiota intestinal; é fundamental explorá-las para melhor entendimento dos mecanismos subjacentes à microbiota intestinal.[47] Em suma, as células epiteliais intestinais produzem distintos tipos de barreiras (físicas e químicas) para a proteção da mucosa intestinal de microrganismos comensais ou patogênicos. Portanto, são essenciais na manutenção da homeostase intestinal.[48]

Crosstalk *microbiota-epitélio intestinal*

Células de Paneth

As células de Paneth são consideraras células secretoras especializadas, localizadas principalmente no intestino delgado, e são as únicas das células intestinais que se movem para baixo, em direção ao fundo da cripta, durante o seu processo de diferenciação, onde residem geralmente por 1 a 2 meses. No fundo da cripta, essas células desempenham funções importantes, sobretudo de proteção e nutrição das células-tronco intestinais.[9]

As células de Paneth são apontadas como principal e primária fonte de peptídios antimicrobianos, isto é, produzem e secretam produtos como as α-defensinas em resposta aos patógenos entéricos, impedindo a invasão microbiana à cripta intestinal.[49] Os peptídios antimicrobianos produzidos por essas células parecem desempenhar

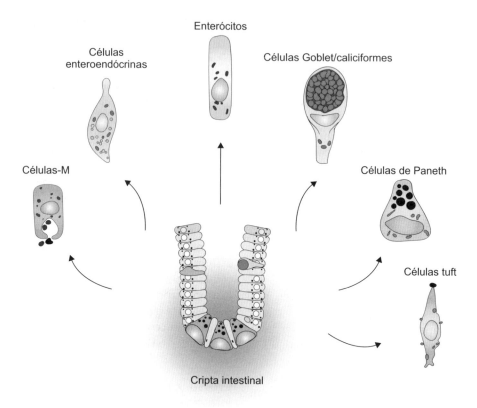

Figura 20.7 Representação esquemática dos principais tipos de células epiteliais intestinais gerados a partir das células-tronco colunares de base de cripta LGR5+. (Adaptada de Gerbe et al.[45])

um papel homeostático fundamental na composição e na manutenção da microbiota intestinal, por meio de uma interação dinâmica com os microrganismos comensais, favorecendo a sua permanência no intestino.[49]

Salzman et al. mostraram em modelo animal, especificamente camundongos, que a deficiência de α-defensina estava associada à maior abundância de bactérias do filo Firmicutes e menor abundância do filo Bacteroidetes.[50] Com base nesses achados, Bevins e Salzman sugeriram que os produtos antimicrobianos expressos e secretados pelas células de Paneth podem ser cruciais para o estabelecimento da composição basal da microbiota intestinal e, por conseguinte, para a regulação das respostas inflamatórias da mucosa.[49]

Nessa perspectiva, esses autores acrescentaram que anormalidades genéticas ou adquiridas, que acarretam prejuízos nas funções das células de Paneth, podem impactar de forma negativa a homeostase da microbiota intestinal, especialmente os microrganismos comensais.[49] Portanto, sugere-se que vários fatores de suscetibilidade genética para doença inflamatória intestinal e doença de Crohn parecem ter suas bases fenotípicas na disfunção das células de Paneth.[9,49] Para melhor entendimento do papel das α-defensinas das

QUADRO 20.1 Subtipos de células epiteliais intestinais e seus subconjuntos.

Subtipo	Localização	Função	Subconjuntos
Enterócito	Intestino delgado (enterócito) Cólon (colonócito)	Barreira física Absorção de nutrientes/água Derramamento epitelial Secretar antimicrobianos	Diferenciam-se à medida que migram para o eixo da cripta As células nas pontas apicais metabolizam AGCC microbiano → consomem O_2 no cólon As células na base das criptas fermentam glicose em lactato e não consomem O_2
Células Goblet	Intestino delgado Cólon	Secreção de mucina Passagem associada a células caliciformes Secretar antimicrobianos	Células Goblet sentinelas Os produtos bacterianos de detecção e endocitose são diretamente responsáveis pela exocitose composta de muco induzida por patógenos
Células de Paneth	Intestino delgado	Secretar antimicrobianos Manter o nicho de células-tronco	–
Células tuft	Intestino delgado Cólon	Detecção de helmintos Expansão de ILC2 através da produção/secreção de IL-25	As células tuft CD45 se desenvolvem de maneira diferente, dependendo se estão localizadas no intestino delgado ou no cólon
Célula enteroendócrina	Intestino delgado Cólon	Secretar hormônios	Células enterocromafins, células G, células K, células I, células S e outras
Células-M	Intestino delgado (epitélio associado ao folículo)	Captação de antígeno	Células-M induzidas por inflamação O tratamento com a toxina da cólera faz com que as células-M se formem nas pontas das vilosidades

Adaptado de Allaire et al.[47]

células de Paneth na microbiota intestinal, ainda é necessário que sejam realizados novos estudos.

Yilmaz et al.[51] especularam que as células de Paneth são capazes de controlar a atividade das células-tronco intestinais, por meio do reconhecimento do "*status* nutricional" em que o organismo se encontra. Os autores mostraram, em cultura celular, que a restrição calórica é capaz de remodelar o intestino delgado, verificando que o compartimento célula-tronco e a célula de Paneth expandiram-se em resposta à redução da ingestão energética.[51,52]

Desse modo, especula-se que as células de Paneth também atuem como sensores do *status* nutricional e energético do organismo e respondam aos baixos níveis de nutrientes, aumentando o *pool* de células-tronco intestinais.[51,52] No entanto, apesar de os achados serem interessantes e promissores, os estudos ainda são especulativos, havendo poucas evidências para extrapolação dos dados referentes a humanos.

Células enteroendócrinas

As células enteroendócrinas são consideradas células secretoras que, após estimulação, liberam hormônios na corrente sanguínea, como peptídios semelhantes ao glucagon-1 (GLP-1), colecistoquinina (CKK), serotonina, grelina, entre outros.[9] A microbiota intestinal exerce papel importante na modulação do número, perfis de expressão, atividade e secreção das células enteroendócrinas, sobretudo por meio dos seus metabólitos e fragmentos, que incluem os AGCCs, ácidos biliares secundários, indol e lipopolissacarídio (LPS).[9]

As vias pelas quais as células enteroendócrinas detectam esses produtos da microbiota intestinal compreendem: os receptores acoplados à proteína G (GPRs) sensíveis aos AGCCs (como GPR41-FFA3 e GPR43-FFA2), os receptores de ácidos biliares acoplados à proteína G (como GPBAR1), os receptores *toll-like* (TLRs) sensíveis a LPS e os canais Kv responsivos ao indol.[9] Com base apenas no pressuposto mecanístico, estudos *in vitro* em modelos animais e em humanos, sugere-se que as células enteroendócrinas, principalmente do cólon, fornecem sinais sistêmicos e locais, refletindo a ingestão alimentar ou o dano epitelial.[9] No contexto da ingestão alimentar, evidenciou-se que a produção do peptídio-YY (PYY) é maior nas células enteroendócrinas, localizadas no intestino distal (cólon), onde os AGCCs são produzidos em altas concentrações pela microbiota intestinal.[53]

Chambers et al.[54] mostraram que o propionato estimulou de maneira significativa a liberação de PYY e GLP-1 das células do cólon humano. Também sugeriram que o propionato colônico parece reduzir agudamente a ingestão de energia, atenuando o ganho de peso a longo prazo em adultos com excesso de peso. Os resultados do estudo de Chambers et al.[54] forneceram explicação molecular para outros dados que apontaram alterações no microbioma intestinal e perfis associados à produção de AGCCs na perda de peso.

Células caliciformes ou Goblet e camada de muco

Entre todas as células da linhagem secretora, as células caliciformes ou Goblet são as produzidas com maior frequência, e são responsáveis pelo revestimento do epitélio intestinal com uma camada de muco.[9] O muco é conhecido por ser uma secreção aquosa e viscoelástica, e é considerado um componente fundamental na integridade da barreira intestinal. É composto por distintos componentes: água (90 a 95%), eletrólitos, lipídios (1 a 2%), proteínas, entre outros. O muco apresenta proteínas específicas em sua composição, chamadas de mucinas, na concentração de 1 a 5%, que são determinantes para sua estrutura e funcionalidade.[37]

Em humanos, a proporção de células caliciformes varia ao longo do trato intestinal, correspondendo a uma porcentagem estimada de cerca de 4% no duodeno, 6% no jejuno, 12% no íleo e 16% no cólon distal.[37] A proporção de células caliciformes parece depender do número de microrganismos presentes, aumentando proporcionalmente.[37] Mais especificamente no intestino grosso, o muco é organizado em duas camadas distintas: a externa e a interna. Embora sejam consideradas quase idênticas, há diferenças significativas entre elas.

Nesta seção, exploramos, em particular, a camada externa de muco e sua intrínseca relação com a microbiota intestinal. A camada externa de muco, também chamada muco "solto", apresenta borda externa menos definida e poros maiores, e é penetrável por bactérias, representando um hábitat para bactérias comensais.[37] Entre as distintas funções exercidas pela camada de muco, salientamos a proteção às células intestinais, que ocorre do contato com substâncias externas, tóxicas, enzimas digestivas e bactérias.[37] No entanto, a interação bidirecional entre a camada de muco e a microbiota intestinal também tem sido ressaltada, por contribuir para a manutenção da homeostase intestinal.

Em suma, a camada de muco intestinal fornece nutrientes e locais de fixação à microbiota intestinal, enquanto a microbiota intestinal modula a camada de muco.[37]

Johansson et al.[55] sugeriram, a partir de resultados obtidos em modelo animal, que a camada protetora de muco é moldada pela presença de bactérias e/ou de seus componentes e metabólitos. No entanto, há ainda muitas questões que não foram completamente esclarecidas pela comunidade científica, como: "existem bactérias ou composições específicas da microbiota intestinal que são responsáveis pelo desenvolvimento adequado do muco?".[37]

A microbiota associada à mucosa permanece pouco estudada. Assim, investigações adicionais ainda são necessárias para compreender, por completo, como a microbiota e os seus produtos podem influenciar a formação de muco intestinal. Até o momento, estudos em camundongos e humanos propõem que a camada externa de muco, especificamente do cólon, é colonizada por *Bacteroides fragilis*, Bifidobacteriaceae e *Akkermansia muciniphila*, que são bactérias degradadoras de mucina.[37]

Acredita-se que as bactérias associadas à mucosa são fundamentais no processo de secreção do muco, colaborando de forma direta para o aumento da sua espessura.[37] A *Akkermansia muciniphila*, por exemplo, é uma das mais estudadas até o momento.

Quando há alterações na síntese, secreção, espessura e viscosidade do muco, detecta-se um comprometimento dessa camada protetora, o que favorece o alcance de microrganismos comensais e patogênicos ao epitélio intestinal, levando à infecção e inflamação, comumente descritas em distintas doenças.[37] Portanto, compreender fatores que afetam positiva ou negativamente a regulação da camada do muco é de extrema importância.

Proteínas de junções estreitas (*tight junctions*)

Nas seções anteriores, vimos que o epitélio intestinal humano é formado por uma única camada de células epiteliais que separa o lúmen intestinal da lâmina própria subjacente.[56] Também foram descritas as funções e particularidades das células epiteliais intestinais. Compreendemos que uma função crucial das células epiteliais intestinais é a manutenção da integridade da barreira intestinal e da sua permeabilidade, tendo como finalidade restringir, sobretudo, a entrada de patógenos e toxinas bacterianas, bem como permitir a permeabilidade de íons essenciais, nutrientes e água.[57-59]

O transporte de moléculas por meio do epitélio intestinal pode ocorrer por três principais vias: (1) via transcelular (difusão passiva pelas membranas celulares); (2) via transcelular mediada por proteína de transporte; (3) via paracelular (difusão passiva entre os espaços dados pelas células adjacentes, p. ex., pelos enterócitos).[57]

Assim, para as células epiteliais intestinais exercerem, de modo adequado, a sua função de barreira epitelial intestinal e regularem a permeabilidade paracelular, é fundamental que estejam fortemente unidas célula-célula.[56]

A adesão entre as células adjacentes é regulada por complexos juncionais intracelulares, que consistem em proteínas de junções estreitas (*tight junctions*), junções aderentes, junções comunicantes e desmossomos.[56,60] Mais especificamente, as junções aderentes estão localizadas abaixo das proteínas de junções estreitas, e envolvidas na adesão célula-célula e na sinalização intracelular. Tanto as proteínas de junções estreitas quanto as junções aderentes (conhecidas como complexo juncional apical) estão associadas ao citoesqueleto de actina. Os desmossomos e as junções comunicantes estão envolvidos na adesão célula-célula e na comunicação intracelular, respectivamente.[56,60]

A junção estreita é o principal determinante da permeabilidade paracelular.[61] Proteínas de junções estreitas incluem distintas proteínas transmembranas, formando fibrilas que atravessam a membrana plasmática e interatuam com proteínas nas células adjacentes. Ademais, as proteínas transmembrana interagem com o citoesqueleto de actina, dentro da célula, por meio de proteínas de placa ou adaptadoras, responsáveis pelo agrupamento e fortalecimento das proteínas transmembrana.[56]

Assim, a estrutura das proteínas de junções estreitas compreende, sobretudo, as proteínas transmembrana, ocludina, claudina e as moléculas de adesão juncional, que mediam a adesão célula-célula e selam o espaço paracelular entre as células epiteliais, incluindo as proteínas de placa, como as proteínas da família *zonula occludens* (ZO), como ZO-1, -2 e -3, que desempenham papel crucial na regulação das proteínas de junções estreitas, capazes de interferir na reorganização do citoesqueleto (Figura 20.8).[56] As vias de sinalização envolvidas na regulação das proteínas de junções estreitas são mediadas por diversas proteínas de sinalização, incluindo: proteinoquinase C (PKC), proteinoquinases ativadas por mitogênio (MAPK), miosina quinase de cadeia leve (MLCK), família Rho de pequenas GTPases e fosforilação das proteínas de junções estreitas, que também demonstrou afetar a função de barreira epitelial.[56,62]

Ma et al.[63] averiguaram que o TNF-α, comumente reconhecido por ser uma citocina inflamatória, é capaz de ativar a via do NF-κB. Este acaba por exercer uma regulação negativa da expressão da proteína ZO-1, uma alteração na localização da proteína ZO-1 e, portanto, uma abertura funcional da barreira, por meio do afrouxamento das proteínas de junções estreitas.

A regulação da montagem, desmontagem e manutenção da estrutura das proteínas de junções estreitas é influenciada por vários estímulos fisiológicos e patológicos.[56] A despeito da microbiota intestinal, acredita-se que as bactérias comensais e probióticas possam atenuar a disfunção da barreira intestinal, causada por citocinas inflamatórias.[56] Qualquer alteração nos complexos juncionais intracelulares, em especial na estrutura das proteínas de junções estreitas, é capaz de comprometer a adesão célula-célula e a selagem do espaço paracelular, prejudicando a função de barreira do epitélio, o que pode ser prejudicial ao organismo.[60,62]

Comprometimento da função barreira, aumento da permeabilidade intestinal e endotoxemia metabólica

O comprometimento da função barreira está intrinsecamente associado ao aumento da permeabilidade intestinal. Portanto, moléculas inflamatórias, como os fragmentos bacterianos (p. ex., o LPS),

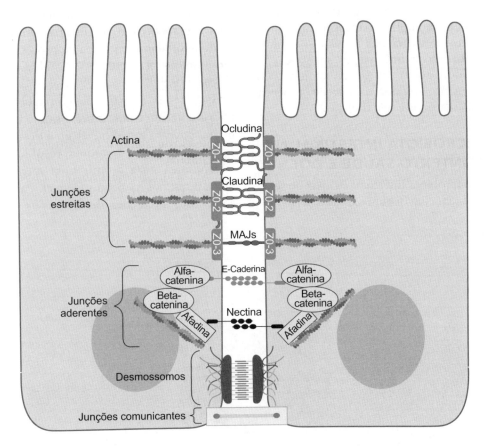

Figura 20.8 Estrutura das proteínas de junções estreitas. *MAJs*, moléculas de adesão juncional; *ZO, zonula occludens*. (Adaptada de Mohammad e Thiemermann.[62])

podem chegar à circulação sanguínea por meio da via paracelular, em última instância, ocasionando endotoxemia metabólica, reconhecida por elevadas concentrações de LPS na corrente sanguínea.

O LPS é o principal componente da parede externa das bactérias gram-negativas, sendo considerado um dos principais padrões moleculares associados a patógenos (PAMPs).[62] Uma vez na circulação, liga-se à proteína de ligação a lipopolissacarídios (LBP), uma proteína plasmática tipicamente expressa, que facilita a interação entre o LPS e os TLRs, em especial o TLR-4. Os TLRs são receptores transmembranares pertencentes à família de receptores de reconhecimento de padrões e expressos por células imunes, incluindo macrófagos, células dendríticas e células não imunes, como células endoteliais, adipócitos, miócitos, entre outras.[61,64,65]

Ao reconhecerem os PAMPs, derivados de microrganismos, como LPS, os TLRs iniciam uma resposta inflamatória hierárquica por meio de ativação do NF-κB, cuja função é promover a transcrição e a liberação de citocinas pró-inflamatórias, como IL-6 e TNF-α.[61,64] A ativação excessiva e prolongada dos

TLRs, em particular do tipo 4 no intestino, pode impulsionar respostas imunológicas desreguladas locais e sistêmicas, induzindo a inflamação sistêmica, incluindo a crônica de baixo grau, comumente atrelada a infecções, doenças inflamatórias e metabólicas.[62]

MICROBIOTA INTESTINAL NO CONTEXTO SAÚDE E DOENÇA

A microbiota intestinal é capaz de se comunicar com distintos órgãos periféricos do organismo, sobretudo por meio dos seus metabólitos e fragmentos, intervindo assim em uma gama de processos bioquímicos, moleculares e fisiológicos (**Figura 20.9**).[66,67]

Está cada vez mais claro o papel da microbiota intestinal sobre a saúde humana, apesar de não haver uma descrição profunda em qualquer resolução taxonômica para definir uma microbiota intestinal humana saudável. Paralelamente, alterações desfavoráveis na

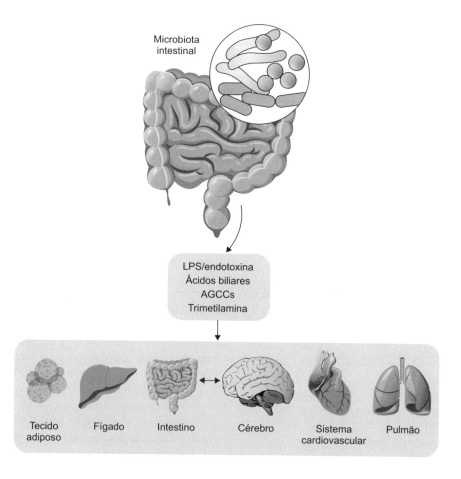

Figura 20.9 Sinalização da microbiota intestinal com diferentes órgãos e tecidos do hospedeiro. *LPS*, lipopolissacarídio; *AGCCs*, ácidos graxos de cadeia curta. (Adaptada de Schroeder e Bäckhed.[67])

composição, diversidade e nos metabólitos derivados da microbiota intestinal têm sido associadas a diferentes doenças, incluindo distúrbios gastrenterológicos, respiratórios, neurológicos, hepáticos, cardiovasculares e metabólicos (**Figura 20.10**).[22,68]

O **Quadro 20.2** apresenta exemplos da comunicação da microbiota intestinal com órgãos periféricos, processos que são influenciados e, por conseguinte, doenças associadas.

Nos últimos anos, pesquisas científicas têm se concentrado em explorar os mecanismos envolvidos na patogênese das doenças mediadas pela microbiota intestinal.[22] Segundo Cani, em 2018 mais de 4 mil publicações foram destinadas ao estudo da microbiota intestinal, investigando, especialmente, a associação dos distúrbios metabólicos, incluindo doenças cardiometabólicas e obesidade.[68,69] Verifica-se, no entanto, baixa concordância entre os estudos que investigaram o papel da microbiota intestinal nas doenças humanas, dificultando até o momento o estabelecimento de relações causais entre microrganismos intestinais e doença. Além disso, muito do entendimento sobre o papel da microbiota intestinal na patogênese de doenças humanas ainda parte de estudos transversais, fundamentados na comparação de perfis da microbiota intestinal dos indivíduos com doença e os controles, isto é, sem doença.[70]

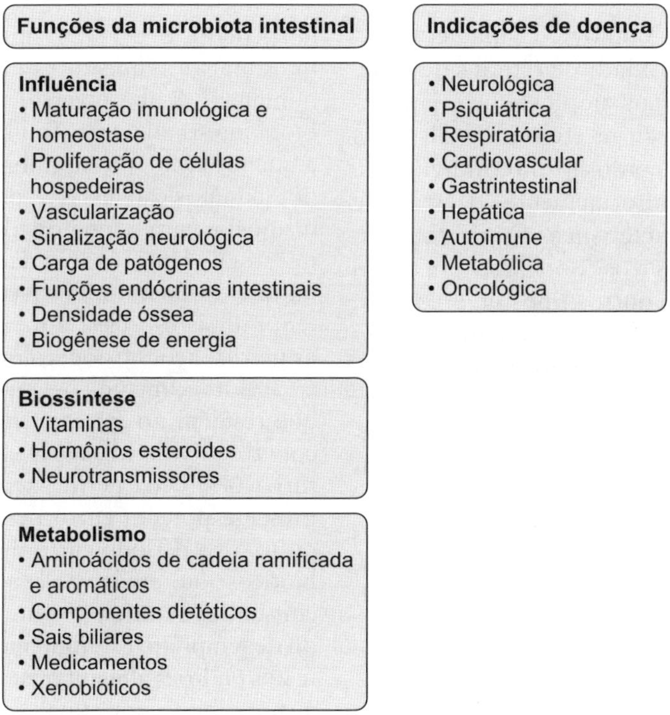

Funções da microbiota intestinal

Influência
- Maturação imunológica e homeostase
- Proliferação de células hospedeiras
- Vascularização
- Sinalização neurológica
- Carga de patógenos
- Funções endócrinas intestinais
- Densidade óssea
- Biogênese de energia

Biossíntese
- Vitaminas
- Hormônios esteroides
- Neurotransmissores

Metabolismo
- Aminoácidos de cadeia ramificada e aromáticos
- Componentes dietéticos
- Sais biliares
- Medicamentos
- Xenobióticos

Indicações de doença
- Neurológica
- Psiquiátrica
- Respiratória
- Cardiovascular
- Gastrintestinal
- Hepática
- Autoimune
- Metabólica
- Oncológica

Figura 20.10 Algumas funções da microbiota intestinal e associações de doenças. (Adaptada de Lynch e Pedersen.[22])

QUADRO 20.2 Comunicação entre a microbiota intestinal e os órgãos periféricos e a influência nos processos de saúde e doença.

Órgão	Influências do processo pela microbiota intestinal	Doença associada à disbiose/ metabólitos microbianos
Tecido adiposo	Volume de adipócito Termogênese *Browning* Inflamação	Obesidade Resistência à insulina
Fígado	Metabolismo do ácido biliar Lipogênese Gasto de energia	NAFLD/NASH
Pâncreas	Secreção de insulina	Diabetes *mellitus* tipo 2
Cérebro	Comportamento Metabolismo da serotonina Gliconeogênese intestinal Barreira hematencefálica Regulação do apetite	Transtorno do espectro do autismo Resposta ao estresse Doença metabólica

NAFLD, doença hepática gordurosa não alcoólica; NASH, esteato-hepatite não alcoólica. (Adaptado de Schroeder e Bäckhed.[67])

Segundo Vujkovic-Cvijin et al.,[70] existe a necessidade de estudos de coortes longitudinais amplos, que sejam capazes de reduzir os efeitos das distintas variáveis de confusão interindividuais, incluindo, uniformemente, o estilo de vida e as características fisiológicas entre os doentes e os controles, bem como a inclusão de outros tipos de amostras, além da microbiota intestinal, e que sejam passíveis de análises ômicas. Assim, haveria maiores esclarecimentos sobre a relação entre os microrganismos intestinais e saúde-doença, aumentando a reprodutibilidade e a robustez na determinação dos microrganismos intestinais, que estão verdadeiramente associados a determinadas doenças.[70]

Fenômeno de resiliência da microbiota na saúde e na doença

Nos últimos anos, pressupõe-se que uma interação homeostática estável entre o hospedeiro e os seus microrganismos intestinais é requisito essencial à saúde humana.[71] A alta diversidade da microbiota intestinal parece fundamental para a manutenção do equilíbrio microbiano (composição estável dos microrganismos) e para a integridade da barreira intestinal. Uma comunidade microbiana que apresenta alta diversidade (contém muitas espécies) é menos suscetível às perturbações fisiopatológicas.[71]

Inevitavelmente, os microrganismos que residem no intestino humano estão com frequência sujeitos às diferentes perturbações. Uma perturbação pode estar presente por um curto período de tempo (p. ex., período curto de uso de antibióticos) ou, ainda, pode ser contínua e constante, mantida por um longo período de tempo (p. ex., mudança permanente nos padrões alimentares).[71,72] Contudo, a microbiota intestinal é reconhecida pela notável resiliência, conceito que se refere especificamente à sua propriedade de "autorregeneração" – isto é, a microbiota intestinal tem a capacidade de restaurar sua composição funcional ou taxonômica após uma perturbação externa, como infecção por um patógeno, tratamento com antibióticos, dieta etc.[71]

Assim, a alta diversidade e a redundância funcional parecem ser fatores fundamentais para a resiliência da microbiota intestinal.[71,73] Essa resiliência determina se uma perturbação modificará de modo permanente o seu "estado" estável ou se será capaz de retornar ao "estado" homeostático inicial após a perturbação.[71]

Uma comunidade microbiana pode atingir um possível equilíbrio dinâmico durante o desenvolvimento ou após a perturbação, sofrendo pequenas flutuações constantes, sendo chamado de "estado" de equilíbrio estável (**Figura 20.11A**).[71] Se esse "estado" de equilíbrio estável é associado a funções favoráveis ao hospedeiro, é considerado um estado de "simbiose". Enquanto a mudança permanente para um "estado" de equilíbrio prejudicial ao hospedeiro é denominada "disbiose".[71]

Portanto, a disbiose representa um "estado" mal definido da microbiota intestinal, levando à perda do equilíbrio intestinal microbiano-hospedeiro e contribuindo para a manifestação ou continuação de determinada doença (**Figura 20.11B**). A disbiose é comumente associada à perda de diversidade microbiana e à inflamação espontânea de baixo grau na barreira intestinal. Fundamentalmente, vem sendo alicerçada a vários distúrbios locais e sistêmicos e a distintas doenças, incluindo obesidade, diabetes, doença inflamatória intestinal, entre outras.[71]

DIETA E MICROBIOTA INTESTINAL

Na área da nutrição, a controvérsia sobre o que constitui uma dieta saudável persiste até os dias de hoje, podendo ser justificada, em especial, pela grande lacuna

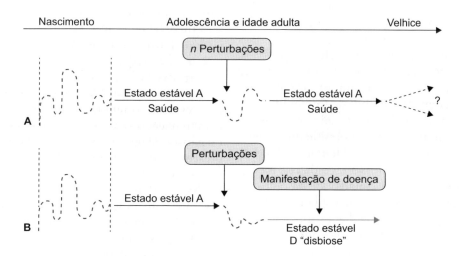

Figura 20.11 Representação esquemática do fenômeno de resiliência da microbiota na saúde e na doença. (Adaptada de Sommer et al.[71])

que ainda existe entre o extenso corpo de pesquisas e a escassez de evidências científicas robustas, o que tem favorecido o aparecimento de tendências nutricionais potencialmente problemáticas e práticas sem qualquer evidência científica.

Recentemente, tal questão tornou-se mais considerável no evidente contexto da microbiota intestinal.[74,75] Nessa perspectiva, a partir da nutrição baseada em evidências, é complexo estabelecer, de forma simples, a relação causal entre alterações da microbiota intestinal e desfechos em saúde.[76]

Nos últimos anos, as evidências entre dieta-microbiota intestinal-hospedeiro começaram a ser mais discutidas e compreendidas pelos pesquisadores. Tem-se sugerido que os recentes achados dos estudos, envolvendo dieta e microbiota intestinal, podem explicar algumas das discrepâncias que incomodam muitos estudiosos da área da nutrição, explicando algumas das variabilidades observadas em resposta à determinada intervenção dietética, mesmo em condições aparentemente semelhantes.[75]

Embora os eventos iniciais da vida, como modo de nascimento, tipo de alimentação e dieta complementar, pareçam exercer fortes efeitos sobre a composição da microbiota intestinal, pesquisadores indicam que a microbiota detém algum grau de flexibilidade e, portanto, pode ser alterada por meio de determinados fatores ambientais, especialmente a dieta.[77] Henter e Kendall foram os primeiros a reconhecer, na década de 1910, a capacidade da dieta de alterar a ecologia microbiana.[74] Desde então, os efeitos da dieta sobre a microbiota intestinal não são questionáveis no meio científico, em especial quando se pondera que os microrganismos intestinais necessitam dos nutrientes ingeridos como combustível para os processos biológicos vitais.[74]

A dieta, a microbiota intestinal, a fisiologia e o metabolismo do hospedeiro são sistemas complexos, química e biologicamente, que trabalham juntos e influenciam uns aos outros para determinarem as respostas dietéticas de um indivíduo. São sistemas altamente interconectados e interdependes.[77] Assim, os estudos têm explorado cada vez mais como a dieta molda a microbiota intestinal, como a interatuação entre a dieta e o microbioma intestinal pode afetar o desenvolvimento e a progressão de doenças e, ainda, como tais informações podem ser empregadas no planejamento dietético dos indivíduos.[77]

Macronutrientes

O interesse entre dieta e microbiota intestinal ocorre, ao menos em parte, pela tentativa de compreender os efeitos, sobretudo, dos macronutrientes sobre as bactérias intestinais e a produção de substâncias capazes de agir em outros órgãos. A partir das mudanças da composição da microbiota intestinal e das substâncias produzidas pelas bactérias, será possível compreender melhor a relação tripartite entre dieta, microbioma intestinal e saúde.

Nesse cenário, a velocidade do avanço científico é notória, dificultando a compreensão dinâmica dos achados sobre a temática. Portanto, é fundamental ao leitor entender o dinamismo da produção científica acerca do tema nutrição e microbioma intestinal. Em paralelo, conforme citado anteriormente, compreender a diferença entre estudos transversais e estudos de intervenção (curto, médio e longo prazo) é imprescindível. Por exemplo, associações observadas em estudos transversais não significam causalidade, e mudanças verificadas a curto prazo podem não se manter a longo prazo. Outros fatores intervenientes são discutidos no estudo do microbioma intestinal, como presença de doenças, demografia, país de origem, uso de medicamentos, entre outros.[78,79]

É possível que os efeitos da dieta aconteçam independentemente de mudanças na composição da microbiota intestinal. Por isso, tem se discutido a importância da análise para além da composição bacteriana, a capacidade de metabolização das bactérias, os metabólitos produzidos pelas bactérias e a relação entre esses metabólitos com outros marcadores de saúde. Recentes evidências sugerem que a dieta tenha maior influência na atividade metabólica da microbiota intestinal do que em sua composição taxonômica.[80] Além disso, com base em estudos publicados recentemente, compreender que a microbiota intestinal determina a diferença entre as respostas metabólicas após a ingestão do mesmo alimento por diferentes pessoas pode colaborar para intervenções individuais mais assertivas no futuro.[81] Por fim, apesar dos diferentes e interessantes dados produzidos sobre a relação entre a dieta e a microbiota intestinal, até o momento não há qualquer mudança relevante nas recomendações nutricionais já propostas, na atualidade, para uma alimentação saudável.

Do ponto de vista nutricional, carboidratos com ação prebiótica, lipídios poli-insaturados e proteínas obtidas de alimentos de origem vegetal parecem agir, de modo positivo, sobre a composição e a funcionalidade das bactérias intestinais, enquanto dietas pobres em carboidratos com ação prebiótica, gordura saturada e proteínas de origem animal (principalmente rica em gordura saturada) parecem agir de forma negativa.[82] A composição benéfica de nutrientes é com frequência vista em padrões alimentares já conhecidos, como o padrão alimentar/dieta do Mediterrâneo, cuja composição se baseia em vegetais (ricos em fibras), lipídios insaturados e proteínas com baixo teor de gordura. Veganos e vegetarianos parecem também se beneficiar do padrão alimentar com maiores quantidades de carboidratos com ação prebiótica e pobre em gordura, sobretudo a saturada.[83,84] Em 2016, de Filippis et al. analisaram a relação entre a adesão à dieta do Mediterrâneo, a microbiota intestinal e os metabólitos associados. Os autores avaliaram 51 veganos, 51 vegetarianos e 51 onívoros, e observaram 88%, 65% e 30% de adesão à dieta do Mediterrâneo, respectivamente.[85]

Na análise da α-diversidade, os autores não encontraram diferença entre os três tipos de dietas ou entre as diferentes taxas de adesão à dieta do Mediterrâneo.[85] Além da estratificação, pelo tipo de dieta, os autores utilizaram o índice de diversidade de alimentos saudáveis.[86] No referente à análise de gêneros, *Lachnospira* e *Prevotella* foram associados aos mais elevados quartis do índice de diversidade de alimentos saudáveis. *Roseburia*, *Lachnospira* e *Prevotella* foram associados positivamente à dieta a base de vegetais, enquanto *Lachnospira* e *Prevotella* foram negativamente associados à dieta onívora. Ademais, *L-Ruminococcus* foi associado positivamente à dieta onívora. A dieta onívora, quando reduzida em carboidratos, principalmente íntegros, apresentou redução da produção de AGCCs e da diversidade bacteriana intestinal.[87]

A presença das fibras prebióticas (usadas pelas bactérias que residem no intestino grosso) é um fator primordial para considerar o efeito de qualquer tipo de intervenção alimentar. Dietas restritas em fibras prebióticas modificam a microbiota intestinal, afetando outros componentes intestinais, como o muco. A redução da ingestão de fibras prebióticas aumenta a atividade de bactérias consumidoras de muco, promovendo a redução da capacidade de defesa intestinal e aumentando a suscetibilidade de patógenos alcançarem a corrente sanguínea.[88]

De Filippis et al.[85] também averiguaram a presença de metabólitos nas fezes. Os AGCCs foram associados positivamente ao consumo de frutas, vegetais, legumes e fibras prebióticas, enquanto valerato e caproato (lipídios de cadeia longa) foram positivamente associados ao consumo de proteínas de origem animal. Os AGCCs foram associados positivamente à dieta do Mediterrâneo e às dietas a base de vegetais. Interessantemente, nos onívoros, os níveis de proprionato e o acetato associaram-se à alta adesão à dieta do Mediterrâneo. *Prevotella* foi o único Bacteroidetes que se associou positivamente aos AGCCs.

Os níveis de N-óxido de trimetilamina (TMAO) eram menores nos sujeitos veganos e vegetarianos em comparação aos sujeitos onívoros. Além disso, a maior adesão à dieta do Mediterrâneo associou-se aos menores níveis de TMAO. Esse estudo, portanto, reforçou a necessidade de interpretações cautelosas sobre a relação entre padrão alimentar (vegana × vegetariana × onívora) e microbiota intestinal.

Outros estudos sugerem efeitos benéficos da dieta do Mediterrâneo sobre a microbiota intestinal.[89] Haro et al.[90] verificaram associação positiva entre *Faecalibacterium prausnitzii* (bactéria gram-positiva anaeróbia produtora de butirato) e *Parabacteroides distasonis* (gram-negativa anaeróbia) e o consumo de uma dieta rica em carboidratos prebióticos e pobre em gordura e dieta do Mediterrâneo, respectivamente.

Em consonância com tais achados, de Angelis et al.,[91] por meio de análises de metagenômica e metaproteômica, mostraram que a síntese de AGCCs pode ocorrer a partir de carboidratos e aminoácidos. Os autores observaram, por meio das amostras de fezes, que veganos e vegetarianos apresentam maior quantidade de genes e proteínas responsáveis pela metabolização do acetil-CoA e succinato, constituintes primordiais para síntese de butirato e proprionato. Ainda viram que veganos e vegetarianos também apresentaram maiores quantidades de proteínas que participam da via do *Clostridium*, cuja fermentação resulta na síntese de butirato a partir de piruvato e acetil-CoA. Esses grupos têm um maquinário enzimático de peptidases mais robusto, maximizando a formação de AGCCs a partir de aminoácidos.[91]

Outro elemento importante desses padrões alimentares é a quantidade reduzida de gordura, sobretudo a saturada. O efeito da gordura sobre a microbiota intestinal parece ser tão relevante quanto o consumo de carboidratos com ação prebiótica.[92] Wan et al.[92] avaliaram o efeito de diferentes dietas sobre a microbiota intestinal, o metaboloma fecal e os biomarcadores inflamatórios. Os grupos foram assim divididos: G1, 20% de gordura e 66% de carboidratos; G2, 30% de gordura e 56% de carboidratos; e G3, 40% de gordura e 46% de carboidratos. A proteína, nas três dietas, correspondia a 14% das necessidades energéticas diárias. Ainda, para evitar efeitos das fibras, a quantidade de 14 g/dia foi fixada nos três grupos. O seguimento do estudo foi de 6 meses. Após o período de intervenção, os autores notaram que os três grupos reduziram a massa corporal, embora o G1 tenha reduzido mais o peso em comparação ao G3.

Os autores avaliaram também a riqueza da diversidade bacteriana intestinal por meio de três diferentes estimadores: Ace, Chao1 e Shannon. Os estimadores Ace e Chao1 não diferiram entre os grupos após a intervenção. No entanto, o estimador Shannon aumentou no G1 (20% de gordura) em comparação ao G3 (40% de gordura). Nenhuma mudança significativa da composição geral da microbiota intestinal foi percebida após as três dietas na análise de filo, gênero e níveis de unidade taxonômica operacional. Da mesma maneira, os enterotipos não mudaram de modo significativo em nenhum dos três grupos.

Na análise univariada, no entanto, observou-se no nível filo que a abundância relativa de Bacteroidetes aumentou no G2 (consumo moderado de gordura). No G3, viu-se que a abundância relativa de Firmicutes reduziu, enquanto a abundância relativa de Bacteroidetes aumentou. Em comparação ao G1, houve redução da abundância de *Blautia* e *Faecalibacterium* no G3, bem como aumento significativo na abundância de *Alistipes* e *Bacteroides*. Essa diferença entre *Blautia* e *Faecalibacterium*, de acordo com a dieta realizada, merece destaque, uma vez que ambos são considerados gêneros com bactérias produtoras de butirato, contendo características metabólicas relevantes à saúde. *Blautia*, por exemplo, está reduzida em pacientes com DM2. *Faecalibacterium* é um gênero que contém bactérias com características anti-inflamatórias.[93-96]

Na análise dos metabólitos das fezes, o G3 teve redução dos AGCCs. Além disso, em comparação ao G1, o G3 aumentou a concentração fecal de ácido palmítico, ácido esteárico, ácido araquidônico, ácido indolacético, indol e p-cresol, enquanto os ácidos butírico, valérico e 3-indolepropiônico reduziram significativamente. Por fim, no estudo, os autores observaram que marcadores inflamatórios plasmáticos (p. ex., PCR, PGE2, TXB2) aumentaram no G3, em comparação ao G1, após 6 meses. Embora os estudos tenham considerado, sobretudo, os efeitos positivos dos AGCCs sobre a saúde e também os fatores que determinam a sua produção, é crucial considerar os potenciais efeitos negativos dos lipídios de cadeia longa sobre parâmetros metabólicos.

Os ácidos graxos palmítico (16:0) e esteárico (18:0) são os principais lipídios encontrados nos alimentos e nos tecidos, conhecidos como importantes sinalizadores inflamatórios em macrófagos, adipócitos, miócitos e hepatócitos.[97] Estudos epidemiológicos mostraram que os ácidos graxos palmítico e esteárico foram positivamente associados à incidência de DM2 e doença cardiovascular.[98] Em conjunto, esses dados indicam que a quantidade e o tipo de gordura da dieta parecem ser um fator importante para as mudanças dos metabólitos relacionados à microbiota intestinal e dos marcadores inflamatórios, independentemente das alterações na microbiota intestinal.

Recentemente, Miyamoto et al.[99] verificaram que o consumo de lipídios poli-insaturados, a partir de metabólitos produzidos pela microbiota intestinal, pode promover efeitos positivos à saúde. Os lipídios poli-insaturados aumentam o ácido 10-hidroxicis-12-octadecenoico a partir das bácterias *Lactobacillus salivarius* e *Lactobacillus gasseri*. Esse ácido foi capaz de minimizar os efeitos negativos gerados pela dieta rica em gordura, sobretudo em relação ao ganho de peso.[99]

A relação gordura e trato gastrintestinal tem sido explorada para além da microbiota intestinal. A dieta rica em gordura parece aumentar a permeabilidade intestinal. Isso se deve, ao menos em parte, à capacidade dos lipídios afetarem a integridade das proteínas de barreira, conhecidas como *tight junctions* (proteínas de junção estreita).[100,101] No entanto, não se pode dissociar as mudanças na composição bacteriana à mudança da permeabilidade intestinal. Uma dieta rica em gordura afeta a permeabilidade intestinal, reduzindo transitoriamente a quantidade de bactérias que participam da formação das *tight junctions*, como *Lactobacillus* spp., *Bifidobacterium* spp., *Bacteriodetes* spp., *Clostridiales* spp. e *Akkermansia muciniphilia*. Além disso, aumenta a quantidade de bactérias que promovem maior permeabilidade intestinal (*Oscillobacter* spp. e *Desulfovibio* spp.).[102-105]

Embora nem todos os mecanismos estejam esclarecidos, essas bactérias atuam sobre a permeabilidade intestinal, modificando a expressão gênica de proteínas responsáveis pela formação das *tight junction*, como cingulina, OCLN, TJP1 e TJP2. Além disso, a dieta rica em gordura pode afetar a produção de muco pelas células Goblet (caliciformes), elemento importante para a proteção contra antígenos.[106,107]

Dietas ricas em gordura são discutidas por sua capacidade de modificar a inflamação sistêmica não só pelos mecanismos citados anteriormente, mas também pelo aumento dos níveis de LPS, um fragmento de bactérias gram-negativas.

As dietas hiperlipídicas podem aumentar a abundância de bactérias ricas em LPS na sua estrutura e, além disso, aumentar os níveis de LPS, independentemente das mudanças na composição da microbiota intestinal. No entanto, esse efeito parece ser dependente do tipo de gordura, sugerindo que a gordura saturada tem maior influência no aumento do LPS.[108] O aumento do LPS, no nível local, pode afetar diretamente a integridade e a organização da barreira intestinal pela via LPS-TLR-4-NFκB. Por fim, é válido salientar que a gordura saturada possui similaridade estrutural à camada lipídica do LPS, possibilitando a interação entre a gordura saturada e o TLR-4, o que parece estar associado ao aumento da inflamação intestinal.[109]

Contudo, considerando o estudo de Wan et al.,[92] é complexo e prematuro atribuir as mudanças observadas apenas pela redução do consumo de lipídios. Fato citado até pelos autores, uma vez que, em concomitância, aumenta-se o consumo de carboidratos ou muda-se o tipo de carboidrato ingerido.[87] Portanto, abordar os nutrientes isoladamente no contexto da microbiota intestinal parece ser prematuro e, até mesmo, ingênuo, uma vez que o tipo, a matriz alimentar e a combinação com outros nutrientes podem afetar a microbiota intestinal.

As discussões sobre dieta e microbiota intestinal são pautadas, principalmente, pela diferença entre carboidratos e lipídios, em especial carboidratos acessíveis à microbiota intestinal e lipídios de acordo com o nível de saturação. Entretanto, atualmente, tem-se dado mais importância à proteína da dieta e à sua relação com a microbiota e a mucosa intestinal. Estudos em modelo animal revelaram que a quantidade de proteína da dieta modifica a expressão gênica de proteínas envolvidas na mucosa e nas células epiteliais intestinais. Essas mudanças podem modificar a permeabilidade intestinal e as diferentes funções atribuídas às células epiteliais intestinais.[110]

Beamount et al.[111] verificaram que ambos, quantidade e tipo de proteína, influenciam parâmetros relacionados à microbiota intestinal. Em estudo duplo-cego, randomizado de 5 semanas de intervenção (2 semanas de normalização dietética e 3 semanas de experimento), os autores compararam: soja, caseína e carboidratos (grupo controle). Na análise da abundância relativa de cada grupo taxonômico, realizada a partir das biopsias fecal e retal, eles não averiguaram diferença entre os grupos. As diversidades α e β também não diferiram entre os grupos após a intervenção.[111]

As concentrações fecais relativas de aminoácidos de cadeia ramificada (ACR) foram maiores no grupo caseína em comparação aos grupos carboidrato e soja. Além disso, a quantidade de butirato foi menor nos grupos caseína e soja em comparação ao grupo controle. Os autores observaram que a redução do butirato nas fezes do grupo caseína foi associada ao aumento do pH fecal. Em paralelo, o pH fecal correlacionou-se negativamente à quantidade de AGCCs. Apesar do curto período de intervenção, esse é um dos primeiros estudos que, a partir de mudanças na quantidade e no tipo de proteína, revelou alterações em metabólitos da microbiota intestinal, independentemente de mudanças em sua composição.

No estudo de David et al.,[112] em curto período de tempo (5 dias), mudanças na quantidade de proteína (30% das necessidades energéticas totais) e redução de carboidratos com ação prebiótica foram suficientes para alterar a composição da microbiota intestinal. Os autores observaram aumento na abundância de microrganismos tolerantes à bile (*Alistipes*, *Bilophila* e *Bacteroides*) e redução dos níveis de Firmicutes, que metabolizam polissacarídios vegetais (*Roseburia*, *Eubacterium rectale* e *Ruminococcus*).[112]

Outro estudo com dieta hipocalórica revelou que o aumento da ingestão proteica reduziu a abundância de *Bifidobacterium* e *Rosburia*/*E. rectale*.[113] A relação entre dietas ricas em proteínas e microbiota intestinal trouxe à tona maiores preocupações aos que estudam dietas hiperproteicas e emagrecimento, principalmente por ser comum, na atualidade, fomentar dietas com alto teor de proteína para redução de gordura corporal.

Recentemente, Blachier et al.[114] discutiram com veemência essa preocupação. Além de quantidade proteica, digestibilidade, matriz alimentar, método de cocção, fonte proteica (vegetal *versus* animal) e presença de carboidratos acessíveis à microbiota são elementos que devem fazer parte da discussão.

De modo geral, até o momento, apesar da escassez de evidências científicas, entende-se que dietas ricas em proteínas reduzem a quantidade de butirato nas fezes. Enaltecendo a importância do butirato como substrato energético às células epiteliais intestinais, acredita-se que, a longo prazo, ingerir elevadas quantidades de proteína, concomitantemente ao baixo consumo de fibras prebióticas, pode afetar, de modo negativo, o equilíbrio intestinal.[114] Além disso, dietas ricas em proteína aumentam a quantidade de *p*-cresol, um metabólito bacteriano com características genotóxicas que pode afetar negativamente a integridade e funcionalidade das células epiteliais intestinais.[115]

Por outro lado, há evidências de que dietas ricas em proteína aumentam a exposição da mucosa do intestino grosso ao indol, um metabólito bacteriano considerado importante à função de barreira epitelial intestinal. O mesmo indol, no entanto, é precursor do indoxil sulfato no fígado, cujos efeitos tóxicos já foram relatados. Assim, ainda há a necessidade de cautela sobre o consumo de dietas ricas em proteína no que diz respeito às mudanças na composição da microbiota intestinal e dos seus metabólitos.[116]

Ainda no cenário de dieta, pouco explorado e compreendido, está a relação entre padrão alimentar, metagenômica e metaproteômica acerca, sobretudo, da produção de micronutrientes. Em estudo citado anteriormente, de Angelis et al.[91] verificaram que vegetarianos e veganos apresentam maior quantidade de enzimas responsáveis pela síntese *de novo* de folato (B_9). As enzimas responsáveis pela formação de tiamina (B_1), piridoxina (B_6), ácido pantotênico (B_5) também são mais presentes em veganos e vegetarianos.[91] Em suma, as evidências disponíveis nos sugerem a importância da promoção de padrões alimentares cuja composição se assemelha à dieta do Mediterrâneo e à base de vegetais, com adequado consumo de carboidratos íntegros com característica prebiótica, de lipídios, preferindo os poli-insaturados, e proteínas, preferindo fontes com menor teor de gordura.

Por ora, não há recomendação nutricional para diferentes indivíduos de acordo com a composição da microbiota intestinal. Logo, a tradução clínica da ciência do microbioma intestinal requer a confirmação das relações causais entre hospedeiro-bactéria, com a identificação de mecanismos contributivos. Algo que ainda carece de novos estudos e interpretações cautelosas.[79]

Restrição calórica

A dieta parece influenciar a microbiota intestinal não apenas pelo seu conteúdo, ou seja, pelos macro e micronutrientes que compõem as refeições, como também pelas quantidades de alimentos ingeridos diariamente.[75] Logo, autores têm investigado o papel da restrição calórica na composição e na atividade da microbiota intestinal.

Especula-se que intervenções de restrição calórica, baseadas em reduções de 10 a 40% na ingestão energética total por 10 semanas, sejam capazes de promover alterações na composição da microbiota, resultando no aumento de *Bacteroides*.[75]

Ott et al.[117] averiguaram o efeito da restrição calórica e a subsequente redução de peso corporal na permeabilidade intestinal em mulheres obesas por 4 semanas. A intervenção foi baseada no consumo aproximado de 800 kcal/dia durante 4 semanas e, posteriormente, uma dieta balanceada com 1.800 kcal/dia durante 2 semanas. A restrição calórica resultou em perda de peso significativa, melhora da integridade da barreira intestinal e redução da inflamação sistêmica.

Dao et al.[118] evidenciaram abundância fecal de *Akkermansia muciniphila*, com melhores resultados metabólicos após intervenção de restrição calórica por 6 semanas em adultos com sobrepeso e obesidade. A *Akkermansia muciniphila* tem sido bastante estudada, devido à potencial característica anti-inflamatória.[119,120]

Recentemente, Frost et al.[121] investigaram o efeito de um programa estruturado de perda de peso sobre a microbiota intestinal de obesos com DM2. A intervenção consistia em três fases: (1) fase inicial = 800 kcal de energia; (2) segunda fase = ingestão diária de 1.200 kcal; (3) fase final = 1.200 a 1.500 kcal.

Alterações na microbiota fecal foram mais pronunciadas após 6 semanas de dieta com baixas calorias. A abundância de *Collinsella*, que já foi associada à aterosclerose, diminuiu significativamente durante o programa de perda de peso. Por fim, os autores do estudo salientaram a relevância das mudanças na dieta e os efeitos benéficos da perda de peso sobre o microbioma intestinal.

PROBIÓTICOS E PREBIÓTICOS NA SAÚDE E DOENÇA: DA BIOLOGIA À CLÍNICA

Probióticos

Do ponto de vista etimológico, a palavra "probiótico" significa "a favor da vida".[122] Em 1974, esse termo "probiótico" emergiu, pela primeira vez, na área da saúde. Desde então, passou por mudanças conceituais até a definição atual, proposta pela Organização das Nações Unidas para a alimentação e agricultura/Organização Mundial da Saúde, em 2001.[123,124] Atualmente, o mesmo termo é definido e aceito como "microrganismos vivos que, quando administrados em quantidades adequadas, conferem benefício à saúde do hospedeiro".[125]

A capacidade dos probióticos de conferirem benefícios à saúde humana começou a ser cada vez mais reconhecida no mundo, despertando o interesse da comunidade científica e de indústrias, em especial de alimentos e medicamentos.[123,126,127] Nesse sentido, nas últimas décadas, as pesquisas científicas cresceram bastante, assim como o desenvolvimento de produtos probióticos e o consumo para promoção de saúde e bem-estar.[124]

Os probióticos são comumente comercializados em pó (sachês), cápsulas liofilizadas e produtos lácteos selecionados, como leite fermentado ou iogurte.[122,128] Ademais, nos últimos anos, alimentos como queijo, barras nutricionais, cereais matinais, chocolates e fórmulas infantis passaram a ser complementados com probióticos.[123]

Embora seu uso seja apoiado por muitos médicos, principalmente gastroenterologistas, e bem popularizado, os dados científicos sobre a eficácia dos probióticos na prevenção e no tratamento de doenças ainda são conflitantes e contestáveis para muitas cepas investigadas.[123]

Alguns pesquisadores alegam que as cepas probióticas são específicas, apresentando, de início, diferenças na capacidade de colonizar o trato gastrintestinal e, em última instância, na eficácia clínica, no tipo e na magnitude dos benefícios à saúde.[122,128] Até o momento, autoridades regulatórias médicas, como a Food and Drug Administration e a European Food Safety Authority, não aprovaram a formulação probiótica como tratamento terapêutico.[123]

Apesar de os efeitos benéficos dos probióticos não serem completamente elucidados e confirmados pelo meio científico, mecanismos têm sido sugeridos para explicá-los. Alguns pesquisadores alegam que os benefícios ocorrem por meio de distintos mecanismos, inclusive podem se sobrepor, e são impulsionados pela interação tridirecional entre: probióticos, microbiota e hospedeiro (**Figura 20.12**).[129]

Entre os distintos mecanismos envolvidos nas funções efetoras dos probióticos, sugere-se que os principais incluam: (i) indução de imunomodulação, (ii) supressão de patógenos (antagonismo direto e indireto), (iii) redução do estresse fisiológico, (iv) melhora da função de

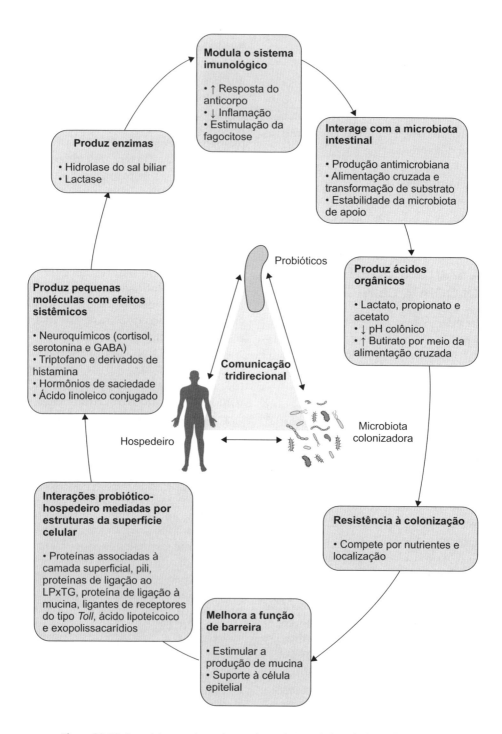

Figura 20.12 Potenciais mecanismos de ação dos probióticos. (Adaptada de Sanders et al.[129])

barreira do epitélio intestinal e (v) modulação do microbioma do hospedeiro, mais especificamente promovendo alterações favoráveis da microbiota intestinal.[123]

Apesar de os estudos mecanísticos, mais fundamentados *in vitro* ou em animais, embasarem e justificarem os estudos clínicos em humanos, é importante ressaltar que são estudos preliminares e que sofrem limitações metodológicas. Portanto, as hipóteses geradas pela pesquisa básica precisam ser testadas e validadas por outros desenhos de estudo em seres humanos.[76] Fundamentalmente, algumas propriedades relacionadas aos probióticos podem estar igualmente presentes entre diferentes membros de uma espécie ou, até mesmo, entre os gêneros, enquanto outras características podem ser espécies ou cepas específicas, ou ainda, dependentes da interação entre as distintas cepas probióticas.[123] Por exemplo, segundo Brusaferro et al.,[130] o efeito probiótico na massa corporal e no metabolismo é específico da cepa, e apenas algumas das espécies, incluídas nos gêneros *Lactobacillus* e *Bifidobacterium*, parecem eficazes para tais desfechos, enquanto o uso de outras cepas bacterianas pode ser nocivo.

São necessárias pesquisas adicionais, portanto, envolvendo ensaios clínicos de alta qualidade metodológica e que testam probióticos bem definidos (cepas ou combinações de cepas, dose e matriz de administração). Além disso, é necessária melhor compreensão das particularidades do hospedeiro (incluindo microbiota basal, doenças, medicamentos e dieta) que podem influenciar a resposta aos probióticos.[129]

Prebióticos

Pela primeira vez, em 1995, o conceito "prebiótico" foi definido por Gibson e Roberfroid como "ingrediente alimentar não digerível que afeta beneficamente o hospedeiro, ao estimular seletivamente o crescimento e/ou a atividade de uma bactéria ou de um número de bactérias já residentes no cólon".[131,132]

Assim como o "probiótico", o conceito original "prebiótico" evoluiu do ponto de vista conceitual. Sua definição foi mais amplamente aceita em 2001 e reafirmada em 2014.[132] Alguns autores ainda se posicionavam críticos diante das definições propostas antes descritas, porém, amplas discussões circundam o conceito de prebiótico, sendo bem necessária a elaboração de uma definição com base em um consenso.[132] Logo, o consenso feito pela International Scientific Association for Probiotics and Prebiotics (ISAPP), publicado em 2017, propunha a seguinte definição para prebiótico: "substrato utilizado seletivamente por microrganismos hospedeiros que confere um benefício à saúde".[132]

Os prebióticos são distinguidos de outras substâncias que também podem afetar a microbiota essencialmente pelo critério de utilização seletiva. A **Figura 20.13** tem como objetivo favorecer o esclarecimento do que é considerado um prebiótico, de acordo com a definição proposta pelo ISAPP, em 2017.

Nas dadas definições anteriores, o termo "seletivamente" referia-se ao crescimento e/ou à atividade, sobretudo, de lactobacilos e bifidobactérias. No entanto, depois, pelo avanço das técnicas de sequenciamento de última geração, foi possível identificar que mais gêneros bacterianos podiam utilizar determinados substratos prebióticos por fermentação e outras vias metabólicas.[132] Atualmente, reconhece-se que os efeitos prebióticos não se atêm apenas a níveis aumentados de espécies de lactobacilos e bifidobactérias.[133] Por exemplo, além

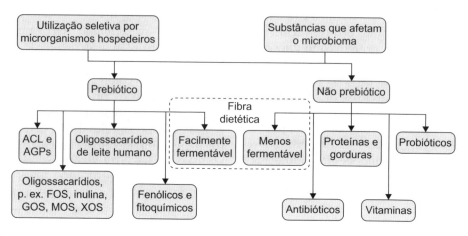

Figura 20.13 Definição de prebiótico de acordo com a definição proposta pelo ISAPP em 2017. *ALC*, ácido linoleico conjugado; *AGPs*, ácidos graxos poli-insaturados; *FOS*, fruto-oligossacarídios; *GOS*, galacto-oligossacarídios; *MOS*, mananoligossacarídio, *XOS*, xilo-oligossacarídio. (Adaptada de Gibson et al.[132])

de *Bifidobacterium*, a abundância de *Faecalibacterium prausnitzii* aumentou em resposta ao uso de prebióticos, mais especificamente de frutanos do tipo inulina, em mulheres obesas.[134]

O critério de uso seletivo distingue os prebióticos de outras substâncias que afetam o microbioma intestinal. A seletividade ou um efeito seletivo não se concentra necessariamente em apenas um grupo microbiano, podendo se estender a uma gama de microrganismos, mas não a todos eles.[132] Imprescindível notar que os prebióticos precisam exibir um efeito seletivo sobre os microrganismos do hospedeiro e gerar, ainda, benefício à saúde. Isto é, os microrganismos afetados e metabólitos produzidos devem ser evidentemente benéficos e vinculados a desfechos de saúde definidos.[132] Portanto, somente o aumento da abundância de lactobacilos e bifidobactérias intestinais não permite qualquer conclusão sobre o conceito de prebiótico. No mínimo, ela deve ser baseada na avaliação de toda a diversidade microbiana.[132]

Afinal, quais substratos são considerados prebióticos? Os oligossacarídios não digeríveis, como fruto-oligossacarídios (FOS) e galacto-oligossacarídios (GOS), são os prebióticos dietéticos mais documentados, inclusive, pelos evidentes benefícios à saúde em humanos.[132] Os FOS e GOS são degradados pelas enzimas β-frutanosidase e β-galactosidase, respectivamente, ambas prevalentes nas bifidobactérias.[132] Os HMOs também são reconhecidos por sua capacidade de influenciar a composição da microbiota intestinal, sobretudo pela associação ao aumento de espécies específicas de *Bifidobacterium*.[31] No entanto, ainda se discute no meio científico se há evidências suficientes de que os HMOs são utilizados seletivamente pela microbiota, conferindo benefício à saúde do hospedeiro e cumprindo a definição de probiótico.[132]

Alguns pesquisadores atualmente sugerem que é aceitável considerar que HMOs são candidatos a prebióticos, mas são necessários estudos para comprovar esse conceito.[132] Apesar de os prebióticos serem predominantemente à base de carboidratos, outras substâncias, como polifenóis e ácido graxo poli-insaturado, podem exercer efeitos prebióticos, embora mais estudos sejam necessários no hospedeiro-alvo.[129]

Os polifenóis parecem atender aos critérios prebióticos, em especial pelo fato de que 90 a 95% não são absorvidos no intestino delgado, atingindo o cólon e sofrendo ampla biotransformação pela comunidade microbiana.[132] Evidências têm indicado que os benefícios associados aos polifenóis não são dos compostos originais, sendo dependentes da utilização microbiana e dos metabólitos produzidos.[135]

Quais substratos não são considerados prebióticos? São os substratos que afetam a composição da microbiota por meio de mecanismos que não envolvem o uso seletivo por microrganismos do hospedeiro, como vitaminas, minerais e antibióticos.[132] Ademais, permanece na literatura científica uma dificuldade de distinguir entre os prebióticos à base de carboidrato e as fibras fermentáveis, principalmente pelo fato de os prebióticos apresentarem efeitos ainda mais vastos sobre os microrganismos do que se previa antes.

Além disso, as fibras alimentares favorecem alterações semelhantes na composição da microbiota.[133] Portanto, não é simples categorizar as fibras como prebióticos.[133] A partir dos achados disponíveis, especula-se que a chave para os efeitos fisiológicos de um prebiótico seja a utilização seletiva pelos microrganismos hospedeiros e, por consequência, os produtos metabólicos que são produzidos.[132] Os principais produtos metabólicos produzidos pela fermentação de carboidratos não digeríveis são alguns ácidos orgânicos, em especial os AGCCs.[132] Acetato (C2), propionato (C3) e butirato (C4) são os AGCCs mais abundantes, presentes no cólon em humanos, em uma razão molar aproximada de 60:20:20, respectivamente.[136]

É importante ressaltar que a quantidade e a proporção relativa de cada AGCC são dependentes da composição da microbiota intestinal, do substrato e do tempo de trânsito intestinal.[136] Os AGCCs exercem efeitos significativos locais, isto é, no próprio intestino. O butirato, em particular, desempenha papel na regulação de proteínas de junção (*tight junctions*) dos enterócitos, aumentando a função de barreira intestinal.[136] Também influenciam a produção de muco intestinal, camada que cobre as células intestinais, protegendo-as do contato com substâncias externas e tóxicas, enzimas digestivas e bactérias.[37] Além dessas funções no intestino, os AGCCs ainda podem adentrar a circulação e atuar sistemicamente, afetando diretamente a função de tecidos periféricos e, por conseguinte, o metabolismo.[137] Portanto, verifica-se que o uso de prebióticos também pode se estender a benefícios sistêmicos para a saúde, abrangendo outras partes do corpo.[132]

Kellow et al.[138] publicaram uma revisão sistemática com o objetivo de avaliar as evidências sobre a suplementação de prebióticos em parâmetros bioquímicos associados ao desenvolvimento de condições metabólicas, como obesidade, intolerância à glicose, doença hepática gordurosa não alcoólica e inflamação crônica de baixo grau. A revisão incluiu 26 ensaios clínicos randomizados, compreendendo 831 participantes adultos. Os resultados mostraram que a suplementação com prebióticos foi favorável para alguns desfechos, incluindo melhorias subjetivas na saciedade e reduções nas concentrações de glicose e insulina pós-prandial. Contudo, os efeitos dos prebióticos foram controversos para outros, como ingestão total de energia, peso corporal, concentrações de PYY e GLP-1, tempo de esvaziamento gástrico, sensibilidade à insulina, perfil lipídico, marcadores inflamatórios e função imunológica.

Isso posto, os efeitos metabólicos dos prebióticos têm sido amplamente estudados, e outros resultados indicam que a intervenção prebiótica tem efeito positivo na homeostase da glicose, no perfil lipídico e na inflamação em humanos.[129] Portanto, é importante considerar que há limitações nas evidências disponíveis, normalmente em relação às metodologias aplicadas em populações distintas. Por fim, especula-se que a resposta aos prebióticos em humanos é dependente da composição inicial da microbiota intestinal e específica do indivíduo, logo os resultados não podem ser extrapolados à população e a diferentes condições clínicas.[75]

MICROBIOTA INTESTINAL E EXERCÍCIO FÍSICO

Conforme citado anteriormente, mudanças na composição da microbiota intestinal, na atividade das bactérias intestinais e nos produtos das bactérias e das células epiteliais intestinais são influenciadas por inúmeros fatores, entre eles, o exercício físico.

Em modelo animal, estudos publicados já mostraram o efeito do exercício físico sobre a composição e a funcionalidade da microbiota intestinal. Matsumoto et al.[139] observaram, pela primeira vez, que o exercício físico, por 5 semanas, foi capaz de aumentar a quantidade de butirato.

Em seguida, estudos publicados verificaram que o exercício físico aumentava a abundância relativa de espécies bacterianas produtoras de butirato. Entretanto, muitas dúvidas nos estudos em modelo animal permaneciam. Por exemplo, enquanto alguns estudos averiguavam que o exercício físico reduzia a razão Firmicutes/Bacteroidetes, outros mostravam aumento e outros não viam diferenças.[139-144]

Os estudos transversais que se propuseram a avaliar a diferença entre atletas e não atletas ou sujeitos treinados *versus* não treinados verificaram diferenças interessantes nas comparações realizadas. Esses estudos sugeriram que os atletas tinham uma microbiota intestinal mais diversificada em comparação a sujeitos controles (magros saudáveis).

Bressa et al.[145] compararam mulheres ativas *versus* mulheres controle sedentárias, e viram que as mulheres ativas tinham maior abundância relativa de *Faecalibacterium prausnitzii*, *Roseburia hominis* e *Akkermansia muciniphila*. Ambas, *Faecalibacterium prausnitzii* e *Roseburia hominis*, são produtoras de butirato, e *Akkermansia muciniphila* associa-se positivamente a benefícios metabólicos.[118,145,146]

Outros pesquisadores, que avaliaram parâmetros relacionados à microbiota intestinal e compararam treinados *versus* não treinados, identificaram que indivíduos treinados apresentavam menores níveis sanguíneos de LPS em comparação aos indivíduos não treinados.[147] Desse modo, esses estudos ampliaram a compreensão de que os benefícios associados ao exercício físico, ou ao menos a um maior nível de atividade física, perpassam pela microbiota intestinal.

Estudos em humanos que submeteram os sujeitos ao exercício físico também verificaram resultados interessantes. Taniguchi et al.[148] detectaram que, após

5 semanas de treinamento de *endurance* (40 a 45 min/dia a 60 a 75% do VO_{2pico}), não houve modificação significativa da α e da β-diversidade. Esses autores também não viram diferença na abundância relativa de filo, classe e ordem. Entretanto, na análise da abundância relativa de espécies, os autores verificaram que o exercício físico foi capaz de reduzir a *Clostridium difficile*.[148]

Munukka et al.[149] igualmente avaliaram o efeito do exercício de *endurance* em mulheres sedentárias. Após 6 semanas de exercício de intensidade leve a moderada, os autores notaram aumento da abundância relativa da *Akkermansia muciniphila* e redução do filo Proteobacteria.[149]

Allen et al.[150] compararam sujeitos magros e obesos após 6 semanas de exercício de *endurance* (30 a 60 minutos, 3 vezes/semana) e averiguaram que os sujeitos magros aumentaram a espécie *Faecalibacterium* (produtora de butirato), apresentando maiores quantidades de butirato e acetato nas fezes. Destaca-se que a mesma espécie reduziu nos obesos e não teve aumento dos AGCCs nas fezes desses indivíduos.[150] Esses dados são intrigantes, pois trazem uma discussão sobre a relação obesidade-microbiota intestinal e os potenciais fatores intervenientes, conforme citado neste capítulo.

Entre os mecanismos, sugere-se a grande quantidade de bactérias produtoras de AGCCs. Entretanto, embora isso pareça positivo, é possível que quantidades exacerbadas de AGCCs promovam o aumento ou a manutenção da massa corporal pela maior extração energética.[151,152] Alguns estudos recentes indicam que o butirato exerce papel dúbio à saúde. Obesos apresentam maior quantidade de butirato em comparação a sujeitos magros. Além disso, obesos tratados diminuem a quantidade de butirato nas fezes. A relação butirato e incremento da massa gorda pode ser explicada por sua participação na síntese de lipídios.

O butirato é capaz de ser convertido em acetil-CoA ou corpos cetônicos, que entram na via do β-hidroxi-β-metilglutaril-CoA, culminando na formação de lipídios. Embora as evidências sejam escassas, não se pode excluir esse papel antagônico do butirato. Portanto, novos estudos são necessários para a justa compreensão do contexto em que ele seja positivo ou negativo.[153-158] Compreender melhor a relação exercício físico e microbiota intestinal possibilita o isolamento de bactérias capazes de melhorar o desempenho esportivo.

Em 2019, uma pesquisa conduzida com humanos e animais publicada por Scheiman et al.[159] propôs utilizar uma espécie chamada de *Veillonella atypica* em roedores para testar seu efeito no desempenho. A intervenção foi baseada no potencial efeito da *Veillonella atypica*, pelo uso de lactato e produção de propionato, exercendo papel positivo sobre o desempenho esportivo. De fato, os autores verificaram que os animais que receberam *Veillonella atypica* aumentaram o tempo até exaustão no exercício.[159] Logo, o lactato, produzido no tecido muscular, seria encaminhado à microbiota intestinal e, mais precisamente, usado pela *Veillonella atypica*, que o utilizaria para produção de acetato ou propionato.

Nesse estudo, como controle, os autores utilizaram *Lactobacillus bulgaricus*, devido à sua baixa capacidade de metabolização do lactato. Entretanto, na etapa feita nos humanos, os autores não observaram maior abundância relativa da *Veillonella atypica* em corredores em comparação aos indivíduos sedentários pós-maratona, apenas antes. Além disso, a relação entre *Veillonella atypica* e *performance* na maratona não foi explorada.

Esses resultados foram discutidos e contrapostos por Fernández-Sanjurjo et al.[160] Os autores conduziram um experimento em modelo animal (camundongos C57BL/6N) e observaram que, embora os animais submetidos ao treinamento de *endurance* (5 semanas) tenham tido maior α diversidade bacteriana *versus* o grupo de animais sedentários, a abundância relativa das famílias Lactobacillaceae e Veillonellaceae não diferiu entre os grupos.[160] Esses autores sugeriram que os efeitos observados por Scheiman et al.[159] não foram necessariamente atribuídos ao efeito positivo da *Veillonella atypica*, mas possivelmente ao efeito negativo da *Lactobacillus bulgaricus*, resultado encontrado no estudo de Fernandez-Sanjurjo et al.[160]

Kostic explica que os resultados detectados por Scheiman et al.[159] são válidos, pois o *Lactobacillus bulgaricus*, apesar de ser um importante produtor de lactato, não o utiliza de modo eficiente, reforçando que a comparação realizada foi adequada.[161] Essa "novela científica" foi propositalmente demonstrada para que tenhamos cautela na interpretação dos achados sobre o assunto, sobretudo pela complexidade dos dados obtidos.

Há evidências de que o exercício físico modifica a permeabilidade e o endotélio intestinal. O principal mecanismo que explica esse efeito do exercício físico é o aumento da atividade do sistema nervoso simpático (SNS), que modifica a distribuição de sangue e oxigênio durante o exercício físico, provocando hipoperfusão esplâncnica e hipoxia, devido à prioridade do fluxo sanguíneo para o tecido muscular, coração e pulmões.[162]

A diminuição da perfusão intestinal contribui para a lesão epitelial e as alterações nas *tight junctions*. A redução da capacidade de remoção de metabólitos em situações de hipoxia também contribui para o dano celular. Outros fatores, inerentes ao exercício físico, podem contribuir para as alterações, como estresse oxidativo, hipertermia e estresse mecânico.[163,164] Contudo, é possível considerar que, cronicamente, atletas consigam se ajustar aos efeitos do exercício físico à permeabilidade intestinal. Atletas expressam mais proteínas de choque térmico em resposta ao estresse térmico. No intestino, o aumento dessas proteínas previne a quebra das *tight junctions*. Desse modo, entre as adaptações mediadas pelo exercício físico, sugere-se a melhor capacidade de lidar com o estresse em nível intestinal.[165]

Recentemente, uma metanálise publicada objetivou verificar o efeito do exercício físico sobre marcadores de permeabilidade intestinal. O LPS e o i-FABP foram os principais marcadores analisados. Embora o exercício físico exerça efeito sobre a permeabilidade intestinal e o dano endotelial, as alterações são atribuídas, sobretudo, à hipoxia gerada. O tempo de exercício físico não foi um fator significativo para ambos os desfechos, enquanto a intensidade de moderada à alta parece facilitar as alterações e aumentar a permeabilidade intestinal.

A maioria dos estudos usou protocolos de exercício físico de *endurance* em estado estável, limitando a compreensão em outros tipos de exercício físico. Além disso, o ambiente quente (> 23°C) pode maximizar a permeabilidade intestinal e o dano endotelial. Por fim, os autores sugerem que manejos dietéticos, antes e após o treinamento, podem influenciar nas alterações de permeabilidade intestinal, como suplementação de L-glutamina e proteína. Contudo, é incerta a relação que se pode estabelecer entre o aumento transitório da permeabilidade intestinal mediada pelo exercício físico e os danos à saúde.[166]

REFERÊNCIAS BIBLIOGRÁFICAS

1. Schmidt TSB, Raes J, Bork P. The human gut microbiome: from association to modulation. Cell. 2018;172(6):1198-215.
2. Vrancken G, Gregory AC, Huys GRB, Faust K, Raes J. Synthetic ecology of the human gut microbiota. Nat Rev Microbiol. 2019;17(12):754-63.
3. Gevers D, Knight R, Petrosino JF et al. The Human Microbiome Project: a community resource for the healthy human microbiome. PLoS Biol. 2012;10(8):e1001377.
4. Cho I, Blaser MJ. The human microbiome: at the interface of health and disease. Nat Rev Genet. 2012;13(4):260-70.
5. Human Microbiome Project Consortium. A framework for human microbiome research. Nature. 2012;486(7402):215-21.
6. Chu DM, Ma J, Prince AL, Antony KM, Seferovic MD, Aagaard KM. Maturation of the infant microbiome community structure and function across multiple body sites and in relation to mode of delivery. Nat Med. 2017;23(3):314-26.
7. Cani PD, Van Hul M, Lefort C, Depommier C, Rastelli M, Everard A. Microbial regulation of organismal energy homeostasis. Nat Metab. 2019;1:34-46.
8. Martens EC, Neumann M, Desai MS. Interactions of commensal and pathogenic micro-organisms with the intestinal mucosal barrier. Nat Rev Microbiol. 2018;16(8):457-70.
9. Gehart H, Clevers H. Tales from the crypt: new insights into intestinal stem cells. Nat Rev Gastroenterol Hepatol. 2019;16:19-34.
10. Qin J, Li R, Raes J, et al. A human gut microbial gene catalogue established by metagenomic sequencing. Nature. 2010;464(7285):59-65.
11. Cani PD. Interactions between gut microbes and host cells control gut barrier and metabolism. Int J Obes Suppl. 2016;6(Suppl 1):S28-31.
12. Hall AB, Tolonen AC, Xavier RJ. Human genetic variation and the gut microbiome in disease. Nat Rev Genet. 2017;18(11):690-9.
13. Rinninella E, Raoul P, Cintoni M, et al. What is the healthy gut microbiota composition? A changing ecosystem across age, environment, diet, and diseases. Micro-organisms. 2019;7:14.
14. Calatayud M, Koren O, Collado MC. Maternal microbiome and metabolic health program microbiome development and health of the offspring. Trends Endocrinol Metab. 2019;30(10):735-44.
15. Avelar Rodriguez D, Peña Vélez R, Toro Monjaraz EM, et al. The gut microbiota: a clinically impactful factor in patient health and disease. SN Compr. Clin. Med. 2019;1:188-99.
16. Milani C, Duranti S, Bottacini F, et al. The first microbial colonizers of the human gut: composition, activities, and health implications of the infant gut microbiota. Microbiol Mol Biol Rev. 2017;81(4):e00036-17.
17. Aagaard K, Stewart CJ, Chu D. Una destinatio, viae diversae: does exposure to the vaginal microbiota confer health benefits to the infant, and does lack of exposure confer disease risk? EMBO Rep. 2016;17(12):1679-84.
18. Macpherson AJ, de Agüero MG, Ganal-Vonarburg SC. How nutrition and the maternal microbiota shape the neonatal immune system. Nat Rev Immunol. 2017;17(8):508-17.
19. Walker RW, Clemente JC, Peter I, Loos RJF. The prenatal gut microbiome: are we colonized with bacteria in utero? Pediatr Obes. 2017;12(Suppl 1):3-17.
20. Koren O, Goodrich JK, Cullender TC, et al. Host remodeling of the gut microbiome and metabolic changes during pregnancy. Cell. 2012;150(3):470-80.
21. Nuriel-Ohayon M, Neuman H, Ziv O, et al. Progesterone increases Bifidobacterium relative abundance during late pregnancy. Cell Rep. 2019;27(3):730-736.e3.
22. Lynch SV, Pedersen O. The human intestinal microbiome in health and disease. N Engl J Med. 2016;375(24):2369-79.
23. Mulligan CM, Friedman JE. Maternal modifiers of the infant gut microbiota: metabolic consequences. J Endocrinol. 2017;235:R1-12.
24. Gomez-Arango LF, Barrett HL, Wilkinson SA, et al. Low dietary fiber intake increases Collinsella abundance in the gut microbiota of overweight and obese pregnant women. Gut Microbes. 2018;9(3):189-201.
25. Chu DM, Antony KM, Ma J, et al. The early infant gut microbiome varies in association with a maternal high-fat diet. Genome Med. 2016;8:77.

26. Santacruz A, Collado MC, García-Valdés L, et al. Gut microbiota composition is associated with body weight, weight gain and biochemical parameters in pregnant women. Br J Nutr. 2010;104:83-92.
27. Collado MC, Isolauri E, Laitinen K, Salminen S. Distinct composition of gut microbiota during pregnancy in overweight and normal-weight women. Am J Clin Nutr. 2008;88(4):894-9.
28. von Mutius E. The shape of the microbiome in early life. Nat Med. 2017 Mar 7;23(3):274-25.
29. Yuan C, Gaskins AJ, Blaine AI, et al. Association between cesarean birth and risk of obesity in offspring in childhood, adolescence, and early adulthood. JAMA Pediatr. 2016;170(11):e162385.
30. Dominguez-Bello MG, Costello EK, Contreras M, et al. Delivery mode shapes the acquisition and structure of the initial microbiota across multiple body habitats in newborns. Proc Natl Acad Sci EUA. 2010;107(26):11971-5.
31. Bokulich NA, Chung J, Battaglia T, et al. Antibiotics, birth mode, and diet shape microbiome maturation during early life. Sci Transl Med. 2016;8(343):343ra82.
32. Pannaraj PS, Li F, Cerini C, et al. Association between breast milk bacterial communities and establishment and development of the infant gut microbiome. JAMA Pediatr. 2017;171(7):647-54.
33. Bäckhed F, Roswall J, Peng Y, et al. Dynamics and stabilization of the human gut microbiome during the first year of life. Cell Host Microbe. 2015;17(5):690-703.
34. Tamburini S, Shen N, Wu HC, Clemente JC. The microbiome in early life: implications for health outcomes. Nat Med. 20160;22(7):713-22.
35. Nogacka AM, Salazar N, Arboleya S, et al. Early microbiota, antibiotics and health. Cell Mol Life Sci. 2018;75:83-91.
36. Fouhy F, Guinane CM, Hussey S, et al. High-throughput sequencing reveals the incomplete, short-term recovery of infant gut microbiota following parenteral antibiotic treatment with ampicillin and gentamicina. Antimicrob Agents Chemother. 2012;56(11):5811-20.
37. Paone P, Cani PD. Mucus barrier, mucins and gut microbiota: the expected slimy partners? Gut. 2020;69(12):2232-43.
38. Hunt KM, Foster JA, Forney LJ, et al. Characterization of the diversity and temporal stability of bacterial communities in human milk. PLoS One. 2011;6(6):e21313.
39. Ho NT, Li F, Lee-Sarwar KA, et al. Meta-analysis of effects of exclusive breastfeeding on infant gut microbiota across populations. Nat Commun. 2018;9:4169.
40. Matsuyama M, Gomez-Arango LF, Fukuma NM, Morrison M, Davies PSW, Hill RJ. Breastfeeding: a key modulator of gut microbiota characteristics in late infancy. J Dev Orig Health Dis. 2019;10(2):206-13.
41. Derrien M, Alvarez AS, de Vos WM. The gut microbiota in the first decade of life. Trends Microbiol. 2019;27(12):997-1010.
42. Kostic AD, Gevers D, Siljander H, et al. The dynamics of the human infant gut microbiome in development and in progression toward type 1 diabetes. Cell Host Microbe. 2015;17(2):260-73.
43. Karvonen AM, Sordillo JE, Gold DR, et al. Gut microbiota and overweight in 3-year-old children. Int J Obes (Lond). 2019;43(4):713-23.
44. Barker N. Adult intestinal stem cells: critical drivers of epithelial homeostasis and regeneration. Nat Rev Mol Cell Biol. 2014;15:19-33.
45. Gerbe F, Legraverend C, Jay P. The intestinal epithelium tuft cells: specification and function. Cell Mol Life Sci. 2012;69(17):2907-17.
46. Peterson LW, Artis D. Intestinal epithelial cells: regulators of barrier function and immune homeostasis. Nat Rev Immunol. 2014;14(3):141-53.
47. Allaire JM, Crowley SM, Law HT, Chang SY, Ko HJ, Vallance BA. The intestinal epithelium: central coordinator of mucosal immunity. Trends Immunol. 2018;39(9):677-96.
48. Okumura R, Takeda K. Roles of intestinal epithelial cells in the maintenance of gut homeostasis. Exp Mol Med. 2017;49(5):e338.
49. Bevins CL, Salzman NH. Paneth cells, antimicrobial peptides and maintenance of intestinal homeostasis. Nat Rev Microbiol. 2011;9(5):356-68.
50. Salzman NH, Hung K, Haribhai D, et al. Enteric defensins are essential regulators of intestinal microbial ecology. Nat Immunol. 2010;11:76-83.
51. Yilmaz ÖH, Katajisto P, Lamming DW, et al. mTORC1 in the Paneth cell niche couples intestinal stem-cell function to calorie intake. Nature. 2012;486(7404):490-5.
52. Clevers H. The Paneth cell, caloric restriction, and intestinal integrity. N Engl J Med. 2012;367(16):1560-1.
53. Larraufie P, Martin-Gallausiaux C, Lapaque N, et al. SCFAs strongly stimulate PYY production in human enteroendocrine cells. Sci Rep. 2018;8:74.
54. Chambers ES, Viardot A, Psichas A, Morrison DJ, Murphy KG, Zac-Varghese SE, et al. Effects of targeted delivery of propionate to the human colon on appetite regulation, body weight maintenance and adiposity in overweight adults. Gut. 2015;64(11):1744-54.
55. Johansson ME, Jakobsson HE, Holmén-Larsson J, et al. Normalization of host intestinal mucus layers requires long-term microbial colonization. Cell Host Microbe. 2015;18(5):582-92.
56. Ulluwishewa D, Anderson RC, McNabb WC, Moughan PJ, Wells JM, Roy NC. Regulation of tight junction permeability by intestinal bacteria and dietary components. J Nutr. 2011;141(5):769-76.
57. Chelakkot C, Ghim J, Ryu SH. Mechanisms regulating intestinal barrier integrity and its pathological implications. Exp Mol Med. 2018;50(8):103.

58. Zihni C, Mills C, Matter K, Balda MS. Tight junctions: from simple barriers to multifunctional molecular gates. Nat Rev Mol Cell Biol. 2016;17(9):564-80.
59. Otani T, Furuse M. Tight junction structure and function revisited. Trends Cell Biol. 2020;30(10):805-17.
60. Bhat AA, Uppada S, Achkar IW, et al. Tight junction proteins and signaling pathways in cancer and inflammation: a functional crosstalk. Front Physiol. 2019;9:1942.
61. Odenwald MA, Turner JR. The intestinal epithelial barrier: a therapeutic target? Nat Rev Gastroenterol Hepatol. 2017;14:9-21.
62. Mohammad S, Thiemermann C. Role of metabolic endotoxemia in systemic inflammation and potential interventions. Front Immunol. 2021;11:594150.
63. Ma TY, Iwamoto GK, Hoa NT, et al. TNF-alpha-induced increase in intestinal epithelial tight junction permeability requires NF-kappa B activation. Am J Physiol Gastrointest Liver Physiol. 2004;286(3):G367-76.
64. Cox AJ, West NP, Cripps AW. Obesity, inflammation, and the gut microbiota. Lancet Diabetes Endocrinol. 2015;3(3):207-15.
65. Burgueño JF, Abreu MT. Epithelial toll-like receptors and their role in gut homeostasis and disease. Nat Rev Gastroenterol Hepatol. 2020;17(5):263-78.
66. Sommer F, Bäckhed F. The gut microbiota: masters of host development and physiology. Nat Rev Microbiol. 2013;11(4):227-38.
67. Schroeder BO, Bäckhed F. Signals from the gut microbiota to distant organs in physiology and disease. Nat Med. 2016;22(10):1079-89.
68. Fan Y, Pedersen O. Gut microbiota in human metabolic health and disease. Nat Rev Microbiol. 2021;19:55-71.
69. Cani PD. Microbiota and metabolites in metabolic diseases. Nat Rev Endocrinol. 2019;15(2):69-70.
70. Vujkovic-Cvijin I, Sklar J, Jiang L, Natarajan L, Knight R, Belkaid Y. Host variables confound gut microbiota studies of human disease. Nature. 2020;587(7834):448-54.
71. Sommer F, Anderson JM, Bharti R, Raes J, Rosenstiel P. The resilience of the intestinal microbiota influences health and disease. Nat Rev Microbiol. 2017;15(10):630-8.
72. Shade A, Peter H, Allison SD, et al. Fundamentals of microbial community resistance and resilience. Front Microbiol. 2012;3:417.
73. Lozupone CA, Stombaugh JI, Gordon JI, Jansson JK, Knight R. Diversity, stability and resilience of the human gut microbiota. Nature. 2012;489(7415):220-30.
74. Gentile CL, Weir TL. The gut microbiota at the intersection of diet and human health. Science. 2018;362(6416):776-80.
75. Zmora N, Suez J, Elinav E. You are what you eat: diet, health and the gut microbiota. Nat Rev Gastroenterol Hepatol. 2019;16:35-56.
76. Oliveira AM, Gottschall CBA, Silva FM. Metodologia de pesquisa em nutrição: embasamento para a condução de estudos e para a prática clínica. Rio de Janeiro: Rubio, 2017.
77. Kolodziejczyk AA, Zheng D, Elinav E. Diet-microbiota interactions and personalized nutrition. Nat Rev Microbiol. 2019;17(12):742-53.
78. Koh A, Bäckhed F. From association to causality: the role of the gut microbiota and its functional products on host metabolism. Molecular Cell. 2020;78(4):584-96.
79. Walter J, Armet AM, Finlay BB, Shanahan F. Establishing or exaggerating causality for the gut microbiome: lessons from human microbiota-associated rodents. Cell. 2020;180(2):221-232.
80. Wu GD, Compher C, Chen EZ, et al. Comparative metabolomics in vegans and omnivores reveal constraints on diet-dependent gut microbiota metabolite production. Gut. 2016;65:63-72.
81. Zeevi D, Korem T, Zmora N, et al. Personalized Nutrition by Prediction of Glycemic Responses. Cell. 2015;163(5):1079-94.
82. Singh RK, Chang HW, Yan D, et al. Influence of diet on the gut microbiome and implications for human health. J Transl Med. 2017;15:73.
83. Benson G, Hayes J. An update on the Mediterranean, vegetarian, and DASH eating patterns in people with type 2 diabetes. Diabetes Spectr. 2020;33(2):125-32.
84. O'Connor LE, Hu E, Sreffen LM, Selvin E, Rebholz CM. Adherence to a Mediterranean-style eating pattern and risk of diabetes in a U.S. prospective cohort study. Nutr Diabetes. 2020;10:8.
85. de Filippis F, Pellegrini N, Vannini L, et al. High-level adherence to a Mediterranean diet beneficially impacts the gut microbiota and associated metabolome. Gut. 2016;65(11):1812-21.
86. Drescher LS, Thiele S, Mensink GBM. A new index to measure healthy food diversity better reflects a healthy diet than traditional measures. J Nutr. 2007;137(3):647-51.
87. Duncan SH, Belenguer A, Holtrop G, Johnstone AM, Flint HJ, Lobley GE. Reduced dietary intake of carbohydrates by obese subjects results in decreased concentrations of butyrate and butyrate-producing bacteria in feces. App Environ Microbiol. 2007;73(4):1073-8.
88. Desai MS, Seekatz AM, Koropatkin NM, et al. A dietary fiber-deprived gut microbiota degrades the colonic mucus barrier and enhances pathogen susceptibility. Cell. 2016;167(5):1339-1353.e21.
89. Mitsou EK, Kakali A, Antonopoulou, et al. Adherence to the Mediterranean diet is associated with the gut microbiota pattern and gastrintestinal characteristics in an adult population. Br J Nutr. 2017;117(12):1645-55.

90. Haro C, Montes-Borrego M, Rangel Zúñiga OA, et al. Two healthy diets modulate gut microbial community improving insulina sensitivity in a human obese population. J Clin Endocrinol Metab. 2016;101:233-42.
91. de Angelis M, Ferrocino I, Cabalrese FM, et al. Diet influences the functions of the human intestinal microbiome. Sci Rep. 2020;10:4247.
92. Wan Y, Wang F, Yuan J, et al. Effects of dietary fat on gut microbiota and faecal metabolites, and their relationship with cardiometabolic risk factors: a 6-month randomised controlled-feeding trial. Gut. 2019;68(8):1417-29.
93. Furet JP, Kong LC, Tap J, et al. Differential adaptation of human gut microbiota to bariatric surgery-induced weight loss: links with metabolic and low-grade inflammation markers. Diabetes. 2010;59(12):3049-57.
94. Inoue R, Ouhue-Kitano R, Tsukahara T, et al. Prediction of functional profiles of gut microbiota from 16S rRNA metagenomic data provides a more robust evaluation of gut dysbiosis occurring in Japanese type 2 diabetic patients. J Clin Biochem Nutr. 2017;61(3):217-21.
95. Park SK, Kim MS, Bae JW. Blautia faecis sp. nov., isolated from human faeces. Int J Syst Evol Microbiol. 2013;63(Pt 2):599-603.
96. Pryde SE, Duncan SH, Hold GL, Stewart CS, Flint HJ. The microbiology of butyrate formation in the human colon. FEMS Microbiol Lett. 2002;217(2):133-9.
97. Nguyen MTA, Favelyukis S, Nguyen AK, et al. A subpopulation of macrophages infiltrates hypertrophic adipose tissue and is activated by free fatty acids via toll-like receptors 2 and 4 and JNK-dependent pathways. J Biol Chem. 2007;282(48):35279-92.
98. Fretts AM, Mozaffarian D, Siscovick DS, et al. Plasma phospholipid saturated fatty acids and incident atrial fibrillation: the cardiovascular health study. J Am Heart Assoc. 2014;3(3):e000889.
99. Miyamoto J, Igarashi M, Watanabe K, et al. Gut microbiota confers host resistance to obesity by metabolizing dietary polyunsaturated fatty acids. Nat Commun. 2019;10:4007.
100. Cani PD, Bibiloni R, Knauf C, et al. Changes in gut microbiota control metabolic diet–induced obesity and diabetes in mice. Diabetes. 2008;57(6):1470-81.
101. Poritz LS, Garver KI, Green C, Fitzpatrick L, Ruggiero F, Koltun W. Loss of the tight junction protein ZO-1 in dextrana sulfate sodium induced colitis. J Surg Res. 2007;140:12-9.
102. Devkota S, Wang Y, Musch MW, et al. Dietary-fat-induced taurocholic acid promotes pathobiont expansion and colitis in Il10-/- mice. Nature. 2012;487(7405):104-8.
103. Lam YY, Ha CWY, Campbell CR, et al. Increased gut permeability and microbiota change associate with mesenteric fat inflammation and metabolic dysfunction in diet-induced obese mice. PLoS ONE. 2012;7(3):e34233.
104. Lam YY, Ha CWY, Hoffmann JMA, et al. Effects of dietary fat profile on gut permeability and microbiota and their relationships with metabolic changes in mice. Obesity (Silver Spring). 2015;23(7):1429-39.
105. Ling X, Linglong P, Weixia D, Hong W. Protective effects of bifidobacterium on intestinal barrier function in LPS-induced enterocyte barrier injury of Caco-2 monolayers and in a rat NEC model. PLoS ONE. 2016;11(8):e0161635.
106. Gulhane M, Murray L, Lourie R, et al. High fat diets induce colonic epithelial cell stress and inflammation that is reversed by IL-22. Sci Rep. 2016;6:28990.
107. Heazlewood CK, Cook MC, Eri R, et al. Aberrant mucin assembly in mice causes endoplasmic reticulum stress and spontaneous inflammation resembling ulcerative colitis. PLoS Med. 2008;5(3):e54.
108. Mani V, Hollis JH, Gabler NK. Dietary oil composition differentially modulates intestinal endotoxin transport and postprandial endotoxemia. Nutr Metab (Lond). 2013;10:6.
109. Rocha DM, Caldas AP, Oliveira LL, Bressan J, Hermsdorff HH. Saturated fatty acids trigger TLR4-mediated inflammatory response. Atherosclerosis. 2016;244:211-5.
110. Beaumont M, Andriamihaja M, Armand L, et al. Epithelial response to a high-protein diet in rat colon. BMC Genomics. 2017;18:116.
111. Beaumont M, Portune KJ, Steuer N, et al. Quantity and source of dietary protein influence metabolite production by gut microbiota and rectal mucosa gene expression: a randomized, parallel, double-blind trial in overweight humans. Am J Clin Nutr. 2017;106(4):1005-19.
112. David LA, Maurice CF, Carmody RN, et al. Diet rapidly and reproducibly alters the human gut microbiome. Nature. 2014;505(7484):559-63.
113. Salonen A, Lahtu L, Salojärvi J, et al. Impact of diet and individual variation on intestinal microbiota composition and fermentation products in obese men. ISME J. 2014;8(11):2218-30.
114. Blachier F, Beaumont M, Portune KJ, et al. High-protein diets for weight management: Interactions with the intestinal microbiota and consequences for gut health. A position paper by the my new gut study group. Clin Nutr. 2019;38(3):1012-22.
115. Andriamihaja M, Lan A, Beaumont M, et al. The deleterious metabolic and genotoxic effects of the bacterial metabolite p-cresol on colonic epithelial cells. Free Radic Biol Med. 2015;85:219-27.
116. Leong SC, Sirich TL. Indoxyl sulfate-review of toxicity and therapeutic strategies. Toxins (Basel). 2016;8(12):358.
117. Ott B, Skurk T, Hastreiter L, et al. Effect of caloric restriction on gut permeability, inflammation markers, and fecal microbiota in obese women. Sci Rep. 2017;7:11955.

118. Dao MC, Everard A, Aron-Wisnewsky J, et al. Akkermansia muciniphila and improved metabolic health during a dietary intervention in obesity: relationship with gut microbiome richness and ecology. Gut. 2016;65(3):426-36.
119. Zhang L, Qin Q, Liu M, et al. Akkermansia muciniphila can reduce the damage of gluco/lipotoxicity, oxidative stress and inflammation, and normalize intestine microbiota in streptozotocin-induced diabetic rats. Pathog Dis. 2018;76(4).
120. Zhao S, Liu W, Wang J, et al. Akkermansia muciniphila improves metabolic profiles by reducing inflammation in chow diet-fed mice. J Mol Endocrinol. 2017;58:1-14.
121. Frost F, Storck LJ, Kacprowski T, et al. A structured weight loss program increases gut microbiota phylogenetic diversity and reduces levels of Collinsella in obese type 2 diabetics: a pilot study. PLoS One. 2019;14(7):e0219489.
122. Jäger R, Mohr AE, Carpenter KC, et al. International Society of Sports Nutrition position stand: probiotics. J Int Soc Sports Nutr. 2019;16:62.
123. Suez J, Zmora N, Segal E, Elinav E. The pros, cons, and many unknowns of probiotics. Nat Med. 2019;25(5):716-29.
124. Hill C, Guarner F, Reid G, et al. The International Scientific Association for Probiotics and Prebiotics consensus statement on the scope and appropriate use of the term probiotic. Nat Rev Gastroenterol Hepatol. 2014;11(8):506-14.
125. FAO/WHO. Guidelines for the evaluation of probiotics in food. Joint FAO/WHO Working Group Report on Drafting Guidelines for the Evaluation of Probiotics in Food London, Ontario, Canada, 30 April and 1 May, 2002.
126. Rijkers GT, de Vos WM, Brummer RJ, Morelli L, Corthier G, Marteau P. Health benefits and health claims of probiotics: bridging science and marketing. Br J Nutr. 2011;106(9):1291-6.
127. Khalesi S, Bellissimo N, Vandelanotte C, Williams S, Stanley D, Irwin C. A review of probiotic supplementation in healthy adults: helpful or hype? Eur J Clin Nutr. 2019;73:24-37.
128. Pyne DB, West NP, Cox AJ, Cripps AW. Probiotics supplementation for athletes – clinical and physiological effects. Eur J Sport Sci. 2015;15:63-72.
129. Sanders ME, Merenstein DJ, Reid G, Gibson GR, Rastall RA. Probiotics and prebiotics in intestinal health and disease: from biology to the clinic. Nat Rev Gastroenterol Hepatol. 2019;16(10):605-16.
130. Brusaferro A, Cozzali R, Orabona C, et al. Is it time to use probiotics to prevent or treat obesity? Nutrients. 2018;10(11):1613.
131. Gibson GR, Roberfroid MB. Dietary modulation of the human colonic microbiota: introducing the concept of prebiotics. J Nutr. 1995;125(6):1401-12.
132. Gibson GR, Hutkins R, Sanders ME, et al. Expert consensus document: The International Scientific Association for Probiotics and Prebiotics (ISAPP) consensus statement on the definition and scope of prebiotics. Nat Rev Gastroenterol Hepatol. 2017;14(8):491-502.
133. Delcour JA, Aman P, Courtin CM, Hamaker BR, Verbeke K. Prebiotics, fermentable dietary fiber, and health claims. Adv Nutr. 2016;7:1-4.
134. Dewulf EM, Cani PD, Claus SP, et al. Insight into the prebiotic concept: lessons from an exploratory, double blind intervention study with inulin-type fructans in obese women. Gut. 2013;62(8):1112-21.
135. Dueñas M, Muñoz-González I, Cueva C, et al. A survey of modulation of gut microbiota by dietary polyphenols. Biomed Res Int. 2015;2015:850902.
136. Dalile B, Van Oudenhove L, Vervliet B, Verbeke K. The role of short-chain fatty acids in microbiota-gut-brain communication. Nat Rev Gastroenterol Hepatol. 2019;16(8):461-78.
137. Canfora EE, Jocken JW, Blaak EE. Short-chain fatty acids in control of body weight and insulina sensitivity. Nat Rev Endocrinol. 2015;11(10):577-91.
138. Kellow NJ, Coughlan MT, Reid CM. Metabolic benefits of dietary prebiotics in human subjects: a systematic review of randomised controlled trials. Br J Nutr. 2014;111(7):1147-61.
139. Matsumoto M, Inoue R, Tsukahara T, et al. Voluntary running exercise alters microbiota composition and increases n-butyrate concentration in the rat cecum. Biosci Biotechnol Biochem. 2008;72(2):572-6.
140. Campbell SC, Wisniewski PJ, Noji M, et al. The effect of diet and exercise on intestinal integrity and microbial diversity in mice. PLoS ONE. 2016;11(3):e0150502.
141. Evans CC, LePard KJ, Kwak JW, et al. Exercise prevents weight gain and alters the gut microbiota in a mouse model of high fat diet-induced obesity. PLoS ONE. 2014;9(3):e92193.
142. Kang SS, Jeraldo PR, Kurti A, et al. Diet and exercise orthogonally alter the gut microbiome and reveal independent associations with anxiety and cognition. Mol Neurodegener. 2014;9:36.
143. Petriz BA, Castro AP, Almeida JA, et al. Exercise induction of gut microbiota modifications in obese, non-obese and hypertensive rats. BMC Genomics. 2014;15:511.
144. Queipo-Ortuño MI, Seoane LM, Murri M, et al. Gut microbiota composition in male rat models under different nutritional status and physical activity and its association with serum leptin and ghrelin levels. PLoS ONE. 2013,8(5):e65465.
145. Bressa C, Bailén-Andrino M, Pérez-Santiago J, et al. Differences in gut microbiota profile between women with active lifestyle and sedentary women. PLoS ONE. 2017;12(2):e0171352.

146. Louis P, Flint HJ. Diversity, metabolism and microbial ecology of butyrate-producing bacteria from the human large intestine. FEMS Microbiol Lett. 2009;294:1-8.
147. Lira FS, Rosa JC, Pimetnel GD, et al. Endotoxin levels correlate positively with a sedentary lifestyle and negatively with highly trained subjects. Lipids Health Dis. 2010;9:82.
148. Taniguchi H, Tanisawa K, Sun X, et al. Effects of short-term endurance exercise on gut microbiota in elderly men. Physiol Rep. 2018;6(23):e13935.
149. Munukka E, Ahtiainen J, Puigbó P, et al. Six-week endurance exercise alters gut metagenome that is not reflected in systemic metabolism in over-weight women. Front Microbiol. 2018;9:2323.
150. Allen JM, Mailing LJ, Niemiro GM, et al. Exercise alters gut microbiota composition and function in lean and obese humans. Mes Sci Sports Exerc. 2018;50(4):747-57.
151. Den Besten G, van Eunen K, Groen AK, Venema K, Reijngoud DJ, Bakker BM. The role of short-chain fatty acids in the interplay between diet, gut microbiota, and host energy metabolism. J Lipid Res. 2013;54(9):2325-40.
152. Jumpertz R, Son Le D, Turnbaugh PJ, et al. Energy-balance studies reveal associations between gut microbes, caloric load, and nutrient absorption in humans. Am J Clin Nutr. 2011;94:58-65.
153. Bach Knudsen KE. Microbial degradation of whole-grain complex carbohydrates and impact on short-chain fatty acids and health. Adv Nutr. 2015;6(2):206-13.
154. Birt DF, Boylston T, Hendrich S, et al. Resistant starch: promise for improving human health. Advances in Nutrition. 2013;4(6):587-601.
155. Guilloteau P, Martin L, Eeckhaut V, Ducatelle R, Zabielski R, Van Immerseel F. From the gut to the peripheral tissues: the multiple effects of butyrate. Nutr Res Rev. 2010;23(2):366-84.
156. Macfarlane GT, Macfarlane S. Fermentation in the human large intestine: Its physiologic consequences and the potential contribution of prebiotics. Journal of Clinical Gastroenterology. 2011;45(Suppl):S120-7.
157. Schwiertz A, Taras D, Schäfer K, et al. Microbiota and SCFA in lean and overweight healthy subjects. Obesity. 2010;18:190-5.
158. Wong DHJ, Beiko RG. Transfer of energy pathway genes in microbial enhanced biological phosphorus removal communities. BMC Genomics. 2015;16:526.
159. Scheiman J, et al. Meta-omics analysis of elite athletes identifies a performance-enhancing microbe that functions via lactate metabolism. Nature Medicine. 2019.
160. Fernández-Sanjurjo M, Fernández J, Tomás-Zapico C, et al. Is physical performance (in mice) increased by Veillonella atypica or decreased by Lactobacillus bulgaricus? J Sport Health Sci. 2020;9(3):197-200.
161. Kostic AD. Reply to "Is physical performance (in mice) increased by Veillonella atypica or decreased by Lactobacillus bulgaricus?" J Sport Health Sci. 2020;9(3):201-2.
162. Keirns BH, Koemel NA, Sciarrillo CM, Anderson KL, Emerson SR. Exercise and intestinal permeability: another form of exercise-induced hormesis? Am J Physiol Gastrointest Liver Physiol. 2020;319(4):G512-G518.
163. van Wijck K, Lenaerts K, van Loon LJC, Peters WHM, Buurman WA, Dejong CHC. Exercise-Induced splanchnic hypoperfusion results in gut dysfunction in healthy men. PLoS ONE. 2011;6(7):e22366.
164. van Wijck K, Lenaerts K, Van Bijnen AA, et al. Aggravation of exercise-induced intestinal injury by ibuprofeno in athletes. Med Sci Sports Exercise. 2012;44(12):2257-62.
165. Dokladny K, Moseley PL, Ma TY. Physiologically relevant increase in temperature causes an increase in intestinal epithelial tight junction permeability. Am J Physiol Gastrointest Liver Physiol. 2006;290(2):G204-12.
166. Chantler S, Griffiths A, Matu J, Davison G, Jones B, Deighton K. The effects of exercise on indirect markers of gut damage and permeability: a systematic review and meta-analysis. Sports Med. 2021;51:113-24.

Índice Alfabético

A

Absorção
- sítios de, 108
Acetilação de histonas, 290
Ácido(s)
- cítrico
- - ciclo do (Krebs), 58, 276
- graxos
- - classificação dos, 163
- - livres (AGLs), 55
- - no metabolismo, 56
- - *trans*, 170
Adaptações do treinamento para emagrecimento, 276
Adenosina trifosfato (ATP)
- vias metabólicas de ressíntese de, 269
Alimentação, 4, 29
Alimento(s)
- "da moda", 5
- conexão entre nutrientes, padrão alimentar e, 35
- *in natura*, 4, 148
Aminoácidos
- isolados
- - suplementação, 210
- - - de cadeia ramificada, 214
- no metabolismo, 56
Anamnese, 11-12
- sintomas e sinais na, 14
Ansiedade
- e dieta, 84
- efeitos da cafeína na, 244

Antibióticos, 303
Antropometria, 14
Apetite
- redução na dieta com restrição de carboidratos, 62
- relação com restrição de sono, 149
Arginina
- suplementação com, 215
Aspectos comportamentais
- *vs.* emagrecimento, 84
Atendimento domiciliar (*homecare*), 9
Atividade física, 12-13, 274
Avaliação
- da composição corporal, 14
- de nutrientes, 24
- do consumo alimentar, 15
Azeite (óleo de oliva), 176

B

Balanço energético
- e obesidade, 78
- e restrição ou privação de sono, 149
- desequilíbrio, 77, 149
- negativo, 83, 137
- manutenção, 152
- positivo, 78-79, 81-83, 99
- teoria do, 274
Banda gástrica ajustável, 104
Beta-alanina
- efeito colateral na suplementação de, 254

- estratégias de suplementação de, 253
Bicarbonato de sódio
- suplementação e seus efeitos ergogênicos, 255
Biogênese mitocondrial
- melhora com exercício físico em jejum, 72
Bioimpedância elétrica, 14
Browning, 81
Bypass gástrico, 104

C

Cafeína
- e desempenho esportivo, 223, 239, 241
- - consumo habitual e, 243
- - efeito ergogênico no, 241
- - mecanismos de ação no, 241
- e variabilidade genética, 243
- e saúde, 244
- metabolismo da, 240
- modos de apresentação da, 242
Cansaço, 62
Carboidrato, 135
Carnosina, 249
- metabolismo no músculo esquelético, 250
Células
- de Paneth, 307
- caliciformes ou Goblet e camada de muco, 310
- enteroendócrinas, 310
Ciclo
- do ácido cítrico (Krebs), 58, 276
Citrulina
- suplementação com, 216
Colesterol, 171
- diminuição com jejum intermitente, 69-70

Comer
- com atenção plena, 87, 118
- intuitivo, 86, 123
Comportamento alimentar
- transtornado, 85
- *vs.* dietas restritivas, 84
Consulta
- nutricional, 10-16
Conexão
- entre mente e corpo, 86
- entre nutrientes, alimentos e padrão alimentar e sua relevância na ciência da nutrição, 35
- entre o fator de transcrição e o gene, 291
- simbólica entre comida, emoção e autoestima, 193
Corpo(s)
- cetônicos, 55, 202
- - concentração no sangue em diferentes concentrações, 208
- - formação de, 58
- - suplementação de, 204
- imagem e mídia, 85
COVID-19, 7, 213
Creatina
- efeito ergogênico no desempenho esportivo, 247
- mecanismo de ação no músculo esquelético, 246
- metabolismo da, 245
- suplementação de
- - e envelhecimento, 248
- - e função renal, 248
Crosstalk microbiota-epitélio intestinal, 307

D

Desempenho esportivo
- suplementos para o, 201, 239

Índice Alfabético

Desidratação, 111
Diabetes
- tipo 1 e 2 e jejum intermitente, 71
Diarreia, 111
- como efeito colateral da suplementação de bicarbonato de sódio, 257
Dieta(s)
- aleitamento materno e fórmula infantil, 304
- cetogênica (DC), 55, 208
- - principais vantagens e desvantagens, 62
- e microbiota intestinal, 317
- de Atkins, 55
- fracasso (causas), 84
- pobres
- - em carboidratos, 90
- - em gorduras, 91
- restritivas
- - *vs.* comportamento alimentar, 84
- ricas
- - em proteínas, 92
- vegetariana (tipos), 188
Diretrizes
- da Sociedade Brasileira de Obesidade e Síndrome Metabólica na promoção do emagrecimento saudável, 88
Doenças
- cardiovasculares
- - e cafeína, 244
- - óleos e gorduras, 161
- crônicas não transmissíveis (DCNT), 7, 31, 35, 78, 101, 148, 273
Duodenal switch, 105

E

Efeito colateral
- da suplementação

- - de beta-alanina, 254
- - de creatina, 247
Estudos
- clínicos (EC), 23
- - barreiras para conduzir, 20
- - e revisões sistemáticas, 23
- - tipos de vieses, 25
- observacionais, 27
Estratégias
- alimentares e nutricionais para o emagrecimento, 77, 83
Emagrecimento, 274
- "efeito sanfona", 2
- antiga prática de jejum para, 66
- e suplementos alimentares, 221
- estratégias alimentares e nutricionais para, 77
- relação
- - restrição máxima de carboidratos, 61
- - restrição parcial de carboidratos, 58
- *vs.* aspectos comportamentais, 84
Entrevista motivacional, 88
Epigenética, 290
Epitélio intestinal
- relação entre microbiota intestinal e, 306
Exame(s)
- bioquímico
- - para a complementação da avaliação nutricional, 12
- laboratoriais
- - solicitação pelo nutricionista, 12
Exercício(s)
- e atividade física, 100
- e microbiota intestinal, 330
- físico e emagrecimento, 274
Expressão gênica
- compostos bioativos no controle da, 288

F

Fake news, 5, 213
Fast-food, 78, 82
Fatmax, 72
Fitosteróis, 179
Flatulência, 111
- como efeito colateral da suplementação de bicarbonato de sódio, 257
Função barreira
- comprometimento da, 312

G

Ganho de peso
- ansiedade, 84
Gasto energético
- e sono, 153
Glicemia
- no jejum intermitente, 71
- melhora com exercício físico em jejum, 72
Gliconeogênese, 56-57
Glicose
- captação induzida pelo exercício físico em jejum, 73
- no metabolismo, 56-57
Glutamina
- suplementação de, 210
Guia Alimentar para a População Brasileira, 7, 16

H

Hipertrofia muscular, 277
- ajustes nutricionais para, 135
Hipoglicemia
- no jejum intermitente, 71
Homecare, 9
Hormônio(s)
- leptina e grelina e a restrição de sono, 151

I

Imagem
- corporal, 42
- - e mídia, 85
Índice de massa corporal (IMC)
- classificação para sobrepeso, 77
- correlação com restrição alimentar, 48
- correlação com sono, 154
- critérios aplicáveis em relação à obesidade, 101-102
- de veganos, 194
- de vegetarianos, 193
- efeitos da LC sobre o, 228
- pré-gestacional, 300
Inflamação
- hipotalâmica induzida por dieta, 79
- sistêmica crônica de baixo grau (ISCBG), 79
Inquérito (ou *inquiry*)
- e o *mindful eating*, 130
Insatisfação corporal, 41
Intervenção
- alimentar e nutricional, 15
- - testagem de, 22
Intuitive eating, 86, 127
Irritabilidade, 62

J

Jejum
- antiga prática para o emagrecimento, 66
- definição de, 65
- durante exercícios aeróbicos, 72
- e estado cetogênico, 56
- intermitente, 3, 65
- - e treino de força, 74
- - na resistência à insulina, diabetes tipos 1 e 2, 71

- - relação com tecido adiposo e metabolismo lipídico, 68
- produção de corpos cetônicos em relação ao, 208
- prolongado, 67

L

L-carnitina
- para o desempenho esportivo, 224

Leites e laticínios
- efeito sobre a saúde cardiovascular, 177

Letargia, 62

Lipídio(s), 141
- classificação dos, 162
- interesterificados, 172
- metabolismo de, 222

Lipoproteínas, 162

M

Macronutrientes, 318

Manual de Diagnóstico e Estatística de Transtornos Mentais (DSM-V), 42, 85

Massa
- adiposa
- - redução com exercícios, 80-81
- - relação com o metabolismo lipídico, 68
- - efeitos do jejum intermitente, 68-69
- livre de gordura (MLG), 2, 72, 74
- - perda de, 273
- - preservação da, 92

Mecanismos cognitivos e emocionais, 152

Medicina baseada em evidências (MBE), 19

Metabolismo, 56
- da cafeína, 240
- de lipídios, 222

- lipídico
- - ligação com massa adiposa e jejum intermitente, 68

Metilação de genes, 291

Microbioma
- panorama histórico, conceitos e definições, 293

Microbiota
- intestinal, 295
- - e dieta, 317
- - e exercício físico, 330
- - na primeira década de vida e desenvolvimento infantil, 305
- - no contexto saúde e doença, 314
- - relação entre epitélio intestinal e, 306
- fenômeno de resiliência da, 316
- panorama histórico, conceitos e definições, 293

Mindful eating, 87
- boas práticas para professores/ instrutores de, 129
- definição e princípios, 118
- e inquérito (ou *inquiry*), 130
- e perda de peso, 127
- fenômeno da resiliência da, 316
- no comportamento alimentar, 120

Modelo
- de três fatores, 44
- multicausal da obesidade, 79

Mortalidade
- e cafeína, 244

Mudança(s)
- comportamental, 100
- na dieta e na consciência alimentar, 100

N

Nitrato
- suplementação

- - e efeitos ergogênicos, 259
- - e saúde, 260
Nutrição, 1
- baseada em evidências (NBE), 19
- - barreiras para a, 20
- e composição corporal, 1
- primeiros passos, 8-10
- profissional autônomo, 8
- vegetariana
- - definição, 187
- - nas fases da vida, 188
Nutriente(s)
- e a ligação ao receptor, 285
- e grupos alimentares, 29
- conexão com alimentos e padrão alimentar, 35
- difusão do
- - através da membrana plasmática, 285
- - através de canais, 285
- do citoplasma ao núcleo, 286
- receptores nucleares controlados por, 287
- sinalização celular mediada por, 284, 288
- sítios de absorção, 108
- testagem de, 21
Nutrigenética, 289
Nutrigenômica, 284, 288

O

Obesidade
- cenário mundial e tratamentos, 99
- critérios aplicáveis ao IMC, 101
- definição, 77
- e balanço energético, 78
- modelo multicausal da, 79
Óleo(s)
- e gorduras, 161

- de canola, 173
- de coco, 176
- de girassol, 174
- de linhaça, 175
- de milho, 175
- de oliva (azeite), 176
- de palma, 172
- de soja, 173
- vegetais
- - efeito sobre o perfil lipídico, 172
Ômega-3, 141, 166
Ômega-6, 168
Ovos, 178
Óxido nítrico
- metabolismo do, 258

P

Padrão(ões)
- alimentar(es), 31, 35, 164, 180
- - conexão entre nutrientes, alimentos e, 35
- - vegetarianos, 187-188
- de beleza, 85
- genotípicos, 59
- moleculares associados a patógenos (PAMPs), 313
- sociais, 118
Parto
- tipos de, 300
Perfil
- lipídico
- - ação do jejum intermitente, 69-70
Práticas baseadas em evidências, 19
Prática clínica da Nutrição
- primeiros passos, 8-10
Prebióticos, 327
Predomínio energético, 270
Prescrição
- de medicamentos, 100

- dietética, 89
Pressão arterial
- cafeína e, 244
Probióticos, 325
Profissional
- autônomo da Nutrição, 8
Promoção da saúde, 273
Proteína(s), 136
- de junções estreitas (*tight junctions*), 311

R

Redução
- dos triglicerídios, 70
Regulação metabólica, 270
Relação
- nutrição e composição corporal, 1
Relevância
- da dieta materna para a saúde, 300
- das DCNT, 31
- na ciência da nutrição
- - da conexão entre nutrientes, alimentos e padrão alimentar, 35
Restrição
- alimentar, 45-48, 84, 117, 119, 128
- calórica, 324
- máxima de carboidratos e efeitos no emagrecimento, 61
- parcial e total de carboidratos, 55
- parcial de carboidratos e efeitos no emagrecimento, 58
Ressíntese de ATP, 269

S

Saciedade
- no comer intuitivo, 86
Saúde
- conceito, 41
Síndrome de *dumping*, 111

Sobrepeso, 77
Sono
- e composição corporal, 154
- e consumo alimentar, 148
- e gasto energético, 153
- efeitos da cafeína no, 244
- importância fisiológica do, 147
- restrição
- - e sua relação com fome, apetite e consumo alimentar, 149
- - e os hormônios leptina e grelina, 151
Status nutricional, 7, 22-25, 201, 214, 309
Substâncias tamponantes, 249
Suplementos
- alimentares, 56, 108, 196, 201
- - e baixo nível de evidência para melhora do desempenho esportivo, 201
- - e emagrecimento, 221
- - indústria de, 176
- na forma
- - de multivitamínicos, 113
- - de pastilhas ou em pó, 115
- nutricionais para práticas alimentares não saudáveis, 5
Suplementação
- com aminoácidos de cadeia ramificada, 214
- com arginina, 215
- com cafeína, 239
- - efeito ergogênico no desempenho esportivo, 241
- com carnosina, 249
- com citrulina, 216
- com taurina, 218
- de aminoácidos isolados, 210
- de beta-alanina
- - estratégias de, 253

- - para aumentar carnosina intramuscular, 251
- de bicarbonato de sódio
- - efeitos colaterais, 257
- - efeitos ergogênicos no desempenho esportivo, 255
- de corpos cetônicos, 204
- de creatina
- - e envelhecimento, 248
- - e função renal, 248
- - efeito colateral, 247
- - efeito ergogênico no desempenho esportivo, 247
- de glutamina, 210
- de nitrato, 257
- - e saúde, 260
- - efeitos ergogênicos, 259
- - estratégias, 260

T

Taurina
- suplementação com, 218
Tecido adiposo
- relação com jejum intermitente e metabolismo lipídico, 68
Técnicas cirúrgicas
- banda gástrica ajustável, 104
- *bypass* gástrico, 104
- *duodenal switch*, 105
- e especificidades da obesidade, 102
Terapia
- cognitivo-comportamental (TCC), 89, 100
- medicamentosa, 100
- nutricional

- - em paciente submetido a cirurgia bariátrica e metabólica, 99, 105
Transição nutricional, 77
Transtorno(s)
- alérgico atópico, 301
- alimentares (TA), 3, 41-42, 83, 85-86, 118, 120, 125-128
- da compulsão alimentar, 120
- dismórfico corporal, 42
Triacilglicerol
- - efeito sobre o desempenho esportivo, 201
- - de cadeia média
- - - efeito sobre o emagrecimento, 228-229
- - de cadeia média e longa, 202
Triglicerídios
- redução, 70
- saturados, 163

V

Veganismo, 188
Vegetarianismo
- adultos e idosos, 193
- na gestação, 188
- na infância e adolescência, 191
Vias metabólicas
- de ressíntese de ATP, 269
Vômito, 112

W

Whey protein (soro do leite)
- em terapia nutricional, 108